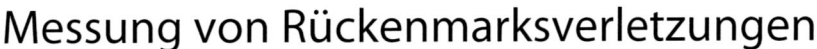

Messung von Rückenmarksverletzungen

Giovanni Galeoto ·
Anna Berardi · Marco Tofani ·
Maria Auxiliadora Marquez
(Hrsg.)

Messung von Rückenmarksverletzungen

Ein praktischer Leitfaden für Outcome-Messungen

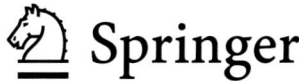 Springer

Hrsg.
Giovanni Galeoto
Department of Human Neurosciences
Sapienza University of Rome
Rome, Italy

Anna Berardi
Department of Human Neurosciences
Sapienza University of Rome
Rome, Italy

Marco Tofani
Department of Neurorehabilitation
and Robotics, Bambino Gesù
Paediatric Hospital
Rome, Italy

Maria Auxiliadora Marquez
Universidad Fernando Pessoa-Canarias
Las Palmas, Spain

ISBN 978-3-031-45859-0   ISBN 978-3-031-45860-6   (eBook)
https://doi.org/10.1007/978-3-031-45860-6

Die Deutsche Nationalbibliothek verzeichnet diese Publikation in der Deutschen National-
bibliografie; detaillierte bibliografische Daten sind im Internet über http://dnb.d-nb.de abrufbar.

Dieses Buch ist eine Übersetzung des Originals in Englisch „Measuring Spinal Cord Injury"
von Galeoto, Giovanni, publiziert durch Springer Nature Switzerland AG im Jahr 2021. Die
Übersetzung erfolgte mit Hilfe von künstlicher Intelligenz (maschinelle Übersetzung). Eine an-
schließende Überarbeitung im Satzbetrieb erfolgte vor allem in inhaltlicher Hinsicht, so dass
sich das Buch stilistisch anders lesen wird als eine herkömmliche Übersetzung. Springer Nature arbeitet kontinuierlich an der Weiterentwicklung von Werkzeugen für die Produktion von
Büchern und an den damit verbundenen Technologien zur Unterstützung der Autoren.

Übersetzung der englischen Ausgabe: „Measuring Spinal Cord Injury" von Giovanni Galeoto
et al., © The Editor(s) (if applicable) and The Author(s), under exclusive license to Springer
Nature Switzerland AG 2021. Veröffentlicht durch Springer International Publishing. Alle
Rechte vorbehalten.

Planung/Lektorat: Corinna Parravicini
Springer ist ein Imprint der eingetragenen Gesellschaft Springer Nature Switzerland AG und ist
ein Teil von Springer Nature.
Die Anschrift der Gesellschaft ist: Gewerbestrasse 11, 6330 Cham, Switzerland

Das Papier dieses Produkts ist recycelbar.

Inhaltsverzeichnis

Einführung in die Messung von Rückenmarkverletzungen

Giorgio Scivoletto, Giovanni Galeoto, Marco Tofani,
Anna Berardi und Maria Auxiliadora Marquez

1   Einführung

Jedes Jahr erleiden weltweit zwischen 250.000 und 500.000 Menschen eine Rückenmarkverletzung („"spinal cord injury", SCI). Es gibt keine zuverlässige Schätzung der globalen Prävalenz, aber die geschätzte jährliche globale Inzidenz beträgt 40–80 Fälle pro Million. Verkehrsunfälle sind typischerweise die häufigste Ursache für SCI, gefolgt von Stürzen in der älteren Bevölkerung [1]. Es wurden erhebliche Unterschiede in der Sterblichkeit und Lebenserwartung innerhalb der SCI-Population, verglichen mit der Allgemeinbevölkerung, und zwischen den Regionen der Weltgesundheitsorganisation und dem Einkommensniveau der Länder festgestellt. Menschen mit einer SCI sterben 2- bis 5-mal häufiger vorzeitig als Menschen ohne SCI, wobei die Überlebensraten in Ländern mit niedrigem und mittlerem Einkommen schlechter sind [2].

Das Leben mit einer SCI erfordert Strategien zur Bewältigung einer Vielzahl von gesundheitsbezogenen Problemen. Neben der Lähmung sind Probleme mit verschiedenen Körperfunktionen wie der Blasen-, der Darm- und der sexuellen Funktion, der autonomen Funktion und dem Schmerz von Bedeutung. Funktionelle Probleme können zu Einschränkungen bei Aktivitäten und zu Teilnahmebeschränkungen führen, die typischerweise mit Mobilität, Selbstpflegeaktivitäten, mit Schwierigkeiten bei der Wiederaufnahme der Arbeit, dem Aufrechterhalten sozialer Beziehungen, der Teilnahme an Freizeitaktivitäten und der aktiven Teilhabe in der Gemeinschaft zusammenhängen [3, 4]. Partizipationsbeschränkungen sind stark abhängig von Umweltfaktoren wie Mobilitätshilfen und Transport [5]. Nach einer SCI resultieren langfristige funktionelle Folgen in einer Kombination aus akuter neurologischer Erholung und medizinischer Intervention, Rehabilitation und sozialer Teilhabe [6]. Den Wert medizinischer Interventionen aus der Perspektive mehrerer Parteien festzustellen, ist für die Verfügbarkeit und Annahme von Therapien unerlässlich [7]. Diese Studie wurde von einer Forschungsgruppe durchgeführt, die aus Ärzten und Gesundheitsfachleuten der Universität „Sapienza" in Rom und der Vereinigung „Rehabilitation & Outcome Measure Assessment"

G. Scivoletto
Foundation Santa Lucia, Rome, Italy

G. Galeoto · A. Berardi
Department of Human Neurosciences, Sapienza University of Rome, Rome, Italy

M. Tofani (✉)
Department of Neurorehabilitation and Robotics, Bambino Gesù Paediatric Hospital, Rome, Italy
E-Mail: marco.tofani@uniroma1.it

M. Auxiliadora Marquez
Universidad Fernando Pessoa-Canarias, Las Palmas, Spain

© Der/die Autor(en), exklusiv lizenziert an Springer Nature Switzerland AG 2024
G. Galeoto et al. (Hrsg.), *Messung von Rückenmarksverletzungen*, https://doi.org/10.1007/978-3-031-45860-6_1

(R.O.M.A.) besteht. Die R.O.M.A.-Vereinigung hat sich in den letzten Jahren mit mehreren Studien befasst und Italiens Outcome-Messinstrumente für die Bevölkerungsgruppe mit Rückenmarkverletzung validiert [8–21].

Die Forschungsgruppe zielt darauf ab, eine systematische Übersicht zu entwickeln, um alle Bewertungsinstrumente zu identifizieren, die für die Messung verschiedener Aspekte der SCI entwickelt und validiert wurden. Diese Studie zielt darauf ab, Klinikern und Forschern Informationen über die vorhandenen Outcome-Messinstrumente zur Beurteilung von Menschen mit SCI zu liefern, basierend auf der Überprüfung, Analyse, dem Vergleich und der kritischen Bewertung der verfügbaren Messinstrumente und ihrer Verteilung in der internationalen Literatur.

2 Rückenmark und Internationale Klassifikation der Funktionsfähigkeit, Behinderung und Gesundheit

Die Internationale Klassifikation der Funktionsfähigkeit, Behinderung und Gesundheit (ICF) [22] bietet einen umfassenden und universell akzeptierten Rahmen zur Klassifizierung und Beschreibung von Funktion, Behinderung und Gesundheit. Nach dem ICF-Rahmen können die Probleme, die mit einer Krankheit verbunden sind, *Körperfunktionen und Körperstrukturen* sowie *Aktivitäten und Teilhabe* in Lebenssituationen betreffen. Gesundheitsstatus und Behinderung werden durch Kontextfaktoren wie Umwelt und persönliche Umstände modifiziert [22]. Nach der ICF haben viele Menschen, die mit einer SCI leben, jeweils unterschiedliche Probleme mit Körperfunktionen und Strukturbereichen, entsprechend ihrem Läsionsgrad und der frühen postakuten oder langfristigen Situation. Diese Unterschiede zeigen sich auch in den Bereichen Aktivität und Teilhabe. Es wurden neue Anstrengungen unternommen, um die Unterschiede zwischen Menschen, die mit einer SCI leben, gemäß dem ICF-Rahmen zu verstehen.

Tab. 1 beschreibt das ICF-Core-Set für akute SCI [23]. Der formale Konsensprozess, der Erkenntnisse aus vorbereitenden Studien und Expertenwissen auf der ICF-Core-Set-Konferenz für SCI integrierte, führte zur Definition eines umfassenden ICF-Core-Sets für SCI im frühen postakuten Kontext für multidisziplinäre Assessments und klinische Studien.

Ein formaler Konsensprozess, der Evidenz und Expertenmeinungen auf Grundlage des ICF-Rahmens und der ICF-Klassifikation integrierte, führte zur Definition von ICF-Core-Sets für SCI im Langzeitkontext. Das kurze ICF-Core-Set enthält 33 Kategorien der zweiten Ebene, die aus den Kategorien der zweiten Ebene des umfassenden ICF-Core-Sets ausgewählt wurden, unter Verwendung eines zweistufigen Rankingverfahrens und einer endgültigen Cut-off-Entscheidung. Tab. 2 beschreibt das ICF-Core-Set für Menschen, die mit SCI in einem Langzeitkontext leben [24].

Die hier dargestellten Tab. 1 und 2 geben die Bedürfnisse von Menschen mit einer SCI während der frühen Phase oder aus einer lebensumspannenden Perspektive gut wieder. Forscher, Kliniker und Studierende sollten den ICF-Rahmen für die klinische Praxis, Forschung und Gesundheitsberichterstattung nutzen.

3 Outcome-Messungen

Eine Outcome-Messung ist ein Instrument, das verwendet wird, um einen anderen Aspekt des Patientenstatus zu untersuchen. Eine Outcome-Messung kann Basisdaten und/oder Informationen über die Veränderung des Patienten während der Genesung und/oder Rehabilitation liefern. Gemäß dem ICF-Rahmen könnten verschiedene Outcome-Messungen Körperfunktion und -struktur, Aktivität und Teilhabe, Umweltfaktoren und persönliche Faktoren untersuchen. Einige der in der klinischen Praxis häufig verwendeten Assessmentinstrumente können auch mit den ICF-Domänen verknüpft werden. Unabhängig vom untersuchten Bereich haben Outcome-Messungen unterschiedliche Strukturen und Grundkonzepte.

Tab. 1 ICF-Core-Set für akute SCI, adaptiert und modifiziert nach Kirchberger et al. [23]

Körper-funktionen	b730	Funktionen der Muskelkraft
	b620	Miktionsfunktionen
	b525	Defäkationsfunktionen
	b280	Schmerz
	b440	Atmungsfunktionen
	b735	Funktionen des Muskeltonus
	b152	Emotionale Funktionen
	b810	Schutzfunktionen der Haut
Körper-strukturen	s120	Rückenmark und zugehörige Strukturen
	s430	Struktur des Atmungssystems
	s610	Struktur der ableitenden Harnwege
Aktivitäten und Teilhabe	d420	Sich verlagern
	d410	Eine elementare Körperposition wechseln
	d445	Hand- und Armgebrauch
	d530	Die Toilette benutzen
	d550	Essen
	d450	Gehen
	d510	Sich waschen
	d540	Sich ankleiden
	d560	Trinken
Umweltfaktoren	e310	Engster Familienkreis
	e355	Fachleute der Gesundheitsberufe

Für einen umfassenden Überblick werden die Hauptkategorien von Outcome-Messungen vorgestellt:

3.1 Messungen von patientenberichteten Outcomes (PROM)

Selbsteinschätzungen werden in der Regel anhand eines Fragebogens vorgenommen. Die Fragebogen werden nach einem vorgegebenen Punktesystem ausgewertet, das auf die Antworten des Patienten angewendet wird. Obwohl Selbsteinschätzungen subjektiv erscheinen, objektivieren Messungen von patientenberichteten Outcomes („patient reported outcome measure", PROM) die Wahrnehmung eines Patienten. PROM kann auf Papier basieren oder in elektronischem Format vorliegen. Bei der Untersuchung der Äquivalenz zwischen Papier- und elektronischen Versionen werden die Formate in der Regel von den Autoren als gleichwertig eingestuft [25].

3.2 Von Klinikern berichtete Outcomes (ClinRO)

Die Verwendung eines ClinRO-Assessments („clinician-reported outcomes", ClinRO) erfordert eine spezialisierte professionelle Ausbildung, um den Gesundheitszustand des Patienten zu bewerten. Durchgeführt und berichtet von geschulten Gesundheitsfachleuten, spiegelt das ClinRO-Assessment die Bewertung des vom Patienten angegebenen Zustands wider. Ein ClinRO-Assessment, das in einem Anwendungskontext ein angemessenes Ergebnisassessment ist, kann in einem anderen Kontext angemessen oder nicht angemessen sein. ClinRO-Assessments werden häufig bei Endpunkten verwendet, die die Grundlage für die Überprüfung und Genehmigung medizinischer Interventionen bilden [26].

3.3 Von Beobachtern berichtete Outcomes (ObsRO)

Ein ObsRO ist eine Messung, die auf einer Beobachtung durch jemand anderen als den Patienten oder durch Gesundheitsfachleute basiert. Im Allgemeinen wird über ObsRO von einem Elternteil, Pflegepersonal oder jemandem berichtet, der den Patienten im täglichen Leben beobachtet, was besonders nützlich für Patienten ist, die nicht selbst berichten können (z. B. Säuglinge oder Personen, die kognitiv beeinträchtigt sind) [27].

Tab. 2 ICF-Core-Set für Menschen, die in einem Langzeitkontext mit SCI leben, adaptiert und modifiziert nach Cieza et al. [24]

Körperfunktionen	b730	Funktionen der Muskelkraft
	b620	Miktionsfunktionen
	b280	Schmerz
	b525	Defäkationsfunktionen
	b640	Sexuelle Funktionen
	b810	Schutzfunktionen der Haut
	b735	Funktionen des Muskeltonus
	b710	Funktionen der Gelenkbeweglichkeit
	b152	Emotionale Funktionen
Körperstrukturen	s120	Rückenmark und zugehörige Strukturen
	s610	Struktur der ableitenden Harnwege
	s810	Struktur der Hautregionen
	s430	Struktur des Atmungssystems
Aktivitäten und Teilhabe	d530	Die Toilette benutzen
	d420	Sich verlagern
	d230	Die tägliche Routine durchführen
	d465	Sich unter Verwendung von Geräten/Ausrüstung fortbewegen
	d410	Eine elementare Körperposition wechseln
	d445	Hand- und Armgebrauch
	d470	Transportmittel benutzen
	d455	Sich auf andere Weise fortbewegen
	d520	Seine Körperteile pflegen
	d550	Essen
	d240	Mit Stress und anderen psychischen Anforderungen umgehen
Umweltfaktoren	e310	Engster Familienkreis
	e120	Produkte und Technologien zur persönlichen Mobilität drinnen und draußen und zum Transport
	e115	Produkte und Technologien zum persönlichen Gebrauch im täglichen Leben
	e150	Entwurf, Konstruktion sowie Bauprodukte und Technologien von öffentlichen Gebäuden
	e155	Entwurf, Konstruktion sowie Bauprodukte und Technologien von privaten Gebäuden
	e110	Produkte und Substanzen für den persönlichen Verbrauch
	e355	Fachleute der Gesundheitsberufe
	e340	Persönliche Hilfs- und Pflegepersonen
	e580	Dienste, Systeme und Handlungsgrundsätze des Gesundheitswesens

3.4 Leistungsbezogene Outcome-Messung (PbOM)

Leistungsbezogene Messungen beinhalten die Präsentation von funktionalen Aufgaben in einem standardisierten Format für die Testpersonen. Der Kliniker setzt nicht sein Urteilsvermögen ein für die Quantifizierung der Leistung, sondern führt das PbOM durch und überwacht die Leistung. Eine leistungsbezogene Messung beinhaltet, dass der Patient eine Mahlzeit in einer labor-/krankenhausbasierten Versuchsküche zubereitet. Anstatt beispielsweise lediglich den Patienten oder einen informellen Informanten über die Kochfähigkeiten und die Sicherheit des Patienten zu befragen (Grenzen durch ihre Einsicht, Aufrichtigkeit und Objektivität) oder zum Haus des Patienten zu gehen und ihm beim Zubereiten einer Mahlzeit zuzusehen (obwohl potenziell wertvoll und informativ, kann es unpraktisch sein), wird die Leistung des Patienten bei einer definierten Aufgabe auf eine spezifische Weise quantifiziert, und es wird nicht auf das Urteilsvermögen zurückgegriffen, um seine Einstufung zu bestimmen [28].

4 Internationales Projekt zur Messung von SCI

„Gute Wissenschaft und gute klinische Praxis hängen von soliden Informationen ab, die wiederum auf soliden Messungen beruhen. Messungen ermöglichen es Gesundheitsfachleuten und Forschern zu beschreiben, vorherzusagen und zu bewerten, um Benchmarks zu setzen und Veränderungen im Zusammenhang mit dem Zustand und der Pflege von Personen mit Rückenmarkverletzungen zusammenzufassen." Dies ist das Incipit zur Zusammenarbeit mit Spinal Cord Injury Rehabilitation (SCIRE) (https://scireproject.com/). SCIRE-Outcome-Messinstrumente liefern Informationen über die psychometrischen Eigenschaften und die klinische Anwendung von 104 Instrumenten, die dem Leser das notwendige Vertrauen geben, um seine klinische Praxis und Forschung auf einer solideren Basis voranzubringen. Das Projekt begann mit der Analyse und Suche nach verschiedenen Outcome-Messinstrumenten in Studien, die die SCI-Population unter Einbeziehung psychometrischer Eigenschaften, nämlich Reliabilität, Validität und Responsivität, untersuchten. Die Bemühungen von SCIRE in diesen Jahren führten zur Entwicklung eines Outcome-Mess-Toolkits für Rückenmarkverletzungen: ein standardisierter Satz von Outcome-Messinstrumenten für die Anwendung in der SCI-Praxis, bestehend aus 33 Outcome-Messinstrumenten, die für die SCI-Population psychometrisch validiert wurden. Die Messinstrumente sind in verschiedene Kategorien gruppiert: Assistenztechnologie, gesellschaftliche Integration, untere Extremität und Gehen, psychische Gesundheit, neurologische Beeinträchtigung und autonome Dysfunktion, Schmerz, Lebensqualität und Gesundheitsstatus, Selbstfürsorge und Alltagsleben, Hautgesundheit, Spastizität, obere Extremität und Rollstuhlmobilität.

Ein weiterer konkreter Versuch, die evidenzbasierte Praxis mit validierten Outcome-Messinstrumenten zu verbreiten, ist die Rehabilitation Measures Database (www.sralab.org/rehabilitation-measures). Die Datenbank ist für einen spezifischen Gesundheitszustand organisiert und kann nach spezifischen Kategorien (z. B. Assessmenttyp, Assessmentbereich, Kosten) gefiltert werden. Es gibt einen spezifischen Abschnitt für die SCI-Population; die Datenbank macht jedoch Angaben für jede Kategorie zum Zweck der Skala, zu Zeitpunkt und Durchführung, psychometrischen Eigenschaften, Population, Referenzen.

Zusammenfassend gesagt, engagiert sich die internationale Landschaft für die Förderung valider Outcome-Messungen, die zu einer besseren Qualität der Versorgung und einer Senkung der Gesundheitskosten führen können, und fördert eine kontinuierliche Bewertung der Wirksamkeit von Gesundheitsmaßnahmen. Gesundheitsfachleute sind aufgerufen, ihre Arbeit und Qualifikationen ständig zu verbessern. Die Anpassung von validen Outcome-Messinstrumenten ist eine ethische und moralische Frage und eine Pflicht, die in ihren individuellen beruflichen Profilen verankert ist. Dieses Handbuch zielt darauf ab, eine kritische und systematische Analyse der für die SCI-Population validierten Outcome-Messinstrumente auf internationaler Ebene vorzuschlagen. Wir hoffen, dass weniger erfahrene Leser inspiriert werden, ihre Arbeit mit Ernsthaftigkeit und Entschlossenheit anzugehen. Allerdings vertrauen wir darauf, dass erfahrenere Leser unsere Bemühungen, die für die SCI-Population verfügbaren Outcome-Messinstrumente zu systematisieren, mit Begeisterung aufnehmen werden. Unsere Hoffnung ist es, eine internationale Synergie zu schaffen, um den Pflegeprozess und die Lebensqualität der Menschen zu verbessern.

Literatur

1. Singh A, Tetreault L, Kalsi-Ryan S, Nouri A, Fehlings MG. Global prevalence and incidence of traumatic spinal cord injury. Clin Epidemiol. 2014. https://doi.org/10.2147/CLEP.S68889.
2. Chamberlain JD, Meier S, Mader L, Von Groote PM, Brinkhof MWG. Mortality and longevity after a spinal cord injury: systematic review and meta-analysis. Neuroepidemiology 2015. https://doi.org/10.1159/000382079.
3. Gerhart KA, Bergstrom E, Charlifue SW, Menter RR, Whiteneck GG. Long-term spinal cord injury: functional changes over time. Arch Phys Med Rehabil. 1993. https://doi.org/10.1016/0003-9993(93)90057-H.
4. Lidal IB, Huynh TK, Biering-Sørensen F. Return to work following spinal cord injury: a review. Disabil Rehabil. 2007. https://doi.org/10.1080/09638280701320839.
5. Whiteneck G, Meade MA, Dijkers M, Tate DG, Bushnik T, Forchheimer MB. Environmental factors and their role in participation and life satisfaction after spinal cord injury. Arch Phys Med Rehabil. 2004. https://doi.org/10.1016/j.apmr.2004.04.024.
6. McKinley W, Meade MA, Kirshblum S, Barnard B. Outcomes of early surgical management versus late or no surgical intervention after acute spinal cord injury. Arch Phys Med Rehabil. 2004. https://doi.org/10.1016/j.apmr.2004.04.032.
7. Walton MK, Powers JH, Hobart J, et al. Clinical outcome assessments: conceptual foundation-report of the ISPOR clinical outcomes assessment-emerging good practices for outcomes research task force. Value Heal. 2015. https://doi.org/10.1016/j.jval.2015.08.006.
8. Castelnuovo G, Giusti EM, Manzoni GM, et al. What is the role of the placebo effect for pain relief in neurorehabilitation? Clinical implications from the Italian consensus conference on pain in neurorehabilitation. Front Neurol. 2018. https://doi.org/10.3389/fneur.2018.00310.
9. Marquez MA, De Santis R, Ammendola V, et al. Cross-cultural adaptation and validation of the "spinal cord injury-falls concern scale" in the Italian population. Spinal Cord. 2018;56(7):712–8. https://doi.org/10.1038/s41393-018-0070-6.
10. Berardi A, De Santis R, Tofani M, et al. The Wheelchair Use Confidence Scale: Italian translation, adaptation, and validation of the short form. Disabil Rehabil Assist Technol. 2018;13(4) https://doi.org/10.1080/17483107.2017.1357053.
11. Anna B, Giovanni G, Marco T, et al. The validity of rasterstereography as a technological tool for the objectification of postural assessment in the clinical and educational fields: pilot study. In: Advances in intelligent systems and computing; 2020. https://doi.org/10.1007/978-3-030-23884-1_8.
12. Panuccio F, Berardi A, Marquez MA, et al. Development of the pregnancy and motherhood evaluation questionnaire (PMEQ) for evaluating and measuring the impact of physical disability on pregnancy and the management of motherhood: a pilot study. Disabil Rehabil. 2020:1–7. https://doi.org/10.1080/09638288.2020.1802520.
13. Amedoro A, Berardi A, Conte A, et al. The effect of aquatic physical therapy on patients with multiple sclerosis: a systematic review and meta-analysis. In: Mult Scler Relat Disord; 2020. https://doi.org/10.1016/j.msard.2020.102022.
14. Dattoli S, Colucci M, Soave MG, et al. Evaluation of pelvis postural systems in spinal cord injury patients: outcome research. J Spinal Cord Med. 2018;43:185–92.
15. Berardi A, Galeoto G, Guarino D, et al. Construct validity, test-retest reliability, and the ability to detect change of the Canadian occupational performance measure in a spinal cord injury population. Spinal Cord Ser Cases. 2019. https://doi.org/10.1038/s41394-019-0196-6.
16. Ponti A, Berardi A, Galeoto G, Marchegiani L, Spandonaro C, Marquez MA. Quality of life, concern of falling and satisfaction of the sit-ski aid in sit-skiers with spinal cord injury: observational study. Spinal Cord Ser Cases. 2020. https://doi.org/10.1038/s41394-020-0257-x.
17. Panuccio F, Galeoto G, Marquez MA, et al. General sleep disturbance scale (GSDS-IT) in people with spinal cord injury: a psychometric study. Spinal Cord. 2020. https://doi.org/10.1038/s41393-020-0500-0.
18. Monti M, Marquez MA, Berardi A, Tofani M, Valente D, Galeoto G. The multiple sclerosis intimacy and sexuality questionnaire (MSISQ-15): validation of the Italian version for individuals with spinal cord injury. Spinal Cord. 2020. https://doi.org/10.1038/s41393-020-0469-8.
19. Galeoto G, Colucci M, Guarino D, et al. Exploring validity, reliability, and factor analysis of the Quebec user evaluation of satisfaction with assistive technology in an Italian population: a cross-sectional study. Occup Ther Heal Care. 2018. https://doi.org/10.1080/07380577.2018.1522682.
20. Colucci M, Tofani M, Trioschi D, Guarino D, Berardi A, Galeoto G. Reliability and validity of the Italian version of Quebec user evaluation of satisfaction with assistive technology 2.0 (QUEST-IT 2.0) with users of mobility assistive device. Disabil Rehabil Assist Technol. 2019. https://doi.org/10.1080/17483107.2019.1668975.
21. Berardi A, Galeoto G, Lucibello L, Panuccio F, Valente D, Tofani M. Athletes with disability' satisfaction with sport wheelchairs: an Italian cross sectional study. Disabil Rehabil Assist Technol. 2020. https://doi.org/10.1080/17483107.2020.1800114.
22. World Health Organization. The ICF: an overview. Geneva: WHO; 2001.

23. Kirchberger I, Cieza A, Biering-Sørensen F, et al. ICF Core sets for individuals with spinal cord injury in the early post-acute context. Spinal Cord. 2010. https://doi.org/10.1038/sc.2009.128.

24. Cieza A, Kirchberger I, Biering-Sørensen F, et al. ICF Core sets for individuals with spinal cord injury in the long-term context. Spinal Cord. 2010. https://doi.org/10.1038/sc.2009.183.

25. Campbell N, Ali F, Finlay AY, Salek SS. Equivalence of electronic and paper-based patient-reported outcome measures. Qual Life Res. 2015. https://doi.org/10.1007/s11136-015-0937-3.

26. Powers JH, Patrick DL, Walton MK, et al. Clinician-reported outcome assessments of treatment benefit: report of the ISPOR clinical outcome assessment emerging good practices task force. Value Heal. 2017. https://doi.org/10.1016/j.jval.2016.11.005.

27. Benjamin K, Vernon MK, Patrick DL, Perfetto E, Nestler-Parr S, Burke L. Patient-reported outcome and observer-reported outcome assessment in rare disease clinical trials: an ISPOR COA emerging good practices task force report. Value Heal. 2017. https://doi.org/10.1016/j.jval.2017.05.015.

28. Moore DJ, Palmer BW, Patterson TL, Jeste DV. A review of performance-based measures of functional living skills. J Psychiatr Res. 2007. https://doi.org/10.1016/j.jpsychires.2005.10.008.

Psychometrische Eigenschaften von Assessmentinstrumenten

Marco Monticone, Giovanni Galeoto, Anna Berardi und Marco Tofani

1 Einführung

Kliniker und Forscher werden ermutigt, die psychometrischen Eigenschaften von Assessmentinstrumenten, die für die Beurteilung von Patienten mit medizinischen Problemen unerlässlich sind, kompetent zu analysieren [1]. Fortschritte in Diagnose und Pflege sind möglich, wenn Entscheidungsträgern geeignete Assessmentinstrumente zur Verfügung gestellt werden. Sie wissen, dass das verwendete Instrument für seinen Zweck geeignet ist, wie es sich im Vergleich mit ähnlichen Messinstrumenten verhält und wie die Ergebnisse zu interpretieren sind [2]. Für jeden Patienten oder jede Bevölkerungsgruppe können mehrere Instrumente zur Beurteilung klinischer Zustände oder des Gesundheitszustands verwendet werden. Viele Instrumente wurden jedoch im Laufe der Zeit schlecht oder unvollständig validiert, was ihre Verwendung für spezifische Krankheiten oder bei bestimmten Bevölkerungsgruppen und Ländern einschränkt [3]. Assessments sind in den medizinischen Wissenschaften üblich und reichen von Fragen, die während der Anamnese gestellt werden, bis hin zu körperlichen Untersuchungen, Bildgebungstechniken, Labortests oder Selbsteinschätzungsfragebogen. Unabhängig davon, welches Instrument Kliniker und Forscher auswählen möchten, zielt ein korrektes Assessment darauf ab, einen empirischen Ansatz durch eine wissenschaftliche Methodik zu ersetzen und so die Effektivität der täglichen Praxis zu erhöhen [4].

Diese Studie wurde von einer Forschungsgruppe durchgeführt, die aus Ärzten und Gesundheitsfachleuten der Universität „Sapienza" in Rom und der Vereinigung „Rehabilitation & Outcome Measure Assessment" (R.O.M.A.) besteht. Die R.O.M.A.-Vereinigung hat sich in den letzten Jahren mit mehreren Studien befasst und Outcome-Messinstrumente in Italien für die Bevölkerungsgruppe mit Rückenmarkverletzungen (SCI) validiert [5–18].

Dieses Kapitel dient als synthetischer Leitfaden zur Darstellung der zentralen psychometrischen Eigenschaften von Messinstrumenten im medizinischen Bereich. Die Methode der Assessments, Stärken und der Kritik für jede psychometrische Eigenschaft basiert direkt auf der aktuellen Literatur in diesem Bereich. Terminologie und Definitionen, die auf

M. Monticone
Physical Medicine and Rehabilitation, Department of Medical Sciences and Public Health, University of Cagliari, Cagliari, Italy

G. Galeoto (✉) · A. Berardi
Department of Human Neurosciences, Sapienza University of Rome, Rome, Italy
E-Mail: giovanni.galeoto@uniroma1.it

M. Tofani
Department of Neurorehabilitation and Robotics, Bambino Gesù Paediatric Hospital, Rome, Italy

G. Galeoto et al. (Hrsg.), *Messung von Rückenmarksverletzungen*, https://doi.org/10.1007/978-3-031-45860-6_2

den jüngsten konsensbasierten Standards für die Auswahl von Gesundheitsmessinstrumenten (auch bekannt als COSMIN) basieren, werden im gesamten Kapitel aufgeführt [19].

2   Reliabilität

Diese Methode wird als „der Grad, bei dem die Messung frei von Messfehlern ist" definiert [19], und wenn wiederholte Messungen durchgeführt werden, ist sie untersuchungswürdig. Die Reliabilität variiert je nach untersuchtem Instrument, Evaluatoren und Patienten der Studie. Diese Möglichkeiten führten zu verschiedenen Arten von Reliabilität: 1) Test-Retest-Reliabilität, wenn Messungen über die Zeit wiederholt werden, 2) Interrater-Reliabilität, wenn sie von verschiedenen Evaluatoren, aber zum gleichen Zeitpunkt durchgeführt werden, 3) Intrarater-Reliabilität, wenn sie vom selben Evaluator, aber zu verschiedenen Zeitpunkten durchgeführt werden, und 4) interne Konsistenz, wenn verschiedene Sets von Elementen aus dem gleichen Tool verwendet werden [1, 19].

Wenn Test-Retest-, Inter- und Intrarater-Reliabilität angesprochen werden, sollten die Leser wissen, dass sie den Weg darstellen, wie Bewertungen trotz des Vorhandenseins von Messfehlern voneinander unterschieden werden können. Die Statistiken zur Berechnung der Test-Retest-, Inter- und Intrarater-Reliabilität variieren je nach den verwendeten Variablen. Bei der Untersuchung kontinuierlicher Variablen wird die Verwendung von Intraklassen-Korrelationskoeffizienten (ICC) empfohlen, die aus einem Verhältnis von Varianzen bestehen [20]. Die Koeffizientenwerte variieren von 0 (d. h., die Fehlervarianz wird im Vergleich zur Patientenvarianz als vernachlässigbar angesehen) bis 1 (d. h., die Fehlervarianz ist im Vergleich zur Patientenvarianz sehr groß, wie es bei homogenen Stichproben der Fall sein kann). Ein Koeffizientenwert von 0,70 wird als akzeptabel angesehen und Werte von 0,80 und 0,90 als gut und sehr gut [21]. Bei der Untersuchung von kategorialen Variablen empfiehlt die Literatur

die Verwendung von Cohens Kappa, das die erwartete zufällige Übereinstimmung ausgleicht, die durch die Annahme der Unabhängigkeit der Messungen, wie sie durch Multiplikation der Randwerte erlangt wird, berechnet wird. Die Schätzungen variieren von −1 bis 1: Werte gleich 1 besagen, dass es eine perfekte Übereinstimmung gibt; Werte von 0 bedeuten, dass es keine Übereinstimmung gibt, die durch Zufall erwartet werden kann; Werte nahe −1 werden in der Regel durch eine umgekehrte Skalierung durch einen der beiden Bewerter verursacht. Cohens Kappa kann durch Unterschiede zwischen den Stichproben, durch Verteilung der Randwerte, Anzahl der Klassen und durch systematische Unterschiede zwischen den Bewertern beeinflusst werden [22].

Ein Messfehler bildet ein verwandtes, aber unterschiedliches Konzept als Reliabilität und entspricht der Differenz zwischen einem messbaren Betrag und seinem tatsächlichen Wert [23]. Er kann auf drei Arten berechnet werden. Erstens entspricht der Standardfehler der Messung der Standardabweichung um eine einzelne Messung. Er ist ein Maßstab dafür, wie weit die Ergebnisse wiederholter Messungen auseinanderliegen. Kliniker und Forscher können ihn leicht interpretieren, da er in der Referenzeinheit des untersuchten Tools angegeben wird [24]. Er wird nach der folgenden Formel berechnet, wobei der ICC der Test-Retest-Reliabilität der Referenzpopulation entspricht, die anhand der Korrelationsstatistik des Intraklassenkoeffizienten ermittelt wird:

$$SEM = SD\sqrt{1 - ICC_{2,1}}$$

Zweitens stellen die Grenzen der Übereinstimmung eine grafische Methode zum Vergleich zweier Messungen der, bei der die Unterschiede zwischen den beiden Verfahren den Durchschnittswerten der beiden Verfahren gegenübergestellt werden. Die Beziehung der Übereinstimmungsgrenzen zur Tool-Bandbreite kann einen Eindruck von der Größe des Messfehlers geben. Per Definition liegen 95 % der Unterschiede zwischen wiederholten Messungen innerhalb der Übereinstimmungsgrenzen

[1, 24]. Drittens wird er durch den Variations-koeffizienten berechnet, der die Standardabweichung wiederholter Messungen auf den Mittelwert bezieht, wobei höhere Prozentsätze eine höhere Heterogenität darstellen [1, 24].

Die interne Konsistenz wird als „der Grad des Zusammenhangs zwischen den Items" definiert und repräsentiert das Ausmaß, in dem die zu einem Assessmentinstrument gehörenden Items das gleiche Konstrukt beurteilen [19]. Es gibt drei Parameter zur Berechnung der internen Konsistenz: Cronbachs Alpha, Inter-Item-Korrelationen und Item-Gesamtkorrelationen. Der erste Parameter bestimmt, wie eng zusammengehörig eine Gruppe von Items ist, wobei Werte größer als 0,7 und 0,8 eine akzeptable und gute interne Konsistenz zeigen. Der zweite zeigt an, ob ein Item Teil des Assessmentinstruments ist, wobei Werte über 0,7 darauf hindeuten, dass die Items das gleiche Konstrukt bewerten. Der dritte gibt einen Hinweis darauf, ob die Items Patienten in Bezug auf das untersuchte Konstrukt unterscheiden, wobei Werte unter 0,3 auf einen geringen Beitrag zu Unterscheidungen hindeuten [25].

Stichprobengröße: Um die Reliabilität zu berechnen und das Biasrisiko aufgrund unzureichender Populationen zu vermeiden, sind mindestens 50 Patienten erforderlich [26].

3   Validität

Validität wird definiert als „der Grad, zu dem ein Instrument tatsächlich das Konstrukt misst, das es zu messen vorgibt" [1, 19]. Eine angemessene Definition des Konstrukts (d. h., eine zu messende erklärende Variable, die nicht direkt beobachtbar ist) ist unerlässlich. Das Konstrukt selbst muss Teil des konzeptuellen Modells innerhalb eines theoretischen und klinischen Rahmens sein. Es gibt drei verschiedene Arten von Validität: Inhaltsvalidität, Kriteriumsvalidität und Konstruktvalidität.

3.1   Inhaltsvalidität

Diese wurde definiert als „der Grad, zu dem der Inhalt eines Messinstruments eine angemessene Widerspiegelung des zu messenden Konstrukts ist" [19]. Sie wurde als Ausgangspunkt jedes Validierungsprozesses empfohlen [3]. Mit besonderem Bezug auf Multi-Item-Messinstrumente zielt die Inhaltsvalidität darauf ab, deren Relevanz und Vollständigkeit in Bezug auf das Studienkonstrukt zu untersuchen. Die erste Fragestellung bewertet, ob alle Items auf relevante Aspekte des zu messenden Konstrukts verweisen, ob sie alle für die untersuchte Population relevant sind und ob sie wirklich relevant für das Objekt des Tool-Einsatzes sind. Die zweite Fragestellung untersucht, ob das gewählte Konstrukt vollständig von den Items abgedeckt wird. Die Inhaltsvalidität kann qualitativ von einem unabhängigen Panel unabhängiger Experten bewertet werden, um das Biasrisiko zu vermeiden. Eine vollständige Beschreibung des Outcome-Messinstruments, einschließlich der Anwendungsverfahren, muss gewährleistet sein [27].

Ein zusätzlicher Aspekt der Inhaltsvalidität wird durch die Augenscheinvalidität repräsentiert, die als „der Grad, zu dem ein Messinstrument tatsächlich so aussieht, als ob es eine angemessene Widerspiegelung des zu messenden Instruments ist" [19] definiert wurde. Sie steht für eine Gesamtansicht des Tools und ist mit einer subjektiven Beurteilung verbunden. Diese Eigenschaft wird immer noch unterschätzt, weil keine Standards, wie sie bewertet werden sollte, klar empfohlen werden.

3.2   Kriteriumsvalidität

Sie wurde definiert als „der Grad, zu dem die Ergebnisse eines Messinstruments eine angemessene Widerspiegelung eines Goldstandards sind (d. h. diagnostischer Test, der als endgültig für die Feststellung gilt, ob bei einer

Person ein Krankheitsprozess vorliegt)" [19]. Die Kriteriumsvalidität kann in 2 Hauptseiten unterteilt werden: 1) Übereinstimmungsvalidität und 2) prognostische Validität. Bei der Beurteilung der ersten Seite berücksichtigen Kliniker und Forscher gleichzeitig die Punktzahl, die aus dem von ihnen gewählten Goldstandard und der zu prüfenden Messung resultiert. Wenn die zweite Seite angesprochen wird, zielen Kliniker und Forscher darauf ab, zu erfahren, ob das untersuchte Outcome-Messinstrument den Goldstandard prognostiziert. Die Hypothese ist, dass das Outcome-Messinstrument für beide Seiten genauso effizient sein sollte wie der Goldstandard. Darüber hinaus sollte eine geeignete Zielpopulation ermittelt werden. Der Grad der Übereinstimmung von Goldstandard und untersuchtem Instrument sollte so früh wie möglich festgestellt werden, und die Punktzahlen sollten unabhängig ermittelt werden. Die anzuwendende Statistik hängt wieder von den enthaltenen Variablen ab: Die Kriteriumsvalidität wird durch Schätzungen von Sensitivität und Spezifität ausgedrückt, die zeigen, ob der Goldstandard und das untersuchte Instrument dichotome Ergebnisse aufweisen; Grenzwertoptimierungskurven („receiver operating characteristics curves", ROC-Kurven) werden empfohlen, wenn das Tool auf einer ordinalen oder kontinuierlichen Skala basiert; Korrelationskoeffizienten werden verwendet, wenn eine kontinuierliche Goldstandardvariable dargestellt ist [1]. Stichprobengröße: Eine Mindestzahl von 50 Patienten ist erforderlich [26].

3.3 Konstruktvalidität

Sie wurde definiert als „der Grad, zu dem die Ergebnisse eines Messinstruments mit Hypothesen übereinstimmen, z. B. in Bezug auf interne Beziehungen, Beziehungen zu Ergebnissen anderer Instrumente oder auf Unterschiede zwischen relevanten Gruppen" [19]. Mit anderen Worten, bei der Bewertung dieser Eigenschaft stellen Kliniker und Forscher ein Messinstrument fest, das das zu untersuchende Konstrukt gültig bewertet. Es gibt drei Unterarten der Konstruktvalidität: 1) strukturelle Validität, 2) Hypothesentest und 3) interkulturelle Validität.

Die erste Unterart wird definiert als „der Grad, zu dem die Ergebnisse eines Messinstruments eine angemessene Widerspiegelung der Dimensionalität des zu messenden Konstrukts sind" [19]. Die allgemeine strukturelle Validität kann durch Faktorenanalysen bewertet werden, die hauptsächlich die explorative Faktorenanalyse (EFA) und die konfirmatorische Faktorenanalyse (CFA) umfassen. EFA wird gewählt, wenn es keine klaren Vorstellungen über die faktoriellen Eigenschaften (d. h. Anzahl und Arten von Dimensionen) gibt, die ein Multi-Item-Instrument bilden. Eine erste Analyse wird zunächst mit dem Cattel-Scree-Test durchgeführt, um das Liniendiagramm der extrahierten Faktoren mit Eigenwerten größer als 1 zu bestimmen. Darüber hinaus wird üblicherweise die orthogonale (auch als Varimax bekannte) Rotation des Items angewendet, was zur Definition einer Komponentenmatrix führt, die aus allen untersuchten Items besteht. Diejenigen mit Ladungen auf Dimensionen größer als 0,50 werden in den Faktor einbezogen. Die durch diese Faktorenanalyse erwartete erklärte Varianz sollte mehr als 50 % betragen, um als akzeptabel angesehen zu werden [28]. CFA wird implementiert, wenn auf der Grundlage früherer Forschungen und Ergebnisse vordefinierte Hypothesen über Dimensionen vorhanden sind. Jedes Element muss spezifiziert werden, um auf seine Subskala zu laden, wie ursprünglich beschrieben. Die Modellanpassung wird mit dem Verhältnis zwischen dem χ^2-Test und den Freiheitsgraden (d. h. χ^2/d.f.), dem vergleichenden Anpassungsindex, dem normierten Anpassungsindex und der mittleren quadratischen Abweichung der Annäherung und ihren 90-%-Konfidenzintervallen bewertet [29]. Die folgenden Schwellenwerte gelten als gute Anpassung: χ^2/d.f. < 3, vergleichender Anpassungsindex $\geq 0{,}90$, normierter Anpassungsindex $\geq 0{,}90$ und quadratische Abweichung der Annäherung $\leq 0{,}08$ [30]. Stichprobengröße: 4–10 Patienten pro Item mit einem Minimum von 100 Patienten sind erforderlich [26].

Die zweite Unterart der Konstruktvalidität tritt auf, wenn a priori Hypothesen formuliert werden über die Beziehungen zwischen den Ergebnissen des untersuchten Instruments und den Ergebnissen anderer Messungen zur Beurteilung verwandter oder unähnlicher Konstrukte. Ein Vorschlag lautet, eine Reihe von Hypothesen zwischen dem untersuchten Tool und verwandten Messinstrumenten zu formulieren, die die erwartete Richtung (d. h. positiv oder negativ) und das Ausmaß (d. h. klein, moderat, groß) der oben genannten Beziehungen beschreiben. Es ist wichtig zu bewerten, ob die Ergebnisse mit den vorformulierten Hypothesen übereinstimmen, indem gezählt wird, wie viele bestätigt und wie viele widerlegt werden (normalerweise werden sie in Prozent ausgedrückt), und die Ergebnisse zu diskutieren [31]. Stichprobengröße: Mindestens 50 Patienten werden empfohlen [26].

Die dritte Unterart (d. h. interkulturelle Validität) wird definiert als „der Grad, zu dem die Leistung der Items eines übersetzten oder kulturell angepassten Tools eine angemessene Widerspiegelung der Leistung der Items in der Originalversion des Instruments ist" [19]. Diese Frage ist wichtig nach der Übersetzung eines Fragebogens. Es kann Unterschiede in kulturellen Aspekten geben; einige Elemente können in anderen Kulturen irrelevant sein, was das Risiko birgt, die nachfolgende psychometrische Beurteilung zu schwächen [32, 33]. Der erste Schritt ist die *Vorwärtsübersetzung,* bei der die Items übersetzt werden, um die ursprünglichen Konzepte des Tools zu erhalten. Zwei professionelle Übersetzer führen zwei unabhängige Übersetzungen durch und stellen sicher, dass die Sprache mit einem Lesealter von 14 Jahren kompatibel ist. Diskrepanzen werden durch einen Abgleich gelöst, der endet, wenn eine gemeinsame Anpassung vereinbart ist. Der zweite Schritt wird als *Rückübersetzung* definiert. Zwei bilinguale Übersetzer übersetzen unabhängig voneinander die anfängliche Übersetzung zurück; die Forscher überprüfen diese Übersetzungen und stellen sicher, dass die angepasste Version im Wesentlichen den gleichen Iteminhalt enthält wie die Originalversion. Der

dritte Schritt ist die *Bewertung der vorläufigen Version durch ein Expertengremium,* bei dem die Übersetzungen einem bilingualen Gremium von Klinikern und Methodologen vorgelegt werden, die die semantische, idiomatische und konzeptuelle Äquivalenz der Items und der Antworten untersuchen, um etwaige Diskrepanzen oder Fehler zu identifizieren. Dieser dritte Schritt endet, wenn eine vorläufige Version vereinbart ist. Ein vierter Schritt ist der *Feldtest der vorläufigen Version,* bei dem die vorläufige Version getestet wird, um die Verständlichkeit und kognitive Äquivalenz der Übersetzung zu bewerten; dies wird durch kognitive Interviews weitergeführt, die von ausgebildeten Psychologen (und ggf. von Gesundheitspflegern) durchgeführt werden, die das Instrument bei ausgewählten Probanden anwenden. Am Ende überprüft das Expertengremium die Ergebnisse und identifiziert etwaige Änderungen, um die angepasste Form weiter zu verbessern. Der letzte Schritt besteht in der *Bewertung des Prozesses durch die Entwickler,* wobei die gemeinsame Version des Fragebogens an die Entwickler geschickt wird, um weitere Vorschläge und die endgültige Genehmigung zu erhalten. Alle oben genannten Schritte basieren auf qualitativer Bewertung. Ob das neue Instrument jedoch tatsächlich die gleiche Leistung wie die Originalversion in verschiedenen Populationen erbringt, kann mit Hilfe von Faktorenanalysemethoden (insbesondere CFA) oder logistischen Regressionsanalysetechniken geprüft werden [1].

4 Responsivität

Diese psychometrische Eigenschaft wurde als „die Fähigkeit eines Instruments, Veränderungen im zu messenden Konstrukt über die Zeit zu erkennen" [19] definiert, da es wichtig ist zu wissen, ob sich der klinische Status der Patienten im Laufe der Zeit verändert hat. Wenn sich herausstellt, dass ein Tool auf Veränderungen anspricht, wenn Patienten sich im betreffenden Konstrukt verändern, spiegeln ihre Punktzahlen im Messinstrument diese Konstruktveränderung entsprechend wider. Responsivität ist entscheidend bei Längsschnittstudien und wenn Evaluationsziele verfolgt werden.

Es gibt zwei Möglichkeiten, die Responsivität zu bewerten: fast ähnlich dem, was oben die Validität beschreibt, aber auf der Grundlage eines Kriteriums, das einen Konstruktansatz verwendet. Wenn ein Goldstandard für Veränderungen vorhanden ist, wird ein Kriterienansatz empfohlen, um zu beurteilen, inwieweit die Werte des untersuchten Tools die Veränderungen der Werte des Goldstandards angemessen widerspiegeln. Eine geeignete Zielgruppe sollte bestimmt werden. Der Grad der Übereinstimmung zwischen den Veränderungen des Goldstandards und dem untersuchten Instrument sollte definiert werden. Die Werte sollten unabhängig und über denselben Zeitraum ermittelt werden. Korrelationskoeffizienten werden verwendet, wenn der Goldstandard eine kontinuierliche Variable ist (d. h. Veränderung in der Punktzahl), und Grenzwertoptimierungskurven (ROC-Kurven), wenn es sich um eine dichotome Variable handelt (d. h. Veränderung vs. keine Veränderung). Der Bereich unter der ROC-Kurve wird als Maß für die Fähigkeit eines Instruments betrachtet, Patienten, deren Zustand als gebessert (oder verschlechtert) gilt, von denen zu unterscheiden, deren Zustand als nicht gebessert (oder verschlechtert) in Bezug auf den Goldstandard angesehen wird. Ein Bereich unter der Kurve von mindestens 0,70 wird als angemessenes responsives Maß betrachtet [34]. Hypothesentests sind nützlich, um die Responsivität eines Messinstruments zu testen, wenn kein Goldstandard vorhanden ist. Die Hypothesen testen Korrelationen zwischen Veränderungen in den Punktzahlen des untersuchten Tools und Veränderungen in den Punktzahlen anderer Messinstrumente mit zufriedenstellender Responsivität. Relative Korrelationen (d. h. Vergleiche zwischen Vergleichen) können ebenfalls in Betracht gezogen werden. Die Hypothesen sollten die erwartete Richtung und Größe zwischen den Veränderungspunktzahlen einschließen [34–36]. Vorherige Studien sollten helfen, Hypothesen zu formulieren.

4.1 Unangemessene Messinstrumente für Responsivität

Eine Reihe von Methoden zur Bewertung der Responsivität wie Effektgröße, Guyatt-Ansatz, standardisierter Reaktionsmittelwert („standardized response mean") und gepaarter t-Test wurden vorgeschlagen und im Laufe der Zeit weit verbreitet. Die Effektgröße einer Gesamtstichprobe wird berechnet, indem die Vor- und Nachtestpunktzahlen durch die Standardabweichung („standard deviation", SD) des Vortests geteilt werden. Beim Guyatt-Ansatz wird die für die Gesamtstichprobe berechnete Veränderung durch die Vortest-SD geteilt, die nur für Probanden mit unverändertem Status berechnet wird.   Der standardisierte Reaktionsmittelwert (auch bekannt als Responsivitätsbehandlungskoeffizient bzw. „responsiveness treatment coefficient" oder Effizienzindex) ist das Verhältnis zwischen individueller Veränderung und der SD dieser Veränderung. Wie bei allen Messinstrumenten repräsentieren Schätzungen von 0,20, 0,50 und 0,80 kleine, moderate und große Veränderungen. Es gibt jedoch Belege dafür, dass sie unzureichende Messinstrumente für Responsivität sind, da sie die Größe der Veränderungspunktzahlen und nicht die Validität dieser Veränderungen ausdrücken. Der gepaarte t-Test misst die statistische Signifikanz der Veränderungspunktzahlen und wiederum nicht die Validität der Veränderungspunktzahlen [35, 36].

5 Interpretierbarkeit

Interpretierbarkeit wurde definiert als „der Grad, zu dem man eine qualitative Bedeutung zuordnen kann, d. h. klinische oder allgemein verständliche Konnotationen zu den qualitativen Ergebnissen oder Veränderungen der Ergebnisse eines Instruments" [19]. Sie ist entscheidend für jedes Messinstrument und eine wertvolle Information für Kliniker und Forscher, da sie sich darauf bezieht, was die Ergebnisse eines Instruments bedeuten. Eine minimale nachweisbare Veränderung („minimum detectable change", MDC) und eine minimale wichtige Veränderung („minimal important change", MIC) werden angezeigt, wenn die Bedeutung von Veränderungspunktzahlen angesprochen wird.

5.1 Minimale nachweisbare Veränderung (MDC)

Hierbei handelt es sich um die Veränderung jenseits des Messfehlers. Mit anderen Worten, die MDC entspricht einer Veränderung, die außerhalb der durch die Methode von Bland und Altman berechneten Übereinstimmungsgrenzen liegt [37], und kann anhand der folgenden Formel geschätzt werden, bei der SEM der Standardfehler der Messung („standard error of measurement") ist und der z-Wert 1,96 bzw. 1,64 entspricht, wenn 95-%- bzw. 90-%-Konfidenzlevel gewählt werden:

$$MDC = SEM * z \text{ value} * \sqrt{2}$$

Wenn ein Proband eine Veränderungspunktzahl erzielt, die größer ist als der nach der MDC geschätzte Schwellenwert, kann man (mit %-Konfidenz) sagen, dass diese Veränderung real ist und nicht auf Messfehler zurückzuführen ist. Eine kleinere Veränderung im Wert sollte auf Messfehler zurückgeführt werden [24].

5.2 Minimale wichtige Veränderung (MIC)

Sie wird definiert als „die kleinste Veränderung in der Punktzahl des zu messenden Konstrukts, die Patienten als wichtig wahrnehmen" [19]. Wenn Ergebnisse, die aus der Patientenperspektive resultieren, betrachtet werden, sollte die MIC ihre Perspektive berücksichtigen, während bei der Verwendung verschiedener Instrumente der Standpunkt des Klinikers von Bedeutung ist [38, 39]. Die MIC wird durch ankerbasierte oder verteilungsbasierte Methoden geschätzt.

Ankerbasierte Methoden. Hierbei wird ein externes Kriterium oder auch Anker genutzt, um klinisch wichtige Verbesserungen oder Verschlechterungen zu bestimmen. Eine allgemein wahrgenommene Wirkung für Patienten oder Kliniker wird durch die Frage erhoben: „Alles in allem betrachtet, wie sehr hat die Behandlung, die Sie erhalten haben, bei Ihrem aktuellen Problem geholfen?" Oder: „Alles in allem betrachtet, wie sehr hat die Behandlung, die Sie durchgeführt haben, beim aktuellen Problem Ihres Patienten geholfen?" Dann wird die wahrgenommene Wirkung mit einer Likert-Skala bestimmt, die durch Verbesserungsstufen (z. B. „Es hat sehr geholfen" und „Es hat geholfen"), Keine-Veränderung-Stufe (z. B. „Es hat nicht geholfen") und Verschlechterungsstufen (z. B. „Es hat die Dinge verschlechtert"; „Es hat die Dinge sehr verschlechtert") gekennzeichnet ist [40]. Eine erste Methode, die auf der Verwendung eines Ankers basiert, ist die Methode der mittleren Veränderung, bei der die minimale wichtige Veränderung der mittleren Veränderung der Punktzahl des Messinstruments entspricht, und zwar in der Unterkategorie der Patienten, die minimal wichtig verändert sind. Eine zweite Methode basiert auf den Grenzwertoptimierungskurven („receiver operating characteristics curves", ROC-Kurven): Die Probanden werden in zwei Gruppen aufgeteilt, basierend auf der Gesamtbewertung der wahrgenommenen Wirkung (z. B. verbessert vs. nicht verbessert; verbessert vs. verschlechtert); Sensitivität (d. h. die Wahrscheinlichkeit, dass das Messinstrument Probanden korrekt klassifiziert, die eine Veränderung zeigen, wenn ein externes Kriterium für klinische Veränderung verwendet wird) und Spezifität (d. h. die Wahrscheinlichkeit, dass das Messinstrument Probanden korrekt klassifiziert, die keine Veränderung zeigen, wenn das externe Kriterium verwendet wird) von jedem Veränderungswert im Messinstrument werden berechnet und verwendet, um die Kurve darzustellen. Sensitivitätswerte und Falsch-positiv-Raten (1-Spezifität) werden dann auf der y- und x-Achse auf der Kurve gezeichnet. Mit dem Youden-Index wird ein optimaler Cut-off-Punkt (d. h. die minimale wichtige Veränderungsfigur) berechnet und als MIC genommen, die den Veränderungswert angibt, der mit der geringsten Fehlklassifikation verbunden ist [34–36].

Ankerbasierte Methoden sind leistungsfähige Methoden zur Berechnung der minimal wichtigen Veränderung, da sie das Konzept der minimalen Bedeutung explizit definieren und einbeziehen; sie sind jedoch dadurch eingeschränkt, dass sie die Variabilität der Tool-Werte innerhalb der Stichprobe nicht berücksichtigen.

5.3   Verteilungsbasierte Ansätze

Sie basieren auf den Verteilungsmerkmalen der untersuchten Population und machen die beobachtete Veränderung im Outcome-Messinstrument explizit zu einer Form der Variation, um eine standardisierte Metrik zu erhalten. Im Laufe der Zeit wurden verschiedene Methoden vorgeschlagen, wie die Effektgröße und der Standardmessfehler; sie sollten mit Vorsicht verwendet werden, da sie die Bedeutung der beobachteten Veränderung nicht direkt anzeigen [34–36].

Zwei Fragen sind entscheidend, bevor man sich mit der Interpretierbarkeit befasst: 1) die Verteilung der Punktzahlen und 2) Boden- und Deckeneffekte. Die erste beschreibt, ob die Stichprobe über den gesamten Bereich der Skala verteilt ist, ob die Stichprobe hohe oder niedrige Werte hat oder ob Patienten an Punkten auf der Skala geclustert sind. Die zweite ist wiederum wichtig, da Patienten an beiden Enden eines Messinstruments keine weiteren Verbesserungen oder Verschlechterungen zeigen können [1].

6   Zusätzliche Eigenschaften [41, 42]

6.1   Boden- und Deckeneffekte

Diese Begriffe beschreiben, wie Probanden an oder nahe der möglichen unteren oder oberen Grenze bewertet haben, was verhindert, dass die Varianz über ein bestimmtes Niveau hinaus gemessen wird. Sie werden erkannt, wenn mehr als 15 % der Patienten den niedrigsten (d. h. Boden) oder den höchsten (d. h. Decke) möglichen Wert erreichen.

6.2   Präzision

Sie repräsentiert die Exaktheit des Instruments, die auf der Anzahl und Genauigkeit der Unterscheidungen basiert. Diese Thematik wird in Bezug auf Antwortkategorien und numerische Werte sowie für die Beziehung zwischen dem Schwierigkeitsgrad der Items und der Verteilung dessen, was gemessen wird, aufgeworfen. Fortgeschrittene statistische Methoden (z. B. die Rasch-Analyse) oder einfachere Techniken wie das Ordnen der Items nach ihren Mittelwerten können ein System zur Untersuchung der Intervalleigenschaften eines Instruments liefern.

6.3   Akzeptabilität

Sie beschreibt, wie einfach es für die Befragten ist, das das Messinstrument zu vervollständigen. Die Patienten werden über die Antwortrate (d. h. fehlende Werte) und die Zeit zur Vervollständigung des Tools befragt.

6.4   Durchführbarkeit

Sie stellt dar, wie einfach das Instrument angewendet und verarbeitet werden kann, einschließlich des Ausmaßes an Aufwand, Belastung und Störung für das Personal und die klinische Versorgung, die durch die Verwendung entstehen. Es erfordert auch die Sammlung von Informationen über die berufliche Expertise zur Anwendung oder Interpretation des Instruments und ein Handbuch (einschließlich seiner Klarheit).

7 Schlussfolgerungen

Forscher werden ermutigt, sicherzustellen, dass Outcome-Messungen psychometrisch fundiert sind, sorgfältig durchgeführt und korrekt analysiert werden. Alle Messinstrumente sollten die klassischen Anforderungen an Reliabilität, Validität und Responsivität erfüllen. Eine angemessene Bewertung ist eine schwierige Aufgabe: Die Bewertung von Outcome-Messungen sollte sorgfältig ausgerichtet sein, unter Verwendung gut gewählter Beurteilungskriterien, die in Bezug auf präzise Ziele definiert und auf internationale Standards bezogen sind. Die Bedeutung eines angemessenen Assessments wird deutlich durch die wachsende Anzahl von Studien, die sich der Identifizierung der besten Kriterien für die Auswahl und Anwendung widmen. Die Entwicklung und Verfeinerung von Messinstrumenten wird im Laufe der Zeit als Teil eines fortlaufenden Prozesses empfohlen. Eine robustere Validierung ist möglich, wenn ein Messinstrument, das in einer Situation eine akzeptable Validität gezeigt hat, auch in einem anderen Kontext, einer anderen Krankheit oder Population validiert wird. Es wird empfohlen, mehr Nachweise zu sammeln, um die psychometrischen Eigenschaften zu testen und zu erweitern. Trotz ermutigender Ergebnisse und laufender Prozesse, wie oben beschrieben, stellt die Verbesserung der Assessmentqualität immer noch eine wichtige Herausforderung für die meisten medizinischen Bereiche dar. Ein besseres Assessment wird zweifellos zu einer besseren Planung der Pflege, einer besseren Kommunikation zwischen Gesundheitsfachleuten, einer besseren Bewertung der Behandlungseffizienz, einer besseren klinischen Forschung und einem besseren Wissen über die Bedürfnisse und Erwartungen der Patienten führen.

Literatur

1. de Vet HCW, Terwee CB, Mokkink LB, Knol DL. Measurement in medicine. Cambridge: Cambridge University Press; 2011. https://doi.org/10.1017/CBO9780511996214.

2. Clinton-McHarg T, Yoong SL, Tzelepis F, et al. Psychometric properties of implementation measures for public health and community settings and mapping of constructs against the consolidated framework for implementation research: a systematic review. Implement Sci. 2016. https://doi.org/10.1186/s13012-016-0512-5.

3. O'Connor A, McGarr O, Cantillon P, McCurtin A, Clifford A. Clinical performance assessment tools in physiotherapy practice education: a systematic review. Physiother (United Kingdom). 2018. https://doi.org/10.1016/j.physio.2017.01.005.

4. Walters SJ, Stern C, Robertson-Malt S. The measurement of collaboration within healthcare settings: a systematic review of measurement properties of instruments. JBI Database Syst Rev Implement Reports. 2016. https://doi.org/10.11124/JBISRIR-2016-2159.

5. Castelnuovo G, Giusti EM, Manzoni GM, et al. What is the role of the placebo effect for pain relief in neurorehabilitation? Clinical implications from the Italian consensus conference on pain in neurorehabilitation. Front Neurol. 2018. https://doi.org/10.3389/fneur.2018.00310.

6. Marquez MA, De Santis R, Ammendola V, et al. Cross-cultural adaptation and validation of the "spinal cord injury-falls concern scale" in the Italian population. Spinal Cord. 2018;56(7):712–8. https://doi.org/10.1038/s41393-018-0070-6.

7. Berardi A, De Santis R, Tofani M, et al. The Wheelchair Use Confidence Scale: Italian translation, adaptation, and validation of the short form. Disabil Rehabil Assist Technol. 2018;13(4) https://doi.org/10.1080/17483107.2017.1357053.

8. Anna B, Giovanni G, Marco T, et al. The validity of rastersterography as a technological tool for the objectification of postural assessment in the clinical and educational fields: pilot study. In: Advances in Intelligent Systems and Computing; 2020. https://doi.org/10.1007/978-3-030-23884-1_8.

9. Panuccio F, Berardi A, Marquez MA, et al. Development of the pregnancy and motherhood evaluation questionnaire (PMEQ) for evaluating and measuring the impact of physical disability on pregnancy and the management of motherhood: a pilot study. Disabil Rehabil. August 2020:1–7. https://doi.org/10.1080/09638288.2020.1802520.

10. Amedoro A, Berardi A, Conte A, et al. The effect of aquatic physical therapy on patients with multiple sclerosis: a systematic review and meta-analysis. Mult Scler Relat Disord. 2020. https://doi.org/10.1016/j.msard.2020.102022.

11. Dattoli S, Colucci M, Soave MG, et al. Evaluation of pelvis postural systems in spinal cord injury patients: outcome research. J Spinal Cord Med. 2018;43:185–92.

12. Berardi A, Galeoto G, Guarino D, et al. Construct validity, test-retest reliability, and the ability to detect change of the Canadian occupational

performance measure in a spinal cord injury population. Spinal Cord Ser Cases. 2019. https://doi.org/10.1038/s41394-019-0196-6.

13. Ponti A, Berardi A, Galeoto G, Marchegiani L, Spandonaro C, Marquez MA. Quality of life, concern of falling and satisfaction of the sit-ski aid in sit-skiers with spinal cord injury: observational study. Spinal Cord Ser Cases. 2020. https://doi.org/10.1038/s41394-020-0257-x.

14. Panuccio F, Galeoto G, Marquez MA, et al. General sleep disturbance scale (GSDS-IT) in people with spinal cord injury: a psychometric study. Spinal Cord. 2020. https://doi.org/10.1038/s41393-020-0500-0.

15. Monti M, Marquez MA, Berardi A, Tofani M, Valente D, Galeoto G. The multiple sclerosis intimacy and sexuality questionnaire (MSISQ-15): validation of the Italian version for individuals with spinal cord injury. Spinal Cord. 2020. https://doi.org/10.1038/s41393-020-0469-8.

16. Galeoto G, Colucci M, Guarino D, et al. Exploring validity, reliability, and factor analysis of the Quebec user evaluation of satisfaction with assistive Technology in an Italian Population: a cross-sectional study. Occup Ther Heal Care. 2018. https://doi.org/10.1080/07380577.2018.1522682.

17. Colucci M, Tofani M, Trioschi D, Guarino D, Berardi A, Galeoto G. Reliability and validity of the Italian version of Quebec user evaluation of satisfaction with assistive technology 2.0 (QUEST-IT 2.0) with users of mobility assistive device. Disabil Rehabil Assist Technol. 2019. https://doi.org/10.1080/17483107.2019.1668975.

18. Berardi A, Galeoto G, Lucibello L, Panuccio F, Valente D, Tofani M. Athletes with disability' satisfaction with sport wheelchairs: an Italian cross sectional study. Disabil Rehabil Assist Technol. 2020. https://doi.org/10.1080/17483107.2020.1800114.

19. Mokkink LB, Terwee CB, Patrick DL, et al. The COSMIN study reached international consensus on taxonomy, terminology, and definitions of measurement properties for health-related patient-reported outcomes. J Clin Epidemiol. 2010. https://doi.org/10.1016/j.jclinepi.2010.02.006.

20. McGraw KO, Wong SP. Forming inferences about some Intraclass correlation coefficients. Psychol Methods. 1996. https://doi.org/10.1037/1082-989X.1.1.30.

21. Nunnally JC. Psychometric theory. 1979. https://doi.org/10.1109/PROC.1975.9792.

22. Cohen J. A coefficient of agreement for nominal scales. Educ Psychol Meas. 1960. https://doi.org/10.1177/001316446002000104.

23. Streiner DL, Norman GR. A Practical guide to their development and use: health measurement scales. 2008. https://doi.org/10.1093/acprof:oso/9780199231881.001.0001.

24. Portney A, Washington RD. Review of: foundations of clinical research applications to practice (3rd edition). J Allied Health. 2010;8:3.

25. Bland JM, Altman DG. Statistics notes: Cronbach's alpha. BMJ. 1997. https://doi.org/10.1136/bmj.314.7080.572.

26. Kline P. Handbook of psychological testing. London: Routledge; 2013. https://doi.org/10.4324/9781315812274.

27. Chiarotto A, Ostelo RW, Boers M, Terwee CB. A systematic review highlights the need to investigate the content validity of patient-reported outcome measures for physical functioning in patients with low back pain. J Clin Epidemiol. 2018. https://doi.org/10.1016/j.jclinepi.2017.11.005.

28. Child D. The essentials of factor analysis (2nd ed.). Cassell Educational; 1990.

29. Browne MW, Cudeck R. Alternative ways of assessing model fit. Sociol Methods Res. 1992. https://doi.org/10.1177/0049124192021002005.

30. Hu LT, Bentler PM. Cutoff criteria for fit indexes in covariance structure analysis: conventional criteria versus new alternatives. Struct Equ Model. 1999. https://doi.org/10.1080/10705519909540118.

31. Smith GT. On construct validity: issues of method and measurement. Psychol Assess. 2005. https://doi.org/10.1037/1040-3590.17.4.396.

32. Beaton DE, Bombardier C, Guillemin F, Ferraz MB. Guidelines for the process of cross-cultural adaptation of self-report measures. Spine (Phila Pa 1976) 2000. https://doi.org/10.1097/00007632-200012150-00014.

33. Wild D, Grove A, Martin M, et al. Principles of good practice for the translation and cultural adaptation process for patient-reported outcomes (PRO) measures: report of the ISPOR task force for translation and cultural adaptation. Value Heal. 2005. https://doi.org/10.1111/j.1524-4733.2005.04054.x.

34. Zweig MH, Campbell G. Receiver-operating characteristic (ROC) plots: a fundamental evaluation tool in clinical medicine. Clin Chem. 1993. https://doi.org/10.1093/clinchem/39.4.561.

35. Revicki D, Hays RD, Cella D, Sloan J. Recommended methods for determining responsiveness and minimally important differences for patient-reported outcomes. J Clin Epidemiol. 2008. https://doi.org/10.1016/j.jclinepi.2007.03.012.

36. Husted JA, Cook RJ, Farewell VT, Gladman DD. Methods for assessing responsiveness. A critical review and recommendations. J Clin Epidemiol. 2000. https://doi.org/10.1016/S0895-4356(99)00206-1.

37. Bland JM, Altman DG. Measuring agreement in method comparison studies. Stat Methods Med Res. 1999. https://doi.org/10.1191/096228099673819272.

38. Cook CE. Clinimetrics corner: the minimal clinically important change score (MCID): a necessary Pretense. J Man Manip Ther. 2008. https://doi.org/10.1179/jmt.2008.16.4.82e.

39. Engel L, Beaton DE, Touma Z. Minimal clinically important difference. A review of outcome measure score interpretation. Rheum Dis Clin North Am. 2018. https://doi.org/10.1016/j.rdc.2018.01.011.

40. Kamper SJ, Maher CG, Mackay G. Global rating of change scales: a review of strengths and weaknesses and considerations for design. J Man Manip Ther. 2009. https://doi.org/10.1179/jmt.2009.17.3.163.

41. Terwee CB, Bot SDM, de Boer MR, et al. Quality criteria were proposed for measurement properties of health status questionnaires. J Clin Epidemiol. 2007. https://doi.org/10.1016/j.jclinepi.2006.03.012.

42. Barat M, Franchignoni F. Assessment in physical medicine and rehabilitation. Pavia: Maugeri Foundation Books; 2004.

Methodischer Ansatz zur Identifizierung von Outcome-Messinstrumenten bei Rückenmarkverletzungen

Giovanni Galeoto, Marco Tofani, Giulia Grieco, Marina D'Angelo und Anna Berardi

1   Einführung

Die Messung des Gesundheitszustands und von Gesundheitsinterventionen ist grundlegend, um die Qualität der Dienstleistungen und eine gute Gesundheit für alle zu gewährleisten. Das biomedizinische Modell der Gesundheit hatte die Beurteilung des Wohlbefindens und damit verbundene Interventionen in der Vergangenheit auf streng biomedizinische Parameter konzentriert. Die Entstehung des biopsychosozialen Modells hat dieses Paradigma hingegen umgestoßen und Gesundheit als eine Reihe von biologischen, psychologischen und umweltbedingten Kontingenzen definiert. Die *Internationale Klassifikation der Funktionsfähigkeit, Behinderung und Gesundheit (ICF)* – von der Weltgesundheitsversammlung im Jahr 2001 genehmigt [1] – beschreibt einen universellen Rahmen für Funktion und Gesundheit, der verschiedene Komponenten untersucht: Körperfunktionen und -strukturen, Aktivitäten und Teilhabe sowie Kontextfaktoren. Die zunehmende Anerkennung der Patientenperspektive und insbesondere ihrer Funktionsfähigkeit und Gesundheit hat zu einer beeindruckenden Anstrengung in der Forschung geführt, Konzepte und Instrumente zu ihrer Messung zu entwickeln [2]. Der Vergleich ausgewählter Instrumente kann Klinikern und Forschern neue Einblicke geben, wenn sie Instrumente zur Messung des Gesundheitsstatus für klinische Studien auswählen [3]. Hochwertige klinische Versorgung erfordert, dass Menschen Informationen darüber geben, wie sie sich fühlen, über ihre Symptome, über die Möglichkeit, das Leben in der Gemeinschaft wiederherzustellen und eine zufriedenstellende Lebensqualität zu erreichen. Wie können Kliniker angesichts der großen Vielfalt der zu berücksichtigenden Bereiche die jeweils geeigneteren Outcome-Messinstrumente auswählen? Im spezifischen Kontext der SCI-Population wurden verschiedene Anstrengungen unternommen: Das ICF-Framework wurde untersucht [4, 5] unter Verwendung der Delphi-Methode mit Ergotherapeuten [6], Physiotherapeuten [7] und Kunden [8].

Darüber hinaus haben viele Autoren versucht, die Angemessenheit von Outcome-Messinstrumente für eine neu erfasste SCI-Population [9] oder für die Messung von Funktion oder Mobilität [10] zu untersuchen. Die Stu-

G. Galeoto · A. Berardi (✉)
Department of Human Neurosciences,
Sapienza University of Rome, Rome, Italy
E-Mail: anna.berardi@uniroma1.it

M. Tofani
Department of Neurorehabilitation and Robotics,
Bambino Gesù Paediatric Hospital, Rome, Italy

G. Grieco · M. D'Angelo
R.O.M.A. Rehabilitation Outcome Measures
Assessment, Non-Profit Organization, Rome, Italy

G. Galeoto et al. (Hrsg.), *Messung von Rückenmarksverletzungen*, https://doi.org/10.1007/978-3-031-45860-6_3

dien schlugen eine gute allgemeine Methodik vor, aber mit einer begrenzten Stichprobe. Darüber hinaus müssen für die Entwicklung von klinischen Praxisleitlinien, die Empfehlungen für Assessments in der initialen SCI-Rehabilitation enthalten, die psychometrischen Eigenschaften von Outcome-Messungen und ihre klinische Relevanz berücksichtigt werden [9, 11]. Leider ist dies in den täglichen klinischen Aktivitäten eine weit verbreitete Praxis. In vielen Ländern kann auch der Mangel an Interesse und Finanzierungsmöglichkeiten für die Validierung von Outcome-Messinstrumenten zu einer schlechteren Versorgungsqualität und schlechter Einhaltung/Befolgung von Gesundheitsplänen führen. Die COSMIN-Initiative („Consensus-based Standards for the selection of health Measurement Instruments") zielt darauf ab, die Auswahl von Outcome-Messinstrumenten in Forschung und klinischer Praxis zu verbessern, indem sie Tools für die Auswahl des am besten geeigneten Instruments für die jeweilige Situation entwickelt. Kürzlich wurde eine umfassende methodische Leitlinie für systematische Reviews über Messungen von patientenberichteten Outcomes („patient reported outcome measures", PROM) von der COSMIN-Initiative entwickelt [12]. Darüber hinaus wurde die COSMIN-Checkliste angepasst für die Beurteilung des Biasrisikos in Studien über Messeigenschaften in systematischen Reviews zu PROMs [13]. Es wurde auch eine Delphi-Studie durchgeführt, um Standards und Kriterien für die Beurteilung der Inhaltsvalidität von PROMs zu entwickeln [14]. Die COSMIN-Initiative ist eine internationale Initiative, die aus einem multidisziplinären Team von Forschern mit Expertise in Epidemiologie, Psychometrie und qualitativer Forschung besteht. Ihre Expertise liegt im Gesundheitswesen und in der Durchführung systematischer Reviews über Outcome-Messinstrumente bei der Entwicklung und Bewertung von Outcome-Messinstrumenten. Daher ist das Ziel dieses Kapitels, die auf COSMIN basierende Methodik zur Identifizierung von Outcome-Messungen in der SCI-Population im Rahmen eines systematischen Reviews darzustellen. Die Autoren präsentieren

Assessmenttools für verschiedene klinische Anwendungen in den Gesundheitswissenschaften und gehen dabei auf die Parameter Validität, Reliabilität und Responsivität ein. Es ist wichtig, die klinische Praxis und Forschung so weiterzuentwickeln, dass praktische und angemessene Messinstrumente universell anerkannt werden; dies würde Vergleiche und Metaanalysen zu hochwertigen randomisierten kontrollierten Studien über Menschen mit dieser zunehmend verbreiteten Verletzung ermöglichen. Diese Forschung hofft, die Notwendigkeit eines Konsenses unter den Forschern darüber zu betonen, welche Tools eingehend untersucht oder an andere nationale Kontexte angepasst werden müssen oder welche Messinstrumente standardisiert werden sollten, um universelle Normen und Standards für Menschen mit SCI zu entwickeln.

2   Materialien und Methoden

Diese Studie wurde von einer Forschungsgruppe durchgeführt, die aus Ärzten und Gesundheitsfachleuten der Universität „Sapienza" in Rom und der Vereinigung „Rehabilitation & Outcome Measure Assessment" (R.O.M.A.) besteht. Die R.O.M.A.-Vereinigung hat sich in den letzten Jahren mit mehreren Studien und der Validierung vieler Outcome-Messinstrumente in Italien für die Bevölkerungsgruppe mit Rückenmarkverletzungen (SCI) befasst [15–28].

Dieses Kapitel konzentriert sich auf den methodischen Ansatz zur Identifizierung von Outcome-Messungen in der SCI-Population und gibt die Methodik der weiteren Buchkapitel vor. Systematische Reviews und Metaanalysen sind wesentliche Instrumente für eine genaue und zuverlässige Zusammenfassung der Evidenz. Die vorliegende Untersuchung folgt den Richtlinien von PRISMA ([29]. PRISMA ist ein evidenzbasiertes Mindestset von Items für die Berichterstattung über systematische Reviews und Metaanalysen. PRISMA legt den Fokus auf die Berichterstattung über Reviews von randomisierten Studien, kann aber auch als Grundlage für die Berichterstattung über systematische Reviews anderer Forschungsarten, insbesondere

Evaluierungen von Interventionen, verwendet werden.

Es wurde die COSMIN-Methodik für systematische Reviews zu Messungen von patientenberichteten Outcomes (PROM) [12] verwendet. Bei der Bewertung der Qualität eines PROM unterscheiden wir drei Bereiche, das sind Reliabilität, Validität und Responsivität. Jeder Bereich enthält eine oder mehrere Messeigenschaften, d. h. Qualitätsaspekte von Messinstrumenten. Der Bereich Reliabilität enthält drei Messeigenschaften: interne Konsistenz, Reliabilität und Messfehler. Der Bereich Validität enthält ebenfalls drei Messeigenschaften: Inhaltsvalidität (einschließlich Augenscheinvalidität), strukturelle Validität, Hypothesentests für Konstruktvalidität, interkulturelle Validität und Kriteriumsvalidität. Der Bereich Responsivität enthält nur eine Messeigenschaft, die auch Responsivität genannt wird [12].

2.1 Protokollregistrierung

Das vorliegende systematische Review wurde in der *PROSPERO*-Datenbank registriert. Das Protokoll wurde im August 2020 (Code CRD42020199454) akzeptiert, es ist verfügbar unter www.crd.york.ac.uk/prospero/display_record.php?RecordID=199454. PROSPERO ist eine internationale Datenbank für prospektiv registrierte systematische Reviews in den Bereichen Gesundheits- und Sozialpflege, Wohlfahrt, öffentliche Gesundheit, Bildung, Kriminalität, Justiz und internationale Entwicklung, wenn ein gesundheitsbezogenes Ergebnis vorliegt.

2.2 Literatursuche

Eine umfassende Suchstrategie wurde unter Verwendung verschiedener Datenbanken durchgeführt, nämlich MEDLINE, Scopus, CINAHL und Web of Science. Wie von der Cochrane-Methodik empfohlen [30], wurde die Suchstrategie von Anfang an bis Mai 2020 durchgeführt. Die Suchen wurden im Juli 2020 durchgeführt und im Oktober 2020 aktualisiert unter Verwendung der folgenden Suchbegriffe: „Rückenmarkverletzung oder SCI oder Paraplegiker oder Quadriplegiker" UND „Skala oder Test oder Fragebogen oder Assessment oder Maß oder Inventar oder Instrument" UND „validiertes Tool oder validiertes Instrument oder validierter Fragebogen oder validierte Umfrage".

Die Suchstrategie wurde für jede Datenbank bezüglich Filter oder Limits angepasst.

2.3 Einschlusskriterien und Datenauswertung

Wie bereits erwähnt, war das Ziel des vorliegenden systematischen Reviews, die Qualität der Messeigenschaften der verfügbaren Outcome-Messinstrumente für Menschen mit SCI kritisch zu bewerten, zu vergleichen und zusammenzufassen. Daher wurden allgemeine Einschlusskriterien nach dem erweiterten PICO-Format definiert:

- Patient: mindestens drei Menschen mit SCI
- Intervention: Beurteilung aller relevanten Aspekte von Körperfunktion und -struktur, von psychosozialem Bereich, Umwelt, Gesundheit und klinischen Aspekten
- Vergleich: kein Komparator
- Ergebnis: klinometrische Eigenschaften, länderspezifische Validierungen, Empfehlungen für klinische Anwendungen
- Studiendesign: Querschnittstudie, Validierungsstudie/psychometrische Studie

Darüber hinaus wurde keine Sprachbeschränkung auferlegt. Systematische Reviews, Beobachtungsstudien und klinische Studien wurden ausgeschlossen. Artikel wurden ausgeschlossen, wenn entweder die Studie eine oder mehrere psychometrische Eigenschaften nicht untersuchte oder wenn das Outcome-Messinstrument zur Untersuchung klinischer Ergebnisse, Instrumententests (wie Dynamometer) oder Item-Banken verwendet wurde. Querschnittsstudien sowie Validierungsstudien mit Menschen mit verschiedenen Gesundheitszuständen wurden ebenfalls ausgeschlossen.

Vier Rehabilitationsfachleute (GG, BA, TM, PF) haben zunächst jeweils eine Datenbank durchsucht, indem sie Titel und Abstracts lasen. Dann wurden dieselben Gutachter in zwei Gruppen aufgeteilt. Um einen unabhängigen und vorbehaltlosen Reviewprozess zu gewährleisten, bewertete jede Gruppe die zuvor von den anderen ausgewählten Volltexte. Wenn zwischen den beiden Hauptgutachtern keine Einigung erzielt wurde, trafen ein dritter und vierter Gutachter eine Entscheidung über die Aufnahme von Artikeln. Dieser Prozess führte zur Auswahl von Artikeln, die in das systematische Review aufgenommen werden sollten. Die Informationen der Artikel wurden dann nach Autoren, Jahr der Veröffentlichung, Titel, Studiendesign, Stichprobengröße, psychometrischen Eigenschaften kategorisiert. Schließlich wurden die Artikel nach Domänen und Interventionsbereich kategorisiert. Weitere Informationen finden Sie im Abschnitt Ergebnisse.

3   Ergebnisse

Der Studienauswahlprozess ist in Abb. 1 dargestellt.

Insgesamt wurden 6256 Datensätze identifiziert und anhand der anfänglichen Suchstrategie durchsucht. Nach Entfernung von Duplikaten wurden 3333 Artikel durchsucht. Davon wurden 476 in dieses systematische Review aufgenommen. Die Ergebnisse zeigen 298 Assessmenttools, die Menschen mit SCI bewerten. Die Artikel wurden nach dem Jahr der Veröffentlichung, nach Autor(en), Titel, Sprache, Outcome-Messinstrument und psychometrischen

Eigenschaften organisiert und weiter nach Kompetenzbereichen unterteilt. In den nächsten Kapiteln können die Leser den Bereich ihres Interesses auswählen und/oder die geeignetsten Outcome-Messinstrumente analysieren, indem sie den unten aufgeführten Makrobereichen folgen:

- Gehen und Gleichgewicht (Tab. 1)
- Aktivitäten des täglichen Lebens (Tab. 2)
- Anwendung von Hilfsmitteln (Tab. 3)
- Pflegepersonen (Tab. 4)
- Neurologischer Status (Tab. 5)
- Krankenpflegerische und klinische Bewertung (Tab. 6)
- Pädiatrie (Tab. 7)
- Psychologische Bewertung (Tab. 8)
- Lebensqualität (Tab. 9)
- Funktion der oberen Gliedmaßen (Tab. 10)
- Urologische Aspekte (Tab. 11)

4   Schlussfolgerung

Dieses Kapitel beschreibt den methodischen Ansatz zur Identifizierung von Outcome-Messinstrumenten für die SCI-Population. Beim systematischen Review fanden sich insgesamt 476 relevante Forschungsarbeiten. Die 11 Kategorien, in die die verschiedenen Outcome-Messinstrumente unterteilt wurden, werden grundlegend sein, um valide und reliable Tools zu identifizieren. Diese Arbeit kann potenziell ein Ausgangspunkt sein, um international vergleichbare Daten zu haben und klinische Studien mit robusten Beweisen zu produzieren. Das Ziel ist, die Qualität der Pflege zu maximieren und die Lebensqualität von Menschen mit SCI zu verbessern.

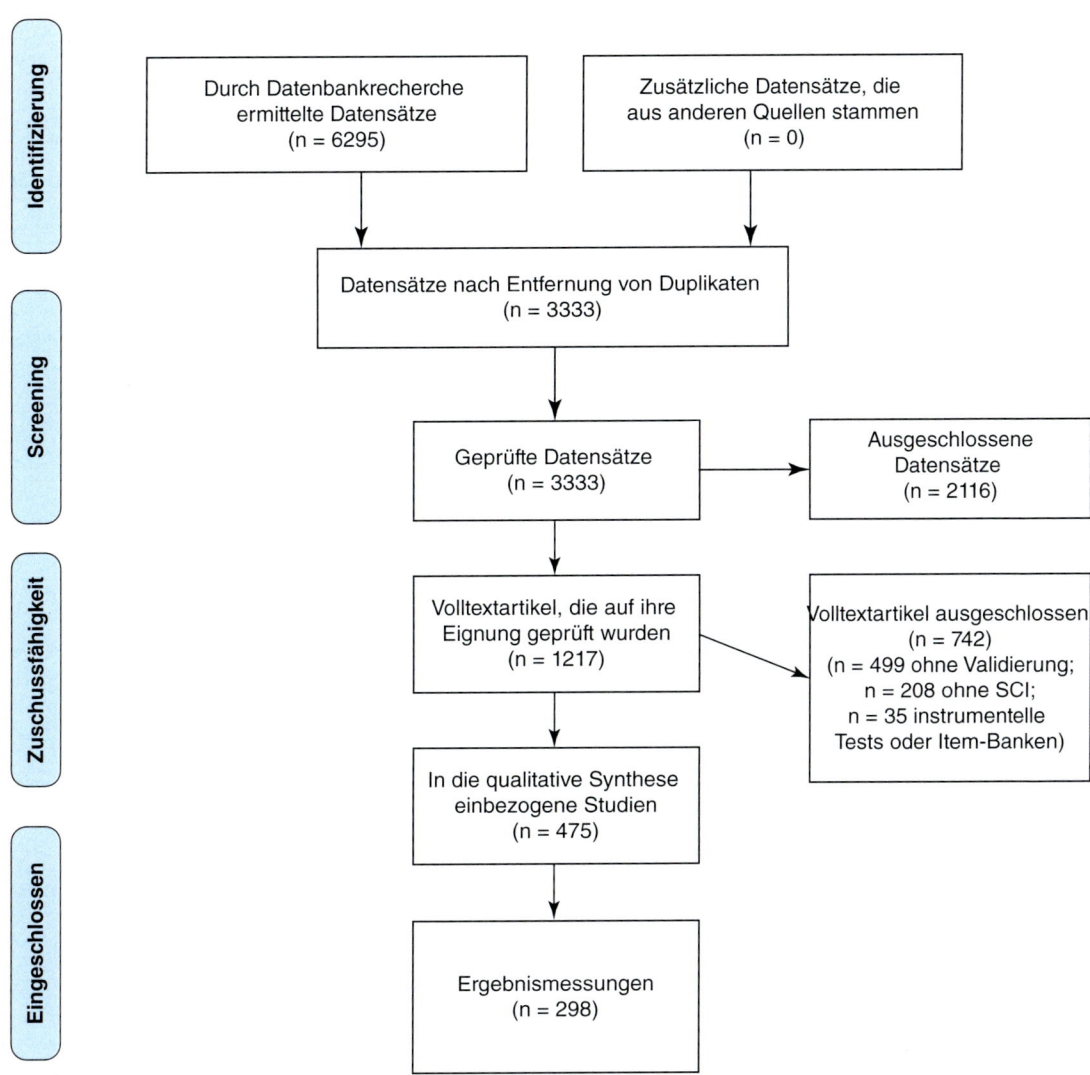

Abb. 1 Flussdiagramm der eingeschlossenen Studie

Tab. 1 Skala, Test oder Fragebogen zur Messung von Gehfähigkeit und Balance bei Menschen mit Rückenmarkverletzung

Name der Skala, des Tests oder des Fragebogens (Akronym)

10-Meter-Geh-Test (10MWT)

6-Minuten-Schiebe-Test (6MPT)

6-Minuten-Geh-Test (6MWT)

Aktivitätsbasierte Balance Level Evaluation (ABLE) Skala

Aktivitätsspezifische Balance Confidence Skala (ABC SKALA)

Wechselnder Reichweiten-Test

Berg Balance Skala (BBS)

Bilaterale Reichweite (BR)

Community Balance und Mobilitäts Skala (CB&M)

Koordinierte Stabilität

Fünfmal Sitzen-zu-Stehen Test (FTSST)

Funktion im Sitzen Test (FIST)

Funktionale Reichweite (FR)

Grenzen der Stabilität (LOS)

Motorische Stadien bei Rückenmarkverletzung (LOS-SCI)

Maximaler Balancebereich

Mini-Best

Modifizierter Funktion im Sitzen Test (FIST-SCI)

Motorische Bewertungsskala (MAS)

Neuromuskuläre Erholungsskala (NRS)

Reichweitenbereich (RA)

Sitzende Reichweite

Sequentielles Gewichtsverlagerung (SWS)

Sitzbalance-Messung (SBM)

Sitzbalance-Score (SBS)

Funktionelles Gehinventar bei Rückenmarkverletzung (SCI-FAI)

Funktionelles Gehprofil bei Rückenmarkverletzung (SCI-FAP)

Steh- und Gehbewertungstool (SWAT)

Stehbalance-Bewertung für Rückenmarkverletzung (SBASCI)

Test-Tisch-Test (TTT)

Thorakal-Lumbale Kontrollskala

Timed Up and Go Test (TUGT)

Rumpfkontrollskala

Rumpfbeeinträchtigungsklassifikationssystem (TIC)

T-Shirt-Test

Oberkörper-Schwankung

Gehindex für Rückenmarkverletzung (WISCI)

Gehindex für Rückenmarkverletzung II (WISCI II)

Tab. 2 Skala, Test oder Fragebogen zur Messung von Aktivitäten des täglichen Lebens bei Menschen mit Rückenmarkverletzung

Name der Skala, des Tests oder des Fragebogens (Akronym)

Zugang zu Information und Technologie (AIT)

Aufmerksamkeit für Kleidung und Auswirkungen ihrer einschränkenden Faktoren (ACIRF)

Fragebogen zu Barrieren für körperliche Aktivität für Menschen mit Mobilitätseinschränkungen (BPAQ-MI)

Kanadische Messung der beruflichen Leistungsfähigkeit

Klinische Outcome-Variablen-Skala (COVS)

Craig-Handicap-Bewertungs- und Berichtstechnik (CHART)

Craig-Handicap-Bewertungs- und Berichtstechnik (CHART) Kurzform

Craig Hospital Inventar für Umweltfaktoren (CHIEF)

Skala für Selbstwirksamkeit bei körperlicher Aktivität (ESES)

Frenchay-Aktivitätsindex (FAI)

Funktionale Bewertungsmessung (FAM)

Funktionale Unabhängigkeitsmessung – Fünf zusätzliche Mobilitäts- und Lokomotionsitems (FIM-5-AML)

Funktionale Unabhängigkeitsmessung – Selbstbericht (FIM-SR)

Funktionale Unabhängigkeitsmessung (FIM)

Ghent-Teilnahmeskala (GPS)

Instrument zur Ermöglichung von Wohnraum (HEI)

ICF-Messung von Teilnahme und Aktivitäten Fragebogen (IMPACT-S)

ICF-Kernsets für SCI

Auswirkungen auf Teilnahme und Autonomie Fragebogen (IPA)

Internationales Querschnittlähmungsaktivitäten und Teilnahme (SCIA&P) Basisdatensatz

Internationale Querschnittlähmungs-Community-Umfrage (InSCI)

Keele-Teilnahmebewertung (KAP)

Fragebogen zur Freizeitkörperlichen Aktivität für Menschen mit Querschnittlähmung (LTPA)

Stufe der Rehabilitations-Skala-III (LORS-III)

Lebensgewohnheiten-Bewertung (Life-H 3.1)

Moorong-Selbstwirksamkeitsskala (MSES)

Neue Messung der Teilnahme PAR-PRO

Nottwil-Umweltfaktoren-Inventar (NWFI) – Kurzversion

Interview zur beruflichen Leistungsgeschichte (OPHI)

Teilnahmemessung–Nachakutversorgung (PM-PAC)

Teilnahmeziel und Teilnahmesubjektiv (POPS)

Körperliche Aktivität Instrument – SCI (PAI-SCI)

(fortsetzung)

Tab. 2 (Fortsetzung)

Name der Skala, des Tests oder des Fragebogens (Akronym)
Rückblickende Bewertung der körperlichen Aktivität für Menschen mit Querschnittlähmung (PARA-SCI)
Körperliche Aktivitätsskala für Menschen mit körperlichen Behinderungen (PASIPD)
Quadriplegie-Index der Funktion (QIF)
Wiedereingliederung in das normale Leben (RNL)
Risikoinventar für Personen mit Querschnittlähmung (RIPSCI)
Querschnittlähmungs-Unabhängigkeitsmessung I (SCIM-I)
Querschnittlähmungs-Unabhängigkeitsmessung II (SCIM-II)
Querschnittlähmungs-Unabhängigkeitsmessung III (SCIM-III)
Querschnittlähmungs-Unabhängigkeitsmessung-Selbstbericht (SCIM-SR)
Querschnittlähmungs-Funktionsindex (SCI-FI Kurzformen)
Querschnittlähmungs-Funktionsindex (SCI-FI)
Querschnittlähmungs-Index der Funktion (SIF)
Sunnaas ADL Index
Die Rückblickende Bewertung der körperlichen Aktivität für Menschen mit Querschnittlähmung (PARA-SCI)
Transfer-Bewertungsinstrument (TAI)
Weltgesundheitsorganisation Behinderungsbewertungsskala (WHODAS II)

Tab. 3 Skala, Test oder Fragebogen zur Messung des Managements von Hilfsmitteln bei Menschen mit Rückenmarkverletzungen

Name der Skala, des Tests oder des Fragebogens (Akronym)
Angepasster manueller Rollstuhlkreislauf (AMWC)
Bewertung der Voreingenommenheit gegenüber Assistive Technology (ATD PA)
Bewertung der Voreingenommenheit gegenüber Assistive Technology (ATD PA) Geräteformular

(fortsetzung)

Tab. 3 (Fortsetzung)

Name der Skala, des Tests oder des Fragebogens (Akronym)
Elektronisches mobiles Dusch-Kommoden-Bewertungstool (Emast) 1.0
Funktionale Aufgaben für Personen, die einen manuellen Rollstuhl selbst antreiben
Manuelle Rollstuhl-Antriebstests (MWPT)
Manueller Rollstuhl-Slalom-Test (MWST)
Hindernisparcours-Bewertung der Leistung von Rollstuhlnutzern (OCAWUP)
Quebec Nutzerbewertung mit Assistive Technology (Version 2.0) (QUEST 2.0)
Queensland Bewertung von Rollstuhlfähigkeiten (QEWS)
Selbstwirksamkeit bei der Mobilität mit Rädern (SEWM)
Test der Mobilität mit Rädern (TOWM)
Laufbandbasierter Rollstuhl-Antriebstest (WPTTreadmill)
Rollstuhlkreislauf
Fragebogen zu Rollstuhlkomponenten für Zustand (WCQC)
Rollstuhl-Wartungstraining-Fragebogen (WMT-Q)
Rollstuhl-Ergebnismaß (Whom)
Rollstuhl-Antriebstest (WPT)
Rollstuhl-Fähigkeitstest (WST)
Rollstuhl-Nutzungsvertrauensskala (Wheelcon)
Index für Schulterschmerzen bei Rollstuhlnutzern (WUSPI)
Wheelie-Test

Tab. 4 Skala, Test oder Fragebogen zur Messung der Pflege bei Menschen mit Rückenmarkverletzungen

Name der Skala, des Tests oder des Fragebogens (Akronym)
Index für die Belastung von Pflegepersonen (CBI)
Skala für die Belastung von Pflegepersonen (CBS)
Fragebogen zu Familienbedürfnissen (FNQ)
Kurzform des Zarit-Interviews zur Belastung von Pflegepersonen (ZBI)

Tab. 5 Skala, Test oder Fragebogen zur Messung des neurologischen Status bei Menschen mit Rückenmarkverletzung

Name der Skala, des Tests oder des Fragebogens (Akronym)
American Spinal Cord Injury Association (ASIA)
Ashworth Skala (AS)
Cervical Spine Injury Recovery Prediction Scale (CSIRPS)
Knee-Up Test
Modifizierte Ashworth Skala (MAS)
Modifizierte Modifizierte Ashworth Skala (MMAS)
Modifizierte Tardieu Skala (MTS)
Patient-Reported Impact of Spasticity Measure (PRISM)
Penn Spasm Frequency Scale (PSFS)
Quantitative Sensory Testing (QST)
Rating Scale for Resistance to Passive Movement (REPAS)
Revised 1992 International Standards for Neurological Classification of Spinal Cord Injury (ISNCSCI92)
Skala zur Bewertung von Rückenmarkverletzungen
Spinal Cord Assessment Tool for Spastic Reflexes (SCATS)
Spinal Cord Injury Ability Realization Measurement Index (SCI-ARMI)
Spinal Cord Injury Spasticity Evaluation Tool (SCI-SET)
University of Miami Neuro-Spinal Index (UMNI)
Valutazione Funzionale Mielolesi (VFM)
Wartenberg Pendulum Test (WPT)

Tab. 6 Skala, Test oder Fragebogen für die krankenpflegerische oder klinische Bewertung bei Menschen mit Rückenmarkverletzungen

Name der Skala, des Tests oder des Fragebogens (Akronym)
Barthel Index
Brief Pain Inventory (BPI)
Fatigability Index (FI)
Fatigue Severity Scale (FSS)
Graded Chronic Pain (GCP)Disability Scale
International Spinal Cord Injury Basic Pain Data Set Items (ISCIBPDS:B) (Version 1.1)
International Spinal Cord Injury Basic Pain Data Set Items (ISCIBPDS:B) (Version 1.1) Selbstbericht
International Spinal Cord Injury Basic Pain Data Set Items (ISCIBPDS:B) (Version 2.0)

(fortsetzung)

Tab. 6 (Fortsetzung)

Name der Skala, des Tests oder des Fragebogens (Akronym)
International Spinal Cord Injury Bowel Function Basic and Extended Data Sets
International Spinal Cord Injury Pain (ISCIP)
International Spinal Cord Injury Pain Extended Data Set (ISCIPEDS) (Version 1.0)
Modifizierter Barthel Index (MBI)
Modifizierte Fatigue Skala Rückenmarkverletzung (MFIS-SCI)
Multidimensionaler Schmerzinventar (MPI)
Multidimensionaler Schmerz-Bereitschaft-zum-Wechsel-Fragebogen (MPRCQ)
Multidimensionaler Schmerz-Bereitschaft-zum-Wechsel-Fragebogen 2 (MPRCQ2)
Needs and Provision Complexity Scale (NPCS)
Needs Assessment Checklist (NAC)
Neurogenic Bowel Dysfunction (NBD) Score
Neuropathic Pain Symptom Inventory (NPSI)
Northwick Park Dependency Score (NPDS)
Numerische Schmerzskala (NRS)Schmerz
Schmerzmedikations-Fragebogen (PMQ)
Paindetect Fragebogen (PD-Q)
Patienten-Kategorisierungstool (PCAT)
Patientenbeteiligung an der Rehabilitation Fragebogen (PPRQ)
Wahrgenommene Handhabbarkeitsskala (PMNAC)
Druckentlastung durchführen für Druckgeschwür (PrU)
Schwangerschafts- und Mütterlichkeitsbewertungs-Fragebogen (PMEQ)
Überarbeitete Hautpflegebedarfs-Checkliste (Revised SMNAC)
Self-Care Assessment Tool (SCAT)
Hautpflegeglaubensskala (SCBS)
Hautpflegebedarfs-Checkliste (SMNAC)
Spinal Cord Impairment Pressure Ulcers Monitoring Tool (SCI-PUMT)
Rückenmarkverletzung (SCI)Sacral Sparing Selbstberichts-Fragebogen
Rückenmarkverletzung Schmerzinstrument (SCIPI)
Rückenmarkverletzung Patient Reported Outcome Measure of Bowel Function and Evacuation (SCIPROBE)
Rückenmarkverletzung Druckgeschwür Skala (SCIPUS)
Rückenmarkverletzung Sekundärer Zustand Skala (SCI-SCS)

Tab. 7 Skala, Test oder Fragebogen zur Messung von pädiatrischen Rückenmarkverletzungen bei Personen mit Rückenmarkverletzungen

Name der Skala, des Tests oder des Fragebogens (Akronym)

Capabilities of Upper Extremity Test (CUE)
Child Needs Assessment Checklist (ChNAC)
Graded Redefined Assessment of Strength, Sensibility, and Prehension (GRASSP)
Grasp and Release Test (GRT)
International Standards for Neurological Classification of Spinal Cord Injury (ISNCSCI)
Moorong Self-Efficacy Scale (MSES)
Pediatric Neuromuscular Recovery Scale (NRS)
Pediatric Quality of Life Recovery (Peds QL)
Pediatric Spinal Cord Injury Activity Measure (PEDI-SCI AM)
Screening Tool for the Assessment of Malnutrition in Pediatrics (STAMP)
Segmental Assessment of Trunk Control (SATCo)
Shriners Pediatric Instruments For Neuromuscular Scoliosis (SPINS)
Spinal Cord Independence Measure (SCIM) Indoor Mobility Item [12]
Spinal Cord Independence Measure (SCIM) III Self-Report
Walking Index for Spinal Cord Injury (WISCI II)

Tab. 8 Skala, Test oder Fragebogen zur Messung des psychischen Status bei Personen mit Rückenmarkverletzungen

Name der Skala, des Tests oder des Fragebogens (Akronym)

3-Item-Einsamkeitsskala (LS)
Akzeptanz- und Handlungsfragebogen (AAQ)
Bewertungen von Behinderungen:Primäre und sekundäre Skala (ADAPSS)
Bewertungen von Behinderungen:Primäre und sekundäre Skala Kurzversion (ADAPSS-SF)
Athletische Identitätsmessskala (AIMS)
Bindungsstil-Fragebogen (ASQ)
Kurzes Symptominventar (BSI)
Skala für epidemiologische Studien zur Depression (CESD)
Gemeinschaftsintegrationsmaßnahme (CIM)
Connor-Davidson Resilienzskala 2 Artikel (CD-RISC 2)
Connor-Davidson Resilienzskala 25 Artikel (CD-RISC 25)

(fortsetzung)

Tab. 8 (Fortsetzung)

Name der Skala, des Tests oder des Fragebogens (Akronym)

Connor-Davidson Resilienzskala 5 Artikel (CD-RISC 5)
Bewältigungsstrategien Fragebogen 24 (CSQ24)
Skala für Kernselbstbewertungen (CSES)
Depression Angst Stress Skalen-21 (DASS-21)
Flourishing-Skala (FS)
Allgemeine Behindertenhaltungsskala (GHAS)
Allgemeiner Gesundheitsfragebogen-28 (GHQ-28)
Allgemeine Selbstwirksamkeitsskala (GSES)
Hamilton Depression Rating Skala (HAM-D)
Hopkins Rehabilitation Engagement Rating Skala (HRERS)
Hopkins Symptom Checklist-20 (HSCL-20)
Krankenhaus Angst und Depression Skala (HADS)
Verlustinventar (LS)
Medizinisch basierte emotionale Belastungsskala (MEDS)
Minnesota Multiphasic Personality Inventory-2 (MMPI-2)
Multidimensionale Akzeptanz zur Verlustskala (MALS)
Nottingham Gesundheitsprofil (NHP)
Patienten-Gesundheitsfragebogen-2 (PHQ-2)
Patienten-Gesundheitsfragebogen-9 (PHQ-9)
Patientenberichtete Ergebnismessung Informationssystem 8B Kurzform (PROMIS-D-8)
Physische Behinderung Stress Skala (PDSS)
Psychologisches Bewertungsinstrument für die Eignung zur Rückenmarkstimulation (PETSCSC)
Bereitschaft für Krankenhausentlassungsskala (RHDS)
Krankheitsauswirkungsprofil 68 (SIP68)
Querschnittlähmung -Sturzangstskala (SCI-FCS)
Querschnittlähmung Emotionales Wohlbefinden Fragebogen (SCL-EWQ)
Querschnittlähmung Verwandte Bewältigungsstrategien Fragebogen (SCL-CSQ)
Stanmore Pflegebewertung des psychischen Status (SNAPS)
Sydney Psychosoziale Reintegrationsskala (SPRS)
Sydney Psychosoziale Reintegrationsskala 2 (SPRS-2)
Symptom-Checkliste-90-R (SCL-90-R)
Eigenschaft Hoffnungsskala (THS)
University of Washington Selbstwirksamkeitsskala (UWSES)
Bewältigungsstrategien Fragebogen
Arbeitsrehabilitationsfragebogen Selbstberichtsversion (WRQ-SELF)

Tab. 9 Skala, Test oder Fragebogen zur Messung der Lebensqualität bei Menschen mit Rückenmarkverletzung

Name der Skala, des Tests oder des Fragebogens (Akronym)
36 Item Short Form Health Survey (SF-36)
36 Item Short Form Health Survey Walk–Wheel (SF-36 WW)
Brief Adaptation to Disability Scale-Revised (B-ADS-R)
Community Integration Questionnaire (CIQ)
Economic QOL-28 Item Scale
Ferrans und Powers Quality of Life Index (QLI)
General Sleep Disturbance Scale (GSDS)
Health Behavioral Questionnaire (HBQ)
International Spinal Cord Injury Quality of Life Basic Data Set (QOL Basic Data Set)
Life Satisfaction Questionnaire (LISAT-9)
Life Situation Questionnaire–Revised (LSQ-R)
Mental Health Subscale (MHS)
Nordic Sleep Questionnaire (NSQ)
Participation ScALE (PS)
Personal Well-Being Index (PWI)
Quality of Life Assessment Tool (Qual-OT)
Quality of Life Profile for Adults With Physical Disabilities (QOLP-PD)
Questionnaire on (Dis)Ability,Impact, and Weighted Score
Rick Hansen Spinal Cord Injury Registry (RHSCIR)
Satisfaction With Life Scale (SWLS)
Sense of Well-Being Inventory (SWBI)
Short Form Health Survey (SF-6D)
Short Form Health Survey Physical Functioning Scale for Veterans (SF-36V)
Spinal Cord Injury Lifestyle Scale (SCILS)
Spinal Cord Injury Quality of Life (SCI-QL)
Utrecht Scale for Evaluation of Rehabilitation–Participation (USER)
World Health Organization Quality of Life 5 (WHO-QOL-5)
World Health Organization Quality of Life (WHOQOL-BREF)
World Health Organization Quality of Life for Disabilities (WHOQOL-DIS)

Tab. 10 Skala, Test oder Fragebogen zur Funktionsmessung der oberen Gliedmaßen bei Menschen mit Rückenmarkverletzung

Name der Skala, des Tests oder des Fragebogens (Akronym)
AuSpinal
Automatisierte Werkzeuge zur Quantifizierung der Hand- und Handgelenksmotorik
Fähigkeiten des oberen Extremitätentests (CUE-T)
Duruöz Hand Index (DHI)
Funktionaler Stehtest (FST)
Graduierte Neudefinition der Bewertung von Stärke, Sensibilität und Präzisionsgriff (GRASSP)
Graduierte Neudefinition der Bewertung von Stärke, Sensibilität und Präzisionsgriff (GRASSP) Version 2
Handgehaltener Myometer
Intentionale Bewegungsleistungsfähigkeit (IMPA)
Klein–Bell ADL Skala (K-B Skala)
Motorische Kapazitätsskala (MCS)
Neuromuskuläre Erholungsskala (NRS) Obere Gliedmaße
ReJoyce Automatisierter Handfunktionstest (RAHFT)
Schwedischer Tetraplegie-Chirurgie-Zufriedenheitsfragebogen
Toronto Rehabilitation Institute–Handfunktionstest (TRI-HFT)
Van Lieshout Test (VLT)
Wingate Anaerobic Testing (Want)

Tab. 11 Skala, Test oder Fragebogen zur Messung urologischer Aspekte bei Menschen mit Rückenmarkverletzung

Name der Skala, des Tests oder des Fragebogens (Akronym)
Inkontinenz–Aktivitätsteilnahme Skala (I-APS)
Inkontinenz Lebensqualität (I-QOL)
Intermittierender Katheterisierungsakzeptanztest (I-CAT)
Intermittierender Katheterisierungsschwierigkeitsfragebogen (ICDQ)
Intermittierender Katheterisierungszufriedenheitsfragebogen (InCaSaQ)

(fortsetzung)

Tab. 11 (Fortsetzung)

Name der Skala, des Tests oder des Fragebogens (Akronym)
Intermittierender Selbstkatheterisierungsfragebogen (ISC-Q)
King's Health Questionnaire (KHQ)
Wissen, Komfort,Herangehensweise und Einstellungen zur Sexualität Skala (KCAASS)
Unterer Harntrakt Symptome Behandlungs-beschränkungen Bewertung (LUTS TCA)
Überwachung der Wirksamkeit der neurogenen Darm-dysfunktion Behandlung auf Reaktion (MENTOR)
Multiple Sklerose Intimität und Sexualität Fragebogen (MSISQ)
Neurogene Blase Symptom Score (NBSS)
Neurogene Blase Symptom Score Kurzform (NBSS Kurzform)
Wahrgenommene sexuelle Belastungsskala–Hindi (PSDS-H)
Qualiveen
Qualiveen–Kurzversion (SF-Qualiveen)
Selbstberichtsfragebogen zur Beurteilung der körper-lichen und physiologischen Empfindungen des Orgasmus
Sexuelle Anpassungsfragebogen (SAQ)
Sexuelle Einstellung und Informationsfragebogen (SAIQ)
Harnsymptomfragebogen für Personen mit neuro-pathischer Blase, die intermittierende Katheterisierung verwenden (USQNB-IC)

Literatur

1. World Health Organization. The ICF: an overview. Geneva: WHO; 2001.
2. Cieza A, Stucki G. Content comparison of health-related quality of life (HRQOL) instruments based on the international classification of functioning, disability and health (ICF). Qual Life Res. 2005. https://doi.org/10.1007/s11136-004-4773-0.
3. Weigl M, Cieza A, Harder M, et al. Linking osteoarthritis-specific health-status measures to the international classification of functioning, disability, and health (ICF). Osteoarthr Cartil. 2003. https://doi.org/10.1016/S1063-4584(03)00086-4.
4. Kirchberger I, Cieza A, Biering-Sørensen F, et al. ICF Core Sets for individuals with spinal cord injury in the early post-acute context. Spinal Cord. 2010. https://doi.org/10.1038/sc.2009.128.
5. Ballert CS, Stucki G, Biering-Sørensen F, Cieza A. Towards the development of clinical measures for spinal cord injury based on the international classification of functioning, disability and health with Rasch analyses. Arch Phys Med Rehabil. 2014. https://doi.org/10.1016/j.apmr.2014.05.006.
6. Herrmann KH, Kirchberger I, Stucki G, Cieza A. The comprehensive ICF core sets for spinal cord injury from the perspective of occupational therapists: a worldwide validation study using the Delphi technique. Spinal Cord. 2011. https://doi.org/10.1038/sc.2010.168.
7. Herrmann KH, Kirchberger I, Stucki G, Cieza A. The Comprehensive ICF core sets for spinal cord injury from the perspective of physical therapists: a worldwide validation study using the Delphi technique. Spinal Cord. 2011. https://doi.org/10.1038/sc.2010.155.
8. Kirchberger I, Sinnott A, Charlifue S, et al. Functioning and disability in spinal cord injury from the consumer perspective: an international qualitative study using focus groups and the ICF. Spinal Cord. 2010. https://doi.org/10.1038/sc.2009.184.
9. Tomaschek R, Gemperli A, Rupp R, Geng V, Scheel-Sailer A. A systematic review of outcome measures in initial rehabilitation of individuals with newly acquired spinal cord injury: providing evidence for clinical practice guidelines. Eur J Phys Rehabil Med. 2019. https://doi.org/10.23736/S1973-9087.19.05676-4.
10. Dawson J, Shamley D, Jamous MA. A structured review of outcome measures used for the assessment of rehabilitation interventions for spinal cord injury. Spinal Cord. 2008. https://doi.org/10.1038/sc.2008.50.
11. Ioannidis JPA, Greenland S, Hlatky MA, et al. Increasing value and reducing waste in research design, conduct, and analysis. Lancet. 2014. https://doi.org/10.1016/S0140-6736(13)62227-8.
12. Prinsen CAC, Mokkink LB, Bouter LM, et al. COSMIN guideline for systematic reviews of patient-reported outcome measures. Qual Life Res. 2018. https://doi.org/10.1007/s11136-018-1798-3.
13. Mokkink LB, de Vet HCW, Prinsen CAC, et al. COSMIN risk of bias checklist for systematic reviews of patient-reported outcome measures. Qual Life Res. 2018. https://doi.org/10.1007/s11136-017-1765-4.
14. Terwee CB, Prinsen CAC, Chiarotto A, et al. COSMIN methodology for evaluating the content validity of patient-reported outcome measures: a Delphi study. Qual Life Res. 2018. https://doi.org/10.1007/s11136-018-1829-0.
15. Castelnuovo G, Giusti EM, Manzoni GM, et al. What is the role of the placebo effect for pain relief in neurorehabilitation? Clinical implications from the Italian consensus conference on pain in neurorehabilitation. Front Neurol. 2018. https://doi.org/10.3389/fneur.2018.00310.
16. Marquez MA, De Santis R, Ammendola V, et al. Cross-cultural adaptation and validation of the "spinal Cord Injury-Falls Concern Scale" in the Italian

population. Spinal Cord. 2018;56(7):712–8. https://doi.org/10.1038/s41393-018-0070-6.

17. Berardi A, De Santis R, Tofani M, et al. The Wheelchair Use Confidence Scale: Italian translation, adaptation, and validation of the short form. Disabil Rehabil Assist Technol. 2018;13(4):i. https://doi.org/10.1080/17483107.2017.1357053.

18. Anna B, Giovanni G, Marco T, et al. The validity of rasterstereography as a technological tool for the objectification of postural assessment in the clinical and educational fields: pilot study. In: Advances in intelligent systems and computing; 2020. https://doi.org/10.1007/978-3-030-23884-1_8.

19. Panuccio F, Berardi A, Marquez MA, et al. Development of the Pregnancy and Motherhood Evaluation Questionnaire (PMEQ) for evaluating and measuring the impact of physical disability on pregnancy and the management of motherhood: a pilot study. Disabil Rehabil. 2020;2020:1–7. https://doi.org/10.1080/09638288.2020.1802520.

20. Amedoro A, Berardi A, Conte A, et al. The effect of aquatic physical therapy on patients with multiple sclerosis: A systematic review and meta-analysis. Mult Scler Relat Disord. 2020. https://doi.org/10.1016/j.msard.2020.102022.

21. Dattoli S, Colucci M, Soave MG, et al. Evaluation of pelvis postural systems in spinal cord injury patients: outcome research. J Spinal Cord Med. 2018;43:185–92.

22. Berardi A, Galeoto G, Guarino D, et al. Construct validity, test-retest reliability, and the ability to detect change of the Canadian Occupational Performance Measure in a spinal cord injury population. Spinal cord Ser cases. 2019. https://doi.org/10.1038/s41394-019-0196-6.

23. Ponti A, Berardi A, Galeoto G, Marchegiani L, Spandonaro C, Marquez MA. Quality of life, concern of falling and satisfaction of the sit-ski aid in sit-skiers with spinal cord injury: observational study. Spinal Cord Ser Cases. 2020. https://doi.org/10.1038/s41394-020-0257-x.

24. Panuccio F, Galeoto G, Marquez MA, et al. General Sleep Disturbance Scale (GSDS-IT) in people with spinal cord injury: a psychometric study. Spinal Cord. 2020; https://doi.org/10.1038/s41393-020-0500-0.

25. Monti M, Marquez MA, Berardi A, Tofani M, Valente D, Galeoto G. The Multiple Sclerosis Intimacy and Sexuality Questionnaire (MSISQ-15): validation of the Italian version for individuals with spinal cord injury. Spinal Cord. 2020. https://doi.org/10.1038/s41393-020-0469-8.

26. Galeoto G, Colucci M, Guarino D, et al. Exploring validity, reliability, and factor analysis of the Quebec user evaluation of satisfaction with assistive technology in an Italian population: a cross-sectional study. Occup Ther Heal Care. 2018. https://doi.org/10.1080/07380577.2018.1522682.

27. Colucci M, Tofani M, Trioschi D, Guarino D, Berardi A, Galeoto G. Reliability and validity of the Italian version of Quebec User Evaluation of Satisfaction with Assistive Technology 2.0 (QUEST-IT 2.0) with users of mobility assistive device. Disabil Rehabil Assist Technol. 2019. https://doi.org/10.1080/17483107.2019.1668975.

28. Berardi A, Galeoto G, Lucibello L, Panuccio F, Valente D, Tofani M. Athletes with disability' satisfaction with sport wheelchairs: an Italian cross sectional study. Disabil Rehabil Assist Technol. 2020. https://doi.org/10.1080/17483107.2020.1800114.

29. Liberati A, Altman DG, Tetzlaff J, et al. The PRISMA statement for reporting systematic reviews and meta-analyses of studies that evaluate health care interventions: explanation and elaboration. J Clin Epidemiol. 2009. https://doi.org/10.1016/j.jclinepi.2009.06.006.

30. Higgins JP. Cochrane handbook for systematic reviews of interventions. Version 5.1. 0 [updated March 2011]. The Cochrane Collaboration. 2011. www.cochrane-handbook.org.

Messung des neurologischen Status bei Rückenmarkverletzungen

Anna Berardi, Marco Tofani, Filippo Camerota, Claudia Celletti, Giovanni Fabbrini und Giovanni Galeoto

1 Einführung

Die Verletzung des Rückenmarks (SCI) ist eine der schwersten und mühsamsten Bedingungen, die Menschen betreffen und Behinderungen verursachen können. Aus diesem Grund ist es wichtig, zu betonen, dass SCI keine Krankheit ist, sondern eine „neue Bedingung", mit der SCI-Individuen lernen müssen zu leben. Das Rückenmark ist ein Teil des zentralen Nervensystems und organisiert die Impulsleitung, sowohl aufsteigend als auch absteigend. Es ermöglicht Körperbewegungen, Muskelkontraktionen und Hautempfindlichkeit. Daher führt eine Rückenmarkverletzung zu einem Verlust dieser Funktionen, einer Verschlechterung der motorischen, sensorischen und autonomen Funktionen mit daraus resultierenden tiefgreifenden Auswirkungen auf die körperliche Leistungsfähigkeit. Die offensichtlichste Folge des Todes von Bewegungsneuronen ist die Plegie, die Unmöglichkeit freiwilliger Bewegungen. SCI ist eine komplizierte Bedingung, und aus diesem Grund müssen Ärzte eine Person mit SCI auf eine umfassende Weise bewerten. Sie müssen den neurologischen Status bewerten, der das SCI-Level einschließt. Das Level der Rückenmarkverletzung wird definiert als das unterste Rückenmarksegment mit intakter sensorischer und motorischer Funktion. Dieses Level wird bestimmt, wenn der Patient zum ersten Mal gesehen wird, und für alle nachfolgenden Bewertungen verwendet. Ärzte müssen auch alle Folgen des Levels, wie freiwillige Muskelkontraktion und Hautempfindlichkeit, bewerten.

Diese Studie zielt darauf ab, die Assessmentinstrumente für den neurologischen Status von Personen mit SCI anhand eines systematischen Reviews von Querschnittsstudien zu beschreiben und zu bewerten.

A. Berardi (✉) · G. Fabbrini · G. Galeoto
Department of Human Neurosciences, Sapienza University of Rome, Rome, Italy
E-Mail: anna.berardi@uniroma1.it

M. Tofani
Department of Neurorehabilitation and Robotics, Bambino Gesù Paediatric Hospital, Rome, Italy

F. Camerota · C. Celletti
Physical Medicine and Rehabilitation Division, Umberto I University Hospital of Rome, Rome, Italy

G. Fabbrini
IRCSS Neuromed, Pozzilli, Italy

2 Materialien und Methoden

Dieses systematische Review wurde von einer Forschungsgruppe durchgeführt, die aus Rehabilitationsfachleuten und Ärzten der Universität „Sapienza" in Rom und der Vereinigung „Rehabilitation & Outcome Measure Assessment" (R.O.M.A.) besteht. Die

R.O.M.A.-Vereinigung hat sich in den letzten Jahren mit mehreren systematischen Reviews und der Validierung vieler Outcome-Messinstrumente in Italien befasst. Dieses Kapitel beschreibt alle Assessmentinstrumente bezüglich des neurologischen Status, die aus einem systematischen Review auf PubMed, Scopus und Web of Science hervorgegangen sind. Für spezifische Details siehe Kapitel „Methodischer Ansatz zur Identifizierung von Outcome-Messinstrumenten bei Rückenmarkverletzungen". Eignungskriterien für die Berücksichtigung von Studien für dieses Kapitel waren: Validierungsstudien und Studien zur interkulturellen Anpassung, Studien zur Lebensqualität, Studien zu Tests, Fragebogen sowie selbstberichtsbasierten und leistungsbasierten Outcome-Messinstrumenten, Studien mit einer SCI-Population und einer Population ≥18 Jahre alt. Studienauswahl: Die Auswahl der Studien erfolgte in Übereinstimmung mit der „27-item PRISMA Statement for Reporting Systematic Reviews" [1]. Für die Datenerhebung folgten die Autoren den Empfehlungen der Initiative Consensus-based Standards for the selection of health Measurement Instruments (COSMIN) [2]. Die Studienqualität und das Biasrisiko wurden mit der COSMIN-Checkliste bewertet [3].

3   Ergebnisse

Für dieses Kapitel wurden 28 Arbeiten berücksichtigt. Die Autoren fanden 19 Assessmentinstrumente, die den neurologischen Bereich bei Personen mit SCI bewerten. In Abb. 1 ist ein Flussdiagramm der eingeschlossenen Studien dargestellt [3, 4].

3.1   American Spinal Cord Injury Association (ASIA)

Veröffentlicht im Jahr 1982, wurden die „Standards für die neurologische Klassifikation von Patienten mit Rückenmarkverletzungen" („Standards for Neurological Classification of Spinal Injury Patients") der ASIA weitgehend

von klinischen Forschern für den Einsatz in Ergebnisstudien akzeptiert. Die ursprünglichen Standards umfassten die folgenden Definitionen und Bereiche der Klassifikation: neurologisches Verletzungsniveau, Verletzungszone, funktionale Grade, basierend auf dem Frankel-Klassifikationssystem, einem Klassifikationssystem für unvollständige Rückenmarkverletzungssyndrome unter Verwendung einer anatomischen Beschreibung, Definition des sensorischen Niveaus basierend auf einer Dermatomkarte, Definition des motorischen Niveaus basierend auf Myotomen unter Verwendung von Schlüsselmuskeln und des „motor index score". Im Jahr 1989 überarbeitete die ASIA die Standards durch eine Reihe von bedeutenden Änderungen und Klarstellungen. Dazu gehörten die Verwendung von Schlüsselbereichen mit anatomischen Orientierungspunkten zur Definition von sensorischen Levels anstelle der Verwendung einer Dermatomkarte und die Neudefinition der Verletzungszone als „Zone der partiellen Erhaltung der sensorischen und/oder motorischen Funktion". Die ASIA-Revisionen lieferten eine Verdeutlichung der Muskeleinstufung zur Bestimmung der motorischen Niveaus bei unvollständigen Verletzungen und eine Verdeutlichung der Frankel-Klassifikation hinsichtlich des Grades der Unvollständigkeit [5, 6]. Das ASIA-Assessmentprotokoll besteht aus zwei sensorischen Untersuchungen, einer motorischen Untersuchung und einem Klassifikationsrahmen (der Beeinträchtigungsskala) zur Quantifizierung der Schwere der SCI. Tab. 1 gibt einen Überblick über die Autoren und Sprachen der Beiträge und Tab. 2 zeigt die Qualität ihrer Studien.

3.2   Spinal Cord Injury Ability Realization Measurement Index (SCI-ARMI)

Der SCI-ARMI wurde in der Wirbelsäulenabteilung des Loewenstein Rehabilitation Hospital in Israel entwickelt. Danach wurde er auch in Italien, Spanien, Großbritannien, den USA, Frankreich und Portugal validiert. Der SCI-ARMI ist ein Messinstrument zur

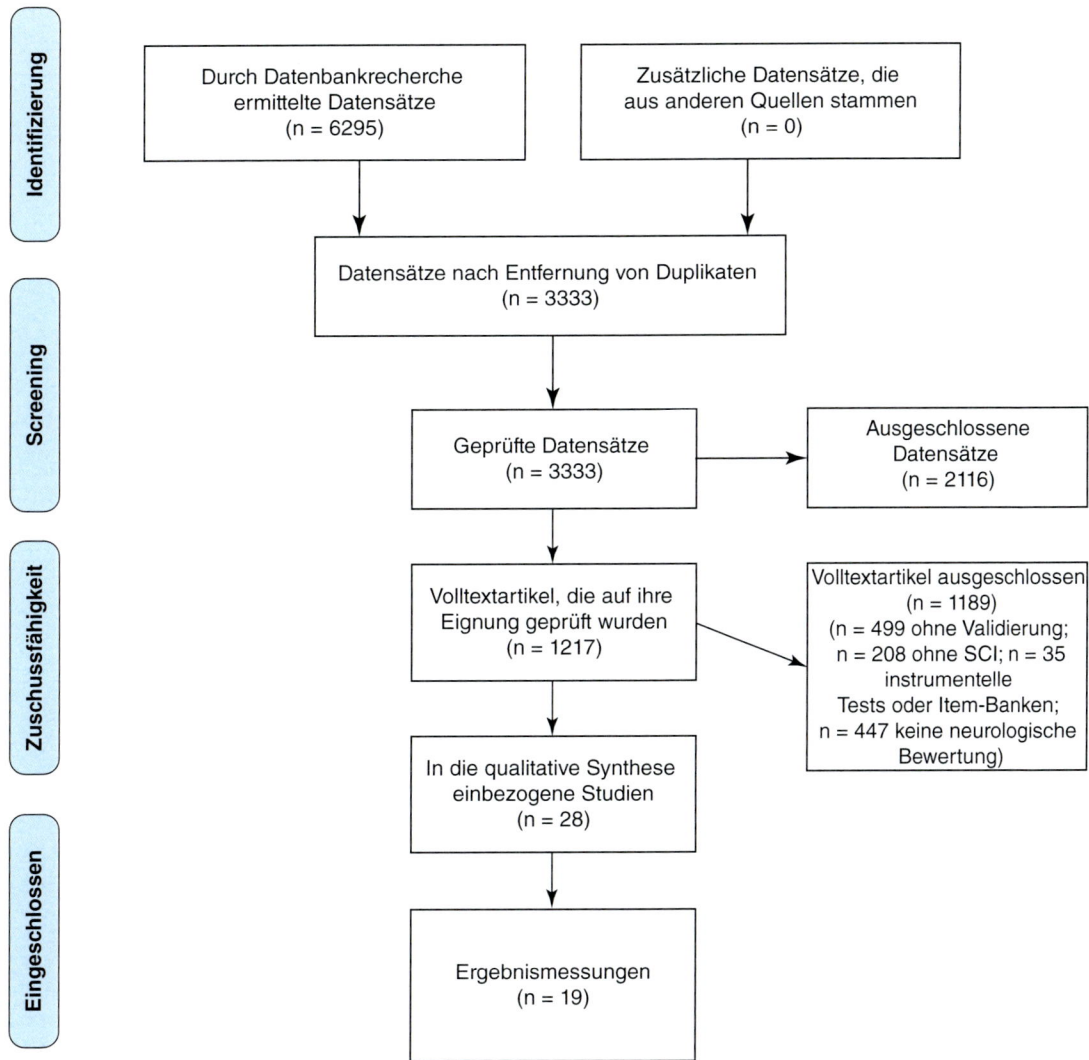

Abb. 1 Flussdiagramm der eingeschlossenen Studien

Beurteilung der Behinderung, das durch die Ermittlung des neurologischen Defizitgrades bei Personen mit SCI gewichtet wird, unabhängig von der Vollständigkeit oder Unvollständigkeit der Verletzung. Es handelt sich um einen Index, der aus einem statistischen Algorithmus abgeleitet und in der Lage ist, den Prozentsatz der erreichten Fähigkeiten eines Patienten mit Rückenmarkverletzung im Vergleich zu den maximal möglichen Fähigkeiten für dieses Niveau und diese Schwere zu messen. Der Index ist auf

Tab. 1 Eigenschaften der Studien, die die ASIA-Skala validieren

Autoren	Sprache	n	Durch-schnitts-alter (SD, Bereich) Jahr	Ge-schlecht % weib-lich
Priebe et al. [5]	Englisch	n. v.	n. v.	n. v.
Graves et al. [6]	Englisch	6116	36 (16,53)	1223 (20)

n Anzahl der Studienteilnehmer, *n. v.* nicht verfügbar

Tab. 2 Bewertung von Qualität und Biasrisiko

Autoren	Punkt der COSMIN-Checkliste									
	1	2	3	4	5	6	7	8	9	10
Priebe et al. [5]	?	?	–	–	–	+	–	–	–	–
Graves et al. [6]	?	?	–	–	–	–	–	+	+	–

Punkt 1 PROM-Entwicklung, *Punkt 2* Inhaltsvalidität, *Punkt 3* Strukturvalidität, *Punkt 4* interne Konsistenz, *Punkt 5* interkulturelle Validität/Messinvarianz, *Punkt 6* Reliabilität, *Punkt 7* Messfehler, *Punkt 8* Kriteriumsvalidität, *Punkt 9* Hypothesentest für Konstruktvalidität, *Punkt 10* Responsivität, + ausreichend, − unzureichend, *?* unbestimmt

Tab. 3 Eigenschaften der Studien, die SCI-ARMI validieren

Autoren	Sprache	n	Durchschnittsalter (SD, Bereich) Jahr	Geschlecht % weiblich
Catz et al. [7]	Hebräisch	79	46 (18)	n. v.
	Italienisch	661	n. v.	n. v.
	Englisch			
	Hebräisch			
	Spanisch			
	Englisch			
	Portugiesisch			
Scivoletto et al. [8]	Indisch			

n Anzahl der Studienteilnehmer, *n. v.* nicht verfügbar

Fälle von Rückenmarkverletzungen anwendbar. Der Index kann den im Verhältnis zum gesamten Optimum erzielten Fähigkeitsgewinn bewerten, abzüglich der spontanen neurologischen Erholung, die zwischen den verschiedenen Messungen stattgefunden hat [7, 8]. Tab. 3 gibt einen Überblick über die Autoren und Sprachen der Beiträge und Tab. 4 zeigt die Qualität ihrer Studien.

3.3 Quantitative sensorische Testung (QST)

Im Jahr 1999 arbeiteten Krassioukov et al. in Kanada daran, den Nutzen der QST zur Charakterisierung von Sensibilitätsstörungen bei Patienten mit SCI zu untersuchen. Die QST wurde umfangreich eingesetzt, um die funktionelle Integrität des somatosensorischen Systems in verschiedenen Patientenpopulationen zu beurteilen, einschließlich Personen mit diabetischer Neuropathie, Herpes zoster, komplexem regionalen Schmerzsyndrom und SCI. Die QST wurde in den USA und Kanada validiert. Sie besteht aus der Präsentation von 4 Reizen in der folgenden festen Reihenfolge: Kälteempfindung (CS), Wärmeempfindung (WS), Kälteschmerz (CP) und Vibrationsempfindung (VS). Die Verwendung der QST als diagnostische Strategie und/oder Strategie zur Ergebnismessung

Tab. 4 Bewertung von Qualität und Biasrisiko

Autoren	Punkt der COSMIN-Checkliste									
	1	2	3	4	5	6	7	8	9	10
Catz et al. [7]	+	+	–	–	–	+	–	+	+	–
Scivoletto et al. [8]	–	+	–	–	–	–	–	–	–	–

Punkt 1 PROM-Entwicklung, *Punkt 2* Inhaltsvalidität, *Punkt 3* Strukturvalidität, *Punkt 4* interne Konsistenz, *Punkt 5* interkulturelle Validität/Messinvarianz, *Punkt 6* Reliabilität, *Punkt 7* Messfehler, *Punkt 8* Kriteriumsvalidität, *Punkt 9* Hypothesentest für Konstruktvalidität, *Punkt 10* Responsivität, + ausreichend, − unzureichend, *?* unbestimmt

Tab. 5 Eigenschaften der Studien, die QST validieren

Autoren	Sprache	n	Durch-schnitts-alter (SD, Bereich) Jahr	Ge-schlecht % weib-lich
Krassioukov et al. [9]	Englisch (Kanadisch)	21	n. v.	6 (28,6)
Felix et al. [10]	Englisch (Amerika-nisch)	22	41,7 (15,5)	3 (13,6)

n Anzahl der Studienteilnehmer, *n. v.* nicht verfügbar

Tab. 7 Eigenschaften der Studien, die den Knee-up-Test validieren

Autoren	Sprache	n	Durch-schnitts-alter (SD, Bereich) Jahr	Ge-schlecht % weib-lich
Yugué et al. [11]	Japanisch	200	62,4 (15,4)	34 (17)
Yugué et al. [12]	Japanisch	544	n. v.	n. v.

n Anzahl der Studienteilnehmer, *n. v.* nicht verfügbar

kann eine wertvolle Ergänzung zur Beurteilung von klinischen Schmerzen bieten und kann helfen, die zugrunde liegenden Mechanismen für spezifische Schmerzarten bei SCI zu bestimmen [9, 10]. Tab. 5 gibt einen Überblick über die Autoren und Sprachen der Beiträge und Tab. 6 zeigt die Qualität ihrer Studien.

3.4 Knee-up-Test

Im Jahr 2015 arbeiteten Yugué et al. daran, die Nützlichkeit des „Knee-up-Tests" („Knie-hoch-Test") zur einfachen Erkennung postoperativer motorischer Defizite in Japan prospektiv zu untersuchen. Im Jahr 2017 schlug Yugué diese nützliche und einfache klinische Methode vor, um Patienten mit akuter zervikaler Rückenmarkverletzung zu klassifizieren. Der Knee-up-Test wurde entwickelt, um postoperative Defizite vor der endotrachealen Extubation einfach zu beurteilen. Der Patient wird in Rückenlage auf ein Bett gelegt, und der Chirurg beugt das Hüftgelenk des Patienten nahezu 90° mit maximal gebeugtem Knie und dem Fuß

des gebeugten Beins auf dem Tisch. Wenn das Knie des Patienten passiv angehoben wird und der Patient diese Position mit beiden Beinen halten kann, ist das Ergebnis negativ. Im Gegensatz dazu, wenn der Patient das Knie in aufrechter Position für ein oder beide Beine nicht halten kann, ist das Ergebnis positiv. Das derzeit akzeptierte Kriterium für ein neu auftretendes postoperatives neurologisches motorisches Defizit ist eine motorische Schwäche, die zu einer Funktionsminderung von mindestens zwei Graden in mehr als einer Muskelgruppe innerhalb von 12 Stunden nach der Wirbelsäulenchirurgie führt, was anhand manueller Muskeltests („Manual Muscle Testing") bewertet wird [11, 12]. Tab. 7 gibt einen Überblick über die Autoren und Sprachen der Beiträge und Tab. 8 zeigt die Qualität ihrer Studien.

3.5 Ashworth-Skala (AS)

Die AS wurde 1964 von Ashworth entwickelt, 1987 von Bohannen und Smith modifiziert und 1996 für die SCI-Population validiert [13]. Bei

Tab. 6 Bewertung von Qualität und Biasrisiko

Autoren	Punkt der COSMIN-Checkliste									
	1	2	3	4	5	6	7	8	9	10
Krassioukov et al. [9]	+	+	−	−	−	+	−	+	+	−
Felix et al. [10]	−	+	−	−	−	−	−	−	−	−

Punkt 1 PROM-Entwicklung, *Punkt 2* Inhaltsvalidität, *Punkt 3* Strukturvalidität, *Punkt 4* interne Konsistenz, *Punkt 5* interkulturelle Validität/Messinvarianz, *Punkt 6* Reliabilität, *Punkt 7* Messfehler, *Punkt 8* Kriteriumsvalidität, *Punkt 9* Hypothesentest für Konstruktvalidität, *Punkt 10* Responsivität, + ausreichend, − unzureichend, *?* unbestimmt

Tab. 8 Bewertung von Qualität und Biasrisiko

Autoren	Punkt der COSMIN-Checkliste									
	1	2	3	4	5	6	7	8	9	10
Yugué et al. [11]	−	+	−	−	+	−	−	−	−	−
Yugué et al. [12]	−	+	−	−	+	−	−	−	−	−

Punkt 1 PROM-Entwicklung, *Punkt 2* Inhaltsvalidität, *Punkt 3* Strukturvalidität, *Punkt 4* interne Konsistenz, *Punkt 5* interkulturelle Validität/Messinvarianz, *Punkt 6* Reliabilität, *Punkt 7* Messfehler, Punkt 8 Kriteriumsvalidität, *Punkt 9* Hypothesentest für Konstruktvalidität, *Punkt 10* Responsivität, + ausreichend, − unzureichend, *?* unbestimmt

beiden Skalen wird der Prüfer aufgefordert, eine Gliedmaße in ihrem vollen Bewegungsumfang zu bewegen und dann den Widerstand zu bewerten, den er spürt. Die ursprüngliche Ashworth-Skala reicht von 0 bis 4, wobei *0* „keine Erhöhung des Muskeltonus", *1* „leichte Erhöhung des Muskeltonus, die einen Ruck verursacht, wenn die Gliedmaße bewegt wird", *2* „deutlichere Erhöhung des Tonus, aber die Gliedmaße lässt sich leicht bewegen", *3* „erhebliche Erhöhung des Tonus – passive Bewegung schwierig" und *4* „Glied starr in Beugung oder Streckung (Abduktion/Adduktion)" bedeuten. Die modifizierte Ashworth-Skala (MAS) reicht ebenfalls von 0 bis 4.

Die MAS verwendet auch eine 5-stufige Ordinalskala, um den Muskeltonus subjektiv zu beurteilen, und ist auch für SCI-Patienten validiert, in Englisch [14, 15], Dänisch [16] und Türkisch [17]. 2016 validierten Mishra et al. in Indien die modifizierte Ashworth-Skala (MMAS) bei SCI, die die Spastizität misst mit 0 = „keine Erhöhung des Muskeltonus"; 1 = „leichte Erhöhung des Muskeltonus,

manifestiert durch einen Ruck und Loslassen oder durch minimalen Widerstand am Ende des Bewegungsumfangs, wenn der/die betroffene(n) Teil(e) in Beugung oder Streckung bewegt wird/werden"; 2 = „deutliche Erhöhung des Muskeltonus, manifestiert durch einen Ruck im mittleren Bereich und Widerstand während des restlichen Bewegungsumfangs, aber betroffene(r) Teil(e) ist/sind leicht bewegbar"; 3 = „erhebliche Erhöhung des Muskeltonus, passive Bewegung schwierig"; 4 = „betroffene(r) Teil(e) starr in Beugung oder Streckung" [18]. Tab. 9 gibt einen Überblick über die Autoren und Sprachen der Beiträge und Tab. 10 zeigt die Qualität ihrer Studien.

3.6 Spinal Cord Injury Spasticity Evaluation Tool (SCI-SET)

Das SCI-SET wurde 2007 von Adams et al. entwickelt [19, 20], um die Auswirkungen von Spastizität auf das tägliche Leben von Patienten mit SCI in Kanada zu messen. Das SCI-SET

Tab. 9 Eigenschaften der Studien, die AS, MAS und MMAS validieren

Skala	Autoren	Sprache	n	Durchschnittsalter (SD, Bereich) Jahr	Geschlecht % weiblich
AS	Haas et al. [13]	Englisch	24	40,3 (17–72)	6 (26)
MAS	Haas et al. [13]	Englisch	24	40,3 (17–72)	6 (26)
	Smith et al. [15]	Englisch	22	33,4 (12,5, 16–33)	2 (9,1)
	Craven et al. [14]	Englisch	20	38,9 (13,6, 16–67)	3 (15)
	Baunsgaard et al. [16]	Dänisch	31	48,3 (20,2, 15–88)	11 (35)
	Akpinar et al. [17]	Türkisch	65	44 (14, 18–88)	21 (36)
MMAS	Mishra et al. [18]	Hindi	38	31,94 (12,63, 20–62)	6 (15,8)

n Anzahl der Studienteilnehmer, *n. v.* nicht verfügbar

Tab. 10 Bewertung von Qualität und Biasrisiko

Autoren	Punkt der COSMIN-Checkliste									
	1	2	3	4	5	6	7	8	9	10
Haas et al. [13]	?	?	−	−	−	+	−	+	+	−
Haas et al. [13]	?	?	−	−	−	+	−	+	+	−
Smith et al. [15]	?	?	+	−	−	+	−	−	−	−
Craven et al. [14]	?	?	−	−	−	+	−	−	−	−
Baunsgaard et al. [16]	?	+	−	−	−	+	−	+	+	−
Akpinar et al. [17]	?	+	−	−	−	+	−	+	+	−
Mishra et al. [18]	?	+	−	−	−	+	−	−	−	−

Punkt 1 PROM-Entwicklung, *Punkt 2* Inhaltsvalidität, *Punkt 3* Strukturvalidität, *Punkt 4* interne Konsistenz, *Punkt 5* interkulturelle Validität/Messinvarianz, *Punkt 6* Reliabilität, *Punkt 7* Messfehler, *Punkt 8* Kriteriumsvalidität, *Punkt 9* Hypothesentest für Konstruktvalidität, *Punkt 10* Responsivität, + ausreichend, − unzureichend, ? unbestimmt

wurde in Persisch [21] und Türkisch [17] validiert. Das SCI-SET berücksichtigt sowohl die problematischen als auch die nützlichen Auswirkungen von Spastizität und deckt den Bedarf an einem validen und zuverlässigen Selbstberichtsinstrument zur Messung von Spastizität bei SCI-Patienten. Es handelt sich um ein Selbstberichtsinstrument, das aus 35 Fragen besteht, um das Ausmaß zu beurteilen, in dem die Spastizität die Lebensaktivitäten des Patienten mit SCI in den letzten 7 Tagen beeinflusst hat. Die Patienten wurden gebeten, sich an ihre letzten 7 Tage zu erinnern, wenn sie die Spastizität bewerteten. Die Antworten erfolgten auf einer 7-stufigen Skala, die von +3 (extrem hilfreich) bis −3 (extrem problematisch) reicht. Der Gesamtscore des SCI-SET wurde berechnet, indem alle Antworten der zutreffenden Items addiert und dann durch die Anzahl der zutreffenden Items geteilt wurden. Das SCI-SET wurde vom Interviewer oder vom Patienten selbst durchgeführt, und das Ausfüllen

Tab. 11 Eigenschaften der Studien, die das SCI-SET validieren

Autoren	Sprache	n	Durchschnittsalter (SD, Bereich) Jahr	Geschlecht % weiblich
Adams et al. [19]	Englisch	61	41,9 (12,6)	16 (26)
Akpinar et al. [17]	Türkisch	66	44,06 (14,47, 18–88)	40 (60,6)
Ansari et al. [21]	Persisch	100	39,0 (11,0, 20–69)	42 (100)
Sweatman et al. [20]	Englisch	1239	n. v.	396 (32)

n Anzahl der Studienteilnehmer, *n. v.* nicht verfügbar

des Fragebogens dauert etwa 10 min. Das SCI-SET wurde erstellt, um umfassend, aber leicht verständlich für Patienten zu sein. Tab. 11 gibt einen Überblick über die Autoren und Sprachen der Beiträge und Tab. 12 zeigt die Qualität ihrer Studien.

Tab. 12 Bewertung von Qualität und Biasrisiko

Autoren	Punkt der COSMIN-Checkliste									
	1	2	3	4	5	6	7	8	9	10
Adams et al. [19]	+	+	−	+	−	−		+	+	−
Akpinar et al. [17]	?	+	−	+	+	+	−	+	+	−
Ansari et al. [21]	?	+	+	+	+	+	+	+	+	−
Sweatman et al. [20]	?	?	+	−	+	−	−	+	+	−

Punkt 1 PROM-Entwicklung, *Punkt 2* Inhaltsvalidität, *Punkt 3* Strukturvalidität, *Punkt 4* interne Konsistenz, *Punkt 5* interkulturelle Validität/Messinvarianz, *Punkt 6* Reliabilität, *Punkt 7* Messfehler, *Punkt 8* Kriteriumsvalidität, *Punkt 9* Hypothesentest für Konstruktvalidität, *Punkt 10* Responsivität, + ausreichend, − unzureichend, ? unbestimmt

Tab. 13 Eigenschaften der Studien, die SCATS validieren

Autoren	Sprache	n	Durch-schnitts-alter (SD, Bereich) Jahr	Ge-schlecht % weib-lich
Benz et al. [22]	Englisch	27	n. v.	n. v.
Akpinar et al. [23]	Türkisch	47	44,19 (14,52)	17 (36,2)

n Anzahl der Studienteilnehmer, *n. v.* nicht verfügbar

Tab. 15 Eigenschaften der Studien, die PRISM validieren

Autoren	Sprache	n	Durch-schnitts-alter (SD, Bereich) Jahr	Ge-schlecht % weib-lich
Cook et al. [24]	Englisch	180	52 (12)	n. v.
Sweatman et al. [20]	Englisch	1239	n. v.	396 (32)

n Anzahl der Studienteilnehmer, *n. v.* nicht verfügbar

3.7 Spinal Cord Assessment Tool for Spastic Reflexes (SCATS)

Die Entwicklung des SCATS basierte auf früheren klinischen Messinstrumenten für die spastische Hypertonie, die eine körperliche Untersuchung zur Beurteilung unfreiwilliger motorischer Verhaltensweisen sowie aktuelle Laboruntersuchungen von Klonus, Flexor- und Extensorspasmen verwenden. Spezifische Techniken zur Messung dieser Spasmen folgten. Das SCATS wurde in Englisch [22] und Türkisch [23] validiert. Tab. 13 gibt einen Überblick über die Autoren und Sprachen der Beiträge und Tab. 14 zeigt die Qualität ihrer Studien.

3.8 Patient-Reported Impact of Spasticity Measure (PRISM)

Das PRISM ist ein neues Instrument, das die Sammlung von Selbstberichtsinformationen, die für die klinische Beurteilung abnormaler Muskelkontrolle oder unwillkürlicher Muskelbewegung

(AMC/IMM) relevant sind, standardisiert. Die PRISM-Subskalen bewerten die Auswirkungen von veränderter Motorik in Bezug auf soziale Vermeidung und Angst, psychische Unruhe, tägliche Aktivitäten, Bedarf an Hilfe oder Positionierung, Bedarf an Interventionen, soziale Peinlichkeit und den positiven Einfluss von veränderter Motorik. PRISM wurde in der englischen Sprache validiert [20, 24]. Tab. 15 gibt einen Überblick über die Autoren und Sprachen der Beiträge und Tab. 16 zeigt die Qualität ihrer Studien.

3.9 Revised 1992 International Standards for Neurological and Functional Classification of Spinal Cord Injury (ISCSCI-92)

Die ISNCSCI wurden 1982 von der ASIA entwickelt. Die ISNCSCI-Untersuchung und -Klassifikation bieten eine gemeinsame Sprache zur Beschreibung des Ausmaßes von motorischen und sensorischen Funktionsstörungen

Tab. 14 Bewertung von Qualität und Biasrisiko

Autoren	Punkt der COSMIN-Checkliste									
	1	2	3	4	5	6	7	8	9	10
Benz et al. [22]	?	?	−	−	−	−	−	+	+	−
Akpinar et al. [23]	?	+	−	−	−	+	−	+	+	−

Punkt 1 PROM-Entwicklung, *Punkt 2* Inhaltsvalidität, *Punkt 3* Strukturvalidität, *Punkt 4* interne Konsistenz, *Punkt 5* interkulturelle Validität/Messinvarianz, *Punkt 6* Reliabilität, *Punkt 7* Messfehler, *Punkt 8* Kriteriumsvalidität, *Punkt 9* Hypothesentest für Konstruktvalidität, *Punkt 10* Responsivität, + ausreichend, − unzureichend, *?* unbestimmt

Tab. 16 Bewertung von Qualität und Biasrisiko

Autoren	Punkt der COSMIN-Checkliste									
	1	2	3	4	5	6	7	8	9	10
Cook et al. [24]	+	+	+	+	+	+	−	−	−	−
Sweatman et al. [20]	?	?	+	−	+	−	−	+	+	−

Punkt 1 PROM-Entwicklung, *Punkt 2* Inhaltsvalidität, *Punkt 3* Strukturvalidität, *Punkt 4* interne Konsistenz, *Punkt 5* interkulturelle Validität/Messinvarianz, *Punkt 6* Reliabilität, *Punkt 7* Messfehler, *Punkt 8* Kriteriumsvalidität, *Punkt 9* Hypothesentest für Konstruktvalidität, *Punkt 10* Responsivität, + ausreichend, − unzureichend, *?* unbestimmt

aufgrund einer SCI. Die ISCSCI-92 wurden im Jahr 2000 in schwedischer Sprache validiert [25]. Tab. 17 gibt einen Überblick über die Autoren und Sprachen der Beiträge und Tab. 18 zeigt die Qualität ihrer Studien.

3.10 University of Miami Neuro-Spinal Index (UMNI)

Im Jahr 1980 entwickelten Klose et al. eine quantitative Skala zur Beurteilung der Rückenmarkfunktion an der University of Miami.

Tab. 17 Eigenschaften der Studien zu Skala, Test oder Fragebogen mit weniger als zwei Validierungen

Skala, Test oder Fragebogen	Autoren	Sprache	*n*	Durchschnittsalter (SD, Bereich) Jahr	Geschlecht % weiblich
ISNCSCI92	Jonsson et al. [25]	Schwedisch	23	n. v.	8 (34,8)
UMNI	Klose et al. [26]	Englisch	50	n. v.	n. v.
VFM	Taricco et al. [27]	Italienisch	n. v.	n. v.	n. v.
CSIRPS	Kumar et al. [28]	Hindi	60	41	18 (30)
Scale for evaluation of spinal cord injury	Chehrazi et al. [29]	Englisch	n. v.	n. v.	n. v.
WPT	Joghtaei et al. [30]	Persisch	15	34,6 (9,2)	7 (46,7)
MTS	Akpinar et al. [17]	Türkisch	65	44 (14, 18–88)	21 (36)
REPAS	Platz et al. [31]	Deutsch	3	n. v.	n. v.
PSFS	Mills et al. [32]	Englisch	61	44,1 (12,3)	49 (80,3)

n Anzahl der Studienteilnehmer, *n. v.* nicht verfügbar

Tab. 18 Bewertung von Qualität und Biasrisiko

Autoren	Punkt der COSMIN-Checkliste									
	1	2	3	4	5	6	7	8	9	10
Jonsson et al. [25]	?	+	−	−	+	+	−	−	−	−
Klose et al. [26]	+	+	−	−	−	−	−	−	−	−
Taricco et al. [27]	+	+	−	−	−	−	−	+	+	−
Kumar et al. [28]	−	+	−	−	−	−	−	−	−	−
Chehrazi et al. [29]	+	+	−	−	−	−	−	−	−	−
Joghtaei et al. [30]	−	+	−	−	+	−	−	−	−	−
Akpinar et al. [17]	?	+	−	−	−	+	−	+	+	−
Platz et al. [31]	+	+	−	+	−	+	−	+	+	−
Mills et al. [32]	?	?	−	−	−	+	−	−	−	−

Punkt 1 PROM-Entwicklung, *Punkt 2* Inhaltsvalidität, *Punkt 3* Strukturvalidität, *Punkt 4* interne Konsistenz, *Punkt 5* interkulturelle Validität/Messinvarianz, *Punkt 6* Reliabilität, *Punkt 7* Messfehler, *Punkt 8* Kriteriumsvalidität, *Punkt 9* Hypothesentest für Konstruktvalidität, *Punkt 10* Responsivität, + ausreichend, − unzureichend, *?* unbestimmt

UMNI besteht aus 2 Subskalen, einer sensorischen und einer motorischen Skala, die empfindlich auf kleine Veränderungen reagieren. Die Skalenscores sind Indikatoren für die gesamte Rückenmarkfunktionskapazität innerhalb der sensorischen und motorischen Modalitäten. Die Gesamtscorespanne des Index liegt zwischen 0 und 460, wobei „0" keine nachweisbare Funktion und „460" eine normale Funktion darstellt. Dieser Gesamtscore ist die Summe der motorischen und sensorischen Skalen. Das Bewertungssystem der motorischen Skala basiert auf Muskeltests. Die repräsentativen Muskelgruppen wurden aufgrund ihrer funktionalen Bedeutung in Bezug auf das Verletzungsniveau ausgewählt. Jede Muskelgruppe wird auf einer Skala von 0–5 bewertet, wobei 0 = „keine Funktion" und 5 = „normale Kraft" bedeuten. Der Score der sensorischen Skala ist ein Index für die Gesamtkörperempfindung. Die Punktevergabe erfolgt wie folgt: 0 = „abwesend"; 1 = „vorhanden, nicht abnormal"; 2 = „normal". Sensorische Indizes reichen von 0 = „nicht nachweisbar" bis 240 = „völlig normale Körperempfindung". Die Scores der motorischen und sensorischen Subskala können summiert werden, um einen Gesamtscore der neurospinalen Funktionskapazität zu ergeben [26]. Tab. 17 gibt einen Überblick über die Autoren und Sprachen der Beiträge und Tab. 18 zeigt die Qualität ihrer Studien.

3.11   Valutazione Funzionale Mielolesi (VFM)

Im Jahr 2000 validierten Taricco et al. eine neue Funktionseinschätzungsskala für SCI-Patienten in Italien. Die VFM wurde für SCI-Patienten entwickelt, um den funktionalen Status zu beschreiben und zu beurteilen, wenn sie in einem stabilen medizinischen Zustand sind. VFM kann in regelmäßigen Abständen von einem Physio- oder Ergotherapeuten oder einem Physiater durchgeführt werden. Der Test dauert 30–50 min und kann in verschiedenen Umgebungen (z. B. zu Hause, ambulant) eingesetzt werden. Er umfasst 8 funktionale Bereiche mit einer

unterschiedlichen Anzahl von Aufgaben. Der Score, der von 1 bis 5 reicht, muss für jede Aufgabe nach direkter Beobachtung der Patientenleistung zugewiesen werden [27]. Tab. 17 gibt einen Überblick über die Autoren und Sprachen der Beiträge und Tab. 18 zeigt die Qualität ihrer Studien.

3.12   Cervical Spine Injury Recovery Prediction Scale (CSIRPS)

CSIRPS wurde von Kumar et al. in Indien (2011) entwickelt, um Ergebnisse für Patienten mit akuter subaxialer Verletzung der Halswirbelsäule (CSI) vorherzusagen. Es ist eine Skala zur Vorhersage der Erholung der Halswirbelsäule. Die Autoren entwickelten CSIRPS unter Verwendung der kombinierten Korrelation von 5 Prädiktoren der neuralen Erholung. Sie beinhalteten 1) die Beeinträchtigungsskala der American Spinal Injury Association (ASIA), 2) maximale Rückenmarkkompression, 3) maximale Kanalkompromittierung, 4) das Muster der Signalintensität im Rückenmark bei der Magnetresonanztomografie (MRI) und 5) den Schweregrad der Verletzung der Halswirbelsäule („Cervical Spine Injury Severity Score", CSISS) für die Stabilität auf Röntgenbildern oder Computertomografien (CT) [28]. Tab. 17 gibt einen Überblick über die Autoren und Sprachen der Beiträge und Tab. 18 zeigt die Qualität ihrer Studien.

3.13   Scale for Evaluation of Spinal Cord Injury

1981 entwickelten Chehrazi et al. eine Skala zur Bewertung von Rückenmarkverletzungen („scale for evaluating spinal cord injury") in New Haven, Connecticut, USA. Die Skala wurde entwickelt, um die Schwere von Rückenmarkverletzungen und die Prognose für die Erholung zu bewerten. Basierend auf der neurologischen Untersuchung verwendet diese Skala eine numerische Bewertung ausgewählter Funktionen unterhalb des Verletzungsniveaus. Der jedem Patienten zugewiesene Score wird durch die Bewertung der Kraft ausgewählter Muskeln und der Unversehrtheit bestimmter sensorischer Modalitäten unterhalb des Verletzungsniveaus ermittelt, wobei die motorische Gesamtkraft und die sensorische Funktion jeweils einen Höchstwert von 5 haben. Zehn Muskeln wurden für eine mögliche Untersuchung ausgewählt. Diese zehn Muskeln wurden ausgewählt, weil ihre Kraft leicht gemessen werden kann, sie ein Spektrum von Rückenmarksegmenten repräsentieren und eine funktionelle Bedeutung haben. Bei jedem Patienten wird die Kraft der ausgewählten Muskeln, die von Segmenten unterhalb des Verletzungsniveaus innerviert werden, separat getestet und von 0–5 bewertet. Durch Teilen der Summe der bewerteten Muskelstärken durch die Anzahl der getesteten Muskeln und Abrunden auf die nächste Zehntelstelle wird ein Durchschnitt ermittelt. Die sensorischen Modalitäten von oberflächlichem Schmerz, Positionssinn und tiefem Schmerz werden unabhängig voneinander bewertet. Die Reaktion auf Nadelstiche wird zwischen 0 und 2 bewertet, wobei 0 „keine Empfindung", 1 „verminderte oder abnormale Empfindung" und 2 „intakte Empfindung" anzeigt. Der Durchschnitt wird ermittelt, indem die Summe der Reaktionen der Dermatome unterhalb des Verletzungsniveaus durch die Anzahl der getesteten Dermatome geteilt und auf die nächste Zehntelstelle korrigiert wird [29]. Tab. 17 gibt einen Überblick über die Autoren und Sprachen der Beiträge und Tab. 18 zeigt die Qualität ihrer Studien.

3.14 Wartenberg-Pendeltest (WPT)

Im Jahr 2015 arbeiteten Joghtaei et al. an der Untersuchung des WPT in Iran. Der passive Pendeltest ist ein Mittel zur Erfassung passiver viskos-elastischer Parameter des Knies. Der Proband wurde in einer halb aufrechten Sitzposition (45°) platziert, wobei die Unterschenkel über der Kante des Stuhls hingen. Der Oberschenkel wurde mit einem Gurt festgezogen, damit er in einem stationären Zustand blieb. Eine Kunststoff-Fußknöchelorthese wurde verwendet, um den Knöchel bei 90° zu halten, um jegliche Veränderung der passiven Eigenschaften des Knies durch Knöchelbewegungen zu vermeiden. Der Unterschenkel des Probanden wurde vom Untersucher angehoben und gehalten, das Knie in maximaler Extension, bis der Kniemuskel vollständig entspannt war. Dies dauerte etwa 10–15 sec. Dann wurde das Bein des Probanden losgelassen und durfte frei zwischen Flexion und Extension schwingen und oszillieren. Die Bewegung des Beins wurde aufgezeichnet, bis der Unterschenkel seine endgültige Ruheposition erreichte und anhielt. Die viskos-elastischen Eigenschaften des Gelenks und der umgebenden Gewebe zusammen mit der Masse des sich bewegenden Fußes und Beins führten dazu, dass das Bein nahe der vertikalen Position zur Ruhe kam. Während des passiven Pendeltests wurden die Beinbewegungen mit einem flexiblen elektronischen Zwei-Achsen-Goniometer (Modell: SG110/A, Biometrics Ltd, Newport, UK) aufgezeichnet. Während des Testverfahrens wurden die Augen des Probanden mit Schlafmasken geschlossen gehalten. Das Verfahren wurde 3-mal durchgeführt, der Mittelwert der 3 Messungen wurde für die Analyse übernommen [30]. Tab. 17 gibt einen Überblick über die Autoren und Sprachen der Beiträge und Tab. 18 zeigt die Qualität ihrer Studien.

3.15 Modifizierte Tardieu-Skala (MTS)

Die Tardieu-Skala (TS), die den Muskeltonus bei bestimmten Geschwindigkeiten quantifiziert, wurde gegenüber der Ashworth-Skala als überlegen bei der Beurteilung neuraler versus peripherer Beiträge zur Spastizität vorgeschlagen. 1999 wurde sie modifiziert, indem die Bedingungen für die Platzierung der Gliedmaßen und die Geschwindigkeiten als langsam und schnell standardisiert wurden, um die derzeit bekannte Version, die Modifizierte Tardieu-Skala (MTS), zu erzeugen. MTS wurde für SCI-Patienten in der Türkei validiert [17]. Eine standardisierte Skala von 0–5 wurde für die qualitative Bewertung der Reaktion auf schnelle Bewegungen verwendet. Ein Score von 0 repräsentiert keinen Widerstand während des gesamten Verlaufs der passiven Bewegung. Ein Score von 1 repräsentiert einen leichten Widerstand während des gesamten Dehnungsverlaufs ohne einen klaren Treffer bei irgendeinem Winkel. Ein Score von 2 repräsentiert einen klaren Treffer, der bei einem genauen Winkel auftritt, der die passive Bewegung unterbricht, gefolgt von einer Freigabe. Ein Score von 3 repräsentiert einen erschöpfbaren Klonus (o10 s bei Aufrechterhaltung des Drucks). Ein Score von 4 repräsentiert einen nicht erschöpfbaren Klonus (410 s bei Aufrechterhaltung des Drucks), der bei einem genauen Winkel auftritt. Ein Score von 5 repräsentiert ein unbewegliches Gelenk. Bei jeder Geschwindigkeit wurde nur eine Dehnung verwendet. Tab. 17 gibt einen Überblick über die Autoren und Sprachen der Beiträge und Tab. 18 zeigt die Qualität ihrer Studien.

3.16 REsistance to PASsive Movement (REPAS)

REPAS ist eine zusammenfassende Bewertungsskala für den Widerstand gegen passive Bewegungen, die zur Validierung von Personen mit SCI in Deutschland verwendet wird [31]. REPAS enthält 52 Elemente, die jeweils nach der Ashworth-Skala bewertet werden (0 = „keine Erhöhung des Tonus" bis 4 = „Gliedmaße starr in Flexion oder Extension"), und hat einen Gesamtscore sowie Subtestscores nach Körperregionen. REPAS bewertet die Schulter (Außenrotation, Innenrotation, Flexion, Extension, Abduktion, Adduktion), den Ellbogen (Flexion und Extension), den Unterarm (Pronation und Supination), das Handgelenk (Flexion und Extension), die Finger (Flexion und Extension), die Hüfte (Abduktion, Adduktion, Außenrotation, Innenrotation, Flexion, Extension), das Knie (Flexion und Extension) und den Fuß (Inversion/Supination, Eversion/Pronation, Plantarflexion und Dorsalflexion). Allgemeine Anweisungen und Anweisungen für

einzelne Gelenkbewegungen sind enthalten. Die Bewertung basiert auf den ursprünglichen Ashworth-Bewertungen. Tab. 17 gibt einen Überblick über die Autoren und Sprachen der Beiträge und Tab. 18 zeigt die Qualität ihrer Studien.

3.17 Penn Spasm Frequency Scale (PSFS)

Die PSFS ist ein Selbstberichtsinstrument, das aus zwei Teilen besteht. Im Teil 1 werden die Teilnehmer gebeten, ihre Spasmushäufigkeit während der letzten 7 Tage auf einer 5-stufigen Skala von 0 = „keine Spasmen" bis 4 = „Spasmen, die mehr als 10-mal pro Stunde auftreten" zu bewerten. Wenn der Teilnehmer in Teil 1 keine Spasmen angibt, geht er nicht zu Teil 2 über. Teil 2 der PSFS ist eine 3-stufige Skala zur Bewertung der Schwere der Spasmen. Die PSFS wurde telefonisch durchgeführt, um die Belastung der Teilnehmer durch die Verwendung dieses Outcome-Messinstruments in potenziellen zukünftigen Studien zu minimieren. Sie wurde bei der SCI-Population validiert [32]. Tab. 17 gibt einen Überblick über die Autoren und Sprachen der Beiträge und Tab. 18 zeigt die Qualität ihrer Studien.

4   Schlussfolgerung

Dieses Kapitel berichtet über alle in der Literatur beschriebenen Assessmenttools zur Beurteilung des neurologischen Status bei Menschen mit SCI. Unter den 19 in diesem Kapitel enthaltenen Tools ergab sich, dass die meisten Skalen Spastizität und Spasmen bewerten. Die am häufigsten verwendeten Tools sind die Modified Ashworth Scale (MAS), die den subjektiven Muskeltonus bewertet, und das Spinal Cord Injury Spasticity Evaluation Tool (SCI-SET), eine Selbstberichtsskala, bestehend aus 35 Fragen zur Beurteilung des Ausmaßes, in dem Spastizität die Lebensaktivitäten von Patienten mit SCI über 7 Tage beeinflusst.

Literatur

1. Moher D, Shamseer L, Clarke M, et al. Preferred reporting items for systematic review and meta-analysis protocols (PRISMA-P) 2015 statement. Rev Esp Nutr Human Diet. 2016. https://doi.org/10.1186/2046-4053-4-1

2. Mokkink LB, Terwee CB, Patrick DL, et al. The COSMIN study reached international consensus on taxonomy, terminology, and definitions of measurement properties for health-related patient-reported outcomes. J Clin Epidemiol. 2010. https://doi.org/10.1016/j.jclinepi.2010.02.006.

3. Mokkink LB, de Vet HCW, Prinsen CAC, et al. COSMIN risk of bias checklist for systematic reviews of patient-reported outcome measures. Qual Life Res. 2018. https://doi.org/10.1007/s11136-017-1765-4.

4. Terwee CB, Prinsen CAC, Chiarotto A, et al. COSMIN methodology for evaluating the content validity of patient-reported outcome measures: a Delphi study. Qual Life Res. 2018. https://doi.org/10.1007/s11136-018-1829-0.

5. Priebe MM, Waring WP. The interobserver reliability of the revised American Spinal Injury Association standards for neurological classification of spinal injury patients. Am J Phys Med Rehabil. 1991. https://doi.org/10.1097/00002060-199110000-00007.

6. Graves DE, Frankiewicz RG, Donovan WH. Construct validity and dimensional structure of the ASIA motor scale. J Spinal Cord Med. 2006. https://doi.org/10.1080/10790268.2006.11753855.

7. Catz A, Greenberg E, Itzkovich M, Bluvshtein V, Ronen J, Gelernter I. A new instrument for outcome assessment in rehabilitation medicine: spinal cord injury ability realization measurement index. Arch Phys Med Rehabil. 2004. https://doi.org/10.1016/S0003-9993(03)00475-1.

8. Scivoletto G, Glass C, Anderson KD, et al. An international age- and gender-controlled model for the spinal cord injury ability realization measurement index (SCI-ARMI). Neurorehabil Neural Repair. 2015. https://doi.org/10.1177/1545968314524631.

9. Krassioukov A, Wolfe DL, Hsieh JTC, Hayes KC, Durham CE. Quantitative sensory testing in patients with incomplete spinal cord injury. Arch Phys Med Rehabil. 1999;80(10):1258–63. https://doi.org/10.1016/S0003-9993(99)90026-6.

10. Felix ER, Widerström-Noga EG. Reliability and validity of quantitative sensory testing in persons with spinal cord injury and neuropathic pain. J Rehabil Res Dev. 2009. https://doi.org/10.1682/JRRD.2008.04.0058.

11. Yugué I, Okada S, Masuda M, Ueta T, Maeda T, Shiba K. "Knee-up test" for easy detection of postoperative motor deficits following spinal surgery. Spine J. 2016. https://doi.org/10.1016/j.spinee.2016.08.015.

12. Yugué I, Okada S, Maeda T, Ueta T, Shiba K. Sensitivity and specificity of the "knee-up test" for estimation of the American spinal injury association impairment scale in patients with acute motor incomplete cervical spinal cord injury. Spinal Cord. 2018. https://doi.org/10.1038/s41393-017-0046-y.

13. Haas BM, Bergström E, Jamous A, Bennie A. The inter rater reliability of the original and of the modified Ashworth scale for the assessment of spasticity in patients with spinal cord injury. Spinal Cord. 1996. https://doi.org/10.1038/sc.1996.100.

14. Craven BC, Morris AR. Modified Ashworth scale reliability for measurement of lower extremity spasticity among patients with SCI. Spinal Cord. 2010. https://doi.org/10.1038/sc.2009.107.

15. Smith AW, Jamshidi M, Lo SK. Clinical measurement of muscle tone using a velocity-corrected modified Ashworth scale. Am J Phys Med Rehabil. 2002. https://doi.org/10.1097/00002060-200203000-00008.

16. Baunsgaard CB, Nissen UV, Christensen KB, Biering-Sørensen F. Modified Ashworth scale and spasm frequency score in spinal cord injury: reliability and correlation. Spinal Cord. 2016. https://doi.org/10.1038/sc.2015.230.

17. Akpinar P, Atici A, Kurt KN, Ozkan FU, Aktas I, Kulcu DG. Reliability and cross-cultural adaptation of the Turkish version of the spinal cord injury spasticity evaluation tool. Int J Rehabil Res. 2017. https://doi.org/10.1097/MRR.0000000000000223.

18. Mishra C, Ganesh GS. Inter-Rater reliability of modified modified Ashworth scale in the assessment of plantar flexor muscle spasticity in patients with spinal cord injury. Physiother Res Int. 2014. https://doi.org/10.1002/pri.1588.

19. Adams MM, Ginis KAM, Hicks AL. The spinal cord injury spasticity evaluation tool: development and evaluation. Arch Phys Med Rehabil. 2007. https://doi.org/10.1016/j.apmr.2007.06.012.

20. Sweatman WM, Heinemann AW, Furbish CL, Field-Fote EC. Modified PRISM and SCI-SET spasticity measures for persons with traumatic spinal cord injury: results of a Rasch analyses. Arch Phys Med Rehabil. 2020. https://doi.org/10.1016/j.apmr.2020.05.012.

21. Ansari NN, Kashi M, Naghdi S. The spinal cord injury spasticity evaluation tool: a Persian adaptation and validation study. J Spinal Cord Med. 2017. https://doi.org/10.1080/10790268.2016.1195941.

22. Benz EN, Hornby TG, Bode RK, Scheidt RA, Schmit BD. A physiologically based clinical measure for spastic reflexes in spinal cord injury. Arch Phys Med Rehabil. 2005. https://doi.org/10.1016/j.apmr.2004.01.033.

23. Akpinar P, Atici A, Ozkan FU, Aktas I, Kulcu DG, Kurt KN. Reliability of the spinal cord assessment tool for spastic reflexes. Arch Phys Med Rehabil. 2017. https://doi.org/10.1016/j.apmr.2016.09.119.

24. Cook KF, Teal CR, Engebretson JC, et al. Development and validation of patient reported impact of spasticity measure (PRISM). J Rehabil Res Dev. 2007. https://doi.org/10.1682/JRRD.2006.04.0036.

25. Jonsson M, Tollbäck A, Gonzales H, Borg J. Inter-rater reliability of the 1992 international standards for neurological and functional classification of incomplete spinal cord injury. Spinal Cord. 2000. https://doi.org/10.1038/sj.sc.3101067.

26. Klose KJ, Green BA, Smith RS, Adkins RH, Mac-Donald AM. University of Miami neuro-spinal index (UMNI): a quantitative method for determining spinal cord function. Spinal Cord. 1980;18(5):331–6. https://doi.org/10.1038/sc.1980.60.

27. Taricco M, Apolone G, Colombo C, Filardo G, Telaro E, Liberati A. Functional status in patients with spinal cord injury: a new standardized measurement scale. Arch Phys Med Rehabil. 2000. https://doi.org/10.1053/apmr.2000.7161.

28. Kumar R, Arora S, Mohapatra D. Cervical spine injury recovery prediction scale: a means of predicting neurological recovery in patients with acute subaxial cervical spine injury. J Orthop Surg (Hong Kong). 2011. https://doi.org/10.1177/230949901101900106.

29. Chehrazi B, Wagner FC, Collins WF, Freeman DH. A scale for evaluation of spinal cord injury. J Neurosurg. 1981;54(3):310–5. https://doi.org/10.3171/jns.1981.54.3.0310.

30. Joghtaei M, Arab AM, Hashemi-Nasl H, Joghataei MT, Tokhi MO. Assessment of passive knee stiffness and viscosity in individuals with spinal cord injury using pendulum test. J Spinal Cord Med. 2015. https://doi.org/10.1179/2045772314Y.0000000265.

31. Platz T, Vuadens P, Eickhof C, Arnold P, Van Kaick S, Heise K. REPAS, a summary rating scale for resistance to passive movement: item selection, reliability and validity. Disabil Rehabil. 2008. https://doi.org/10.1080/09638280701191743.

32. Mills PB, Vakil AP, Phillips C, Kei L, Kwon BK. Intra-rater and inter-rater reliability of the Penn spasm frequency scale in people with chronic traumatic spinal cord injury. Spinal Cord. 2018. https://doi.org/10.1038/s41393-018-0063-5.

Psychologische Bewertung bei Rückenmarkverletzungen

Maria Auxiliadora Marquez, Jeronimo Gonzàlez-Bernal,
Giulia Grieco, Marina D'Angelo, Antonella Conte und
Francescaroberta Panuccio

1 Einführung

Eine Rückenmarkverletzung (SCI) ist ein Gesundheitszustand mit schwerwiegenden Folgen auf physischer, sozialer und psychologischer Ebene. Diese Schwierigkeiten stellen enorme Herausforderungen für die betroffenen Personen dar und können die täglichen Aktivitäten und die Teilnahme erheblich beeinträchtigen [1].

Die Anpassung nach einer SCI ist eine gewaltige Herausforderung. Während der Schwerpunkt der Anpassung auf der körperlichen Funktion liegt, stellt die psychologische Anpassung eine zusätzliche Herausforderung dar. Depressionen nach SCI sind häufig und das am häufigsten zitierte psychologische Problem in SCI-Populationen. Depressionen nach SCI sind besorgniserregend aufgrund ihrer negativen Auswirkungen auf den Rehabilitationsprozess; vermehrte Krankenhausaufenthalte, verringerte Lebenserwartung, erhöhte Selbstmordraten, eingeschränkte Teilhabe an der Gemeinschaft sowie reduzierte Gesundheit und tägliche Funktionen sind alle plausible Folgen. Die Inzidenz von Angst und Depression bei SCI übersteigt die der Allgemeinbevölkerung, wobei Schätzungen für psychische Morbidität oder psychischen Stress zwischen 20 und 30 % liegen, was auf die Notwendigkeit geeigneter Screening-Tools bei diesen Patienten hinweist. Daher ist ein genaues Assessment wichtig für Interventionen, die darauf abzielen, Morbidität und Mortalität bei SCI zu reduzieren [2].

Dieses Kapitel zielt darauf ab, Assessmentinstrumente zur Psychologie von Menschen mit SCI anhand eines systematischen Reviews zu beschreiben und zu bewerten.

M. Auxiliadora Marquez
Universidad Fernando Pessoa-Canarias, Las Palmas, Spain

J. Gonzàlez-Bernal
Health Sciences, University of Burgos, Burgos, Spain

G. Grieco · M. D'Angelo · F. Panuccio (✉)
R.O.M.A. Rehabilitation Outcome Measures Assessment, Non-Profit Organization, Rome, Italy
E-Mail: francesca.panucciovg@gmail.com

A. Conte
Department of Human Neurosciences, Sapienza University of Rome, Rome, Italy

A. Conte
IRCSS Neuromed, Pozzilli, Italy

2 Materialien und Methoden

Diese Studie wurde von einer Forschungsgruppe durchgeführt, die aus Ärzten und Gesundheitsfachleuten der Universität „Sapienza" in Rom und der Vereinigung „Rehabilitation & Outcome Measure Assessment" (R.O.M.A.) besteht. In den letzten Jahren war R.O.M.A. an der Durchführung mehrerer Studien und der Validierung vieler Outcome-Messinstrumente für die italienische Population mit Rückenmarkverletzungen beteiligt [3–16].

Dieses Kapitel beschreibt alle Assessmenttools in Bezug auf die Lebensqualität, die aus einem systematischen Review auf PubMed, Scopus und Web of Science resultieren. Für spezifische Details zur Methodik siehe Kapitel „Methodischer Ansatz zur Identifizierung von Outcome-Messinstrumenten bei Rückenmarkverletzungen". Die Eignungskriterien für die Berücksichtigung von Studien für dieses Kapitel waren Validierungsstudien und Studien zur interkulturellen Anpassung, Studien zum psychologischen Bereich, Studien zu Tests, Fragebogen, selbstberichtsbasierten und leistungsbasierten Outcome-Messinstrumenten, Studien mit einer SCI-Population und einer Population ≥18 Jahre alt. Studienauswahl: Die Studienauswahl erfolgte nach dem „27-item PRISMA Statement for Reporting Systematic Reviews" [17]. Für die Datenerhebung folgten die Autoren den Empfehlungen der Initiative Consensus-based Standards for the selection of health Measurement Instruments (COSMIN) [18]. Die Studienqualität und das Risiko von Verzerrungen wurden mit der COSMIN-Checkliste bewertet [19, 20].

3   Ergebnisse

Für dieses Kapitel wurden 64 Arbeiten berücksichtigt. Die Autoren fanden 46 Assessmentinstrumente, die den psychologischen Bereich bei Personen mit SCI bewerten. In Abb. 1 ist ein Flussdiagramm der eingeschlossenen Studien dargestellt.

3.1   Center for Epidemiologic Studies Depression Scale (CESD)

Die CESD wurde ursprünglich entwickelt, um die Häufigkeit von Depressionssymptomen in der Allgemeinbevölkerung zu screenen. Sie wurde für Menschen mit SCI in Englisch validiert [2, 21]. Die Fragen für dieses Tool wurden generiert, indem Items aus zuvor validierten Tools ausgewählt wurden. Seine Komponenten decken Elemente im Zusammenhang mit depressiver Stimmung, Schuld- und Wertlosigkeitsgefühlen, Hilflosigkeit und Hoffnungslosigkeit, psychomotorischer Verlangsamung, Appetitverlust und Schlafstörungen ab. Die Antworten erfassen die Häufigkeit von Gefühlen und Verhaltensweisen der letzten 7 Tage und werden auf einer 4-Punkte-Skala bewertet, die von 0 („selten oder nie") bis 3 („meistens oder immer") reicht. Die Punkte 4, 8, 12 und 16 werden umgekehrt bewertet. Einmal zusammengestellt, wird ein Gesamtscore berechnet, indem die Scores addiert werden, wobei höhere Scores auf stärkere depressive Symptome hinweisen. Berichtete Scores von über 15 deuten auf Depressionen in der Allgemeinbevölkerung nach den DSM-III-Kriterien hin. Tab. 1 gibt einen Überblick über die Autoren und Sprachen der Beiträge und Tab. 2 zeigt die Qualität der Studien.

3.2   Patient Health Questionnaire-9 (PHQ-9)

Spitzer, Kroenke und Williams entwickelten den PHQ-9 im Jahr 1999. Er wurde in Englisch [21–29], Arabisch (Libanon) [30] und Luganda [31] validiert. Es handelt sich um ein Selbstberichtsinstrument für Depressionen, das die Probanden auffordert zu zeigen, wie oft sie in den letzten 2 Wochen von den folgenden Problemen belästigt wurden: (1) wenig Freude oder Interesse an Dingen; (2) sich niedergeschlagen, deprimiert oder hoffnungslos fühlen; (3) zu wenig oder zu viel schlafen; (4) sich müde fühlen oder wenig Energie haben; (5) schlechter Appetit oder Überessen; (6) Gefühle der Wertlosigkeit oder Schuld; (7) Konzentrationsprobleme; (8) psychomotorische Verlangsamung oder Unruhe; (9) Gedanken an Selbstmord. Die Probanden bewerten, wie oft jedes Symptom auftrat: 0 („überhaupt nicht"), 1 („mehrere Tage"), 2 („mehr als die Hälfte der Tage") oder 3 („fast jeden Tag"). Der PHQ-9 hat eine ausgezeichnete interne und Test-Retest-Reliabilität und eine Kriteriums- und

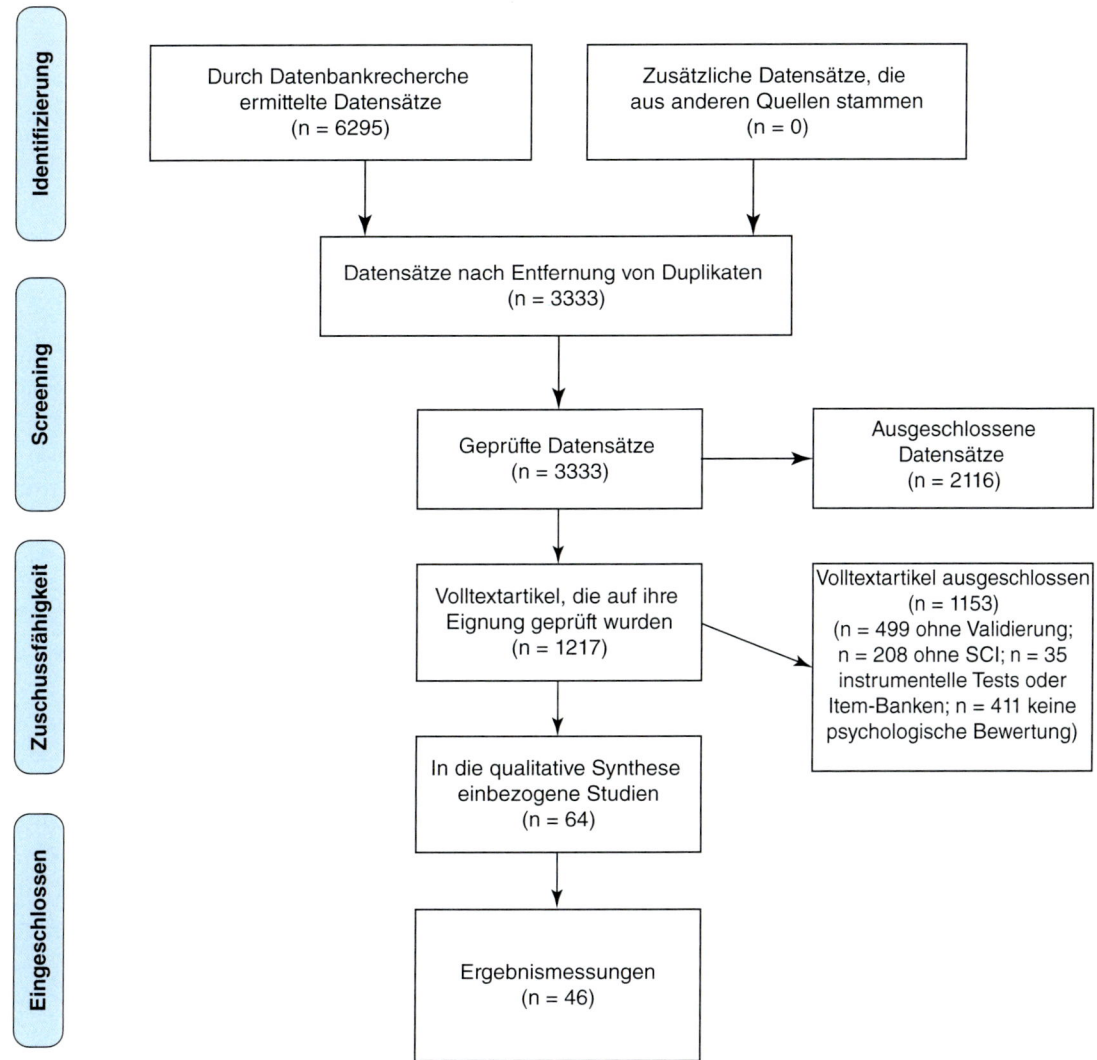

Abb. 1 Flussdiagramm der eingeschlossenen Studien

Tab. 1 Eigenschaften der Studien, die CESD validieren

Autoren	Sprache	*n*	Durchschnittsalter (SD, Bereich) Jahr	Geschlecht % weiblich
Miller et al. [2]	Englisch	47	40,6 (12,6)	17 (36)
Chung et al. [21]	Englisch	238	47,3 (14,1)	98 (38,7)

n Anzahl der Studienteilnehmer, *n. v.* nicht verfügbar

Konstruktvalidität in medizinischen Stichproben. Er wurde auch für die telefonische Durchführung validiert. Der PHQ-9-Score hat einen Bereich zwischen 0 und 27. Er klassifiziert zwischen 5 und 9 Empfehlungen für den Schweregrad der Depression. Der Mindestwert („cutoff score") von 10 ist optimal für die Kennzeichnung von klinisch relevanten Depressionen. Es gibt

Tab. 2 Bewertung von Qualität und Biasrisiko

Autoren	Punkt der COSMIN-Checkliste									
	1	2	3	4	5	6	7	8	9	10
Miller et al. [2]	?	+	−	+	+	+	−	+	+	−
Chung et al. [21]	?	?	+	−	−	−	−	+	+	−

Punkt 1 PROM-Entwicklung, *Punkt 2* Inhaltsvalidität, *Punkt 3* Strukturvalidität, *Punkt 4* interne Konsistenz, *Punkt 5* interkulturelle Validität/Messinvarianz, *Punkt 6* Reliabilität, *Punkt 7* Messfehler, *Punkt 8* Kriteriumsvalidität, *Punkt 9* Hypothesentest für Konstruktvalidität, *Punkt 10* Responsivität, + ausreichend, − unzureichend, *?* unbestimmt

mehrere Versionen dieses Instruments: 12 Items (PHQ-12, validiert in Italienisch von Piccinelli, Bisoffi et al., 1993), 8 Items (PHQ-8), 2 Items (PHQ-2). Der PHQ-2 wurde für die SCI-Population auch in Luganda validiert [31]. Tab. 3 gibt einen Überblick über die Autoren und Sprachen der Beiträge und Tab. 4 zeigt die Qualität der Studien.

3.3 Appraisals of Disability: Primary and Secondary Scale (ADAPSS)

Die ADAPSS, erstellt [32] und validiert für Menschen mit SCI in Englisch [33, 34], besteht aus 33 Items, die auf einer 6-stufigen Likert-Skala bewertet werden, von „stimme stark nicht zu" bis „stimme stark zu". Mit Hilfe der Hauptkomponenten-Faktorenanalyse („principal-component factor analysis") identifizierten die Autoren 6 unabhängige Beurteilungsfaktoren, darunter 1) ängstliche Niedergeschlagenheit, 2) überwältigender Unglaube, 3) feste Entschlossenheit, 4) Wachstum und Resilienz, 5) negative Wahrnehmungen von Behinderungen und 6) persönliche Handlungsfähigkeit. Eine Faktorenanalyse zweiter Ordnung dieser 6 Faktoren ergab zwei breitere Bewertungsmuster, nämlich „entschlossene Resilienz" (bestehend aus den Faktoren feste Entschlossenheit, Wachstum und Resilienz und persönliche Handlungsfähigkeit) und „katastrophale Negativität" (bestehend aus den Faktoren ängstliche Niedergeschlagenheit, überwältigender Unglaube und negative Wahrnehmungen von Behinderungen). Während katastrophale Negativität den primären Bewertungen und Wahrnehmungen von Verlust und Bedrohung ähnlich sein kann, könnte entschlossene

Tab. 3 Eigenschaften der Studien, die PHQ-9 und PHQ-2 validieren

Skala, Test oder Fragebogen	Autoren	Sprache	*n*	Durchschnittsalter (SD, Bereich) Jahr	Geschlecht % weiblich
PHQ-9	Kalpakjian et al. [22]	Englisch	1168	41 (13,1)	585 (50,1)
	Williams et al. [29]	Englisch	202	42,6 (13,9, 18–80)	67 (33)
	Richardson und Richards [28]	Englisch	682	38,66 (15,32)	147 (21)
	Chung et al. [21]	Englisch	3694	40,4 (16)	858 (23,23)
	Poritz et al. [23]	Englisch	116	56 (12,4)	4 (3,4)
	Summaka et al. [30]	Arabisch (Libanon)	51	37,2 (12,6)	51 (100)
	Bombardier et al. [24]	Englisch	142	42,2 (16,6, 18–88)	31 (21,8)
	Krause et al. [25]	Englisch	7296	n. v.	n. v.
	Krause et al. [27]	Englisch	584	32,4 (11,9)	123 (21)
	Williams et al. [26]	Englisch	133	40 (11)	34 (26)
	Nakku et al. [31]	Luganda	n. v.	n. v.	n. v.
PHQ-2	Nakku et al. [31]	Luganda	n. v.	n. v.	n. v.

n Anzahl der Studienteilnehmer, *n. v.* nicht verfügbar

Tab. 4 Bewertung von Qualität und Biasrisiko

Autoren	Punkt der COSMIN-Checkliste									
	1	2	3	4	5	6	7	8	9	10
Kalpakjian et al. [22]	?	?	+	−	+	−	−	−	−	−
Williams et al. [29]	?	?	+	−	−	−	−	−	−	−
Richardson und Richards [28]	?	?	+	−	+	−	−	−	−	−
Chung et al. [21]	?	?	+	−	−	−	−	+	+	−
Poritz et al. [23]	?	?	+	−	−	−	−	+	+	−
Summaka et al. [30]	?	?	+	+	+	+	−	+	+	−
Bombardier et al. [24]	?	?	−	−	+	−	−	+	+	−
Krause et al. [25]	?	?	+	−	−	−	−	−	−	−
Krause et al. [27]	?	?	+	−	+	−	−	+	+	+
Williams et al. [26]	?	+	−	−	+	−	−	+	+	+
Nakku et al. [31]	?	+	+	−	+	−	−	−	−	−
Nakku et al. [31]	?	+	+	−	−	−	−	−	−	−

Punkt 1 PROM-Entwicklung, *Punkt 2* Inhaltsvalidität, *Punkt 3* Strukturvalidität, *Punkt 4* interne Konsistenz, *Punkt 5* interkulturelle Validität/Messinvarianz, *Punkt 6* Reliabilität, *Punkt 7* Messfehler, *Punkt 8* Kriteriumsvalidität, *Punkt 9* Hypothesentest für Konstruktvalidität, *Punkt 10* Responsivität, + ausreichend, − unzureichend, ? unbestimmt

Resilienz sekundäre Bewertungen von Bewältigung und Ressourcen widerspiegeln. Die Kurzversion (ADAPSS-SF) ist ein 6-Item-Messinstrument. Höhere Scores deuten auf negativere Bewertungen hin, die auf negative Anpassung und maladaptive Bewältigungsstrategien hindeuten. Die Resilienzitems „feste Entschlossenheit", „Wachstum und Resilienz" und „persönliche Handlungsfähigkeit" sind umgekehrt codiert, daher erhalten Personen einen niedrigeren Score, wenn sie positive Beurteilungen abgeben. Die ADAPSS wurde 2018 für SCI-Personen in Englisch validiert [35, 36]. Tab. 5 gibt einen Überblick über die Autoren und Sprachen der Beiträge und Tab. 6 zeigt die Qualität der Studien.

3.4 Brief Symptom Inventory (BSI)

Das BSI wurde 1994 in den USA für Menschen mit SCI validiert [39]. Es handelt sich um ein Selbstberichtsinventar, das dazu dient, allgemeine Belastungen und/oder Anpassungen zu beurteilen. Das BSI ist eine abgekürzte Version der Symptom Checklist 90, die 53 Items umfasst, die auf 9 Untergruppen von Belastungen verteilt sind (Somatisierung, Zwanghaftigkeit, zwischenmenschliche Sensibilität, Depression, Angst, Feindseligkeit, phobische Angst, paranoide Ideen, Psychotizismus). Die Patienten werden gebeten, zu bewerten, wie belastend jedes Symptom oder Problem in der vergangenen

Tab. 5 Eigenschaften der Studien, die ADPSS und ADAPSS-SF validieren

Skala, Test oder Fragebogen	Autoren	Sprache	n	Durchschnittsalter (SD, Bereich) Jahr	Geschlecht % weiblich
ADAPSS	Dean und Kennedy [32]	Englisch	237	47 (18–81)	76 (32)
	Mignogna et al. [33]	Englisch	98	56,17 (12,9)	4 (4)
	Mcdonald et al. [34]	Englisch	262	57,94 (13,12, 24–90)	11 (4,2)
ADAPSS-SF	Eaton et al. [35]	Englisch	371	53 (15–91)	110 (30)
	Deane et al. [36]	Englisch	115	37,44 (7,85)	48 (41,7)
	Russel et al. [37]	Englisch	90	n. v.	4 (4,4)

n Anzahl der Studienteilnehmer, *n. v.* nicht verfügbar

Tab. 6 Bewertung von Qualität und Biasrisiko

Autoren	Punkt der COSMIN-Checkliste									
	1	2	3	4	5	6	7	8	9	10
Dean und Kennedy [32]	+	+	+	+	+	+	−	+	+	−
Mignogna et al. [33]	?	?	+	−	+	−	−	+	+	−
Mcdonald et al. [34]	?	?	+	−	+	−	−	+	+	−
Eaton et al. [35]	?	+	+	−	−	−	−	+	+	−
Deane et al. [36]	?	+	+	−	+	−	−	−	−	−
Russel (2020)	?	?	−	−	+	−	−	+	+	−

Punkt 1 PROM-Entwicklung, *Punkt 2* Inhaltsvalidität, *Punkt 3* Strukturvalidität, *Punkt 4* interne Konsistenz, *Punkt 5* interkulturelle Validität/Messinvarianz, *Punkt 6* Reliabilität, *Punkt 7* Messfehler, *Punkt 8* Kriteriumsvalidität, *Punkt 9* Hypothesentest für Konstruktvalidität, *Punkt 10* Responsivität, + ausreichend, − unzureichend, ? unbestimmt

Tab. 7 Eigenschaften der Studien, die das BSI validieren

Autoren	Sprache	*n*	Durch-schnitts-alter (SD, Bereich) Jahr	Ge-schlecht % weib-lich
Tate [38]	Englisch	288	31,33 (12,3, 18–65)	55 (20)
Heintich und Tate [39]	Englisch	215	35,2 (14,3, 18–70)	45 (21)

n Anzahl der Studienteilnehmer, *n. v.* nicht verfügbar

Woche war, und dabei eine Likert-Skala zu verwenden. Der Test liefert auch umfassende Indizes für Belastung und psychische Dysfunktion: die Gesamtzahl der Symptome (PST); die durchschnittliche Intensität der positiven Symptome (PDSI) und die durchschnittliche Itemantwort (GSI). Tab. 7 gibt einen Überblick über die Autoren und Sprachen der Beiträge und Tab. 8 zeigt die Qualität der Studien.

3.5 Hospital Anxiety and Depression Scale (HADS)

Die HADS wurde entwickelt, um Angst- und Depressionsstörungen bei Patienten in nicht-psychiatrischen Krankenhäusern zu messen. Die deutsche Version wurde 2012 bei Personen mit SCI validiert [40]. Die HADS konzentriert sich auf affektive und kognitive Aspekte anstatt auf somatische. Daher kann sie bei Gesundheits-zuständen verwendet werden, die mit ähnlichen Symptomen wie bei einer Depression einher-gehen, wie Appetitlosigkeit, Müdigkeit oder Schlafstörungen. Die HADS war reliabel und valid bei der Beurteilung der Symptomstärke und des Vorliegens von Angststörungen und Depressionen in somatischen, psychiatrischen, primärversorgenden und allgemeinen Popula-tionen. Sie wird auch häufig bei SCI verwendet. Die HADS ist ein Selbstberichtsfragebogen mit 14 Items, die summiert werden können, um einen Gesamtscore (HADS-T) sowie auch 2 Subskalen mit jeweils 7 Items zu ergeben, die Angst (HADS-A) und Depression (HADS-D)

Tab. 8 Bewertung von Qualität und Biasrisiko

Autoren	Punkt der COSMIN-Checkliste									
	1	2	3	4	5	6	7	8	9	10
Tate (1994)	?	?	−	−	+	−	−	−	−	−
Heintich und Tate [39]	?	?	+	−	+	−	−	+	+	−

Punkt 1 PROM-Entwicklung, *Punkt 2* Inhaltsvalidität, *Punkt 3* Strukturvalidität, *Punkt 4* interne Konsistenz, *Punkt 5* interkulturelle Validität/Messinvarianz, *Punkt 6* Reliabilität, *Punkt 7* Messfehler, *Punkt 8* Kriteriumsvalidität, *Punkt 9* Hypothesentest für Konstruktvalidität, *Punkt 10* Responsivität, + ausreichend, − unzureichend, ? unbestimmt

Tab. 9 Eigenschaften der Studien, die HADS validieren

Autoren	Sprache	n	Durch-schnitts-alter (SD, Bereich) Jahr	Ge-schlecht % weib-lich
Tasiemski und Brewer [42]	Polnisch	1034	35,93 (10,03)	173 (16,7)
Müller et al. [40]	Deutsch	102	56,5 (16,7)	26 (25,5)
Woolrich et al. [41]	Englisch	936	n. v.	n. v.

n Anzahl der Studienteilnehmer, *n. v.* nicht verfügbar

bewerten. Die Patienten werden gebeten, anzu-geben, wie sie sich in der vergangenen Woche gefühlt haben. Die Antworten werden auf einer Likert-Skala von 0–3 gegeben. Höhere Scores deuten auf mehr Belastung hin. Scores zwischen 8 und 10 gelten als leichte Fälle, zwischen 11 und 15 als moderate Fälle und bei 16 oder mehr als schwere Fälle [41, 42]. Tab. 9 gibt einen Überblick über die Autoren und Sprachen der Beiträge und Tab. 10 zeigt die Qualität der Stu-dien.

3.6 Spinal Cord Lesion-Related Coping Strategies Questionnaire (SCL CSQ)

Der SCL CSQ ist eine spezifische Skala, die ent-wickelt wurde, um die Bewältigungsstrategien von Personen mit SCI zu bewerten [43]. Der SCL CSQ wurde ins Englische [44, 45], Türki-sche [46], Spanische [47], Persische [48] und Deutsche [45] übersetzt und in diesen Spra-chen validiert. Der SCL CSQ gibt einen kurzen Überblick über die krankheitsspezifischen Be-wältigungsmechanismen Akzeptanz, Kampfgeist und soziale Abhängigkeit, die die Befragten ein-setzen. „Akzeptanz" erfasst das Ausmaß der Neubewertung von Lebenswerten, „Kampf-geist" erfasst die Bemühungen, sich unabhängig zu verhalten, und „soziale Abhängigkeit" er-fasst die Tendenz zu abhängigem Verhalten. Die Skala besteht aus 12 Items, die drei Strate-gien widerspiegeln: „Akzeptanz" besteht aus 4 Items, die durch die Umgestaltung der Lebens-werte der verletzten Person gekennzeichnet sind. Sie kann wiedergegeben werden als Ak-zeptanz der Krankheit, Neuinterpretation des Lebens und als Versuch, die Werte zu ersetzen, die ihr aufgrund der Läsion vorenthalten wur-den. „Kampfgeist" besteht aus 5 Items und spie-gelt die Bemühungen um ein unabhängiges Ver-halten wider. Die Strategie des Kampfgeistes drückt individuelle Bemühungen aus, neue Ziele zu finden, um die Auswirkungen der Ver-letzung zu verringern. Soziale Abhängigkeit mit einer negativen 3-Item-Strategie wird für die Art und Weise des von anderen psychologisch ab-hängigen Verhaltens verwendet. Eine 4-stu-fige Skala wird für die Bewertung verwendet: (1) „Stimme überhaupt nicht zu"; (2) „Stimme eher nicht zu"; (3) „Stimme zu"; (4) „Stimme voll und ganz zu". Der Gesamtscore reicht von 1 bis 4 Punkten. Hohe Scores deuten auf eine stär-kere Nutzung der dazugehörigen Strategie hin. Tab. 11 gibt einen Überblick über die Autoren und Sprachen der Beiträge und Tab. 12 zeigt die Qualität der Studien.

Tab. 10 Bewertung von Qualität und Biasrisiko

Autoren	Punkt der COSMIN-Checkliste									
	1	2	3	4	5	6	7	8	9	10
Tasiemski und Brewer [42]	?	+	+	+	+	−	−	+	+	−
Müller et al. [40]	?	?	+	−	+	−	−	+	+	−
Woolrich et al. [41]	?	+	+	−	+	−	−	−	−	−

Punkt 1 PROM-Entwicklung, *Punkt 2* Inhaltsvalidität, *Punkt 3* Strukturvalidität, *Punkt 4* interne Konsistenz, *Punkt 5* interkulturelle Validität/Messinvarianz, *Punkt 6* Reliabilität, *Punkt 7* Messfehler, *Punkt 8* Kriteriumsvalidität, *Punkt 9* Hypothesentest für Konstruktvalidität, *Punkt 10* Responsivität, + ausreichend, − unzureichend, *?* unbestimmt

Tab. 11 Eigenschaften der Studien, die SCI CSQ validieren

Autoren	Sprache	n	Durch-schnitts-alter (SD, Bereich) Jahr	Ge-schlecht % weib-lich
Elfström et al. [43]	Deutsch	274	40 (16–95)	70 (25,5)
Elfström et al. [45]	Deutsch, Englisch	335	49 (12, 20–76)	74 (20,8)
Migliorini et al. [44]	Englisch	443	51,78 (18–86)	97 (22)
Paker et al. [46]	Türkisch	100	40,83 (16,21, 17–75)	26 (26)
Sauri et al. (2014)	Spanisch	511	49,36 (14,37)	n. v.
Saffari et al. [48]	Persisch	220	58,18 (10,32)	56 (25,5)
Elfström et al. [43]	Deutsch	274	40 (16–95)	70 (25,5)

n Anzahl der Studienteilnehmer, *n. v.* nicht verfügbar

3.7   Nottingham Health Profile (NHP)

Teil I des NHP wurde in den 1970er-Jahren entwickelt. Er wurde 2001 für Menschen mit SCI in Niederländisch validiert [49, 50]. Der NHP, Teil I enthält 38 Fragen in 6 Skalen, die die körperliche Mobilität, Schmerzen, emotionale Reaktionen, Schlaf, soziale Isolation und Energie messen. Die Anzahl der Items in jeder Skala reicht von 3 bis 9. Alle Items sind Aussagen zu Gesundheitsproblemen oder anderen Problemen, die dichotom bewertet werden. In der ursprünglichen Version wurden die Scores nach

Tab. 13 Eigenschaften der Studien, die den NHP validieren

Autoren	Sprache	n	Durch-schnitts-alter (SD, Bereich) Jahr	Ge-schlecht % weib-lich
Post et al. [49]	Niederländisch	32	38,2	12 (37,5)
Post et al. [50]	Niederländisch	33	38,3	13 (37,5)

n Anzahl der Studienteilnehmer, *n. v.* nicht verfügbar

der Wichtigkeit des Items gewichtet. In der autorisierten niederländischen Übersetzung wurden diese Gewichtungen der Items weggelassen. Für jede Antwort „ja" wird ein Punkt zum Rohskalenscore hinzugefügt, und dieser Rohscore wird in einen Score zwischen 0 („keine Probleme mit der Lebensqualität") und 100 („sehr schlechte Lebensqualität") umgewandelt. Der NHP enthält mehrere Fragen zu Mobilitätseinschränkungen, die für Rollstuhlfahrer nicht geeignet sind. Alle Fragen sind Aussagen, und nur „ja" („Trifft auf meine Situation zu") oder „nein" („Trifft nicht auf meine Situation zu") sind als Antworten erlaubt. Tab. 13 gibt einen Überblick über die Autoren und Sprachen der Beiträge und Tab. 14 zeigt die Qualität der Studien.

3.8   Sickness Impact Profile 68 (SIP)

Die endgültige Version des ursprünglichen SIP wurde 1981 veröffentlicht. Sie wurde 1996 für Menschen mit SCI in Niederländisch validiert

Tab. 12 Bewertung von Qualität und Biasrisiko

Autoren	Punkt der COSMIN-Checkliste									
	1	2	3	4	5	6	7	8	9	10
Elfström et al. [43]	+	+	+	−	+	−	−	−	−	−
Elfström et al. [45]	?	+	−	+	+	−	−	+	+	−
Migliorini et al. [44]	?	+	−	+	−	+	−	−	−	−
Paker et al. [46]	?	+	+	+	−	+	−	+	+	−
Sauri et al. [47]	?	+	+	−	+	−	−	+	+	−
Saffari et al. [48]	?	+	+	+	+	−	−	+	+	−

Punkt 1 PROM-Entwicklung, *Punkt 2* Inhaltsvalidität, *Punkt 3* Strukturvalidität, *Punkt 4* interne Konsistenz, *Punkt 5* interkulturelle Validität/Messinvarianz, *Punkt 6* Reliabilität, *Punkt 7* Messfehler, *Punkt 8* Kriteriumsvalidität, *Punkt 9* Hypothesentest für Konstruktvalidität, *Punkt 10* Responsivität, + ausreichend, − unzureichend, *?* unbestimmt

Tab. 14 Bewertung von Qualität und Biasrisiko

Autoren	Punkt der COSMIN-Checkliste									
	1	2	3	4	5	6	7	8	9	10
Post et al. [49]	?	?	+	−	+	−	−	+	+	−
Post et al. [50]	?	+	−	+	+	−	−	+	+	−

Punkt 1 PROM-Entwicklung, *Punkt 2* Inhaltsvalidität, *Punkt 3* Strukturvalidität, *Punkt 4* interne Konsistenz, *Punkt 5* interkulturelle Validität/Messinvarianz, *Punkt 6* Reliabilität, *Punkt 7* Messfehler, *Punkt 8* Kriteriumsvalidität, *Punkt 9* Hypothesentest für Konstruktvalidität, *Punkt 10* Responsivität, + ausreichend, − unzureichend, *?* unbestimmt

Tab. 15 Eigenschaften der Studien, die SIP validieren

Autoren	Sprache	*n*	Durch-schnitts-alter (SD, Bereich) Jahr	Geschlecht % weib-lich
Post et al. [51]	Nieder-ländisch	315	39,4 (12,4, 18–65)	76 (24,6)
Post et al. [49]	Nieder-ländisch	32	38,2	12 (37,5)

n Anzahl der Studienteilnehmer, *n. v.* nicht verfügbar

[49, 51]. Das SIP misst den Gesundheitszustand, indem es erfasst, wie Gesundheitsprobleme tägliche Aktivitäten und Verhaltensweisen verändern, die zuverlässig berichtet und durch Beobachtung überprüft werden können. Das SIP, das 20–30 min zur Fertigstellung benötigt, wurde als Hürde für seine routinemäßige Verwendung angesehen. Das SIP68 ist eine abgekürzte allgemeine Version des SIP. Es besteht aus der Auswahl von 68 SIP-Items auf 6 neuen Skalen, die physische, mentale und soziale Aspekte der gesundheitsbezogenen Funktion messen: somatische Autonomie, Mobilitätskontrolle, Reichweite der Mobilität, soziales Verhalten, emotionale Stabilität und psychologische Autonomie und Kommunikation. Das SIP68 wurde als nützlich in verschiedenen Rehabilitationsgruppen eingestuft, z. B. zu chronischen Schmerzen oder Schleudertrauma, traumatischer Hirnverletzung und Rückenmarkverletzung. Bei jedem Item des SIP68 werden die Befragten gefragt, ob zum Zeitpunkt des Interviews bestimmte „Krankheitsauswirkungen" bestehen. Alle Items werden dichotom bewertet (nein = 0, ja = 1) und die Anzahl der bestätigten Krankheitsauswirkungen bilden die Skalenscores und die Gesamtscores. Das Instrument hat 5 Bereiche: (1) Zugang, (2) Wahrnehmungen und Einstellungen anderer, (3) soziale und sexuelle Beziehungen, (4) körperliche Gesundheit und (5) Anpassung und Verlust der Unabhängigkeit. Das Instrument umfasst 40 Items mit 7–9 Items unter jedem Bereich. Bei der Beantwortung des Fragebogens werden die Teilnehmer gebeten, über die in den Items genannten behinderungsspezifischen Situationen nachzudenken und anzugeben, wie stressig diese Situationen für sie auf einer Skala von 1–5 sind (1 „überhaupt nicht", 2 „leicht", 3 „mäßig", 4 „erheblich", 5 „hoch"). Den Teilnehmern wird auch die Möglichkeit gegeben, „NA" („not applicable" bzw. nicht zutreffend) für Situationen anzukreuzen, die sie nicht erlebt haben. Tab. 15 gibt einen Überblick über die Autoren und Sprachen der Beiträge und Tab. 16 zeigt die Qualität der Studien.

Tab. 16 Bewertung von Qualität und Biasrisiko

Autoren	Punkt der COSMIN-Checkliste									
	1	2	3	4	5	6	7	8	9	10
Post et al. [51]	+	+	+	+	−	−	−	−	−	−
Post et al. [49]	?	?	+	−	+	−	−	+	+	−

Punkt 1 PROM-Entwicklung, *Punkt 2* Inhaltsvalidität, *Punkt 3* Strukturvalidität, *Punkt 4* interne Konsistenz, *Punkt 5* interkulturelle Validität/Messinvarianz, *Punkt 6* Reliabilität, *Punkt 7* Messfehler, *Punkt 8* Kriteriumsvalidität, *Punkt 9* Hypothesentest für Konstruktvalidität, *Punkt 10* Responsivität, + ausreichend, − unzureichend, *?* unbestimmt

Tab. 17 Eigenschaften der Studien, die SPRS und SPRS-2 validieren

Skala, Test oder Fragebogen	Autoren	Sprache	n	Durchschnittsalter (SD, Bereich) Jahr	Geschlecht % weiblich
SPRS	De Wolf et al. [52]	Englisch	58	35,3 (15,2)	13 (22)
SPRS-2	Tate et al. [53]	Englisch	50	37,22 (14,93)	11 (22)

n Anzahl der Studienteilnehmer, *n. v.* nicht verfügbar

3.9 Sydney Psychosocial Reintegration Scale (SPRS) and SPRS-2

Die SPRS wurde für Menschen mit SCI in Australien validiert [52]. SPRS ist ein Fragebogen mit 12 Items, mit 4 Items in jedem Bereich: Beruf, Beziehungen und Lebensfähigkeiten. Es gibt zwei Formate für die SPRS, die sich durch die Fragestellung unterscheiden: Format A misst die Veränderung des Zustands vor der Verletzung, und Format B misst das aktuelle Kompetenzniveau. Diese Messung kann von der verletzten Person, einem Kliniker oder einer wichtigen anderen Person durchgeführt werden. Der aktuelle Artikel verwendet das selbstbewertete Format B. Die Bewertungen erfolgen auf einer 7-Punkte-Skala von „sehr gut" bis „sehr schlecht". Die SPRS ergibt 3 Bereichsscores (Spanne: 0–24) und einen Gesamtscore (Spanne: 0–72), wobei höhere Scores eine bessere psychosoziale Funktion anzeigen. Im Jahr 2012 wurde die zweite Version in Englisch validiert [53]. Tab. 17 gibt einen Überblick über die Autoren und Sprachen der Beiträge und Tab. 18 zeigt die Qualität der Studien.

3.10 University of Washington Self-Efficacy Scale (UWSES)

Im Jahr 2012 entwickelten Amtmann et al. eine Selbstwirksamkeitsskala für Menschen, die in den USA mit multipler Sklerose (MS) und SCI leben [54]. Im Jahr 2012 übersetzten Post et al. die UWSES ins Niederländische und validierten sie [55]. Die UWSES besteht aus 17 Items, aber die University of Washington (UW) hat auch eine Kurzform mit nur 6 Items entwickelt. Tab. 19 gibt einen Überblick über die Autoren und Sprachen der Beiträge und Tab. 20 zeigt die Qualität der Studien.

3.11 Spinal Cord Injury-Falls Concern Scale (SCI-FCS)

Die SCI-FCS bewertet das Ausmaß der Aufmerksamkeit bezüglich Stürzen im Rollstuhl bei Menschen mit SCI während der Durchführung täglicher Aktivitäten. Boswell-Ruys entwickelte die Skala 2010 auf Englisch [56]. Sie wurde in Italien [57], Schweden [58], Norwegen [59] und Thailand [60] validiert. Die SCI-FCS ist ein äußerst nützliches Werkzeug zur Bestimmung des Vergleichbarkeitsgrades von Stürzen, aber auch zur Bestimmung der Schwachstellen im funktionellen Mobilitätstraining, das im Wirbelsäulenbereich durchgeführt wird. Es handelt sich um einen selbst anzuwendenden Fragebogen. Er enthält 16 Items. Für den Fragebogen wird eine Ordinalskala mit 4 Kategorien verwendet (1 = „überhaupt nicht besorgt", 2 = „ein wenig besorgt", 3 = „ziemlich besorgt", 4 = „sehr besorgt"). Der Mindestscore ist 16, der

Tab. 18 Bewertung von Qualität und Biasrisiko

Autoren	Punkt der COSMIN-Checkliste									
	1	2	3	4	5	6	7	8	9	10
De Wolf et al. [52]	+	+	+	+	+	+	−	+	+	−
Tate et al. [53]	?	?	+	−	+	−	−	+	+	−

Punkt 1 PROM-Entwicklung, *Punkt 2* Inhaltsvalidität, *Punkt 3* Strukturvalidität, *Punkt 4* interne Konsistenz, *Punkt 5* interkulturelle Validität/Messinvarianz, *Punkt 6* Reliabilität, *Punkt 7* Messfehler, *Punkt 8* Kriteriumsvalidität, *Punkt 9* Hypothesentest für Konstruktvalidität, *Punkt 10* Responsivität, + ausreichend, − unzureichend, ? unbestimmt

Tab. 19 Eigenschaften der Studien, die UWSES validieren

Autoren	Sprache	n	Durch-schnittsalter (SD, Bereich) Jahr	Geschlecht % weib-lich
Amt-mann et al. [54]	Englisch	253	47,1 (14,3, 18–85)	94 (37,2)
Post et al. [55]	Nieder-ländisch	261	48,5 (8,8)	70 (26,4)

n Anzahl der Studienteilnehmer, *n. v.* nicht verfügbar

Höchstscore 64. Tab. 21 gibt einen Überblick über die Autoren und Sprachen der Beiträge und Tab. 22 zeigt die Qualität der Studien.

3.12 Connor-Davidson Resilience Scale (CD-RISC)

Die ursprüngliche CD-RISC umfasst 25 Aussagen darüber, wie man sich im letzten Monat gefühlt hat. Die Antwortskala hat eine 5-Punkte-Spanne: 0 („überhaupt nicht wahr"), 1 („selten wahr"), 2 („manchmal wahr"), 3 („oft wahr") und 4 („fast immer wahr"). Die Scores werden zu einem Höchstscore von 100 addiert, der eine hohe Resilienz bedeutet. Die verkürzte Version CD-RISC 10 enthält 10 Items, die am besten bei den Faktoren „Härte" und „Beharrlichkeit" abschneiden, mit einem maximalen Gesamtscore von 40. Die 2-item CD-RISC 2 enthält nur Aussage 1 („fähig, sich an Veränderungen anzupassen") und Aussage 8 („neigt dazu, sich nach Krankheit oder Schwierigkeiten zu erholen") mit einem Höchstscore von 8 [61]. Tab. 23 gibt

einen Überblick über die Autoren und Sprachen der Beiträge und Tab. 24 zeigt die Qualität der Studien.

3.13 Symptom Checklist-90-R (SCL-90-R)

Die SCL-90 wurde 1988 für Personen mit SCI in Englisch validiert [62]. Diese Messung umfasst 90 Belastungssymptome, die von 0, was „überhaupt nicht" bedeutet, bis 4, was „extrem" bedeutet, bewertet werden. Den Probanden wurde aufgetragen, anzugeben, wie sehr sie jedes der Symptome stört. Jede Subskalensumme wird durch die Anzahl der Items in der Skala geteilt, was zu einem durchschnittlichen Gesamtskalenscore von 0–4 führt. Die in der SCL-90-R enthaltenen Skalen sind „Somatisierung", „zwanghaftes Verhalten", „zwischenmenschliche Sensibilität", „Depression", „Angst", „Feindseligkeit", „phobische Angst", „paranoide Ideen" und „Psychotizismus". Tab. 25 gibt einen Überblick über die Autoren und Sprachen der Beiträge und Tab. 26 zeigt die Qualität der Studien.

3.14 Allgemeine Selbstwirksamkeitsskala (GSES)

Schwarzer und Jerusalem führten die GSES 1995 ein. Sie wurde für die SCI-Population in der Schweiz validiert [1]. Sie wurde in 30 Sprachen übersetzt und wird umfangreich in der Gesundheitsforschung eingesetzt. Die GSES besteht aus 10 Items, die den allgemeinen Glauben an die eigenen Fähigkeiten bewerten. Zum

Tab. 20 Bewertung von Qualität und Biasrisiko

Autoren	Punkt der COSMIN-Checkliste									
	1	2	3	4	5	6	7	8	9	10
Amtmann et al. [54]	+	+	+	+	+	−	−	+	+	−
Post et al. [55]	?	?	+	−	+	−	−	−	−	−

Punkt 1 PROM-Entwicklung, *Punkt 2* Inhaltsvalidität, *Punkt 3* Strukturvalidität, *Punkt 4* interne Konsistenz, *Punkt 5* interkulturelle Validität/Messinvarianz, *Punkt 6* Reliabilität, *Punkt 7* Messfehler, *Punkt 8* Kriteriumsvalidität, *Punkt 9* Hypothesentest für Konstruktvalidität, *Punkt 10* Responsivität, + ausreichend, − unzureichend, *?* unbestimmt

Tab. 21 Eigenschaften der Studien, die SCI-FCS validieren

Autoren	Sprache	n	Durchschnittsalter (SD, Bereich) Jahr	Geschlecht % weiblich
Boswell-Ruys et al. [56]	Englisch	125	41 (14)	24 (19,2)
Roaldsen et al. [59]	Norwegisch	54	(20–92)	9 (16,6)
Butler Forslund et al. [58]	Schwedisch	87	(18–79)	12 (13,8)
Marquez et al. [4]	Italienisch	124	46,2 (15)	24 (19)
Pramodhyakul und Pramodhyakul [60]	Thai	54	31,8 (9,5, 18–56)	11 (20)

n Anzahl der Studienteilnehmer, *n. v.* nicht verfügbar

Tab. 22 Bewertung von Qualität und Biasrisiko

Autoren	Punkt der COSMIN-Checkliste									
	1	2	3	4	5	6	7	8	9	10
Boswell-Ruys et al. [56]	+	+	−	+	+	+	−	+	+	−
Roaldsen et al. [59]	?	+	−	+	−	+	+	−	−	−
Butler Forslund et al. [58]	?	+	+	−	+	−	−	+	+	−
Marquez et al. [4]	?	+	−	+	−	+	−	+	+	−
Pramodhyakul und Pramodhyakul [60]	?	+	−	+	+	+	−	−	−	−

Punkt 1 PROM-Entwicklung, *Punkt 2* Inhaltsvalidität, *Punkt 3* Strukturvalidität, *Punkt 4* interne Konsistenz, *Punkt 5* interkulturelle Validität/Messinvarianz, *Punkt 6* Reliabilität, *Punkt 7* Messfehler, *Punkt 8* Kriteriumsvalidität, *Punkt 9* Hypothesentest für Konstruktvalidität, *Punkt 10* Responsivität, + ausreichend, − unzureichend, ? unbestimmt

Tab. 23 Eigenschaften der Studien, die CD-RISC validieren

Skala, Test oder Fragebogen	Autoren	Sprache	n	Durchschnittsalter (SD, Bereich) Jahr	Geschlecht % weiblich
CD-RISC 25	Kuiper et al. [61]	Englisch	74	55,8 (17,9)	28 (37,8)
CD-RISC 5	Kuiper et al. [61]	Englisch	74	55,8 (17,9)	28 (37,8)
CD-RISC 2	Kuiper et al. [61]	Englisch	74	55,8 (17,9)	28 (37,8)

n Anzahl der Studienteilnehmer, *n. v.* nicht verfügbar

Beispiel lautet Item 4: „Ich bin zuversichtlich, dass ich effizient mit unerwarteten Ereignissen umgehen könnte." Die Items werden auf einer 4-Punkte-Skala bewertet, wobei 1 „trifft überhaupt nicht zu" und 4 „trifft genau zu" lauten.

Alle 10 Item-Antworten werden zusammengefasst, um einen Gesamtscore zu bilden, der 10–40 Punkte erreicht, wobei ein höherer Score eine höhere Selbstwirksamkeit anzeigt. Tab. 25 gibt einen Überblick über die Autoren und Sprachen der Beiträge und Tab. 26 zeigt die Qualität der Studien.

3.15 Depression-Angst-Stress-Skalen (DASS-21)

Die DASS-21 wurde für Menschen mit SCI in Australien validiert [63]. Es handelt sich um einen 21-Item-Fragebogen mit drei 7-Item-Subskalen: Depression, Angst und Stress. Die Fragen bestehen aus Aussagen, die sich auf die vergangene Woche beziehen, und jede Frage wird auf einer 4-Punkte-Skala bewertet (0 = „Trifft überhaupt nicht auf mich zu," bis 3 = „Trifft auf mich sehr oder die meiste Zeit zu"). Die Subskalenscores werden berechnet, indem die Summe der Antworten auf die 7 Items jeder

Tab. 24 Bewertung von Qualität und Biasrisiko

Autoren	Punkt der COSMIN-Checkliste									
	1	2	3	4	5	6	7	8	9	10
Kuiper et al. [61]	?	+	−	+	−	−	−	+	+	−
Kuiper et al. [61]	?	+	−	+	−	−	−	+	+	−
Kuiper et al. [61]	?	+	−	+	−	−	−	+	+	−

Punkt 1 PROM-Entwicklung, *Punkt 2* Inhaltsvalidität, *Punkt 3* Strukturvalidität, *Punkt 4* interne Konsistenz, *Punkt 5* interkulturelle Validität/Messinvarianz, *Punkt 6* Reliabilität, *Punkt 7* Messfehler, *Punkt 8* Kriteriumsvalidität, *Punkt 9* Hypothesentest für Konstruktvalidität, *Punkt 10* Responsivität, + ausreichend, − unzureichend, *?* unbestimmt

Subskala mit 2 multipliziert werden. DASS-21 stammt von DASS, einem 42-Item-Instrument für dieselben drei Konstrukte. DASS-21 hat eine ähnliche Faktorenstruktur wie DASS, aber niedrigere Faktorinterkorrelationen, höhere mittlere Ladungen und weniger Kreuzladungen. DASS-21 ist schnell und einfach anzuwenden, benötigt weniger als 10 min zum Ausfüllen und schließt viele somatische Items aus, die für Menschen mit SCI möglicherweise nicht relevant sind. Tab. 25 gibt einen Überblick über die Autoren und Sprachen der Beiträge und Tab. 26 zeigt die Qualität der Studien.

3.16 Work Rehabilitation Questionnaire Self-Report Version (WORQ-SELF)

Der WORQ-SEFL wurde für Menschen mit SCI in der Schweiz validiert [64]. Die ursprüngliche Version von WORQ wurde in einem Interview durchgeführt. Ihre psychometrischen Eigenschaften (Test-Retest-Reliabilität, interne Konsistenz, Konstrukt-/Inhaltsvalidität und Durchführbarkeit) wurden in einer Population von Patienten mit verschiedenen Gesundheitszuständen, die an einem Rückkehr-zur-Arbeit-Programm teilnahmen, festgestellt. Eine Selbstbeurteilungsversion (WORQ-SELF) mit 40 Funktionsfragen und 18 soziodemografischen und arbeitsbezogenen Fragen, die 46 ICF-Kategorien repräsentieren, wurde entwickelt, um eine bessere Praktikabilität und Durchführbarkeit in der klinischen Praxis zu fördern. Tab. 25 gibt einen Überblick über die Autoren und Spra-

chen der Beiträge und Tab. 26 zeigt die Qualität der Studien.

3.17 Flourishing Scale (FS)

Die FS wurde in den Vereinigten Staaten für die SCI-Population validiert [65]. Sie ist eines der wenigen umfassenden und kurzen Messinstrumente, die zur Erfassung des eudaimonischen Wohlbefindens zur Verfügung stehen und nicht krankheitsspezifisch sind. Die FS hat 8 Items, die jeweils Kernaspekte der sozialpsychologischen Funktion messen: Zweck und Bedeutung, unterstützende Beziehungen, Engagement, Beitrag zum Wohlbefinden anderer, Kompetenz, Selbstakzeptanz, Optimismus und Respektgefühl. Die FS besteht aus 8 Items auf einer 7-Punkte-Skala, die von 1 („stimme überhaupt nicht zu") bis 7 („stimme voll und ganz zu") reicht. Der Gesamtscore reicht von 8 bis 56. Höhere Scores deuten darauf hin, dass die Befragten sich in verschiedenen Bereichen des menschlichen Funktionierens positiv sehen. Tab. 25 gibt einen Überblick über die Autoren und Sprachen der Beiträge und Tab. 26 zeigt die Qualität der Studien.

3.18 Hopkins Rehabilitation Engagement Rating Scale (HRERS)

Kortte, Johnson-Greene und Wegener führten HRERS ein und validierten sie in den Vereinigten Staaten für Menschen mit SCI [66].

Tab. 25 Eigenschaften der Studien zu Skalen, Tests oder Fragebogen mit weniger als zwei Validierungen

Skala, Test oder Fragebogen	Autoren	Sprache	n	Durchschnitts-alter (SD, Be-reich) Jahr	Geschlecht % weiblich
SCL-90-R	Buckelew et al. [62]	Englisch	52	30	8 (15,4)
GSES	Peter et al. [1]	Schweizerdeutsch	101	56,3	25 (24,8)
DASS-21	Mitchell et al. [63]	Englisch	51	(19–82)	10 (19,6)
WRQ-SELF	Bergamaschi [64]	Schweizerdeutsch	9	29,2 (11,7, 18–52)	2 (22,2)
FS	Perera et al. [65]	Englisch	472	53,7 (15,2, 19–93)	89 (18,9)
HRERS	Kortte et al. [66]	Englisch	206	56,7 (17,5, 18–91)	93 (45,1)
HSCL-20	Williams et al. [26]	Englisch	133	40 (11)	34 (26)
PROMIS-D-8	Chung et al. [21]	Englisch	292	49,2 (13,4)	96 (33)
LS	Robinson-Whelen et al. [67]	Englisch	175	49,5 (1,9)	40 (22,9)
CIM	De Wolf et al. [52]	Englisch	58	35,3 (15,2)	13 (22)
CSES	Smedema et al. [68]	Englisch	247	(20–72)	123 (49)
GHQ-28	Griffiths et al. [69]	Englisch	60	33,8 (27-47)	14 (23)
PDSS	Furlong und Con-nor [70]	Englisch	41	n. v.	n. v.
PETSCSC	Prabhala et al. [71]	Albanisch	34	54,71 (14,2)	15 (44,12)
SCL-EWQ	Migliorini et al. [44]	Englisch	443	51,78 (18–86)	97 (22)
WCQ	Margaret Wineman et al. [72]	Englisch	690	46 (13, 19–82)	379 (55)
GHAS	Bermond [73]	Niederländisch	44	34,6 (10,8, 19–64)	
SNAPS	Smyth et al. [74]	Englisch	80	50,2 (15,9, 19–89)	21 (26,25)
MMPI-2	Barncord und Wan-lass [75]	Englisch	17	41,7 (18–77)	5 (29,4)
MEDS	Overholser et al. [76]	Englisch	81	36,1 (14,5)	18 (19,8)
ZIELE	Tasiemski und Bre-wer [42]	Polnisch	1034	35,93 (10,03	173 (16,7)
CSQ24	Harland und Geor-gieff [77]	Englisch	214	48,6 (12,6)	117 (56,1)
HAM-D	Williams et al. [26]	Englisch	133	40 (11)	34 (26)
THS	Smedema et al. [78]	Englisch	242	44,6 (13,2, 18–81)	82 (33,9)
AAQ	Kortte et al. [79]	Englisch	n.v.	n. v.	n. v.
ASQ	Iwanaga et al. [81]	Englisch	108	49,8 (11,8, 21–69)	34 (31,5)
MALS	Ferrin et al. [82]	Englisch	161	46,9 (15,15)	37 (23)
LS	Niemeier et al. [83]	Englisch	34	n. v.	n. v.
RHDS	De Lange et al. [84]	Englisch Südafrika	50	n. v.	20 (30)

n Anzahl der Studienteilnehmer, *n. v.* nicht verfügbar

Es handelt sich um eine von Klinikern be-wertete Messung, die das Engagement eines Pa-tienten in Rehabilitationsaktivitäten durch Ver-haltensbeobachtungen quantifiziert. Die HRERS ist eine 5-Item-Skala zur Bewertung von Be-obachtungen von Patientenverhalten während der akuten stationären Rehabilitation. Die HRERS-Items bewerten die Elemente des Engagements

Tab. 26 Bewertung von Qualität und Biasrisiko

Autoren	Punkt der COSMIN-Checkliste									
	1	2	3	4	5	6	7	8	9	10
Buckelew et al. [62]	?	?	−	+	+	−	−	+	+	−
Peter et al. [1]	?	?	+	−	−	−	−	−	−	−
Mitchell et al. [63]	?	?	−	−	+	−	−	+	+	−
Bergamaschi [64]	?	?	−	−	+	−	−	+	+	−
Perera et al. [65]	?	?	+	+	−	−	−	+	+	−
Kortte et al. [66]	+	+	+	+	+	+	−	+	+	−
Williams et al. [26]	?	+	−	−	+	−	−	+	+	+
Chung et al. [21]	?	?	+	−	−	−	−	+	+	−
Robinson-Whelen et al. [67]	?	?	+	−	+	−	−	−	−	−
De Wolf et al. [52]	?	+	−	+	+	+	+	+	+	+
Smedema et al. [68]	?	?	+	−	−	−	−	+	+	−
Griffiths et al. [69]	?	?	−	−	+	−	−	+	+	−
Furlong and Connor [70]	?	?	+	−	−	−	−	−	−	−
Prabhala et al. [71]	?	?	−	−	+	−	−	+	+	−
M−igliorini et al. [44]	?	+	+	−	+	−	−	−	−	−
Margaret Wineman et al. [72]	?	?	+	−	−	−	−	−	−	−
Bermond [73]	?	?	−	−	+	−	−	−	−	−
Smyth et al. [74]	+	+	−	+	−	+	−	−	−	−
Barncord und Wanlass [75]	+	+	−	−	+	−	−	−	−	−
Overholser et al. [76]	+	+	−	+	+	−	−	−	+	−
Tasiemski und Brewer [42]	?	+	+	−	−	−	−	+	+	−
Harland und Georgieff [77]	+	+	+	−	−	−	−	−	−	−
Williams et al. [26]	?	+	−	−	+	−	−	+	+	+
Smedema et al. [78]	?	+	+	+	+	+	−	+	+	−
Kortte et al. [79]	?	?	+	+	−	−	−	+	+	−
Iwanaga et al. [81]	+	+	−	−	−	−	−	+	+	−
Ferrin et al. [82]	?	?	+	+	−	−	−	−	−	−
Niemeier et al. [83]	?	?	−	−	+	−	−	+	+	−
De Lange et al. [84]	?	+	−	+	−	−	−	+	+	−

Punkt 1 PROM-Entwicklung, *Punkt 2* Inhaltsvalidität, *Punkt 3* Strukturvalidität, *Punkt 4* interne Konsistenz, *Punkt 5* interkulturelle Validität/Messinvarianz, *Punkt 6* Reliabilität, *Punkt 7* Messfehler, *Punkt 8* Kriteriumsvalidität, *Punkt 9* Hypothesentest für Konstruktvalidität, *Punkt 10* Responsivität, + ausreichend, − unzureichend, ? unbestimmt

in Rehabilitationsaktivitäten, einschließlich der folgenden: Anwesenheitsquoten bei Therapiesitzungen, vom Patienten geäußerte Einstellungen zu seiner/ihrer Therapie, die Notwendigkeit verbaler oder physischer Aufforderungen zur Initiierung oder Aufrechterhaltung des Engagements innerhalb der Therapiesitzung, die Anerkennung der Therapienotwendigkeit durch den Patienten und das Niveau der aktiven Teilnahme des Patienten an der Therapie. Die Verhaltensbeobachtungen, die von einem Therapeuten gemacht werden, werden auf einer 6-Punkte-Skala bewertet, die von „nie" bis „immer" reicht. Jeder Patient wurde von einem Physiotherapeuten und einem Ergotherapeuten bewertet; diese wurden angewiesen, die Teilnahme des Patienten an seinem/ihrem Teil des Rehabilitationsprogramms zu bewerten. Die Bewertungen wurden zum Zeitpunkt der Entlassung abgeschlossen und stellten eine Zusammenfassung der Beobachtungen des Therapeuten während des Rehabilitationsaufenthalts des Patienten dar. Tab. 25 gibt einen Überblick über die Autoren und Sprachen der Beiträge und Tab. 26 zeigt die Qualität der Studien.

3.19 Patient-Reported Outcome Measurement Information System (PROMIS-D-8)

Das PROMIS-D-8 (Kurzform: 8b) wurde für Menschen mit SCI in Englisch (Vereinigte Staaten) validiert [21]. Es besteht aus 8 Items, die aus einer Itembank abgeleitet und mit der Item-Response-Theorie bewertet werden, die kognitive und affektive Symptome misst. Der Zeitrahmen für PROMIS-Depression sind die letzten 7 Tage, und die Scores für jedes Item reichen von 1 bis 5 (1 = „nie"; 2 = „selten"; 3 = „manchmal"; 4 = „oft"; 5 = „immer"). Höhere Scores deuten auf mehr depressive Symptome hin. Die Test-Retest-Reliabilität wurde mit Werten von 0,66–0,78 berichtet. Tab. 25 gibt einen Überblick über die Autoren und Sprachen der Beiträge und Tab. 26 zeigt die Qualität der Studien.

3.20 3-Item-Einsamkeitsskala (LS)

Robinson-Whelen et al. arbeiteten in Houston, Texas, USA, um ein Messinstrument für Einsamkeit und seine Korrelate bei Menschen mit Rückenmarkverletzungen zu untersuchen [67]. Die Einsamkeit wurde mit der 3-Item-Einsamkeitsskala gemessen, einer abgekürzten Version der 20-item Revised UCLA Loneliness Scale. Die 3-Item-Einsamkeitsskala hat sich in einer großen US-Population als zuverlässig und mit guter konkurrenter und diskriminanter Validität erwiesen. Mit der Skala wird abgefragt, wie oft die Befragten das Gefühl haben, dass ihnen Gesellschaft fehlt, sie sich ausgeschlossen und von anderen isoliert fühlen. Die Items werden auf einer Skala von 1 („fast nie") bis 3 („oft") bewertet und ergeben einen Durchschnittsscore von 3–9, wobei höhere Scores eine größere Einsamkeit widerspiegeln. Tab. 25 gibt einen Überblick über die Autoren und Sprachen der Beiträge und Tab. 26 zeigt die Qualität der Studien.

3.21 Community Integration Measure (CIM)

Das CIM wurde für Menschen mit SCI in Australien validiert [52]. Das CIM ist eine klientenzentrierte 10-Item-Skala zu Partizipation und misst das Zugehörigkeitsgefühl einer Person in der Gemeinschaft. Das CIM basiert auf einem theoretischen Modell, das empirisch aus Interviews mit Personen mit mittelschweren bis schweren Hirnverletzungen abgeleitet wurde, die in der Gemeinschaft leben. Die Antworten werden auf einer 5-Punkte-Bewertungsskala von „immer zustimmen" bis „immer nicht zustimmen" gegeben. Das CIM ergibt einen einzigen zusammenfassenden Score (Spanne 10–50), der die ungewichtete Summe der 10 Items ist, wobei höhere Scores eine bessere Integration anzeigen. Tab. 25 gibt einen Überblick über die Autoren und Sprachen der Beiträge und Tab. 26 zeigt die Qualität der Studien.

3.22 Core Self-Evaluations Scale (CSES)

Die CSES wurde 2015 in den Vereinigten Staaten für Menschen mit SCI validiert [68]. CSES ist ein 12-Item-Instrument, das auf einer 5-Punkte-Likert-Skala bewertet wird (1 = „stark ablehnen" bis 5 = „stark zustimmen"). Die Items wurden entwickelt, um das Selbstwertgefühl (z. B. „Ich wünschte, ich könnte mehr Selbstachtung haben"), die Kontrollüberzeugung (z. B. „Ich habe das Gefühl, keinen Einfluss auf meinen Erfolg in meiner Karriere zu haben"), die Selbstwirksamkeit (z. B. „Ich bin in der Lage, die meisten meiner Probleme zu bewältigen") und die emotionale Stabilität/Neurotizismus (z. B. „Es gibt Zeiten, in denen die Dinge ziemlich düster und hoffnungslos für mich aussehen") zu bewerten. Da die CSES versucht, die höhere Ordnung des CSE-Konstrukts und nicht individuelle Merkmale zu messen, enthält sie auch Items, die mehrere Merkmale umfassen. Zum Beispiel könnte „Ich bestimme, was in meinem Leben passiert" sowohl die Kontrollüberzeugung als auch die Selbstwirksamkeit widerspiegeln. Darüber hinaus wurden die Items auf der CSES auf der Grundlage der Stärke ihrer Beziehung zu Arbeitszufriedenheit, Lebenszufriedenheit und Arbeitsleistung ausgewählt. Tab. 25 gibt einen Überblick über die Autoren und Sprachen der Beiträge und Tab. 26 zeigt die Qualität der Studien.

3.23 General Health Questionnaire-28 (GHQ-28)

Der GHQ-28 wurde in seinen verschiedenen Varianten umfangreich verwendet, um geringfügige oder, genauer gesagt, nichtpsychotische psychiatrische Störungen in verschiedenen Populationen und Settings zu erkennen. 1993 untersuchten Griffiths et al. die Nützlichkeit der skalierten Version Q des GHQ sowohl als Messinstrument für die Schwere der geringfügigen psychiatrischen Störung bei Rückenmarkverletzten als auch als Screeninginstrument zur Erkennung psychiatrischer Fälle in dieser Population in Shrewsbury, England [69]. Tab. 25 gibt einen Überblick über die Autoren und Sprachen der Beiträge und Tab. 26 zeigt die Qualität der Studien.

3.24 Physical Disability Stress Scale (PDSS)

Furlong entwickelte 2007 die PDSS [70] für Rollstuhlfahrer, einschließlich Menschen mit SCI, um den behinderungsbedingten Stress in Brisbane, Australien, zu messen. „Behinderungsbedingter Stress" wird als der besondere Stress definiert, den Rollstuhlfahrer mit einer erworbenen körperlichen Behinderung erleben. Das Instrument würde weitere Einblicke und Bewusstsein zur Intensität des von Rollstuhlfahrern erlebten Stresses ermöglichen. Es würde Vor- und Nachbeurteilungen von individuellen oder Gruppeninterventionen und -Rehabilitationen ermöglichen, die darauf abzielen,

den Stress durch eine größere Anpassung an Behinderungsfaktoren zu verringern. Auf individueller Ebene können hohe Scores bei bestimmten Faktoren den Therapeuten helfen, die Therapie an die speziellen Bedürfnisse oder Stressbereiche eines Klienten anzupassen. Bei der Durchführung wurde die PDSS zusammen mit anderen Messinstrumenten angewendet. Zu den anderen Instrumenten gehörten der General Health Questionnaire-28 (GHQ-28) und die WHO Quality of Life (WHOQOLBREF), australische Version. Tab. 25 gibt einen Überblick über die Autoren und Sprachen der Beiträge und Tab. 26 zeigt die Qualität der Studien.

3.25 Psychological Evaluation Tool for Spinal Cord Stimulation Candidacy (PETSCSC)

Prabhala et al. entwickelten das PETSCSC auf Albanisch [71] zur Beurteilung aller psychologischen Faktoren, die eine signifikante Korrelation mit dem Ergebnis der Rückenmarkstimulation (SCS) aufweisen, einschließlich negativer emotionaler Tendenzen, abweichender negativer Gedanken, Substanzmissbrauch, Depression und begleitender und unbehandelter psychiatrischer Störungen. Das PETSCSC ist in Teilbereiche unterteilt. Der erste Teilbereich des PETSCSC (Fragen 1–7) konzentriert sich auf Muster negativer Emotionen und Gedanken sowie auf maladaptive Bewältigungsreaktionen und wird als „emotiver" Teilbereich bezeichnet. Der zweite Teilbereich (Fragen 8–10) besteht aus der Bewertung von Depressionen, einschließlich solcher, die von einer Intervention profitieren könnten, und ist als Teilbereich „Depression" klassifiziert. Der dritte Teilbereich (Fragen 11–14) stellt fest, ob die Patienten eine Persönlichkeitsstörung, eine andere psychiatrische Störung oder eine posttraumatische Belastungsstörung haben, und wird als Teilbereich „andere Störung" bezeichnet. Der vierte Teilbereich (Fragen 15–18) beurteilt, ob die Patienten von einer Medikamentenbewertung, Psychotherapie oder einer Selbsthilfegruppe profitieren könnten, und ist als Teilbereich „Therapie" klassifiziert. Die Wahl von Y (Ja) in der PETSCSC-Skala bedeutet 1 Punkt in der PETSCSC-Bewertung, und die Wahl von N (Nein) bedeutet 0 Punkte. Der Gesamtscore wird nach Abschluss der Untersuchung addiert und als Gesamtscore des PETSCS verwendet. Tab. 25 gibt einen Überblick über die Autoren und Sprachen der Beiträge und Tab. 26 zeigt die Qualität der Studien.

3.26 Spinal Cord Lesion Emotional Well-Being Questionnaire (SCL EWQ)

Der SCL EWQ wurde 2008 in Englisch validiert [44]. Der SCL EWQ gibt einen prägnanten Hinweis auf die emotionalen Folgen für das persönliche Wachstum und die negativen Auswirkungen von Hilflosigkeit und des Eindringens einer SCI: Persönliches Wachstum bestimmt die aktuelle positive Veränderung der Einstellung, die aus der Lebenskrise resultiert; Hilflosigkeit bestimmt das Ausmaß der Verwirrung (Kontrollverlust und geringes Selbstwertgefühl); und das Eindringen bestimmt das Ausmaß von Verbitterung und Grübeln. Tab. 25 gibt einen Überblick über die Autoren und Sprachen der Beiträge und Tab. 26 zeigt die Qualität der Studien.

3.27 Ways of Coping Questionnaire (WCQ)

Folkman und Lazarus entwarfen das WCQ-Instrument 1988, um das Bewältigungsverhalten von Bewohnern einer Wohngemeinschaft zu messen. Die englische Version wurde 1994 für Menschen mit Rückenmarkverletzungen validiert [72]. Sie enthält 66 Punkte, die in einem 4-Punkte-Likert-Format gemessen werden. Mögliche Antworten umfassen 0 („trifft nicht zu und/oder nicht verwendet"), 1 („etwas verwendet"), 2 („ziemlich viel verwendet") und 3 („sehr viel verwendet"). Tab. 25 gibt einen Überblick über die Autoren und Sprachen der Beiträge und Tab. 26 zeigt die Qualität der Studien.

3.28 General Handicapped Attitude Scale (GHAS)

Die GHAS wurde 1986 entwickelt. Die niederländische Version wurde 1987 für Menschen mit SCI validiert [73]. Sie misst verschiedene psychologische Folgen der Behinderung und besteht aus den Subskalen: Akzeptanz (das Ausmaß, in dem eine Person akzeptiert hat, behindert zu sein), unabhängige Hilfe (das Ausmaß, in dem die behinderte Person es frustrierend findet, auf Hilfe angewiesen zu sein), soziale Folgen (das Ausmaß, in dem die behinderte Person ein schlechtes Verständnis für behinderte Menschen feststellt) und der Boden (das psychische Substrat: die emotionale Disposition der Person, sich mit ihrer Behinderung auseinanderzusetzen). Die GHAS enthält 36 Aussagen, 9 für jede Skala, wobei der Score für jede Aussage auf einer 5-Punkte-Skala nach dem Ausmaß der Zustimmung oder Nichtzustimmung bewertet wird. Tab. 25 gibt einen Überblick über die Autoren und Sprachen der Beiträge und Tab. 26 zeigt die Qualität der Studien.

3.29 Stanmore Nursing Assessment of Psychological Status (SNAPS)

Im Jahr 2016 entwickelten Smyth et al. ein kurzes, reliables Instrument, das Pflegekräften ermöglicht, den psychischen Status von Patienten mit Rückenmarkverletzungen in London, Großbritannien, genau zu beurteilen, aufzuzeichnen und darauf zu reagieren [74]. Es ist für Pflegekräfte konzipiert, um es täglich bei allen erwachsenen Patienten mit SCI von ihrer Aufnahme bis zur Rehabilitation zu verwenden. Bei der Verwendung von SNAPS werden die Patienten routinemäßig morgens in jedem der 8 Bereiche (Motivation, Angst, Traurigkeit, Schweregrad der Behinderung, Beziehung zur Familie, Beziehung zum Personal, Reizbarkeit und Isolation) auf einer Skala von 0–2 bewertet. Ein Score von 0 deutet auf einen nicht besorgniserregenden psychischen Status für jedes Item hin, ein Score von 1 bedeutet eine gewisse Besorgnis hinsichtlich des psychischen Status, und ein Score von 2 bedeutet Anlass zu großer Besorgnis hinsichtlich des psychischen Status. Wenn ein Patient morgens (a. m.) mit 1 oder 2 bewertet wurde, sollte die Beurteilung abends (p. m.) wiederholt werden. Wenn der Patient abends immer noch 2 Punkte erreicht, wird er sofort an die verantwortliche Krankenschwester verwiesen. Das Pflegepersonal überwacht Patienten, die bei einem Item einen Score von 1 erzielen. Tab. 25 gibt einen Überblick über die Autoren und Sprachen der Beiträge und Tab. 26 zeigt die Qualität der Studien.

3.30 Minnesota Multiphasic Personality Inventory 2 (MMPI-2)

Das Minnesota Multiphasic Personality Inventory (MMPI) und die aktualisierten MMPI-A und MMPI-2 gehören zu den am häufigsten verwendeten Instrumenten zur Messung von Persönlichkeitsfaktoren, mit buchstäblich Tausenden von Forschungsberichten, die in der wissenschaftlichen Literatur veröffentlicht wurden. Körperliche Krankheit wurde mit Veränderungen in den MMPI- und MMPI-2-Profilen in Verbindung gebracht, und SCI moderiert die MMPI-Scores erheblich. Es wurde in Englisch validiert [75]. Tab. 25 gibt einen Überblick über die Autoren und Sprachen der Beiträge und Tab. 26 zeigt die Qualität der Studien.

3.31 Medically Based Emotional Distress Scale (MEDS)

Die Medically Based Emotional Distress Scale wurde entwickelt, um die Art und die Schwere der emotionalen Belastung nach einer körperlichen Krankheit, Verletzung oder Behinderung zu quantifizieren. Die MEDS umfasst 7 Subskalen, die Dysphorie (8 Items), Reizbarkeit (9 Items), Anhedonie (11 Items), sozialen Rückzug (9 Items), Grübeln über vergangene Ereignisse (6 Items), kognitive Perspektive in der Gegenwart (8 Items) und Erwartungen für die Zukunft (9 Items) messen. Einige Items werden auf einer 5-Punkte-Skala bewertet, um die Häufigkeit

verschiedener emotionaler Reaktionen zu quantifizieren (von „nie" bis „immer vorhanden"). Andere Items werden für die Intensität der aufgetretenen Emotion bewertet (von „überhaupt nicht vorhanden" bis „sehr stark vorhanden"). Die Skala wurde 1993 in englischer Sprache validiert [76]. Tab. 25 gibt einen Überblick über die Autoren und Sprachen der Beiträge und Tab. 26 zeigt die Qualität der Studien.

3.32 Athletic Identity Measurement Scale (AIMS)

Die Athletic Identity Measurement Scale (AIMS) wird verwendet, um die sportliche Identität zu bewerten. Die AIMS, die als Messinstrument für den sportlichen Teil eines multidimensionalen Selbstkonzepts konzipiert wurde, umfasst 7 Items, die sich auf affektive, verhaltensbezogene und kognitive Aspekte der Identifikation mit der Athletenrolle beziehen. Die Befragten bewerten das Ausmaß, in dem sie mit jedem der Items auf einer Skala von 1 („stimme stark nicht zu") bis 7 („stimme stark zu") übereinstimmen [42]. Tab. 25 gibt einen Überblick über die Autoren und Sprachen der Beiträge und Tab. 26 zeigt die Qualität der Studien.

3.33 Coping Strategies Questionnaire 24 (CSQ-24)

Harland et al. validierten für die SCI-Population eine 24-Item-Version des CSQ, die dazu dient, Bewältigungsstrategien und die Wirksamkeit dieser Strategien für die Kontrolle und Verringerung von Schmerzen zu bewerten [77]. Tab. 25 gibt einen Überblick über die Autoren und Sprachen der Beiträge und Tab. 26 zeigt die Qualität der Studien.

3.34 Hopkins Symptom Checklist-20 (HSCL-20)

Die HSCL-20 Version B ist ein hybrides Depressionsmessinstrument. Es wurde von Katon und Kollegen erstellt und besteht aus 14 Items der Depressionsskala der Hopkins Symptom Checklist-90 und der Hopkins Symptom Checklist-90 revised 29, außerdem aus 6 Items, die aus den Dimensionen Angst und Zwangsstörungen der Hopkins Symptom Checklist-90 abgeleitet sind, und Items, die auf DSM-IV-Symptomen basieren. Es wurde 2016 in der SCI-Population in Englisch validiert [26]. Tab. 25 gibt einen Überblick über die Autoren und Sprachen der Beiträge und Tab. 26 zeigt die Qualität der Studien.

3.35 Hamilton Depression Rating Scale (HAM-D)

Die HAM-D ist seit vielen Jahren das wichtigste Standardmessinstrument für den Schweregrad von Depressionen in klinischen Studien. Kliniker oder geschultes Forschungspersonal bewerten die Symptomstärke der Teilnehmer in der jeweils vergangenen Woche mit Bewertungsskalen, die für jedes Item spezifisch sind. Mit einem strukturierten Interviewleitfaden zeigen die Scores auf der 17-Item-Version eine gute Test-Retest-Reliabilität. Die Skala wurde 2016 für die SCI-Population auf Englisch validiert [26]. Tab. 25 gibt einen Überblick über die Autoren und Sprachen der Beiträge und Tab. 26 zeigt die Qualität der Studien.

3.36 Trait Hope Scale (THS)

Snyder et al. entwickelten die THS 1991, um die Konstruktion von dispositioneller Hoffnung operational zu definieren und zu messen. Sie besteht aus 4 Handlungsfähigkeitsitems („agency items") auf der Skala sowie 4 Pfaditems, die 4 Distraktoritems gehen nicht in die Wertung ein. Die Handlungsfähigkeitssubskala („agency subscale") besteht aus Aussagen wie „Ich verfolge meine Ziele energisch"; die Pfadskala besteht aus Aussagen wie „Es gibt viele Wege um jedes Problem herum". Die Punkte werden auf einer 8-Punkte-Likert-Zustimmungsskala (1 „definitiv falsch" bis 8 „definitiv wahr") bewertet. Die

THS wurde für die SCI-Population validiert [78]. Tab. 25 gibt einen Überblick über die Autoren und Sprachen der Beiträge und Tab. 26 zeigt die Qualität der Studien.

3.37 Acceptance and Action Questionnaire (AAQ)

Der AAQ enthält 9 Aussagen, die verschiedene Aspekte der Vermeidung repräsentieren (z. B. „Ich habe keine Angst vor meinen Gefühlen" und „Wenn ich mich mit anderen Menschen vergleiche, scheint es, dass die meisten von ihnen ihr Leben besser meistern als ich"). Die Befragten bewerten bei jeder Aussage auf einer Skala von 1 („nie wahr") bis 7 („immer wahr"), wie sie auf sie zutrifft seit dem medizinischen Ereignis. Mehrere Items werden umgekehrt bewertet. Der AAQ wurde in Englisch validiert [79, 80]. Tab. 25 gibt einen Überblick über die Autoren und Sprachen der Beiträge und Tab. 26 zeigt die Qualität der Studien.

3.38 Attachment Style Questionnaire (ASQ)

Der ASQ ist ein 40-Item-Selbstbericht, der 3 Subskalen misst: (a) sichere Bindung, (b) vermeidende Bindung und (c) ängstliche Bindung. Die Befragten bewerten jedes Item auf einer 6-Punkte-Likert-Zustimmungsskala von 1 („stimme überhaupt nicht zu") bis 6 („stimme voll und ganz zu"). Der ASQ wurde in Englisch validiert [81]. Tab. 25 gibt einen Überblick über die Autoren und Sprachen der Beiträge und Tab. 26 zeigt die Qualität der Studien.

3.39 Multidimensional Acceptance of Loss Scale (MALS)

Die Entwicklung der Multidimensional Acceptance of Loss Scale war der primäre Fokus der vorliegenden Studie. Die Items der Multidimensional Acceptance of Loss Scale wurden auf der Grundlage einer umfassenden

Überprüfung der Behinderungsakzeptanztheorie von Wright, der Literatur zur psychosozialen Anpassung und in Absprache mit Beatrice Wright entwickelt. Der Entwurf der Items zur MALS wurde von Beatrice Wright und einem Gremium von sieben Experten, die umfangreich in den Bereichen psychosoziale Anpassung an chronische Krankheiten und Behinderungen veröffentlicht haben, überprüft. Auf Empfehlung des Expertengremiums wurden 6 Items gelöscht und mehrere Items wurden zur Klarheit und aus Stilzwecken umgeschrieben. Der endgültige Entwurf des Instruments umfasste 60 Items mit einer gleichen Anzahl von Items für jede der vier Wertänderungen. Die Items wurden auf einer 4-Punkte-Likert-Bewertungsskala bewertet (1 = „stimme stark nicht zu", 2 = „stimme nicht zu", 3 = „stimme zu" und 4 = „stimme stark zu") [82]. Tab. 25 gibt einen Überblick über die Autoren und Sprachen der Beiträge und Tab. 26 zeigt die Qualität der Studien.

3.40 Loss Inventory (LI)

Das LI ist eine 30-Item-Selbstberichtsskala. Jeder Proband wird gebeten, 30 Aussagesätze zu lesen, die Gefühle oder Reaktionen zu Verlusten beschreiben. Der Patient wird dann gebeten anzugeben, ob er oder sie das Gefühl oder die Reaktion „nie", „selten", „manchmal", „oft" oder „immer" hat. Die Werte, die jeder Antwortoption zugeordnet sind, liegen auf einer 5-Punkte-Skala und lauten wie folgt: „nie" = 1, „selten" = 2, „manchmal" = 3, „oft" = 4 und „immer" = 5. Ein Gesamtscore wird aus der Summe der Werte für jedes Item abgeleitet. Die LI wurde 2004 in Englisch validiert [83]. Tab. 25 gibt einen Überblick über die Autoren und Sprachen der Beiträge und Tab. 26 zeigt die Qualität der Studien.

3.41 Readiness for Hospital Discharge Scale (RHDS)

Die Readiness for Hospital Discharge Scale (RHDS) misst, ob Patienten sich selbst als bereit ansehen, aus dem Krankenhaus entlassen zu werden und ihre Pflegebedürfnisse in einem häuslichen Umfeld zu bewältigen (Weiss & Piacentine 2006). Die RHDS misst auch Variablen im Zusammenhang mit der Entlassungsbereitschaft der Pflegenden, klinischen Spezialisten und Manager in der Erwachsenenpflege, der Mutter-und-Neugeborenen-Pflege und der Kinderpflege. Die Skala wurde 2020 in Englisch (Südafrika) validiert [84]. Tab. 25 gibt einen Überblick über die Autoren und Sprachen der Beiträge und Tab. 26 zeigt die Qualität ihrer Studien.

4 Schlussfolgerungen

Dieses Kapitel berichtet über alle in der Literatur beschriebenen Assessmentinstrumente zur Beurteilung psychologischer Aspekte bei Menschen mit SCI. Unter den 46 in diesem Kapitel enthaltenen Tools ergab sich, dass die meisten Skalen Angst und Depression, Selbstwirksamkeit und Bewältigungsstrategien bewerten. Die gebräuchlichsten Assessmentinstrumente sind der Patient Health Questionnaire-9 (PHQ-9), ein Selbstberichtsinstrument, das die Probanden fragt, wie oft sie von Problemen wie depressiven Gefühlen, Müdigkeit, schlechtem Appetit, Schuldgefühlen oder Suizidgedanken belästigt wurden; der Spinal Cord Lesion Related Coping Strategies Questionnaire (SCL-CSQ), eine spezifische Skala, die entwickelt wurde, um die Bewältigungsstrategien von Personen mit SCI zu bewerten; und die Spinal Cord Injury-Falls Concern Scale (SCI-FCS), eine Skala, die den Grad der Aufmerksamkeit hinsichtlich Stürzen im Rollstuhl bei der Durchführung ihrer täglichen Aktivitäten bewertet.

Literatur

1. Peter C, Cieza A, Geyh S. Rasch analysis of the general self-efficacy scale in spinal cord injury. J Health Psychol. 2014. https://doi.org/10.1177/1359105313475897.
2. Miller WC, Anton HA, Townson AF. Measurement properties of the CESD scale among individuals with spinal cord injury. Spinal Cord. 2008. https://doi.org/10.1038/sj.sc.3102127.

3. Castelnuovo G, Giusti EM, Manzoni GM, et al. What is the role of the placebo effect for pain relief in neurorehabilitation? Clinical implications from the Italian consensus conference on pain in neurorehabilitation. Front Neurol. 2018. https://doi.org/10.3389/fneur.2018.00310.

4. Marquez MA, De Santis R, Ammendola V, et al. Cross-cultural adaptation and validation of the "spinal cord injury-falls concern scale" in the Italian population. Spinal Cord. 2018;56(7):712–8. https://doi.org/10.1038/s41393-018-0070-6.

5. Berardi A, De Santis R, Tofani M, et al. The Wheelchair Use Confidence Scale: Italian translation, adaptation, and validation of the short form. Disabil Rehabil Assist Technol. 2018;13(4):i. https://doi.org/10.1080/17483107.2017.1357053.

6. Anna B, Giovanni G, Marco T, et al. The validity of rastersterography as a technological tool for the objectification of postural assessment in the clinical and educational fields: pilot study. In: Advances in intelligent systems and computing. 2020. https://doi.org/10.1007/978-3-030-23884-1_8.

7. Panuccio F, Berardi A, Marquez MA, et al. Development of the pregnancy and motherhood evaluation questionnaire (PMEQ) for evaluating and measuring the impact of physical disability on pregnancy and the management of motherhood: a pilot study. Disabil Rehabil. 2020;2020:1–7. https://doi.org/10.1080/09638288.2020.1802520.

8. Amedoro A, Berardi A, Conte A, et al. The effect of aquatic physical therapy on patients with multiple sclerosis: a systematic review and meta-analysis. Mult Scler Relat Disord. 2020. https://doi.org/10.1016/j.msard.2020.102022.

9. Dattoli S, Colucci M, Soave MG, et al. Evaluation of pelvis postural systems in spinal cord injury patients: outcome research. J Spinal Cord Med. 2018;43:185–92.

10. Berardi A, Galeoto G, Guarino D, et al. Construct validity, test-retest reliability, and the ability to detect change of the Canadian occupational performance measure in a spinal cord injury population. Spinal Cord Ser Cases. 2019. https://doi.org/10.1038/s41394-019-0196-6.

11. Ponti A, Berardi A, Galeoto G, Marchegiani L, Spandonaro C, Marquez MA. Quality of life, concern of falling and satisfaction of the sit-ski aid in sit-skiers with spinal cord injury: observational study. Spinal Cord Ser Cases. 2020. https://doi.org/10.1038/s41394-020-0257-x.

12. Panuccio F, Galeoto G, Marquez MA, et al. General sleep disturbance scale (GSDS-IT) in people with spinal cord injury: a psychometric study. Spinal Cord. 2020. https://doi.org/10.1038/s41393-020-0500-0.

13. Monti M, Marquez MA, Berardi A, Tofani M, Valente D, Galeoto G. The multiple sclerosis intimacy and sexuality questionnaire (MSISQ-15): validation of the Italian version for individuals with spinal cord injury. Spinal Cord. 2020. https://doi.org/10.1038/s41393-020-0469-8.

14. Galeoto G, Colucci M, Guarino D, et al. Exploring validity, reliability, and factor analysis of the Quebec user evaluation of satisfaction with assistive technology in an Italian population: a cross-sectional study. Occup Ther Heal Care. 2018. https://doi.org/10.1080/07380577.2018.1522682.

15. Colucci M, Tofani M, Trioschi D, Guarino D, Berardi A, Galeoto G. Reliability and validity of the Italian version of Quebec user evaluation of satisfaction with assistive technology 2.0 (QUEST-IT 2.0) with users of mobility assistive device. Disabil Rehabil Assist Technol. 2019. https://doi.org/10.1080/17483107.2019.1668975.

16. Berardi A, Galeoto G, Lucibello L, Panuccio F, Valente D, Tofani M. Athletes with disability' satisfaction with sport wheelchairs: an Italian cross sectional study. Disabil Rehabil Assist Technol. 2020; https://doi.org/10.1080/17483107.2020.1800114.

17. Moher D, Shamseer L, Clarke M, et al. Preferred reporting items for systematic review and meta-analysis protocols (PRISMA-P) 2015 statement. Rev Esp Nutr Human Diet. 2016. https://doi.org/10.1186/2046-4053-4-1.

18. Mokkink LB, Terwee CB, Patrick DL, et al. The COSMIN study reached international consensus on taxonomy, terminology, and definitions of measurement properties for health-related patient-reported outcomes. J Clin Epidemiol. 2010. https://doi.org/10.1016/j.jclinepi.2010.02.006.

19. Terwee CB, Prinsen CAC, Chiarotto A, et al. COSMIN methodology for evaluating the content validity of patient-reported outcome measures: a Delphi study. Qual Life Res. 2018. https://doi.org/10.1007/s11136-018-1829-0.

20. Mokkink LB, de Vet HCW, Prinsen CAC, et al. COSMIN risk of bias checklist for systematic reviews of patient-reported outcome measures. Qual Life Res. 2018. https://doi.org/10.1007/s11136-017-1765-4.

21. Chung H, Kim J, Askew RL, Jones SMW, Cook KF, Amtmann D. Assessing measurement invariance of three depression scales between neurologic samples and community samples. Qual Life Res. 2015. https://doi.org/10.1007/s11136-015-0927-5.

22. Kalpakjian CZ, Toussaint LL, Albright KJ, Bombardier CH, Krause JK, Tate DG. Patient health questionnaire-9 in spinal cord injury: an examination of factor structure as related to gender. J Spinal Cord Med. 2009. https://doi.org/10.1080/10790268.2009.11760766.

23. Poritz JMP, Mignogna J, Christie AJ, Holmes SA, Ames H. The patient health questionnaire depression screener in spinal cord injury. J Spinal Cord Med. 2018. https://doi.org/10.1080/10790268.2017.1294301.

24. Bombardier CH, Kalpakjian CZ, Graves DE, Dyer JR, Tate DG, Fann JR. Validity of the patient health

questionnaire-9 in assessing major depressive disorder during inpatient spinal cord injury rehabilitation. Arch Phys Med Rehabil. 2012. https://doi.org/10.1016/j.apmr.2012.04.019.

25. Krause JS, Saunders LL, Bombardier C, Kalpakjian C. Confirmatory factor analysis of the patient health Questionnaire-9: a study of the participants from the spinal cord injury model systems. PM R. 2011. https://doi.org/10.1016/j.pmrj.2011.03.003.

26. Williams RT, Heinemann AW, Neumann HD, et al. Evaluating the psychometric properties and responsiveness to change of 3 depression measures in a sample of persons with traumatic spinal cord injury and major depressive disorder. Arch Phys Med Rehabil. 2016. https://doi.org/10.1016/j.apmr.2016.01.017.

27. Krause JS, Reed KS, McArdle JJ. Factor structure and predictive validity of somatic and nonsomatic symptoms from the patient health Questionnaire-9: a longitudinal study after spinal cord injury. Arch Phys Med Rehabil. 2010;91(8):1218–24. https://doi.org/10.1016/j.apmr.2010.04.015.

28. Richardson EJ, Richards JS. Factor structure of the PHQ-9 screen for depression across time since injury among persons with spinal cord injury. Rehabil Psychol. 2008. https://doi.org/10.1037/0090-5550.53.2.243.

29. Williams RT, Heinemann AW, Bode RK, et al. Improving measurement properties of the patient health Questionnaire-9 with rating scale analysis. Rehabil Psychol. 2009. https://doi.org/10.1037/a0015529.

30. Summaka M, Zein H, Abbas LA, et al. Validity and reliability of the Arabic patient health Questionnaire-9 in patients with spinal cord injury in Lebanon. World Neurosurg. 2019. https://doi.org/10.1016/j.wneu.2019.01.234.

31. Nakku JEM, Rathod SD, Kizza D, et al. Validity and diagnostic accuracy of the Luganda version of the 9-item and 2-item patient health questionnaire for detecting major depressive disorder in rural Uganda. Glob Ment Heal. 2016. https://doi.org/10.1017/gmh.2016.14.

32. Dean RE, Kennedy P. Measuring appraisals following acquired spinal cord injury: a preliminary psychometric analysis of the appraisals of disability. Rehabil Psychol. 2009. https://doi.org/10.1037/a0015581.

33. Mignogna J, Christie AJ, Holmes SA, Ames H. Measuring disability-associated appraisals for veterans with spinal cord injury. Rehabil Psychol. 2015. https://doi.org/10.1037/rep0000022.

34. McDonald SD, Goldberg-Looney LD, Mickens MN, Ellwood MS, Mutchler BJ, Perrin PB. Appraisals of DisAbility primary and secondary scale—short form (ADAPSS−sf): psychometrics and association with mental health among U.S. military veterans with spinal cord injury. Rehabil Psychol. 2018;63(3):372–382. https://doi.org/10.1037/rep0000230.

35. Eaton R, Jones K, Duff J. Cognitive appraisals and emotional status following a spinal cord injury in post-acute rehabilitation. Spinal Cord. 2018. https://doi.org/10.1038/s41393-018-0151-6.

36. Deane KC, Chlan KM, Vogel LC, Zebracki K. Use of appraisals of DisAbility primary and secondary scale-short form (ADAPSS-sf) in individuals with pediatric-onset spinal cord injury. Spinal Cord. 2020. https://doi.org/10.1038/s41393-019-0375-0.

37. Russell M, Ames H, Dunn C, Beckwith S, Holmes SA. Appraisals of disability and psychological adjustment in veterans with spinal cord injuries. J Spinal Cord Med. 2020;14:1–8. https://doi.org/10.1080/10790268.2020.1754650. Epub ahead of print. PMID: 32406809.

38. Tate DG, Heinrich RK, Maynard F, Buckelew SP. Moderator-variable effect on the Brief Symptom Inventory test-item endorsements of spinal cord injury patients. Paraplegia. 1994;32(7):473–9. https://doi.org/10.1038/sc.1994.75. PMID: 7970849.

39. Heinrich RK, Tate DG. Latent variable structure of the brief symptom inventory in a sample of persons with spinal cord injuries. Rehabil Psychol. 1996. https://doi.org/10.1037//0090-5550.41.2.131.

40. Müller R, Cieza A, Geyh S. Rasch analysis of the hospital anxiety and depression scale in spinal cord injury. Rehabil Psychol. 2012. https://doi.org/10.1037/a0029287.

41. Woolrich RA, Kennedy P, Tasiemski T. A preliminary psychometric evaluation of the hospital anxiety and depression scale (HADS) in 963 people living with a spinal cord injury. Psychol Health Med. 2006;11(1):80–90. https://doi.org/10.1080/13548500500294211.

42. Tasiemski T, Brewer BW. Athletic identity, sport participation, and psychological adjustment in people with spinal cord injury. Adapt Phys Act Q. 2011. https://doi.org/10.1123/apaq.28.3.233.

43. Elfström ML, Rydén A, Kreuter M, Persson LO, Sullivan M. Linkages between coping and psychological outcome in the spinal cord lesioned: development of SCL-related measures. Spinal Cord. 2002. https://doi.org/10.1038/sj.sc.3101238.

44. Migliorini CE, Elfström ML, Tonge BJ. Translation and Australian validation of the spinal cord lesion-related coping strategies and emotional well-being questionnaires. Spinal Cord. 2008. https://doi.org/10.1038/sc.2008.22.

45. Elfström ML, Kennedy P, Lude P, Taylor N. Condition-related coping strategies in persons with spinal cord lesion: a cross-national validation of the spinal cord lesion-related coping strategies questionnaire in four community samples. Spinal Cord. 2007. https://doi.org/10.1038/sj.sc.3102003.

46. Paker N, Bugdayci D, Kesiktas N, Sahin M, Elfström ML. Reliability and validity of the Turkish version of spinal cord lesion-related coping strategies. Spinal Cord. 2014. https://doi.org/10.1038/sc.2013.142.

47. Saurí J, Umana MC, Chamarro A, Soler MD, Gilabert A, Elfström ML. Adaptation and validation of the Spanish version of the spinal cord lesion-related coping strategies questionnaire (SCL CSQ-S). Spinal Cord. 2014. https://doi.org/10.1038/sc.2014.44.

48. Saffari M, Pakpour AH, Yaghobidoot M, Al Zaben F, Koenige HG. Cross-cultural adaptation of the spinal cord lesion-related coping strategies questionnaire for use in Iran. Injury. 2015. https://doi.org/10.1016/j.injury.2015.04.035.

49. Post MWM, Gerritsen J, Diederiks JPM, De Witte LP. Measuring health status of people who are wheelchair-dependent: validity of the sickness impact profile 68 and the Nottingham health profile. Disabil Rehabil. 2001. https://doi.org/10.1080/096382801750110874.

50. Post MWM, Gerritsen J, Van Leusen NDM, Paping MA, Prevo AJH. Adapting the Nottingham health profile for use in people with severe physical disabilities. Clin Rehabil. 2001. https://doi.org/10.1191/026921501672698006.

51. Post MWM, de Bruin A, de Witte L, Schrijvers A. The SIP68: a measure of health-related functional status in rehabilitation medicine. Arch Phys Med Rehabil. 1996;77(5):440–5. https://doi.org/10.1016/S0003-9993(96)90031-3.

52. De Wolf A, Lane-Brown A, Tate RL, Middleton J, Cameron ID. Measuring community integration after spinal cord injury: validation of the Sydney psychosocial reintegration scale and community integration measure. Qual Life Res. 2010. https://doi.org/10.1007/s11136-010-9685-6.

53. Tate R, Simpson G, Lane-Brown A, Soo C, de Wolf A, Whiting D. Sydney psychosocial reintegration scale (SPRS-2): meeting the challenge of measuring participation in neurological conditions. Aust Psychol. 2012. https://doi.org/10.1111/j.1742-9544.2011.00060.x.

54. Amtmann D, Bamer AM, Cook KF, Askew RL, Noonan VK, Brockway JA. University of Washington self-efficacy scale: a new self-efficacy scale for people with disabilities. Arch Phys Med Rehabil. 2012. https://doi.org/10.1016/j.apmr.2012.05.001.

55. Post MWM, Adriaansen JJE, Peter C. Rasch analysis of the University of Washington Self-Efficacy Scale short-form (UW-SES-6) in people with long-standing spinal cord injury. Spinal Cord. 2018. https://doi.org/10.1038/s41393-018-0166-z.

56. Boswell-Ruys CL, Harvey LA, Delbaere K, Lord SR. A falls concern scale for people with spinal cord injury (SCI-FCS). Spinal Cord. 2010. https://doi.org/10.1038/sc.2010.1.

57. Marquez MA, De Santis R, Ammendola V, et al. Cross-cultural adaptation and validation of the "spinal cord injury-falls concern scale" in the Italian population. Spinal Cord. 2018. https://doi.org/10.1038/s41393-018-0070-6.

58. Butler Forslund E, Roaldsen KS, Hultling C, Wahman K, Franzén E. Concerns about falling in wheel-

chair users with spinal cord injury-validation of the Swedish version of the spinal cord injury falls concern scale. Spinal Cord. 2016. https://doi.org/10.1038/sc.2015.125.

59. Roaldsen KS, Mååy ÅB, Jørgensen V, Stanghelle JK. Test-retest reliability at the item level and total score level of the Norwegian version of the spinal cord injury falls concern scale (SCI-FCS). J Spinal Cord Med. 2016. https://doi.org/10.1080/10790268.2015.1119965.

60. Pramodhyakul N, Pramodhyakul W. Thai translation and cross-cultural adaptation of the spinal cord injury falls concern scale (SCI-FCS). Spinal Cord. 2020. https://doi.org/10.1038/s41393-019-0405-y.

61. Kuiper H, van Leeuwen CCM, Stolwijk-Swüste JM, Post MWM. Measuring resilience with the Connor–Davidson resilience scale (CD-RISC): which version to choose? Spinal Cord. 2019;57(5):360–6. https://doi.org/10.1038/s41393-019-0240-1.

62. Buckelew SP, Burk JP, Brownlee-Duffeck M, Frank RG, et al. Cognitive and somatic aspects of depression among a rehabilitation sample: reliability and validity of SCL-90--R research subscales. Rehabil Psychol. 1988. https://doi.org/10.1037//0090-5550.33.2.67.

63. Mitchell MC, Burns NR, Dorstyn DS. Screening for depression and anxiety in spinal cord injury with DASS-21. Spinal Cord. 2008. https://doi.org/10.1038/sj.sc.3102154.

64. Portmann Bergamaschi R, Escorpizo R, Staubli S, Finger ME. Content validity of the work rehabilitation questionnaire-self-report version WORQ-SELF in a subgroup of spinal cord injury patients. Spinal Cord. 2014. https://doi.org/10.1038/sc.2013.129.

65. Perera MJ, Meade MA, DiPonio L. Use and psychometric properties of the flourishing scale among adults with spinal cord injury. Rehabil Psychol. 2018. https://doi.org/10.1037/rep0000184.

66. Kortte KB, Falk LD, Castillo RC, Johnson-Greene D, Wegener ST. The Hopkins rehabilitation engagement rating scale: development and psychometric properties. Arch Phys Med Rehabil. 2007. https://doi.org/10.1016/j.apmr.2007.03.030.

67. Robinson-Whelen S, Taylor HB, Feltz M, Whelen M. Loneliness among people with spinal cord injury: exploring the psychometric properties of the 3-item loneliness scale. Arch Phys Med Rehabil. 2016. https://doi.org/10.1016/j.apmr.2016.04.008.

68. Smedema SM, Morrison B, Yaghmaian RA, Deangelis J, Aldrich H. Psychometric validation of the Core self-evaluations scale in people with spinal cord injury. Disabil Rehabil. 2016. https://doi.org/10.3109/09638288.2015.1065012.

69. Griffiths TC, Myers DH, Talbot AW. A study of the validity of the scaled version of the general health questionnaire in paralysed spinally injured out-patients. Psychol Med. 1993. https://doi.org/10.1017/S0033291700028580.

70. Furlong M, Connor JP. The measurement of disability-related stress in wheelchair users. Arch

Phys Med Rehabil. 2007. https://doi.org/10.1016/j.apmr.2007.06.763.

71. Prabhala T, Kumar V, Gruenthal E, et al. Use of a psychological evaluation tool as a predictor of spinal cord stimulation outcomes. Neuromodulation. 2019. https://doi.org/10.1111/ner.12884.

72. Margaret Wineman N, Durand EJ, Jan McCuuoch B. Examination of the factor structure of the ways of coping questionnaire with clinical populations. Nurs Res. 1994. https://doi.org/10.1097/00006199-199409000-00003.

73. Bermond B. The general handicapped attitude scale (GHAS). Int J Rehabil Res. 1987;10(1):49–54. https://doi.org/10.1097/00004356-198703000-00005.

74. Smyth C, Spada MM, Coultry-Keane K, Ikkos G. The Stanmore nursing assessment of psychological status: understanding the emotions of patients with spinal cord injury. J Spinal Cord Med. 2016. https://doi.org/10.1080/10790268.2016.1163809.

75. Barncord SW, Wanlass RL. A correction procedure for the Minnesota multiphasic personality inventory-2 for persons with spinal cord injury. Arch Phys Med Rehabil. 2000. https://doi.org/10.1053/apmr.2000.6287.

76. Overholser JC, Schubert DSP, Foliart R, Frost F. Assessment of emotional distress following a spinal cord injury. Rehabil Psychol. 1993. https://doi.org/10.1037//0090-5550.38.3.187.

77. Harland NJ, Georgieff K. Development of the coping strategies questionnaire 24, a clinically utilitarian version of the coping strategies questionnaire. Rehabil Psychol. 2003. https://doi.org/10.1037/0090-5550.48.4.296.

78. Smedema SM, Pfaller J, Moser E, Tu W-M, Chan F. Measurement structure of the trait Hope scale in persons with spinal cord injury: a confirmatory factor analysis. Rehabil Res Policy Educ. 2013. https://doi.org/10.1891/2168-6653.27.3.206.

79. Kortte KB, Veiel L, Batten SV, Wegener ST. Measuring avoidance in medical rehabilitation. Rehabil Psychol. 2009. https://doi.org/10.1037/a0014703.

80. Kennedy P, Smithson E, Blakey L. Planning and structuring spinal cord injury rehabilitation: the needs assessment checklist. Topics in Spinal Cord Injury Rehabilitation. 2012. https://doi.org/10.1310/sci1802-135.

81. Iwanaga K, Blake J, Yaghmaian R, et al. Preliminary validation of a short-form version of the attachment style questionnaire for use in clinical rehabilitation Counseling research and practice. Rehabil Couns Bull. 2018. https://doi.org/10.1177/0034355217709477.

82. Ferrin JM, Chan F, Chronister J, Chiu CY. Psychometric validation of the multidimensional acceptance of loss scale. Clin Rehabil. 2011. https://doi.org/10.1177/0269215510380836.

83. Niemeier JP, Kennedy RE, McKinley WO, Cifu DX. The loss inventory: preliminary reliability and validity data for a new measure of emotional and cognitive responses to disability. Disabil Rehabil. 2004. https://doi.org/10.1080/09638280410001696692.

84. De Lange JS, Jacobs J, Meiring N, et al. Reliability and validity of the readiness for hospital discharge scale in patients with spinal cord injury. South African J Physiother. 2020;76(1) https://doi.org/10.4102/sajp.v76i1.1400.

Messung der Lebensqualität bei Rückenmarkverletzungen

Anna Berardi, Marina D'Angelo, Francescaroberta Panuccio, Giulia Grieco und Giovanni Galeoto

1   Einführung

Menschen mit Rückenmarkverletzungen (SCI) stoßen im Alltag auf Einschränkungen, einschließlich Einschränkungen bei der Durchführung von Aktivitäten im täglichen Leben sowie bei sozialer und beruflicher Teilhabe, und auf bedeutende psychologische Folgen wie schwere Depressionen [1].

Zu den identifizierten Barrieren gehören das Auftreten von sekundären Gesundheitsproblemen und die Verschlechterung der Gesundheit, reduzierte Arbeitsmöglichkeiten (Item 2–5), begrenzte soziale Unterstützung und Funktion der Familienrolle (Item 6–8), begrenzter Zugang zu Freizeit- und Freizeitaktivitäten (Item 9) und Mangel an zugänglichen Verkehrsmitteln (Item 10–12) [2]. Durch klinische und rehabilitative Praxis ist es jedoch möglich, die Lebensqualität von Menschen mit SCI zu verbessern.

Ob eine Verbesserung eingetreten ist, basiert oft auf Beobachtungen des Therapeuten, die von persönlichen Werten oder dem professionellen Wertesystem beeinflusst werden. Zum Beispiel kann ein Therapeut glauben, dass eine Verbesserung eingetreten ist, wenn der Klient häufiger Hilfe beim Anziehen benötigt oder mehr Hilfe in Anspruch nehmen muss. Diese Veränderungen können gültige Verbesserungen der Lebensqualität darstellen, aber nur auf der Grundlage des Glaubens des Klienten. Williams et al. [3] ermutigten Kliniker, die Lebensqualität ihrer Patienten systematisch zu messen, um therapeutische Urteile und die Kommunikation zwischen Patienten und Ärzten zu verbessern [4]. Daher werden Instrumente benötigt, um dieses Ergebnis genau zu messen.

Das Ziel dieses Kapitels ist es, Assessmentinstrumente zur Lebensqualität bei Menschen mit SCI durch ein systematisches Review zu beschreiben und zu bewerten.

2   Materialien und Methoden

Diese Studie wurde von einer Forschungsgruppe durchgeführt, die aus Ärzten und Gesundheitsfachleuten der Universität „Sapienza" in Rom und der Vereinigung „Rehabilitation & Outcome Measure Assessment" (R.O.M.A.) besteht. Die R.O.M.A.-Vereinigung hat sich in den letzten Jahren mit mehreren Studien und der Validierung vieler Outcome-Messinstrumente in Italien für die Personengruppe der Rückenmarkverletzten befasst [5–18].

A. Berardi · G. Galeoto (✉)
Department of Human Neurosciences, Sapienza University of Rome, Rome, Italy
E-Mail: giovanni.galeoto@uniroma1.it

M. D'Angelo · F. Panuccio · G. Grieco
R.O.M.A. Rehabilitation Outcome Measures Assessment, Non-Profit Organization, Rome, Italy

Dieses Kapitel beschreibt alle Assessment-instrumente zur Lebensqualität, die aus einem systematischen Review auf PubMed, Scopus und Web of Science hervorgegangen sind. Für spezifische Details zur Methodik siehe Kapitel „Methodischer Ansatz zur Identifizierung von Outcome-Messinstrumenten bei Rückenmark-verletzungen". Die Eignungskriterien für die Berücksichtigung von Studien für dieses Kapitel waren Validierungsstudien und Studien zur interkulturellen Anpassung, Studien zur Lebens-qualität, Studien zu Tests, Fragebogen und selbstberichtsbasierten und leistungsbasierten Outcome-Messinstrumenten, Studien mit einer SCI-Population und einer Population ≥18 Jahre alt. Studienauswahl: Die Auswahl der Studien erfolgte nach dem „27-item PRISMA Statement for Reporting Systematic Reviews" [19]. Für die Datenerhebung folgten die Autoren den Empfeh-lungen der Initiative Consensus-based Standards for the selection of health Measurement Instru-ments (COSMIN) [20]. Die Studienqualität und das Biasrisiko wurden mit der COSMIN-Che-ckliste bewertet [21, 22].

3 Ergebnisse

Für dieses Kapitel wurden 45 Arbeiten berück-sichtigt. Die Autoren fanden 29 Assessment-instrumente, die den Bereich Lebensqualität (QoL) bei Personen mit SCI bewerten. In Abb. 1 ist ein Flussdiagramm der eingeschlossenen Studien dargestellt [21, 22]. Die Assessment-instrumente werden im Folgenden beschrieben.

3.1 Community Integration Questionnaire (CIQ)

Der Community Integration Questionnaire (CIQ), ein kurzes und leicht anzuwendendes Selbstberichtsinstrument, das für Personen mit traumatischen Hirnverletzungen („traumatic brain injury", TBI) entwickelt wurde, behandelt drei zentrale Faktoren der Integration: häusliche Kompetenz, soziale Integration und produk-tive Aktivität. Es wurde für Menschen mit SCI

in Spanisch [23] und Englisch [24–26] validiert. Der CIQ hat 15 Items und 3 Subskalen. Die Subskala „häusliche Kompetenz" hat 5 Items, die auf einer 3-Punkte-Skala bewertet werden und die die Beteiligung am Haushaltseinkauf, die Zubereitung von Mahlzeiten, die Hausarbeit, die Kinderbetreuung und die Planung sozia-ler Arrangements beurteilen. Die Subskala „so-ziale Integration" hat 1 Item, das die Beteiligung an den häuslichen Finanzen bewertet, 3 Items, die die monatliche Häufigkeit des Einkaufs, der Freizeitaktivitäten, des Besuchs von Freun-den/Verwandten bewerten, 1 Item, das erfasst, ob man einen besten Freund hat, und 1 Item, das erfasst, mit wem man Freizeitaktivitäten durchführt. Die Subskala „produktive Aktivi-tät" besteht aus 4 Fragen, die die Reisehäufig-keit außerhalb des Hauses, die aktuelle Arbeits-situation, den Studentenstatus und die ehrenamt-lichen Aktivitäten bewerten. Der CIQ [27] hat einen Gesamtskalenwertebereich von 0–27 mit einer möglichen Spanne von 0–10 für die Sub-skala „häusliche Kompetenz", 0–12 für die Sub-skala „soziale Integration" und 0–7 für die Sub-skala „produktive Aktivität". Tab. 1 gibt einen Überblick über die Autoren und Sprachen der Beiträge und Tab. 2 zeigt die Qualität der Stu-dien.

3.2 Utrecht Scale for Evaluation of Rehabilitation – Participation (USER)

Die Skala ist eine auf Basis der Internationalen Klassifikation der Funktionsfähigkeit, Be-hinderung und Gesundheit (ICF) neu ent-wickeltes Instrument, das die objektive und subjektive Partizipation bewertet. Sie wurde in Niederländisch entwickelt [28, 29] und für die Schweiz übersetzt [30]. Die USER-Participa-tion ist ein Selbstberichtsfragebogen mit 32 Fra-gen und 3 separaten Skalen: Häufigkeit, Ein-schränkungen und Zufriedenheit. Die Häufig-keitsskala besteht aus 11 Items, 4 Items zu beruflichen Aktivitäten und 7 Items zu Frei-zeit- und Sozialaktivitäten. Die 4 Items zu beruflichen Aktivitäten beziehen sich auf die

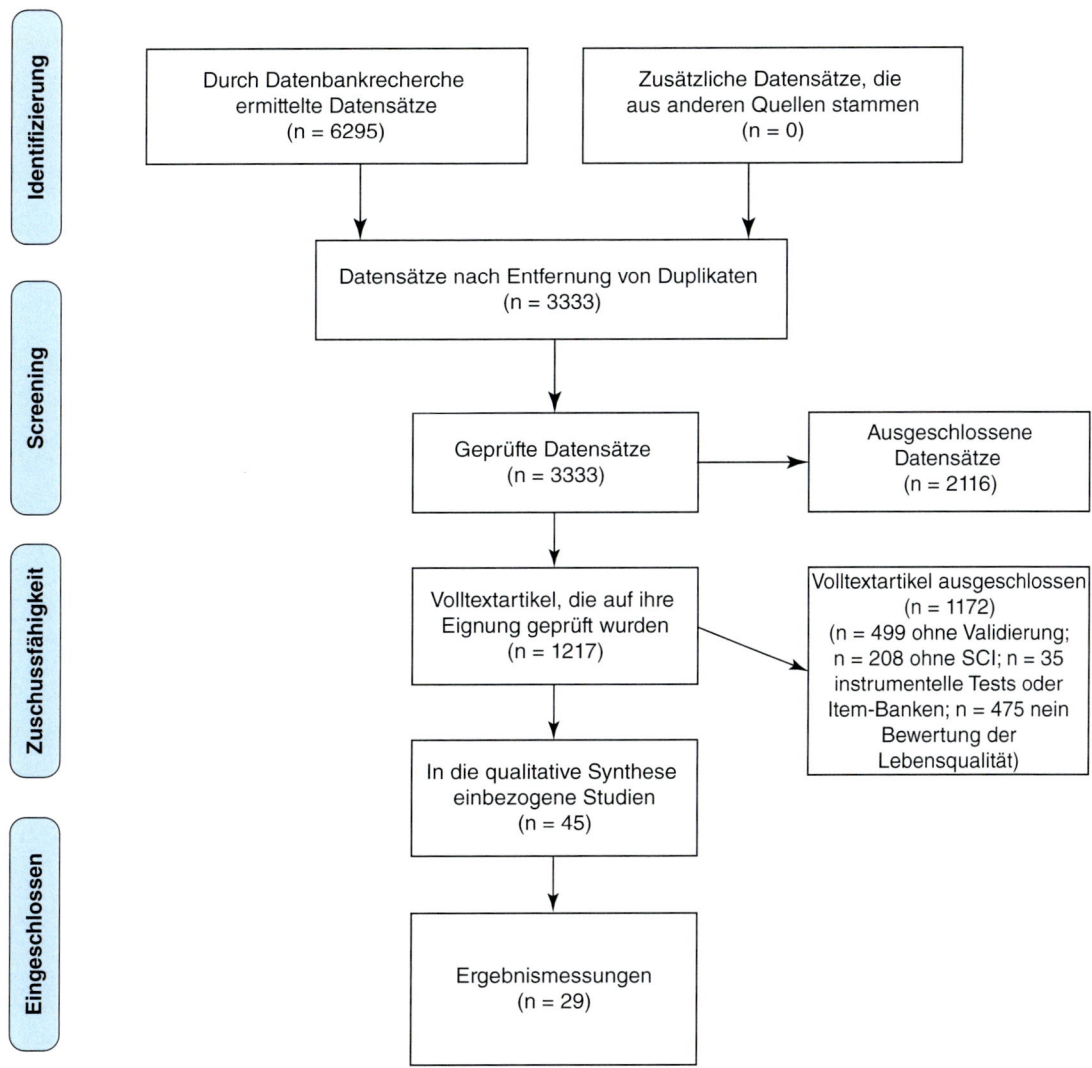

Abb. 1 Flussdiagramm der eingeschlossenen Studien

Tab. 1 Eigenschaften der Studien, die CIQ validieren

Autoren	Sprache	n	Durchschnittsalter (SD, Bereich) Jahr	Geschlecht % weiblich
Rintala et al. [23]	Spanisch	99	37,5 (13,3, 18–73)	18 (18,2)
Gontkovsky et al. [26]	Englisch	28	42 (17, 15–87)	10 (35)
Hirsh et al. [24]	Englisch	146	n. v.	n. v.
Kratz et al. [25]	Englisch	627	48,28 (13,5, 18–89)	228 (36,5)

n Anzahl der Studienteilnehmer, *n. v.* nicht verfügbar

Anzahl der pro Woche aufgewendeten Stunden und werden auf einer 6-Punkte-Ordinalskala von 0 („überhaupt nicht") bis 5 bewertet.

Die 7 Items zu Freizeit- und Sozialaktivitäten beziehen sich auf die Häufigkeit in den letzten 4 Wochen und werden von 0 („überhaupt nicht")

Tab. 2 Bewertung von Qualität und Biasrisiko

Autoren	Punkt der COSMIN-Checkliste									
	1	2	3	4	5	6	7	8	9	10
Rintala et al. [23]	?	?	−	+	−	+	−	+	+	−
Gontkovsky et al. [26]	?	+	−	−	+	−	−	+	+	−
Hirsh et al. [24]	?	?	+	+	+	−	−	+	+	−
Kratz et al. [25]	?	?	+	+	+	+	−	−	−	−

Punkt 1 PROM-Entwicklung, *Punkt 2* Inhaltsvalidität, *Punkt 3* Strukturvalidität, *Punkt 4* interne Konsistenz, *Punkt 5* interkulturelle Validität/Messinvarianz, Punkt 6 Reliabilität, *Punkt 7* Messfehler, *Punkt 8* Kriteriumsvalidität, Punkt 9 Hypothesentest für Konstruktvalidität, *Punkt 10* Responsivität, + ausreichend, − unzureichend, *?* unbestimmt

bis 5 bewertet. Die Einschränkungsskala besteht aus 11 Items, die sich auf Aktivitäten beziehen, die durch den Gesundheitszustand eingeschränkt sein können. Die wahrgenommene Schwierigkeit bei der Durchführung der Aktivität wird auf einer 4-Punkte-Skala bewertet, die von 0 („überhaupt nicht möglich") bis 3 („überhaupt keine Schwierigkeit") reicht. Wenn ein Item für die Person nicht relevant ist oder die Einschränkungen nicht mit dem Gesundheitszustand der Person zusammenhängen, ist die Option „nicht zutreffend" verfügbar. Die Zufriedenheitsskala besteht aus 10 Items zur Zufriedenheit mit beruflichen, Freizeit- und Sozialaktivitäten. Die Fragen werden auf einer Skala von 0 („überhaupt nicht") bis 5 („sehr zufrieden") bewertet. Für die Items zu beruflichen Aktivitäten und zu Partnerbeziehung ist eine Option „nicht zutreffend" verfügbar. Der Summenscore jeder Skala basiert auf allen zutreffenden Items und wird auf eine Skala von 0–100 umgerechnet, wobei höhere Scores eine bessere Partizipation anzeigen (mehr verbrachte Zeit/höhere Häufigkeit, weniger Einschränkungen, höhere Zufriedenheit). Es gibt keinen Gesamtscore für die USER-Participation, in dem die Scores der einzelnen Skalen zusammengefasst sind. Tab. 3 gibt einen Überblick über die Autoren und Sprachen der Beiträge und Tab. 4 zeigt die Qualität der Studien.

Tab. 3 Eigenschaften der Studien, die USER validieren

Autoren	Sprache	n	Durchschnittsalter (SD, Bereich) Jahr	Geschlecht % weiblich
Van Der Zee et al. [29]	Niederländisch	157	50,6 (10,5)	53 (33,8)
Post et al. [28]	Niederländisch	341	53,8 (14,9)	144 (42,4)
Mader et al. [30]	Schweizerische Sprache	1549	52,4 (14,8)	422 (28,5)

n Anzahl der Studienteilnehmer, *n. v.* nicht verfügbar

Tab. 4 Bewertung von Qualität und Biasrisiko

Autoren	Punkt der COSMIN-Checkliste									
	1	2	3	4	5	6	7	8	9	10
Van Der Zee et al. [29]	?	+	−	+	+	+	−	+	+	−
Post et al. [28]	+	+	−	+	−	+	−	+	+	+
Mader et al. [30]	?	+	+	+	+	−	−	−	−	−

Punkt 1 PROM-Entwicklung, *Punkt 2* Inhaltsvalidität, *Punkt 3* Strukturvalidität, *Punkt 4* interne Konsistenz, *Punkt 5* interkulturelle Validität/Messinvarianz, *Punkt 6* Reliabilität, *Punkt 7* Messfehler, *Punkt 8* Kriteriumsvalidität, *Punkt 9* Hypothesentest für Konstruktvalidität, *Punkt 10* Responsivität, + ausreichend, − unzureichend, *?* unbestimmt

3.3 World Health Organization Quality of Life (WHOQOL-BREF) und World Health Organization Quality of Life for Disabilities (WHOQOL-DIS)und World Health Organization Quality of Life 5 Items (WHOQOL-5)

Die WHOQOL-Gruppe hat ursprünglich einen WHOQOL-BREF-Fragebogen entwickelt. Folgende Aspekte sind in 4 Bereiche unterteilt: physische Kapazität (7 Items), psychisches Wohlbefinden (6 Items), soziale Beziehungen (3 Items) und Umwelt (8 Items). Alle Items werden auf einer 5-Punkte-Likert-Skala bewertet, dann werden die Bereichscores berechnet, indem das Mittel aller in jedem Bereich enthaltenen Aspektscores mit einem Faktor von 4 multipliziert wird, mit einer möglichen Spanne jedes Rohbereichscores von 0–16. Diese Skala wurde für die SCI-Population in Chinesisch [31], Taiwan-Chinesisch [32], Spanisch [33] und Englisch [34, 35] validiert. Im Jahr 2010 entwickelte die WHO ein 13-Fragen-WHOQOL-DIS-Modul zur Messung der Lebensqualität bei Behinderungen. Das WHOQOL-DIS wurde in Koreanisch validiert [36]. Ein neues Modul wurde zum WHOQOL-BREF 18 (26 Items) hinzugefügt, um die Lebensqualität von Menschen mit Behinderungen zu bewerten, und es umfasst einen 13-Item-Selbstberichtsfragebogen für 3 Subdomänen. Die Antworten für jedes Item wurden auf einer Skala von 1 („überhaupt nicht") bis 5 („ja, sehr") gemessen, um den Durchschnittsscore der drei Kategorien zu berechnen. Ein höherer Score spiegelte eine höhere Lebensqualität wider. Das WHOQOL-5 wurde für Menschen mit SCI in Englisch validiert [37] und ist eine Auswahl von 5 Zufriedenheitsitems aus dem kurzen gesundheitsbezogenen Messinstrument für Lebensqualität der WHO, dem WHOQOL-BREF. Die 5 Items decken die allgemeine Lebensqualität, Zufriedenheit mit der Gesundheit, den täglichen Aktivitäten, Beziehungen und Lebensbedingungen ab. Tab. 5 gibt einen Überblick über die Autoren und Sprachen der Beiträge und Tab. 6 zeigt die Qualität der Studien.

Tab. 5 Eigenschaften der Studien, die WHOQOLBREF, WHOQOL-5 und WHOQOL-DIS validieren

Skala, Test oder Fragebogen	Autoren	Sprache	n	Durchschnittsalter (SD, Bereich) Jahr	Geschlecht % weiblich
WHOQOL-BREF	Lin et al. [32]	Chinesisch (Taiwan)	187	n. v.	n. v.
	Miller et al. [35]	Englisch	161	46,88 (15,52)	28 (23)
	Jang et al. [31]	Chinesisch	111	40 (13)	12 (6)
	Salvador De la Barrera et al. [33]	Spanisch	54	45,5 (13,2)	10 (18,5)
WHOQOL-5	Geyh et al. [37]	Englisch	243	41,4 (13,6)	50 (20,6)
WHOQOL-DIS	Lee et al. [36]	Koreanisch	85	48,17 (14,13)	22 (25,9)

n Anzahl der Studienteilnehmer, *n. v.* nicht verfügbar

Tab. 6 Bewertung von Qualität und Biasrisiko

Autoren	Element der COSMIN-Checkliste									
	1	2	3	4	5	6	7	8	9	10
Lin et al. [32]	?	+	−	+	+	+	−	+	+	+
Miller et al. [35]	?	?	+	−	−	−	−	−	−	−
Jang et al. [31]	?	+	+	+	+	−	−	−	−	−
Salvador De la Barrera et al. [33]	?	+	+	−	+	−	−	−	−	−
Geyh et al. [37]	?	?	+	−	−	−	−	−	−	−
Lee et al. [36]	?	?	+	+	−	+	−	−	−	−

3.4   Ferrans und Powers Quality of Life Index (QLI)

Der Ferrans und Powers Quality of Life Index (QLI) bestätigt und bewertet die QoL als Lebenszufriedenheit, gewichtet nach Bedeutung. Er wurde für Menschen mit SCI in Kanada validiert [38, 39]. Der QLI besteht aus 2 Teilen: der erste misst die Zufriedenheit mit verschiedenen Aspekten des Lebens und der zweite misst die vorhandenen Aspekte. Der ursprüngliche QLI besteht aus 33 Artikeln für jeden der beiden Teile. In der 4-Domänen-Version für SCI gibt es 36 Artikel. Drei zusätzliche Artikel spiegeln SCI-spezifische Probleme wider. Alle Items werden auf einer 6-Punkte-Skala bewertet und durch Gewichtung der Zufriedenheitseinheit mit dem entsprechenden Wichtigkeitselement berechnet. Im Jahr 2015 validierten Reis et al. die QLI-Version III für SCI in Portugiesisch (Brasilien) [40] und Spanisch [41]. Tab. 7 gibt einen Überblick über die Autoren und Sprachen der Beiträge und Tab. 8 zeigt die Qualität der Studien.

3.5   Sense of Well-being Inventory (SWBI)

Das SWBI wurde ursprünglich entwickelt, um das Konstrukt von QOL für Klienten der beruflichen Rehabilitation zu operationalisieren. Das SWBI wurde des Weiteren in einer Stichprobe von Menschen mit SCI in Englisch validiert [34, 42]. Das SWBI besteht aus 36 Items (z. B. „Ich bin frustriert über meine Behinderung", „Ich kann mir die medizinischen Dienstleistungen leisten, die ich brauche") mit 5 Subskalen: körperliches Wohlbefinden und damit verbundene Gefühle über sich selbst, psychisches Wohlbefinden, familiäres und soziales Wohlbefinden, finanzielles Wohlbefinden und medizinische Versorgung. Rehabilitationsklienten gaben an, inwieweit die SWBI-Items auf sie zutrafen, indem sie eine 4-Punkte-Likert-Skala verwendeten (Bewertung: 1 = „lehne stark ab", 4 = „stimme stark zu"). Tab. 9 gibt einen Überblick über die Autoren und Sprachen der Beiträge und Tab. 10 zeigt die Qualität der Studien.

Tab. 7 Eigenschaften der Studien, die den QLI validieren

Autoren	Sprache	n	Durchschnittsalter (SD, Bereich) Jahr	Geschlecht % weiblich
Kovacs et al. [41]	Spanisch	77	45,1 (15,6)	29 (37,7)
May und Warren [38]	Englisch	11	33,1 (26–42)	
May und Warren [39]	Englisch	98	45,2 (21–81)	22 (23)
Reis et al. [40]	Portugiesisch (Brasilien)	30	38,4 (14,1)	8 (26,6)

n Anzahl der Studienteilnehmer, *n. v.* nicht verfügbar

Tab. 8 Bewertung von Qualität und Biasrisiko

Autoren	Punkt der COSMIN-Checkliste									
	1	2	3	4	5	6	7	8	9	10
Kovacs et al. [41]	?	?	–	–	–	+	–	+	+	+
May und Warren [38]	?	+	+	–	–	–	–	–	–	–
May und Warren [39]	?	+	+	–	–	–	–	+	+	–
Reis et al. [40]	?	+	–	–	–	–	–	–	–	–

Punkt 1 PROM-Entwicklung, *Punkt 2* Inhaltsvalidität, *Punkt 3* Strukturvalidität, *Punkt 4* interne Konsistenz, *Punkt 5* interkulturelle Validität/Messinvarianz, *Punkt 6* Reliabilität, *Punkt 7* Messfehler, *Punkt 8* Kriteriumsvalidität, *Punkt 9* Hypothesentest für Konstruktvalidität, *Punkt 10* Responsivität, + ausreichend, – unzureichend, *?* unbestimmt

Tab. 9 Eigenschaften der Studien, die das SWBI validieren

Autoren	Sprache	n	Durchschnittsalter (SD, Bereich) Jahr	Geschlecht % weiblich
Catalano et al. [42]	Englisch	413	44,42 (14,09)	120 (29)
Chapin et al. [34]	Englisch	132	45,82 (16,67)	44 (23)

n Anzahl der Studienteilnehmer, *n. v.* nicht verfügbar

Tab. 10 Bewertung von Qualität und Biasrisiko

Autoren	Punkt der COSMIN-Checkliste									
	1	2	3	4	5	6	7	8	9	10
Catalano et al. [42]	?	?	+	−	−	−	−	+	+	−
Chapin et al. [34]	?	?	+	−	−	−	−	+	+	−

Punkt 1 PROM-Entwicklung, *Punkt 2* Inhaltsvalidität, *Punkt 3* Strukturvalidität, *Punkt 4* interne Konsistenz, *Punkt 5* interkulturelle Validität/Messinvarianz, *Punkt 6* Reliabilität, *Punkt 7* Messfehler, *Punkt 8* Kriteriumsvalidität, *Punkt 9* Hypothesentest für Konstruktvalidität, *Punkt 10* Responsivität, + ausreichend, − unzureichend, ? unbestimmt

3.6 Satisfaction with Life Scale (SWLS)

Die SWLS ist für Menschen mit SCI in Englisch [37, 43] und Niederländisch [44] validiert. Die SWLS ist ein Messinstrument für das Gesamturteil von Einzelpersonen über ihr Leben. Die SWLS besteht aus 5 Aussagen, die auf einer Skala von 1 („völlig nicht einverstanden") bis 7 („völlig einverstanden") bewertet werden. Der Gesamtscore ist die Summe der Itemscores (Spanne 5–35). Es wurde berichtet, dass die SWLS-Scores schwach mit Beeinträchtigungs- und Behinderungsvariablen und mäßig mit Handicapvariablen assoziiert sind. Tab. 11 gibt einen Überblick über die Autoren und Sprachen der Beiträge und Tab. 12 zeigt die Qualität der Studien.

Tab. 11 Eigenschaften der Studien, die SWLS validieren

Autoren	Sprache	n	Durchschnittsalter (SD, Bereich) Jahr	Geschlecht % weiblich
Amtmann et al. [43]	Englisch	8566	38,96 (16,94)	1799 (21)
Geyh et al. [37]	Englisch	243	41,4 (13,6)	50 (20,6)
Post et al. [44]	Niederländisch	145	45,4 (13,7)	41 (28)

n Anzahl der Studienteilnehmer, *n. v.* nicht verfügbar

Tab. 12 Bewertung von Qualität und Biasrisiko

Autoren	Punkt der COSMIN-Checkliste									
	1	2	3	4	5	6	7	8	9	10
Amtmann et al. [43]	?	?	+	−	−	−	−	+	+	−
Geyh et al. [37]	?	?	+	−	−	−	−	+	+	−
Post et al. [44]	?	?	+	−	−	−	−	+	+	−

Punkt 1 PROM-Entwicklung, *Punkt 2* Inhaltsvalidität, *Punkt 3* Strukturvalidität, *Punkt 4* interne Konsistenz, *Punkt 5* interkulturelle Validität/Messinvarianz, *Punkt 6* Reliabilität, *Punkt 7* Messfehler, *Punkt 8* Kriteriumsvalidität, *Punkt 9* Hypothesentest für Konstruktvalidität, *Punkt 10* Responsivität, + ausreichend, − unzureichend, ? unbestimmt

3.7 Economic-QOL 28-Item Bank

Die 2015 entwickelte Economic-QOL 28-Item Bank wurde vom Englischen [45] ins Deutsche übersetzt und von Gecht et al. [1] für die SCI-Population validiert. Die deutsche Rasch-basierte Wirtschafts-QOL-Skala ist ein geeignetes Instrument, um die Einflüsse von wirtschaftlichen Faktoren auf die QOL von Patienten auf Gruppen- und individueller Ebene zu untersuchen. Die Skala kann leicht in Forschung und Praxis angewendet und schnell in Kombination mit anderen Instrumenten eingesetzt werden. Die kurze Testdauer impliziert eine geringe Testbelastung für die Patienten und einen minimalen Zeitaufwand für die Kliniker bei der Auswertung der Ergebnisse. Die deutsche Wirtschafts-QOL-Skala hat 11 Items mit einer 4-Punkte-Likert-Skala, die von „überhaupt nicht wahr" bis „völlig wahr" reicht, wobei höhere Scores eine höhere Übereinstimmung mit dem jeweiligen Aspekt der wirtschaftlichen QOL anzeigen. Tab. 13 gibt einen Überblick über die Autoren und Sprachen der Beiträge und Tab. 14 zeigt die Qualität der Studien.

3.8 36-Item Short-Form Health Survey (SF-36), 36-Item Short-Form Health Walk-wheel (SF-36 w.w.), Short-Form Health Survey Physical Functioning Scale for Veterans (SF-36V) and Short-Form Health Survey (SF-6D)

Der SF-36 wurde in Englisch für Menschen mit SCI validiert [46] und ebenso in Chinesisch (Taiwan) [32]. Der SF-36 ist eines der weltweit am häufigsten verwendeten Instrumente zur Messung der gesundheitsbezogenen Lebensqualität („health-related quality of life", HRQL). Die Bereiche des SF-36 sind körperliche Funktion (10 Items), Rollenbeschränkungen aufgrund von körperlichen Gesundheitsproblemen (4 Items), körperliche Schmerzen (2 Items), allgemeine Gesundheit (5 Items), Vitalität (Energie/Erschöpfung) (4 Items), soziale Funktion (2 Items), Rollenbeschränkungen aufgrund von emotionalen Problemen (3 Items) und geistige Gesundheit (psychischer Stress und psychisches Wohlbefinden) (5 Items). Die 8 Bereiche werden zusammengefasst, um 2 globale Komponenten zu erstellen, einen physischen Kom-

Tab. 13 Eigenschaften der Studien, die die Economic-QOL 28-Item Bank validieren

Autoren	Sprache	n	Durchschnittsalter (SD, Bereich) Jahr	Geschlecht % weiblich
Tulsky et al. [45]	Englisch	6	n. v.	n. v.
Gecht et al. [1]	Deutsch	325	n. v.	199 (61,2)

n Anzahl der Studienteilnehmer, *n. v.* nicht verfügbar

Tab. 14 Bewertung von Qualität und Biasrisiko

Autoren	Punkt der COSMIN-Checkliste									
	1	2	3	4	5	6	7	8	9	10
Tulsky et al. [45]	?	?	+	−	−	−	−	+	+	−
Gecht et al. [1]	?	?	+	−	−	−	−	+	+	−

Punkt 1 PROM-Entwicklung, *Punkt 2* Inhaltsvalidität, *Punkt 3* Strukturvalidität, *Punkt 4* interne Konsistenz, *Punkt 5* interkulturelle Validität/Messinvarianz, *Punkt 6* Reliabilität, *Punkt 7* Messfehler, *Punkt 8* Kriteriumsvalidität, *Punkt 9* Hypothesentest für Konstruktvalidität, *Punkt 10* Responsivität, + ausreichend, − unzureichend, *?* unbestimmt

ponentenscore (PCS) und einen mentalen Komponentenscore (MCSA). Die SF-36V-Version des SF-36 wurde für den Einsatz bei Populationen in ambulanten Versorgungseinrichtungen der Veterans Health Administration (VHA) entwickelt. Im Jahr 2006 arbeiteten Luther et al. an der Entwicklung einer validen und reliablen SCI-spezifischen Skala für körperliche Funktionen (PF) für Veteranen mit SCI in den USA [47]. Schließlich bestimmten Lee et al. im Jahr 2006 die Machbarkeit, Akzeptanz, diskriminante Validität, Responsivität und den „minimal wichtigen Unterschied" (MID) der SF-6D [48, 49] für Menschen mit SCI in Australien. Die SF-6D ist ein Nützlichkeitsmessinstrument, das aus der SF-36 berechnet wird, basierend auf sechsdimensionalen Gesundheitsstatusklassifikationen und abgeleitet aus einer Teilmenge von elf SF-36-Fragen, die die Bereiche körperliche Funktion, Rollenbeschränkung, soziale Funktion, Schmerz, geistige Gesundheit und Vitalität abdecken. Im Jahr 2009 validierten Lee

et al. die modifizierte SF-36ww („walk-wheel") mit drei zusätzlichen Fragen, bei denen das Wort „walk" (Gehen, Spaziergang) durch „wheel" (Rad) für die PF-Fragen 9–11 (Items 3g–i) der SF-36 ersetzt wurde. Die ursprünglichen Fragen wurden ebenfalls gestellt, was eine Codierung entweder zur SF-36 walk-wheel (SF-36ww) oder zur ursprünglichen SF-36 ermöglichte [50]. Tab. 15 gibt einen Überblick über die Autoren und Sprachen der Beiträge und Tab. 16 zeigt die Qualität der Studien.

3.9 Life Satisfaction Questionnaire (LISAT-9)

Der LISAT-9 wurde für Menschen mit SCI in Englisch [37], Niederländisch [44] und Polnisch [51] validiert. Der LISAT-9 besteht aus einer Frage zur Zufriedenheit mit dem Leben im Ganzen und acht Fragen zur Zufriedenheit mit verschiedenen Lebensbereichen:

Tab. 15 Eigenschaften der Studien, die SF-36, SF-36ww, SF-36V und SF-6D validieren

Skala, Test oder Fragebogen	Autoren	Sprache	n	Durchschnittsalter (SD, Bereich) Jahr	Geschlecht % weiblich
SF-36	Forchheimer et al. [46]	Englisch	215	38,8 (14,5)	46 (21,5)
	Lin et al. [32]	Chinesisch (Taiwan)	187	n. v.	n. v.
SF-36ww	Lee et al. [50]	Englisch	305	44	n. v.
SF-36V	Luther et al. [47]	Englisch	392	n. v.	21 (6)
SF-6D	Engel et al. [49]	Englisch	274	43,5 (18,3)	64 (23,3)
	Lee et al. [48]	Englisch	305	n. v.	53 (17)

n Anzahl der Studienteilnehmer, *n. v.* nicht verfügbar

Tab. 16 Bewertung der Qualität und des Bias-Risikos

Autoren	Element der COSMIN-Checkliste									
	1	2	3	4	5	6	7	8	9	10
Forchheimer et al. [46]	?	?	+	−	−	−	−	+	+	−
Lin et al. [32]	?	?	+	−	−	−	−	+	+	−
Lee et al. [50]	?	?	+	−	−	−	−	+	+	−
Luther et al. [47]	?	?	+	−	−	−	−	+	+	−
Engel et al. [49]	?	?	+	−	−	−	−	+	+	−
Lee et al. [48]	?	?	+	−	−	−	−	+	+	−

Selbstversorgungsfähigkeit, Freizeit, berufliche Situation, finanzielle Situation, Sexualleben, Partnerschaftsbeziehungen, Familienleben und Kontakt mit Freunden. Jede Frage wird auf einer 6-Punkte-Skala bewertet (1 = „sehr unzufrieden"; 6 = „sehr zufrieden"). Die Itemscores können in unzufrieden (1–4) und zufrieden (5, 6) unterteilt werden, um Ergebnisse auf Itemebene wiederzugeben, falls dies angemessen ist. Darüber hinaus wird ein Gesamtscore als Durchschnitt der Itemscores berechnet (Spanne 1–6). Der LISAT-9 wurde als responsiv bei einer verringerten Lebenszufriedenheit nach dem Erleben eines SCI und bei einer erhöhten Lebenszufriedenheit nach einem psychosozialen Aktivitätskurs angegeben. Tab. 17 gibt einen Überblick über die Autoren und Sprachen der Beiträge und Tab. 18 zeigt die Qualität der Studien.

3.10 Spinal Cord Injury Lifestyle Scale (SCILS)

Pruitt et al. erstellten 1998 die Spinal Cord Injury Lifestyle Scale (SCILS) als neues Messinstrument zur Beurteilung von Gesundheitsverhalten, das sekundäre Beeinträchtigungen bei

Personen mit SCI verzögert oder verhindert. Im Jahr 2017 validierten Shabany et al. die SCILS in der persischen Sprache. Die SCILS bewertet das Gesundheitsverhalten von Personen mit SCI. Die SCILS enthält 5 Subskalen (Haut = 7 Items, Herz-Kreislauf = 4 Items, Harnwege = 4 Items, neuromuskulär = 8 Items und mental = 2 Items), insgesamt 25 Items, und die Scores basieren auf einer Likert-Skala von 0–4 (0 = „nie", 1 = „selten", 2 = „manchmal", 3 = „oft" und 4 = „immer") [52, 53]. Tab. 19 gibt einen Überblick über die Autoren und Sprachen der Beiträge und Tab. 20 zeigt die Qualität der Studien.

3.11 International Spinal Cord Injury Quality of Life Basic Data Set (Basic Data Set)

Ein internationales Expertenkomitee hat das QoL Basic Data Set entwickelt. Es basiert auf der Definition der subjektiven Lebensqualität als Widerspiegelung der allgemeinen Wahrnehmung und Zufriedenheit einer Person mit ihrem Leben. Um zu definieren, was gemessen werden soll, wurde Lebensqualität als Überbegriff für Gesundheit und Wohlbefinden betrachtet, und

Tab. 17 Eigenschaften der Studien, die LISAT-9 validieren

Autoren	Sprache	*n*	Durchschnittsalter (SD, Bereich) Jahr	Geschlecht % weiblich
Tasiemski und Brewer [51]	Polnisch	1034	35,93 (10)	173 (16,7)
Geyh et al. [37]	Englisch	243	41,4 (13,6)	50 (20,6)
Post et al. [44]	Niederländisch	145	45,4 (13,7)	41 (28)

n Anzahl der Studienteilnehmer, *n. v.* nicht verfügbar

Tab. 18 Bewertung von Qualität und Biasrisiko

Autoren	Punkt der COSMIN-Checkliste									
	1	2	3	4	5	6	7	8	9	10
Tasiemski und Brewer [51]	?	?	+	−	−	−	−	+	+	−
Geyh et al. [37]	?	?	+	−	−	−	−	+	+	−
Post et al. [44]	?	?	+	−	−	−	−	+	+	−

Punkt 1 PROM-Entwicklung, *Punkt 2* Inhaltsvalidität, *Punkt 3* Strukturvalidität, *Punkt 4* interne Konsistenz, *Punkt 5* interkulturelle Validität/Messinvarianz, *Punkt 6* Reliabilität, *Punkt 7* Messfehler, *Punkt 8* Kriteriumsvalidität, *Punkt 9* Hypothesentest für Konstruktvalidität, *Punkt 10* Responsivität, + ausreichend, − unzureichend, *?* unbestimmt

Tab. 19 Eigenschaften der Studien, die SCILS validieren

Autoren	Sprache	*n*	Durchschnittsalter (SD, Bereich) Jahr	Geschlecht % weiblich
Pruitt et al. [53]	Englisch	49	45,54 (13,05, 19–73)	49 (100)
Shabany et al. [52]	Persisch	97	36,29 (11,49)	20 (26)

n = Anzahl der Studienteilnehmer, *n. v.* nicht verfügbar

Tab. 20 Bewertung von Qualität und Biasrisiko

Autoren	Punkt der COSMIN-Checkliste									
	1	2	3	4	5	6	7	8	9	10
Pruitt et al. [53]	?	?	+	−	−	−	−	+	+	−
Shabany et al. [52]	?	?	+	−	−	−	−	+	+	−

Punkt 1 PROM-Entwicklung, *Punkt 2* Inhaltsvalidität, *Punkt 3* Strukturvalidität, *Punkt 4* interne Konsistenz, *Punkt 5* interkulturelle Validität/Messinvarianz, *Punkt 6* Reliabilität, *Punkt 7* Messfehler, *Punkt 8* Kriteriumsvalidität, *Punkt 9* Hypothesentest für Konstruktvalidität, *Punkt 10* Responsivität, + ausreichend, − unzureichend, *?* unbestimmt

es wurde als nützlich erachtet, zumindest einen physischen und einen psychischen Gesundheitsbereich zu unterscheiden. Es wurde 2016 in niederländischer [54] und 2020 in thailändischer Sprache [55] für die SCI-Population validiert. Tab. 21 gibt einen Überblick über die Autoren und Sprachen der Beiträge und Tab. 22 zeigt die Qualität der Studien.

3.12 The Brief Adaptation to Disability Scale – Revised (B-ADS-R)

Die B-ADS-R ist eine abgekürzte Version der von Groomes und Linkowski (2007) ursprünglich entwickelten ADS-R. Sie umfasst 12 Items und 4 Subskalen:

Tab. 21 Eigenschaften der Studien, die das Basic Data Set validieren

Autoren	Sprache	*n*	Durchschnittsalter (SD, Bereich) Jahr	Geschlecht % weiblich
Post et al. [54]	Niederländisch	261	47,9 (8,8, 28–66)	70 (26,8)
Pattanakuhar et al. [55]	Thai	130	43 (13,1)	35 (27)

n Anzahl der Studienteilnehmer, *n. v.* nicht verfügbar

Tab. 22 Bewertung von Qualität und Risikoverzerrung

Autoren	Punkt der COSMIN-Checkliste									
	1	2	3	4	5	6	7	8	9	10
Post et al. [54]	?	?	+	−	−	−	−	+	+	−
Pattanakuhar et al. [55]	?	?	+	−	−	−	−	+	+	−

Punkt 1 PROM-Entwicklung, *Punkt 2* Inhaltsvalidität, *Punkt 3* Strukturvalidität, *Punkt 4* interne Konsistenz, *Punkt 5* interkulturelle Validität/Messinvarianz, *Punkt 6* Reliabilität, *Punkt 7* Messfehler, *Punkt 8* Kriteriumsvalidität, *Punkt 9* Hypothesentest für Konstruktvalidität, *Punkt 10* Responsivität, + ausreichend, − unzureichend, *?* unbestimmt

1. Erweitern: 3 Items (z. B. „Es gibt viele Dinge, die eine Person mit meiner Behinderung tun kann")
2. Einschränken: 3 Items (z. B. „Meine Behinderung betrifft die Aspekte des Lebens, die mir am wichtigsten sind")
3. Unterordnen: 3 Items (z. B. „Gutes Aussehen und körperliche Fähigkeiten sind das Wichtigste im Leben")
4. Transformieren: 3 Items (z. B. „Aufgrund meiner Behinderung habe ich anderen Menschen wenig zu bieten"). Jedes Item wird auf einer 4-Punkte-Likert-Skala bewertet, die von 1 („stimme stark zu") bis 4 („stimme stark nicht zu") reicht. Sie wurde 2013 für Personen mit SCI in Englisch validiert [56]. Tab. 23 gibt einen Überblick über die Autoren und Sprachen der Beiträge und Tab. 24 zeigt die Qualität der Studien.

3.13   SCIQL-23

Das SCIQL-23 wurde speziell entwickelt, um die HR QOL bei Menschen mit Rückenmarkläsionen zu untersuchen. Es besteht aus 23 Fragen. Die letzte Frage ist die Frage zur Beurteilung der allgemeinen Lebensqualität (GQOL). Die verbleibenden 22 Items sind in 3 Hauptsubskalen eingeteilt:

1. Funktionsfähigkeit (FUNC): Diese Variable bewertet die physischen und sozialen Einschränkungen bei Patienten mit SCI.
2. Stimmungszustand (MOOD): Es betrifft die psychologische Situation der Patienten.
3. Probleme im Zusammenhang mit der Verletzung (PROB): Dieser Punkt bewertet das Maß an Unabhängigkeit und andere Probleme im Zusammenhang mit der Verletzung bei Menschen mit SCI.
4. GQOL: Diese Subskala zeigt allgemein die Lebenssituation der Patienten.

Alle Domänenscores werden transformiert, um einen Skalenbereich von 0–100 zu erzeugen, und zwar nur im GQOL-Bereich; ein höhe-rer Score repräsentiert eine höhere QOL. In den verbleibenden 3 Bereichen, darunter FUNC, PROB und MOOD, bedeuten höhere Scores hingegen einen schlechteren Status. Das SCIQL-23 wurde für SCI-Personen in persischer Sprache validiert [57]. Tab. 23 gibt einen Überblick über die Autoren und Sprachen der Beiträge und Tab. 24 zeigt die Qualität der Studien.

3.14   General Sleep Disturbance Scale (GSDS-IT)

Die GSDS-IT ist eine Selbstbeurteilungsskala (Likert-Typ) zur Messung von Schlafstörungen. Sie besteht aus 21 Items, die auf 6 Bereiche aufgeteilt sind und sich auf die Häufigkeit der folgenden Erfahrungen in der letzten Woche beziehen: Schwierigkeiten beim Einschlafen (1 Item), Aufwachen während des Schlafs (2 Items), Schlafqualität (3 Items), Schlafmenge (2 Items), Tagesschläfrigkeit (7 Items) und die Verwendung von Substanzen zur Schlafinduktion (6 Items). Sie wurde 2020 in Italienisch validiert [14]. Tab. 23 gibt einen Überblick über die Autoren und Sprachen der Beiträge und Tab. 24 zeigt die Qualität der Studien.

3.15   Quality of Life Profile for Adults with Physical Disabilities (QOLP-PD)

QOL-PD wurde 2003 von Renwick et al. in Kanada für Menschen mit SCI validiert [58]. Es wurde entwickelt, um einen neuen Ansatz zur Messung der Lebensqualität anzubieten, der auf der Perspektive und der Erfahrung von Menschen mit Behinderungen basiert. Es basiert auf dem Modell für Lebensqualität des Centre for Health Promotion (CHP), das die Lebensqualität als Ergebnis der laufenden Beziehung zwischen der Person und ihrer Umgebung sieht. Es besteht aus 3 Bereichen: Sein, Zugehörigkeit, Werden. Tab. 23 gibt einen Überblick über die Autoren und Sprachen der Beiträge und Tab. 24 zeigt die Qualität der Studien.

Tab. 23 Eigenschaften der Studien zu Skalen,Tests oder Fragebogen mit weniger als zwei Validierungen

Skala, Test oderFragebogen	Autoren	Sprache	n	Durchschnittsalter (SD, Bereich) Jahr	Geschlecht %weiblich
PWI	Geyh et al. [37]	Englisch	243	41,4 (13,6)	50 (20,6)
QOLP-PD	Renwick et al. [58]	Englisch	40	35,85 (9,29,16–61)	10 (25)
Questionnaire on (Dis)Ability, Impact, and Weighted Score	Laman undLankhorst [59]	Englisch	25	38,5 (19–67)	3 (13)
MHS	Van Leeuwen etal. [60]	Niederländisch	145	45,4 (13,7)	38 (26,2)
Qual-OT	Robnett et al. [4]	Englisch	78		
PS	Van Brakel etal. [61]	Portugiesisch(Brasilien) Hindi Niederländisch	90		
LSQ-R	Krause et al. [62]	Englisch	1203	44,8	324 (27)
RHSCIR	Noreau et al. [63]	Niederländisch	50	34,5 (12,4)	15 (30)
HBQ	Shabany et al. [52]	Persisch	97	36,29 (11,49)	20 (26)
NSQ	Biering-Sorensenet al. [64]	Dänisch	32	42 (13, 23–72)	8 (25)
B-ADS-R	Lin et al. [56]	Englisch	154	42,1 (13,2)	43 (27,9)
SCI-QL	Ebrahimzadeh etal. [57]	Persisch	43	49,3 (7,9,38–80)	
GSDS	Panuccio et al.[14]	Italienisch	57	49 (5,15)	20 (35)

*n*Anzahl der Studienteilnehmer, *n. v.*nicht verfügbar

Tab. 24 Bewertung von Qualität und Biasrisiko

Autoren	Punkt derCOSMIN-Checkliste									
	1	2	3	4	5	6	7	8	9	10
Geyh et al. [37]	?	?	+	−	−	−	−	−	−	−
Renwick et al. [58]	?	?	+	−	−	−	−	+	+	−
Laman undLankhorst [59]	?	?	+	−	−	−	−	+	+	−
Van Leeuwen etal. [60]	?	?	+	−	−	−	−	+	+	−
Robnett et al. [4]	?	?	+	−	−	−	−	+	+	−
Van Brakel etal. [61]	?	?	+	−	−	−	−	+	+	−
Krause et al. [62]	?	?	+	−	−	−	−	+	+	−
Noreau et al. [63]	?	?	+	−	−	−	−	+	+	−
Shabany et al. [52]	?	?	+	−	−	−	−	+	+	−
Biering-Sorensenet al. [64]	?	?	+	−	−	−	−	+	+	−
Lin et al. [56]	?	?	+	−	−	−	−	+	+	−
Ebrahimzadeh etal. [57]	?	?	+	−	−	−	−	+	+	−
Panuccio et al.[14]	?	?	+	−	−	−	−	+	+	−

*Punkt 1*PROM-Entwicklung, *Punkt 2*Inhaltsvalidität, *Punkt 3*Strukturvalidität, *Punkt 4*interne Konsistenz, *Punkt 5*interkulturelle Validität/Messinvarianz, *Punkt6* Reliabilität, *Punkt 7*Messfehler, *Punkt 8*Kriteriumsvalidität, *Punkt 9*Hypothesentest für Konstruktvalidität, *Punkt10* Responsivität, +ausreichend, − unzureichend, ?unbestimmt

3.16 Questionnaire on (Dis)Ability, Impact, and Weighted Score

Der Fragebogen wurde auf der Grundlage einer komprimierten Behinderungsliste entwickelt, die auf der International Classification of Impairments, Disabilities, and Handicaps (ICIDH) der WHO basiert. Der Fragebogen basiert hauptsächlich auf dem Behinderungscode („disability code"). Einige Beeinträchtigungen (Schmerzen, Entstellung, Inkontinenz) wurden jedoch hinzugefügt, da sie einen unverkennbaren Einfluss auf die Lebensqualität vieler Patienten haben. Die Items wurden sorgfältig in (niederländischen) Laienbegriffen formuliert. Der Fragebogen besteht aus 39 Items. Jedes Item wird hinsichtlich des (Un-)Fähigkeitsaspekts auf einer Skala von 0–10 bewertet (0 = „maximale Behinderung"; 10 = „keine Behinderung"). Jeder Fähigkeitsfrage folgt die Aufforderung an den Befragten, die Auswirkung oder Bedeutung dieser speziellen Behinderung (Schweregrad) zu bewerten, wobei die gleiche Art Skala mit 0–10 Punkten verwendet wird (0 = „überhaupt nicht wichtig"; 10 = „am wichtigsten von allen") [59]. Tab. 23 gibt einen Überblick über die Autoren und Sprachen der Beiträge und Tab. 24 zeigt die Qualität der Studien.

3.17 Mental Health Subscale (MHS-5)

Die MHS-5 wurde für Menschen mit SCI in Niederländisch validiert [60]. Es handelt sich um eine Subskala für psychische Gesundheit des 36-Item Short-Form Health Survey (SF-36). Die MHS-5 hat eine gute Spezifität und Sensitivität für die Erkennung von psychischen Störungen und Depressionen in der Allgemeinbevölkerung und bei Personen mit verschiedenen chronischen Erkrankungen. Die MHS-5 besteht aus 5 Items, die sich auf Nervosität, Traurigkeit, Frieden, Stimmungslage und Glück beziehen. Die Befragten bewerten die Häufigkeit jedes Items für die vorherigen 4 Wochen auf einer 6-Punkte-Likert-Antwortskala (1 = „die ganze Zeit", 2 = „die meiste Zeit", 3 = „einen guten Teil der Zeit", 4 = „manchmal", 5 = „ein wenig der Zeit", 6 = „zu keiner Zeit"). Zum Beispiel: „Wie oft haben Sie sich im letzten Monat niedergeschlagen und traurig gefühlt?" Ein Gesamtscore wird berechnet, indem die Scores der 5 Items summiert und in einen Score zwischen 0 (niedrigste psychische Gesundheit) und 100 (höchste psychische Gesundheit) umgewandelt werden. Ein Grenzwert von 72 oder niedriger weist auf psychische Gesundheitsprobleme hin und von 60 oder niedriger auf schwere psychische Gesundheitsprobleme. Tab. 23 gibt einen Überblick über die Autoren und Sprachen der Beiträge und Tab. 24 zeigt die Qualität der Studien.

3.18 Quality-of-Life Assessment Tool (Qual-OT)

Das Qual-OT wurde 1995 von Robnett und Gliner in den USA entwickelt [4]. Das Qual-OT ist ein Assessmenttool, das entwickelt wurde, um die Lebensqualität für Ergotherapeuten zu definieren. Das Qual-OT besteht aus einer Serie von 80 Adjektivpaaren oder Phrasen, mit denen sich jeder Teilnehmer selbst bewerten sollte. Jede Hälfte des gegensätzlichen Itempaars wurde zufällig auf einer Seite einer 5-Punkte-Likert-Skala platziert. Die Teilnehmer wurden auch gebeten, 10 Adjektive/Phrasen (von einer oder beiden Seiten) auszuwählen, die unter idealen Bedingungen von größter Bedeutung für ihre Lebensqualität wären. Dieser Prozess ermöglichte es jedem Teilnehmer, zu bewerten, was Lebensqualität für sie spezifisch und persönlich bedeutet. Jeder Person wurde auch eine Frage zum allgemeinen Affekt auf der Grundlage der Glücksskala („Happiness scale") von Bradburn und Caplovitz (1965) gestellt. Tab. 23 gibt einen Überblick über die Autoren und Sprachen der Beiträge und Tab. 24 zeigt die Qualität der Studien.

3.19 Participation Scale (PS)

2006 entwickelten van Brakel et al. die PS in Nepal, Indien und Brasilien [61]. Das Instrument, das in Portugiesisch (Brasilien), Hindi und Niederländisch verfügbar ist, wurde auf der Grundlage der Partizipationsdomänen der Internationalen Klassifikation von Funktionsfähigkeit, Behinderung und Gesundheit (ICF) erstellt. Die Skala wurde für die Verwendung bei Menschen validiert, die von Lepra, Rückenmarkverletzungen, Polio und anderen Behinderungen betroffen sind. One number, 4, was already skipped in the English original. Please check this."-->Die Participation Scale enthält 18 Items, die wahrgenommene Probleme in großen, hauptsächlich sozioökonomischen Lebensbereichen messen mit den Antworten 0 = „keine Einschränkung", 1 = „einige Einschränkungen, aber kein Problem", 2 = „kleines Problem", 3 = „mittleres Problem" und 5 = „großes Problem" bedeuten. Tab. 23 gibt einen Überblick über die Autoren und Sprachen der Beiträge und Tab. 24 zeigt die Qualität der Studien.

3.20 Life Situation Questionnaire – Revised (LSQ-R)

2009 validierte die Medical University of South Carolina, USA, den LSQ-R [62]. Der Fragebogen misst mehrere Aspekte des subjektiven Wohlbefindens bei Erwachsenen mit SCI. Der LSQ-R hat 2 große Sets von subjektiven Items, die 20 Items zu Zufriedenheit und 30 Items zu Problemen umfassen. Sowohl die Zufriedenheits- als auch die Problemitems werden auf einer 5-Punkte-Skala gemessen, obwohl die Ankerpunkte spezifisch für jedes Item-Set sind. Sieben Skalen für subjektives Wohlbefinden wurden durch Faktorenanalyse der 50 Items identifiziert: (a) Engagement, (b) negativer Affekt, (c) Gesundheitsprobleme, (d) Finanzen, (e) Karrieremöglichkeiten, (f) Lebensumstände und (g) zwischenmenschliche Beziehungen. Sowohl Zufriedenheits- als auch Problemitems sollen unabhängig voneinander verwendet werden, abhängig vom Zweck der Studie. Tab. 23 gibt einen Überblick über die Autoren und Sprachen der Beiträge und Tab. 24 zeigt die Qualität der Studien.

3.21 Rick Hansen Spinal Cord Injury Registry (RHSCIR)

Das RHSCIR wurde 2006 in Kanada validiert [63]. Ein umfassender Follow-up-Fragebogen, der als RHSCIR Community Follow-up Questionnaire Version 2.0 (CFQ-V2.0) bezeichnet wird, enthält 8 Instrumente. Vier neu entwickelte Instrumente mit 2 bestehenden Instrumenten, die modifiziert wurden, und 2 zuvor veröffentlichten Instrumenten wurden aufgenommen. Tab. 23 gibt einen Überblick über die Autoren und Sprachen der Beiträge und Tab. 24 zeigt die Qualität der Studien.

3.22 Health Behavior Questionnaire (HBQ)

Bloemen-Vrencken (2007) verwendete die Spinal Cord Injury Lifestyle Scale (SCILS) als Grundlage für die Erstellung eines neuen Fragebogens zum Gesundheitsverhalten (HBQ), und mehrere Items aus dem ursprünglichen SCILS-Instrument wurden übernommen. Im Jahr 2017 validierten Shabany et al. den HBQ in persischer Sprache. Der HBQ enthält 22 Items, und die Bewertung basiert auf einer Likert-Skala von 0–3. Der von Bloemen-Vrencken et al. aus der SCILS abgeleitete Fragebogen wurde auf 22 Items (einige neu) reduziert [52]. Tab. 23 gibt einen Überblick über die Autoren und Sprachen der Beiträge und Tab. 24 zeigt die Qualität der Studien.

3.23 Nordic Sleep Questionnaire (NSQ)

Die Originalversion des NSQ ist auf Englisch, und 1994 wurde sie ins Dänische übersetzt. Der NSQ enthält 21 Fragen zum Schlaf. Die meisten Fragen können durch Ankreuzen des entsprechenden Kästchens beantwortet werden, einige müssen jedoch durch Eingabe der Anzahl von Minuten, Stunden, Jahren oder der Tages- oder Nachtzeit beantwortet werden. Die letzte Frage ist eine offene Frage, in der Schlafprobleme in freiem Text beschrieben werden können. Im Allgemeinen wird der Befragte gebeten, seine Situation während der „letzten 3 Monate" zu beschreiben. Darüber hinaus gibt es einige einleitende Fragen zur Arbeitssituation, zum Konsum von Stimulanzien (Rauchen, Alkohol, Kaffee/Tee) zusammen mit Fragen zur Größe und zum Gewicht des Befragten [64]. Tab. 23 gibt einen Überblick über die Autoren und Sprachen der Beiträge und Tab. 24 zeigt die Qualität der Studien.

3.24 Personal Well-being Index (PWI)

Der PWI wurde in Australien für nationale Umfragen entwickelt und für den internationalen Gebrauch angepasst. Er wurde für Menschen mit SCI in den Vereinigten Staaten validiert [37]. Er besteht aus 7 Items zur Zufriedenheit mit bestimmten Lebensbereichen (Lebensstandard, Gesundheit, Leistung, Beziehungen, Sicherheit, Gemeinschaft, zukünftige Sicherheit) und einem optionalen Item zur allgemeinen Lebenszufriedenheit. Die Antworten folgen einer numerischen Bewertungsskala von 0–10 mit den Endpunkten „völlig unzufrieden" bis „völlig zufrieden". Tab. 23 gibt einen Überblick über die Autoren und Sprachen der Beiträge und Tab. 24 zeigt die Qualität der Studien.

4   Schlussfolgerungen

Dieses Kapitel berichtet über alle in der Literatur beschriebenen Assessmentinstrumente zur Beurteilung der Lebensqualität bei Menschen mit SCI. Die Mehrheit der Skalen bewertet die Partizipation von Personen mit SCI, während 6 Skalen die Zufriedenheit bewerten. Es gibt mehrere Skalen, die die Lebensqualität auf jeweils verschiedene Weise bewerten.

Literatur

1. Gecht J, Mainz V, Boecker M, et al. Development of a short scale for assessing economic environmental aspects in patients with spinal diseases using Rasch analysis. Health Qual Life Outcomes. 2017. https://doi.org/10.1186/s12955-017-0767-9.
2. Hitzig SL, Romero Escobar EM, Noreau L, Craven BC. Validation of the reintegration to normal living index for community-dwelling persons with chronic spinal cord injury. Arch Phys Med Rehabil. 2012. https://doi.org/10.1016/j.apmr.2011.07.200.
3. Williams A. Do we really need to measure the quality of life? Br J Hosp Med. 1988;39(3):181.
4. Robnett RH, Gliner JA. Qual-OT: a quality of life assessment tool. Occup Ther J Res. 1995. https://doi.org/10.1177/153944929501500304.
5. Castelnuovo G, Giusti EM, Manzoni GM, et al. What is the role of the placebo effect for pain relief in neurorehabilitation? Clinical implications from the Italian consensus conference on pain in neurorehabilitation. Front Neurol. 2018. https://doi.org/10.3389/fneur.2018.00310.
6. Marquez MA, De Santis R, Ammendola V, et al. Cross-cultural adaptation and validation of the „spinal cord injury-falls concern scale" in the Italian population. Spinal Cord. 2018;56(7):712–8. https://doi.org/10.1038/s41393-018-0070-6.
7. Berardi A, De Santis R, Tofani M, et al. The Wheelchair Use Confidence Scale: Italian translation, adaptation, and validation of the short form. Disabil Rehabil Assist Technol. 2018;13(4):i. https://doi.org/10.1080/17483107.2017.1357053.
8. Anna B, Giovanni G, Marco T, et al. The validity of rasterstereography as a technological tool for the objectification of postural assessment in the clinical and educational fields: pilot study. In: Advances in

intelligent systems and computing. 2020. https://doi.org/10.1007/978-3-030-23884-1_8.

9. Panuccio F, Berardi A, Marquez MA, et al. Development of the pregnancy and motherhood evaluation questionnaire (PMEQ) for evaluating and measuring the impact of physical disability on pregnancy and the management of motherhood: a pilot study. Disabil Rehabil. 2020;2020:1–7. https://doi.org/10.1080/09638288.2020.1802520.

10. Amedoro A, Berardi A, Conte A, et al. The effect of aquatic physical therapy on patients with multiple sclerosis: a systematic review and meta-analysis. Mult Scler Relat Disord. 2020. https://doi.org/10.1016/j.msard.2020.102022.

11. Dattoli S, Colucci M, Soave MG, et al. Evaluation of pelvis postural systems in spinal cord injury patients: outcome research. J Spinal Cord Med. 2018;43:185–92.

12. Berardi A, Galeoto G, Guarino D, et al. Construct validity, test-retest reliability, and the ability to detect change of the Canadian occupational performance measure in a spinal cord injury population. Spinal Cord Ser Cases. 2019; https://doi.org/10.1038/s41394-019-0196-6.

13. Ponti A, Berardi A, Galeoto G, Marchegiani L, Spandonaro C, Marquez MA. Quality of life, concern of falling and satisfaction of the sit-ski aid in sit-skiers with spinal cord injury: observational study. Spinal Cord Ser Cases. 2020. https://doi.org/10.1038/s41394-020-0257-x.

14. Panuccio F, Galeoto G, Marquez MA, et al. General sleep disturbance scale (GSDS-IT) in people with spinal cord injury: a psychometric study. Spinal Cord. 2020. https://doi.org/10.1038/s41393-020-0500-0.

15. Monti M, Marquez MA, Berardi A, Tofani M, Valente D, Galeoto G. The multiple sclerosis intimacy and sexuality questionnaire (MSISQ-15): validation of the Italian version for individuals with spinal cord injury. Spinal Cord. 2020. https://doi.org/10.1038/s41393-020-0469-8.

16. Galeoto G, Colucci M, Guarino D, et al. Exploring validity, reliability, and factor analysis of the Quebec user evaluation of satisfaction with assistive technology in an Italian population: a cross-sectional study. Occup Ther Heal Care. 2018. https://doi.org/10.1080/07380577.2018.1522682.

17. Colucci M, Tofani M, Trioschi D, Guarino D, Berardi A, Galeoto G. Reliability and validity of the Italian version of Quebec user evaluation of satisfaction with assistive technology 2.0 (QUEST-IT 2.0) with users of mobility assistive device. Disabil Rehabil Assist Technol. 2019. https://doi.org/10.1080/17483107.2019.1668975.

18. Berardi A, Galeoto G, Lucibello L, Panuccio F, Valente D, Tofani M. Athletes with disability' satisfaction with sport wheelchairs: an Italian cross sectional study. Disabil Rehabil Assist Technol. 2020. https://doi.org/10.1080/17483107.2020.1800114.

19. Moher D, Shamseer L, Clarke M, et al. Preferred reporting items for systematic review and meta-analysis protocols (PRISMA-P) 2015 statement. Rev Esp Nutr Human Diet. 2016. https://doi.org/10.1186/2046-4053-4-1.

20. Mokkink LB, Terwee CB, Patrick DL, et al. The COSMIN study reached international consensus on taxonomy, terminology, and definitions of measurement properties for health-related patient-reported outcomes. J Clin Epidemiol. 2010. https://doi.org/10.1016/j.jclinepi.2010.02.006.

21. Terwee CB, Prinsen CAC, Chiarotto A, et al. COSMIN methodology for evaluating the content validity of patient-reported outcome measures: a Delphi study. Qual Life Res. 2018. https://doi.org/10.1007/s11136-018-1829-0.

22. Mokkink LB, de Vet HCW, Prinsen CAC, et al. COSMIN risk of bias checklist for systematic reviews of patient-reported outcome measures. Qual Life Res. 2018. https://doi.org/10.1007/s11136-017-1765-4.

23. Rintala DH, Novy DM, Garza HM, Young ME, High WM, Chiou-Tan FY. Psychometric properties of a Spanish-language version of the community integration questionnaire (CIQ). Rehabil Psychol. 2002. https://doi.org/10.1037/0090-5550.47.2.144.

24. Hirsh AT, Braden AL, Craggs JG, Jensen MP. Psychometric properties of the community integration questionnaire in a heterogeneous sample of adults with physical disability. Arch Phys Med Rehabil. 2011. https://doi.org/10.1016/j.apmr.2011.05.004.

25. Kratz AL, Chadd E, Jensen MP, Kehn M, Kroll T. An examination of the psychometric properties of the community integration questionnaire (CIQ) in spinal cord injury. J Spinal Cord Med. 2015. https://doi.org/10.1179/2045772313y.0000000182.

26. Gontkovsky ST, Russum P, Stokic DS. Comparison of the CIQ and chart short form in assessing community integration in individuals with chronic spinal cord injury: a pilot study. NeuroRehabilitation. 2009. https://doi.org/10.3233/NRE-2009-0467.

27. Ioncoli M, Berardi A, Tofani M, et al. Crosscultural validation of the community integration questionnaire-revised in an Italian population. Occup Ther Int. 2020. https://doi.org/10.1155/2020/8916541.

28. Post MWM, van de Port IGL, Kap B, Berdenis van Berlekom SH. Development and validation of the Utrecht scale for evaluation of clinical rehabilitation (USER). Clin Rehabil. 2009. https://doi.org/10.1177/0269215509341524.

29. Van Der Zee CH, Post MW, Brinkhof MW, Wagenaar RC. Comparison of the Utrecht scale for evaluation of rehabilitation – participation with

the ICF measure of participation and activities screener and the WHO disability assessment schedule ii in persons with spinal cord injury. Arch Phys Med Rehabil. 2014. https://doi.org/10.1016/j. apmr.2013.08.236.

30. Mader L, Post MWM, Ballert CS, Michel G, Stucki G, Brinkhof MWG. Metric properties of the Utrecht scale for evaluation of rehabilitation-participation (user-participation) in persons with spinal cord injury living in Switzerland. J Rehabil Med. 2016. https://doi.org/10.2340/16501977-2010.

31. Jang Y, Hsieh CL, Wang YH, Wu YH. A validity study of the WHOQOL-BREF assessment in persons with traumatic spinal cord injury. Arch Phys Med Rehabil. 2004. https://doi.org/10.1016/j. apmr.2004.02.032.

32. Lin MR, Hwang HF, Chen CY, Chiu WT. Comparisons of the brief form of the world health organization quality of life and short form-36 for persons with spinal cord injuries. Am J Phys Med Rehabil. 2007. https://doi.org/10.1097/01. phm.0000247780.64373.0e.

33. Salvador-De La Barrera S, Mora-Boga R, Ferreiro-Velasco ME, et al. A validity study of the Spanish—World Health Organization quality of life short version instrument in persons with traumatic spinal cord injury. Spinal Cord. 2018. https://doi. org/10.1038/s41393-018-0139-2.

34. Chapin MH, Miller SM, Ferrins JM, Chan F, Rubin SE. Psychometric validation of a subjective well-being measure for people with spinal cord injuries. Disabil Rehabil. 2004. https://doi.org/10.1080/0963 8280410001714772.

35. Miller SM, Chan F, Ferrin JM, Lin CP, Chan JYC. Confirmatory factor analysis of the World Health Organization quality of life questionnaire-brief version for individuals with spinal cord injury. Rehabil Couns Bull. 2008. https://doi. org/10.1177/0034355208316806.

36. Lee KJ, Jang HI, Choi H. Korean translation and validation of the WHOQOL-DIS for people with spinal cord injury and stroke. Disabil Health J. 2017. https://doi.org/10.1016/j.dhjo.2016.12.017.

37. Geyh S, Fellinghauer BAG, Kirchberger I, Post MWM. Cross-cultural validity of four quality of life scales in persons with spinal cord injury. Health Qual Life Outcomes. 2010. https://doi. org/10.1186/1477-7525-8-94.

38. May LA, Warren S. Measuring quality of life of persons with spinal cord injury: substantive and structural validation. Qual Life Res. 2001. https://doi.org/1 0.1023/A:1013027520429.

39. May LA, Warren S. Measuring quality of life of persons with spinal cord injury: external and structural validity. Spinal Cord. 2002. https://doi.org/10.1038/ sj.sc.3101311.

40. Reis PAM, Carvalho ZM de F, Darder JJT, Oriá MOB, Studart RMB, Maniva SJC de F. Cross-cultural adaptation of the quality of life index spinal cord injury – version III. Rev da Esc Enferm. 2015. https:// doi.org/10.1590/S0080-623420150000300007.

41. Kovacs FM, Barriga A, Royuela A, Seco J, Zamora J. Spanish adaptation of the quality of life index-spinal cord injury version. Spinal Cord. 2016. https:// doi.org/10.1038/sc.2015.200.

42. Catalano D, Kim JH, Ditchman NM, uk SH, Lee J, Chan F. The sense of well-being inventory as a quality of life measure for people with spinal cord injury. Aust J Rehabil Couns. 2010. https://doi. org/10.1375/jrc.16.2.57.

43. Amtmann D, Bocell FD, Bamer A, et al. Psychometric properties of the satisfaction with life scale in people with traumatic brain, spinal cord, or burn injury: a National Institute on Disability, Independent Living, and Rehabilitation Research model system study. Assessment. 2019. https://doi. org/10.1177/1073191117693921.

44. Post MW, Van Leeuwen CM, Van Koppenhagen CF, De Groot S. Validity of the life satisfaction questions, the life satisfaction questionnaire, and the satisfaction with life scale in persons with spinal cord injury. Arch Phys Med Rehabil. 2012. https://doi. org/10.1016/j.apmr.2012.03.025.

45. Tulsky DS, Kisala PA, Lai JS, Carlozzi N, Hammel J, Heinemann AW. Developing an item bank to measure economic quality of life for individuals with disabilities. Arch Phys Med Rehabil. 2015. https://doi. org/10.1016/j.apmr.2014.02.030.

46. Forchheimer M, McAweeney M, Tate DG. Use of the SF-36 among persons with spinal cord injury. Am J Phys Med Rehabil. 2004. https://doi. org/10.1097/01.PHM.0000124441.78275.C9.

47. Luther SL, Kromrey J, Powell-Cope G, et al. A pilot study to modify the SF-36V physical functioning scale for use with veterans with spinal cord injury. Arch Phys Med Rehabil. 2006. https://doi. org/10.1016/j.apmr.2006.05.010.

48. Lee BB, King MT, Simpson JM, et al. Validity, responsiveness, and minimal important difference for the SF-6D health utility scale in a spinal cord injured population. Value Heal. 2008. https://doi. org/10.1111/j.1524-4733.2007.00311.x.

49. Engel L, Bryan S, Evers SMAA, Dirksen CD, Noonan VK, Whitehurst DGT. Exploring psychometric properties of the SF-6D, a preference-based health-related quality of life measure, in the context of spinal cord injury. Qual Life Res. 2014. https://doi. org/10.1007/s11136-014-0677-9.

50. Lee BB, Simpson JM, King MT, Haran MJ, Marial O. The SF-36 walk-wheel: a simple modification of the SF-36 physical domain improves its responsiveness for measuring health status change in spinal cord injury. Spinal Cord. 2009. https://doi. org/10.1038/sc.2008.65.

51. Tasiemski T, Brewer BW. Athletic identity, sport participation, and psychological adjustment in people with spinal cord injury. Adapt Phys Act Q. 2011. https://doi.org/10.1123/apaq.28.3.233.

52. Shabany M, Nasrabadi AN, Rahimi-Movaghar V, Mansournia MA, Mohammadi N, Pruitt SD. Reliability and validity of the Persian version of the spinal cord injury lifestyle scale and the health behavior questionnaire in persons with spinal cord injury. Spinal Cord. 2018. https://doi.org/10.1038/s41393-017-0056-9.

53. Pruitt SD, Wahlgren DR, Epping-Jordan JE, Rossi AL. Health behavior in persons with spinal cord injury: development and initial validation of an outcome measure. Spinal Cord. 1998. https://doi.org/10.1038/sj.sc.3100649.

54. Post MWM, Adriaansen JJE, Charlifue S, Biering-Sørensen F, Van Asbeck FWA. Good validity of the international spinal cord injury quality of life basic data set. Spinal Cord. 2016. https://doi.org/10.1038/sc.2015.99.

55. Pattanakuhar S, Suttinoon L, Wongpakaran T, Tongprasert S. The reliability and validity of the international spinal cord injury quality of life basic data set in people with spinal cord injuries from a middle-income country: a psychometric study of the Thai version. Spinal Cord. 2020. https://doi.org/10.1038/s41393-020-0468-9.

56. Lin C-P, Wang C-C, Fujikawa M, et al. Psychometric validation of the brief adaptation to disability scale-revised for persons with spinal cord injury in Taiwan. Rehabil Res Policy, Educ. 2013. https://doi.org/10.1891/2168-6653.27.3.223.

57. Ebrahimzadeh MH, Makhmalbaf H, Soltani-Moghaddas SH, Mazloumi SM. The spinal cord injury quality-of-life-23 questionnaire, Iranian validation study. J Res Med Sci. 2014;19:349–54.

58. Renwick R, Nourhaghighi N, Manns PJ, Rudman DL. Quality of life for people with physical disabilities: a new instrument. Int J Rehabil Res. 2003. https://doi.org/10.1097/00004356-200312000-00005.

59. Laman H, Lankhorst GJ. Subjective weighting of disability: an approach to quality of life assessment in rehabilitation. Disabil Rehabil. 1994. https://doi.org/10.3109/09638289409166613.

60. Van Leeuwen CMC, Van Der Woude LHV, Post MWM. Validity of the mental health subscale of the SF-36 in persons with spinal cord injury. Spinal Cord. 2012. https://doi.org/10.1038/sc.2012.33.

61. Van Brakel WH, Anderson AM, Mutatkar RK, et al. The participation scale: measuring a key concept in public health. Disabil Rehabil. 2006. https://doi.org/10.1080/09638280500192785.

62. Krause JS, Reed KS. Life satisfaction and self-reported problems after spinal cord injury: measurement of underlying dimensions. Rehabil Psychol. 2009. https://doi.org/10.1037/a0016555.

63. Noreau L, Cobb J, Bélanger LM, Dvorak MF, Leblond J, Noonan VK. Development and assessment of a community follow-up questionnaire for the rick Hansen spinal cord injury registry. Arch Phys Med Rehabil. 2013. https://doi.org/10.1016/j.apmr.2013.03.006.

64. Biering-Sørensen F, Biering-Sørensen M, Hilden J. Reproducibility of nordic sleep questionnaire in spinal cord injured. Paraplegia. 1994. https://doi.org/10.1038/sc.1994.124.

Messung der Aktivitäten des täglichen Lebens bei Rückenmarkverletzungen

Francescaroberta Panuccio, Giulia Grieco,
Marina D'Angelo und Maria Auxiliadora Marquez

1   Einführung

Eine Rückenmarksverletzung (SCI) führt zu einem Verlust der motorischen und sensorischen Funktion und autonomen Innervation unterhalb der Verletzungsstelle. Infolgedessen leiden Patienten unter Einschränkungen bei der Durchführung täglicher Aktivitäten, was erhebliche funktionale Auswirkungen hat [1]. Die Fähigkeit, Aktivitäten des täglichen Lebens (ADLs) durchzuführen, ist eine Voraussetzung für ein unabhängiges Leben in der Gemeinschaft für SCI-Patienten [2]. Es hat sich gezeigt, dass es einen positiven Einfluss auf ihre Lebensqualität hat. Gesundheitsfachleute und Rehabilitationsfachleute verwenden oft die Fähigkeit oder Unfähigkeit einer Person, ADLs durchzuführen, um ihren funktionalen Status zu messen. Dieser Fokus auf Rehabilitation nach einer SCI zielt darauf ab, die besten Behandlungsmethoden und Routinen zu identifizieren, um Patienten zu helfen, zu ihrem früheren Leben und täglichen Aktivitäten zurückzukehren. Der Begriff „Aktivitäten des täglichen Lebens" ist vielen bekannt; jedoch hat die universelle Übereinstimmung des Konzepts und der Definition von ADL Probleme bereitet, mit Unterteilung von ADL in grundlegende oder persönliche ADLS (BADL, PADL) und instrumentelle oder erweiterte ADLs (IADL, EADL). Das Medizinische Wörterbuch definiert ADL als ‚die Dinge, die wir normalerweise tun… wie uns selbst zu ernähren, zu baden, uns anzuziehen, uns zu pflegen, zu arbeiten, Hausarbeit zu machen und Freizeit zu haben." Im Einklang mit der Definition des Medizinischen Wörterbuchs haben wir ADLs, einschließlich grundlegender, persönlicher, instrumenteller und erweiterter täglicher Lebensaktivitäten, in Betracht gezogen.

Darüber hinaus entspricht ADL der „Teilnahme", definiert als Beteiligung an Lebenssituationen, einschließlich einer gewissen Autonomie oder der Fähigkeit, das eigene Leben zu kontrollieren, nach der Internationalen Klassifikation der Funktion, Behinderung und Gesundheit der Weltgesundheitsorganisation. Eine genaue Messung der ADL von SCI-Patienten ist wesentlich für eine angemessene Behandlungsplanung, klinische Entscheidungsfindung, langfristige Prognose und Ergebnismessungen. Die objektive Dokumentation der funktionalen Fähigkeit nach SCI ist entscheidend für die Interpretation von Ergebnissen und die Bewertung der Validität der Rehabilitation.

Das Ziel dieser Studie war es, Bewertungsinstrumente für die Aktivität des täglichen Lebens

F. Panuccio (✉) · G. Grieco · M. D'Angelo
R.O.M.A. Rehabilitation Outcome Measures
Assessment, Non-Profit Organization, Rome, Italy

M. Auxiliadora Marquez
Universidad Fernando Pessoa-Canarias,
Las Palmas, Spain

bei Menschen mit SCI durch eine systematische Überprüfung zu beschreiben und zu bewerten.

2 Materialien und Methoden

Diese Studie wurde von einer Forschungsgruppe durchgeführt, die aus Ärzten und Gesundheitsfachleuten der „Sapienza" Universität Rom und der „Rehabilitation & Outcome Measure Assessment" (R.O.M.A.) Vereinigung besteht. In den letzten Jahren hat die R.O.M.A. Vereinigung mehrere Studien durchgeführt und die Validierung vieler Outcome-Maßnahmen in Italien für die Rückenmarksverletzungsbevölkerung [3–16] betrieben. Dieses Kapitel beschreibt alle Bewertungsinstrumente bezüglich der Aktivität des täglichen Lebens, die aus einer systematischen Überprüfung auf PubMed, Scopus und Web of Science hervorgegangen sind. Für spezifische Details zur Methodik siehe Kapitel „Methodischer Ansatz zur Identifizierung von Outcome-Maßnahmen bei Rückenmarksverletzungen". Eignungskriterien für die Berücksichtigung von Studien für dieses Kapitel waren Validierungsstudien und kulturübergreifende Anpassungsstudien, Studien über die Aktivität des täglichen Lebens, Studien über Tests, Fragebögen und selbstberichtete und leistungsbezogene Outcome-Maßnahmen, Studien mit einer Bevölkerung von Menschen mit SCI und Bevölkerung ≥18 Jahre alt. Studienauswahl: Die Auswahl der Studien erfolgte in Übereinstimmung mit der 27-Punkte-PRISM-Erklärung für die Berichterstattung über systematische Überprüfungen [17]. Für die Datenerhebung folgten die Autoren den Empfehlungen der COnsensus-based Standards for the selection of health Measurement Instruments (COSMIN) Initiative [18]. Die Studienqualität und das Risiko von Verzerrungen wurden mit der COSMIN-Checkliste bewertet [19, 20].

3 Ergebnisse

Für dieses Kapitel wurden 123 Arbeiten berücksichtigt. Die Autoren fanden 48 Bewertungsinstrumente, die den neurologischen Bereich bei Personen mit einer SCI bewerten. Siehe Abb. 1 ein Flussdiagramm der eingeschlossenen Studien.

3.1 Die Physical Activity Recall Assessment für Menschen mit Rückenmarksverletzungen (PARA-SCI)

Es wurde 2005 von Martin Ginis et al. in englischer Sprache entwickelt [2, 21, 22]. Die PARA-SCI ist ein valides und zuverlässiges Instrument, das über ein halbstrukturiertes Interview verabreicht wird. Die PARA-SCI ist eine Selbstberichtsmessung der Zeit, die mit leichter, mäßiger und schwerer körperlicher Aktivität in den 3 Tagen vor dem Interview verbracht wurde. Tab. 1 fasst die Autoren und Sprachen der Papiere zusammen und Tab. 2 zeigt die Qualität der Studien.

3.2 Transfer-Bewertungsinstrument (TAI)

Das TAI wurde entwickelt, um von Klinikern zur Bewertung der Transferqualität und der Einhaltung bester Transfermethoden durch den Patienten verwendet zu werden. Es wurde in den Vereinigten Staaten [23–25] und Indien [26]. Das Instrument bewertet die Erhaltung der Funktion des oberen Gliedmaßes, die Sicherheit und wie gut Menschen Pflegekräfte anleiten können, um ihnen bei einem Transfer zu helfen. Das TAI besteht aus zwei Teilen. In Teil 1 wird ein Transfer von Anfang bis Ende in kleine Komponenten zerlegt und die Person wird anhand jeder kleinen Komponente bewertet. Teil 2 bewertet die globale Leistung der Person hinsichtlich Qualität, Erhaltungstechniken, Sicherheit und Anweisung der Pflege. Das Tool soll von Klinikern (typischerweise Ergo- und Physiotherapeuten) verwendet werden, die Vollzeit-Rollstuhlfahrer in Transferfähigkeiten unterweisen und in der Verwendung der Ergebnismessung geschult wurden. Das TAI enthält zwei Teile. Teil 1 besteht aus 15 Elemen-

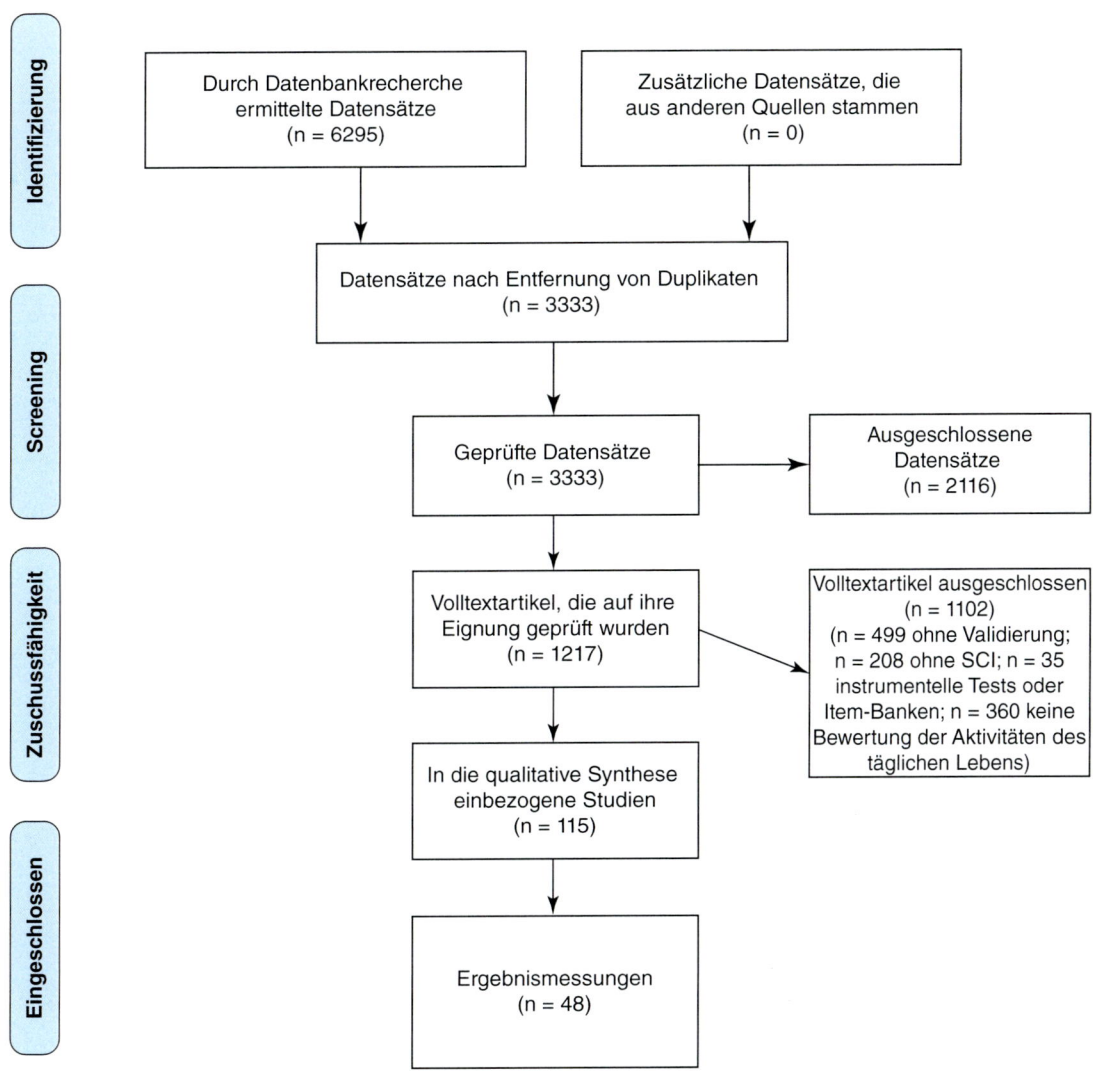

Abb. 1 Flussdiagramm der eingeschlossenen Studie

Tab. 1 Eigenschaften der Studien, die PARA-SCI validieren

Autoren	Sprache	*n*	Durchschnittsalter (SD, Bereich) Jahr	Geschlecht % weiblich
Latimer et al. [21]	Englisch	158	38,47 (11,1)	48 (30,4)
Ginis et al. [22]	Englisch	102	39 (11,2)	30 (29,4)
Latimers et al. [21]	Englisch	73	39 (11,2)	21 (28,8)

n Anzahl der Teilnehmer der Studie, *n.a.* nicht verfügbar

ten und wird wie folgt bewertet: „ja", 1 Punkt, „nein", 0 Punkte oder „nicht zutreffend" (N/A), was ein entferntes Element bedeutet. Teil 1 wird nach jedem Transfer abgeschlossen und die Punkte der Elemente werden gemittelt, um eine einzelne repräsentative Punktzahl zu erzeugen. Teil eins ist die Summe der Punkte jedes Elements, multipliziert mit 10 und dann geteilt

Tab. 2 Bewertung von Qualität und Risikoverzerrung

Autoren	Punkt der COSMIN-Checkliste									
	1	2	3	4	5	6	7	8	9	10
Latimer et al. [21]	?	?	−	−	+	−	−	−	−	−
Ginis et al. [22]	+	+	−	−	+	+	−	+	+	−
Latimer et al. [21]	?	?	+	−	+	−	−	+	+	−

Punkt 1 PROM-Entwicklung, *Punkt 2* Inhaltsvalidität, *Punkt 3* Strukturvalidität, *Punkt 4* interne Konsistenz, *Punkt 5* kulturübergreifende Validität/Messinvarianz, *Punkt 6* Zuverlässigkeit, *Punkt 7* Messfehler, *Punkt 8* Kriteriumsvalidität, *Punkt 9* Hypothesentest für Konstruktvalidität, *Punkt 10* Responsivität, + ausreichend, − unzureichend, *?* unbestimmt

durch die Anzahl der zutreffenden Elemente, im Bereich von 0 bis 10. Die Elemente in Teil zwei werden abgeschlossen, nachdem alle Transfers durchgeführt wurden. Die 12 Elemente in Teil 2 werden auf einer Likert-Typ-Skala bewertet, die von 0 (stimme stark nicht zu) bis 4 (stimme stark zu) reicht. Die Punktzahl für Teil 2 ist die Summe der Punkte jedes Elements, multipliziert mit 2,5 und dann geteilt durch die Anzahl der zutreffenden Elemente, was zu einer Punktzahl im Bereich von 0 bis 10 führt. Die Endpunktzahl des TAI ist der Durchschnitt der Teile 1 und 2. Andere Versionen sind TAI 3.0 (Tsai et al.) und TAI 4.0. Tab. 3 fasst die Autoren und Spra-chen der Papiere zusammen und Tab. 4 zeigt die Qualität der Studien.

3.3 Funktionsunabhängigkeitsmaß (FIM)

Das Functional Independence Measure misst die funktionale Kapazität und Unabhängigkeit und schätzt den Grad der Schwierigkeit oder Einschränkung, der jeder Person zugeschrieben wird. Die Skala wurde in den 1980er Jahren entwickelt und 1986 validiert. Das FIM ist ein Maß für Aktivitätseinschränkungen, das bei

Tab. 3 Eigenschaften der Studien, die TAI validieren

Autoren	Sprache	n	Durchschnittsalter (SD, Bereich) Jahr	Geschlecht % weiblich
McClure et al. [23]	Englisch	40	51,7 (11,3, 27–74)	6 (15)
Tsai et al. [24]	Englisch	41	49,9 (12,7, 23–75)	10 (24)
Worobey et al. [25]	Englisch	44	56,5 (12,7, 25–86)	9 (16,7)
Baghel et al. [26]	Hindi	30	31,9 (12,3)	5 (16,7)

n Anzahl der Teilnehmer der Studie, *n.a.* nicht verfügbar

Tab. 4 Bewertung von Qualität und Risikoverzerrung

Autoren	Punkt der COSMIN-Checkliste									
	1	2	3	4	5	6	7	8	9	10
McClure et al. [23]	?	+	−	+	−	+	−	−	−	−
Tsai et al. [24]	?	?	−	−	−	−	+	−	−	−
Worobey et al. [25]	?	?	−	+	−	+	+	+	+	−
Baghel et al. [26]	?	+	−	−	−	+	+	+	+	−

Punkt 1 PROM-Entwicklung, *Punkt 2* Inhaltsvalidität, *Punkt 3* Strukturvalidität, *Punkt 4* interne Konsistenz, *Punkt 5* kulturübergreifende Validität/Messinvarianz, *Punkt 6* Zuverlässigkeit, *Punkt 7*: Messfehler, *Punkt 8* Kriteriumsvalidität, *Punkt 9* Hypothesentest für Konstruktvalidität, *Punkt 10*: Responsivität, + ausreichend, − unzureichend, *?* unbestimmt

einer Vielzahl von Zuständen und verschiedenen Rehabilitationssituationen verwendet wird. Es wurde für Personen mit SCI in Englisch [27–29], Türkisch [30], Italienisch [31], Dänisch [31], Arabisch [31], Portugiesisch (Brasilien) [1, 32], Finnisch [33], Französisch [34], Schwedisch [35] und Norwegisch [35] validiert. Die FIM-Skala ist ein multidimensionales Instrument, das die Leistung in den motorischen und kognitiven/sozialen Bereichen bewertet und dabei die Aspekte: Ernährung, persönliche Hygiene, Baden, Ankleiden des Oberkörpers, Ankleiden des Unterkörpers, Toilettenbenutzung, Urinkontrolle, Stuhlgangkontrolle, Transfer zum Bett, Stuhl und Rollstuhl, Transfer zur Toilette, Transfer zum Bad oder zur Dusche, Mobilität, Treppensteigen, Verständnis, Ausdruck, soziale Interaktion, Problemlösung und Gedächtnis berücksichtigt. Jeder Punkt wird auf einer Skala von 1 bis 7 bewertet, wobei sieben totale Unabhängigkeit und eins totale Abhängigkeit anzeigt. Die Zwischenwerte decken modifizierte Unabhängigkeit (Punktzahl 6), moderate Abhängigkeit mit der Notwendigkeit der Aufsicht oder Vorbereitung (Punktzahl 5) oder mit der Notwendigkeit direkter Hilfe (Punktzahlen 1–4) ab. Bezogen auf die gesamte Skala erreicht eine Person ohne Behinderung eine Punktzahl von 126 Punkten und eine mit totaler Abhängigkeit eine Punktzahl von 18 Punkten. Je abhängiger der Patient ist, desto niedriger ist die Gesamtpunktzahl des FIM. Die Selbstberichtsversion (FIM-SR) hat den Vorteil, dass sie den Zeitaufwand und die Anstrengung des Klinikers für die Verwaltung reduziert. Eine Selbstberichtsversion des FIM-Instruments kann daher ein wichtiges zusätzliches Werkzeug zur Beurteilung der Patientenunabhängigkeit bieten [36, 37]. Middelton et al. validierten fünf zusätzliche Mobilitäts- und Lokomotionspunkte (5-AML-Punkte) [38] und fügten zwei Mobilitäts- und drei Lokomotionspunkte hinzu. Ein Mobilitätspunkt bewertet die Fähigkeit der Patienten, von einer liegenden Position in eine sitzende Position am Rand einer Liege zu gelangen. Der andere Mobilitätspunkt bewertet die Fähigkeit der Patienten, vom Boden zurück in ihren Rollstuhl zu gelangen. Die drei Lokomotionspunkte be-werten die Fähigkeit der Patienten, einen manuellen Rollstuhl über flaches Gelände, Rampen und Bordsteine zu bewegen. Die Probanden wurden in einem manuellen statt in einem motorisierten Rollstuhl bewertet, um die 5-AML-Lokomotionspunkte zu validieren. Tab. 5 fasst die Autoren und Sprachen der Papiere zusammen und Tab. 6 zeigt die Qualität der Studien.

3.4 Weltgesundheitsorganisation Behinderungsbewertungsskala (WHODS II)

WHODAS II ist ein Instrument, das die alltägliche Funktionsfähigkeit in sechs Bereichen misst, die den Aktivitäts- und Teilhabekomponenten der Internationalen Klassifikation der Funktionsfähigkeit, Behinderung und Gesundheit (ICF; WHO 2001) entsprechen. Es wurde in Lettisch [39], Englisch (Australisch) [40–42] und Chinesisch (Taiwanesisch) [43] validiert. Es wurde als generisches Maß konzipiert, das für verschiedene Gesundheitszustände in verschiedenen Ländern und Kulturen geeignet ist. Es handelt sich um ein generisches Maß zur Behinderung mit 36 Punkten, das Schwierigkeiten in sechs Lebensbereichen in den letzten 30 Tagen untersucht: Verstehen und Kommunizieren (6 Punkte), Fortbewegen (5 Punkte), Selbstpflege (4 Punkte), Umgang mit anderen (5 Punkte), Lebensaktivitäten (8 Punkte) und Teilnahme an der Gesellschaft (8 Punkte). Jeder Punkt wird auf einer 5-Punkte-Skala bewertet, von 1 (keine Schwierigkeiten) bis 5 (extreme Schwierigkeiten/kann nicht tun). Das Instrument erzeugt eine Gesamtpunktzahl (Behinderungsindex) und sechs Bereichspunktzahlen, die von 0 (beste) bis 100 (schlechteste) reichen. Die Bereichspunktzahlen werden aus der Gesamtrohpunktzahl (Summe der Punkte) jedes Bereichs nach folgender Formel umgerechnet: Umgerechnete Punktzahl = [(tatsächliche Rohpunktzahl - niedrigstmögliche Rohpunktzahl)/ (möglicher Rohpunktbereich)] × 100. Tab. 7 fasst die Autoren und Sprachen der Artikel zusammen und Tab. 8 zeigt die Qualität der Studien.

Tab. 5 Eigenschaften der Studien, die FIM, FIM-SF und FIM-5-AML validieren

Skala, Test oder Fragebogen	Autoren	Sprache	n	Durchschnittsalter (SD, Bereich) Jahr	Geschlecht % weiblich
FIM	Grey und Kennedy [27]	Englisch	40	n. v.	n. v.
	Dodds et al. [28]	Englisch	11,102	65	5439 (49)
	Hall et al. [29]	Englisch	3971	n. v.	n. v.
	Ravaud und Alain Yelnik [34]	Französisch (Kanada)	2	n. v.	n. v.
	Küçükdeveci et al. [30]	Türkisch	62	32,7	34 (56)
	Lawton et al. [31]	Italienisch Dänisch Arabisch Englisch	647	46 (11–93)	200 (31)
	Lundgren-Nilsson et al. [35]	Schwedisch Norwegisch	157	n. v.	n. v.
	da Silva et al. [32]	Portugiesisch (Brasilien)	228	n. v.	35 (15,45)
	Barbetta et al. [1]	Portugiesisch (Brasilien)	218	32 (11,6)	25 (11,5)
	Saltychev et al. [33]	Finnisch	155	58,7 (15,5)	68 (44)
FIM-SF	Hoenig et al. [37]	Englisch	6361	n. v.	n. v.
	Masedo et al. [36]	Englisch	38	44,58 (11,38)	3 (9)
FIM-5-AML	Middleton et al. [103]	Englisch	39	28	7 (17,9)

n Anzahl der Teilnehmer der Studie, *n. v.* nicht verfügbar

Tab. 6 Bewertung der Qualität und des Bias-Risikos

Autoren	Punkt der COSMIN-Checkliste									
	1	2	3	4	5	6	7	8	9	10
Grau und Kennedy [27]	?	?	−	−	+	−	−	−	−	−
Dodds et al. [28]	?	?	−	+	−	+	−	+	+	+
Hall et al. [29]	?	?	−	−	+	−	−	−	−	−
Ravaud und Alain Yelnik [34]	?	+	−	−	−	−	−	+	+	−
Küçükdeveci et al. [30]	?	+	+	+	+	+	−	+	+	+
Lawton et al. [31]	?	?	−	−	+	−	−	−	−	−
Lundgren-Nilsson et al. [35]	?	?	−	−	+	−	−	−	−	−
da Silva et al. [32]	?	+	−	−	+	−	−	−	−	+
Barbetta et al. [1]	?	+	−	−	+	−	−	−	−	−
Saltychev et al. [33]	?	+	+	+	+	−	−	−	−	+
Hoening et al. [37]	?	+	−	−	+	−	−	+	+	−
Masedo et al. [36]	?	?	−	+	+	+	−	+	+	+
Middleton et al. [103]	+	+	+	−	+	−	−	−	−	−

Punkt 1 PROM-Entwicklung, *Punkt 2* Inhaltsvalidität, *Punkt 3* Strukturvalidität, *Punkt 4* interne Konsistenz, *Punkt 5* kulturübergreifende Validität/Messinvarianz, *Punkt 6* Zuverlässigkeit, *Punkt 7* Messfehler, *Punkt 8* Kriteriumsvalidität, *Punkt 9* Hypothesentest für Konstruktvalidität, *Punkt 10* Responsivität, + ausreichend, − unzureichend, ? unbestimmt

Tab. 7 Merkmale der Studien, die WHODS II validieren

Autoren	Sprache	n	Durchschnittsalter (SD, Bereich) Jahr	Geschlecht % weiblich
Noonan et al. [41]	Englisch	145	48,7 (17,4, 21–86)	66 (45,5)
Steinerte und Vetra [39]	Lettisch	101	43,9 (23,5)	27 (27,6)
De Wolf et al. [40]	Englisch	63	34,7 (14,6)	12 (19)
Chiu et al. [43]	Chinesisch (Taiwan)	521	51,03 (16,43)	117 (32,8)
Noonan et al. [42]	Englisch	n. v.	n. v.	n. v.

n Anzahl der Teilnehmer der Studie, *n. v.* nicht verfügbar

Tab. 8 Bewertung der Qualität und des Bias-Risikos

Autoren	Element der COSMIN-Checkliste									
	1	2	3	4	5	6	7	8	9	10
Noonan et al. [41]	?	+	−	+	+	+	+	+	+	−
Steinerte und Vetra [39]	?	+	−	+	+	−	−	−	−	−
De Wolf et al. [40]	?	+	+	+	+	−	−	+	+	−
Chiu et al. [43]	?	+	+	−	+	−	−	−	−	−
Noonan et al. [42]	n. v.	n. v.	n. v.	n. v.	n. v.	n. v.	n. v.	n. v.	n. v.	n. v.

Punkt 1 PROM-Entwicklung, *Punkt 2* Inhaltsvalidität, *Punkt 3* Strukturvalidität, *Punkt 4* interne Konsistenz, *Punkt 5* kulturübergreifende Validität/Messinvarianz, *Punkt 6* Zuverlässigkeit, *Punkt 7* Messfehler, *Punkt 8* Kriteriumsvalidität, *Punkt 9* Hypothesentest für Konstruktvalidität, *Punkt 10* Responsivität, + *ausreichend−* unzureichend, *?* unbestimmt

3.5 Funktionsindex für Rückenmarksverletzungen (SCI-FI)

Jette et al. entwickelten den SCI-FI im Jahr 2012 [44–46]. Es wurde auch eine abgekürzte Version entwickelt (SCI-FI Kurzformen) [47]. Der SCI-FI misst Aktivitätseinschränkungen in fünf Bereichen: Grundmobilität (54 Elemente), Gehfähigkeit (39 Elemente), Rollstuhlmobilität (56 Elemente), Selbstpflege (90 Elemente) und Feinmotorik (36 Elemente). Die Skala verwendet fünf Antwortoptionen, um den Grad der Schwierigkeit zu beschreiben, den eine Person hat, Funktionen ohne die Geräte, Hilfsmittel oder Hilfe einer anderen Person auszuführen (d. h., 5 = ohne Schwierigkeiten bei 1 = unfähig zu zahlen). Der SCI-FI kann auch über einen Computer oder ein Touchscreen-Tablet verabreicht werden. Der Funktionsindex für Rückenmarksverletzungen/Assistive Technology (SCI-FI/AT) wurde entwickelt, um die Version 1.0 des SCI-FI zu ergänzen und bietet eine Messung der funktiona-

len Fähigkeiten mit AT, die speziell für Personen mit SCI entwickelt wurde. Die Anweisungen des SCI-FI/AT bitten die Teilnehmer, eine Antwort basierend auf ihrer Fähigkeit, eine Aktivität ohne Hilfe von einer anderen Person, aber mit Geräten oder Hilfsmitteln, die sie normalerweise verwenden, auszuwählen. Mit der Entwicklung des SCI-FI/AT haben wir ein Instrument zur Bewertung des funktionalen Status mit AT in den Bereichen Grundmobilität, Selbstpflege, Feinmotorik und Gehfähigkeit (zusammen mit einer zuvor entworfenen und kalibrierten Skala für Rollstuhlmobilität und SF) [48]. Tab. 9 fasst die Autoren und Sprachen der Papiere zusammen und Tab. 10 zeigt die Qualität der Studien.

3.6 Craig Handicap Assessment und Reporting Technique (CHART)

Das ursprüngliche CHART wurde 1992 [49] entwickelt, um die Behinderung bei Rehabilitationsklienten, die in der Gemeinschaft leben, zu mes-

Tab. 9 Eigenschaften der Studien, die SCI-FI, SCI-FI SF und SCI-FI-AT validieren

Skala, Test oder Fragebogen	Autoren	Sprache	*n*	Durchschnittsalter (SD, Bereich) Jahr	Geschlecht % weiblich
SCI-FI	Tulsky et al. [45]	Englisch	855	43,1 (15,3)	198 (23)
	Jette et al. [44]	Englisch	855	43,1 (15,3)	198 (23)
	Sinha et al. [46]	Englisch	855	43,1 (15,3)	198 (23)
SCI-FI SF	Heinemann et al. [47]	Englisch	n. v.	n. v.	n. v.
SCI-FI-AT	Slavin et al. [48]	Englisch	460	43 (15)	87 (19)

n Anzahl der Teilnehmer der Studie, *n. v.* nicht verfügbar

Tab. 10 Bewertung der Qualität und des Bias-Risikos

Autoren	Element der COSMIN-Checkliste									
	1	2	3	4	5	6	7	8	9	10
Tulsky et al. [45]	+	+	−	−	+	−	−	−	−	−
Jette et al. [44]	?	+	−	−	−	−	−	+	+	−
Sinha et al. [46]	?	+	−	−	+	−	−	+	+	−
Heinemann et al. [47]	+	+	−	−	−	−	−	−	−	−
Slavin et al. [48]	+	+	−	+	+	−	−	+	+	−

Punkt 1 PROM-Entwicklung, *Punkt 2* Inhaltsvalidität, *Punkt 3* Strukturvalidität, *Punkt 4* interne Konsistenz, *Punkt 5* kulturübergreifende Validität/Messinvarianz, *Punkt 6* Zuverlässigkeit, *Punkt 7* Messfehler, *Punkt 8* Kriteriumsvalidität, *Punkt 9* Hypothesentest für Konstruktvalidität, *Punkt 10* Responsivität, + ausreichend, − unzureichend, *?* unbestimmt

sen. CHART wurde für die SCI-Population in Japan [51] und Englisch (Vereinigte Staaten) [51] validiert. Der Fragebogen bestand aus Fragen zu einer medizinischen Erkrankung, motorischen Funktion, Leistung in grundlegenden Aktivitäten des täglichen Lebens (BADL) und instrumentellen Aktivitäten des täglichen Lebens (IADL) und dem Grad der Behinderung. Mehrere demografische Fragen, wie Geschlecht, Alter bei Verletzung, Verletzungsgrad, Beeinträchtigungsgrad, Wohnort, abgeschlossene Ausbildung und primärer Beschäftigungs-/Ausbildungsstatus, wurden in den gleichen Fragebogen aufgenommen. Die Kurzform der Craig Handicap Assessment und Reporting Technique (CHART) in einer iranischen Bevölkerung wurde 2013 validiert [52]. Tab. 11 fasst die Autoren und Sprachen der Papiere zusammen und Tab. 12 zeigt die Qualität der Studien.

3.7 Craig Hospital Inventar von Umweltfaktoren (CHIEF)

Das CHIEF wurde für die SCI-Population in den Sprachen Englisch [53] und Hindi [54]

Tab. 11 Eigenschaften der Studien, die CHART und CHART SF validieren

Skala, Test oder Fragebogen	Autoren	Sprache	*n*	Durchschnittsalter (SD, Bereich) Jahr	Geschlecht % weiblich
CHART	Whiteneck et al. [49]	Englisch	135	n. v.	n. v.
	Tozato et al. [50]	Japanisch	293	38,3 (11,9, 18–60)	47 (16)
	Walker et al. [51]	Englisch	236	n. v.	n. v.
CHART SF	Golhasani-Keshtan et al. [52]	Persisch	52	n. v.	n. v.

n Anzahl der Teilnehmer der Studie, *n. v.* nicht verfügbar

Tab. 12 Bewertung von Qualität und Risikoverzerrung

Autoren	Element der COSMIN-Checkliste									
	1	2	3	4	5	6	7	8	9	10
Whiteneck et al. [49]	+	+	−	−	−	−	−	−	−	−
Tozato et al. [50]	?	+	−	−	+	+	−	−	−	−
Walker et al. [51]	?	+	−	−	+	+	−	−	−	−
Golhasani-Keshtan et al. [52]	?	+	−	+	−	−	−	+	+	−

Element 1 PROM-Entwicklung, *Element 2* Inhaltsvalidität, *Element 3* Strukturvalidität, *Element 4* interne Konsistenz, *Element 5* kulturübergreifende Validität/Messinvarianz, *Element 6* Zuverlässigkeit, *Element 7* Messfehler, *Element 8* Kriteriumsvalidität, *Element 9* Hypothesentest für Konstruktvalidität, *Element 10* Responsivität, + ausreichend, − unzureichend, ? unbestimmt

validiert. Das von Whiteneck et al. entwickelte, selbstverwaltete CHIEF mit 25 Elementen ist ein gängiges Werkzeug zur Beurteilung von Umweltbarrieren bei Menschen mit Rückenmarkverletzungen und anderen Behinderungen. CHIEF behandelt sowohl die Häufigkeit als auch das Ausmaß der Umweltbarrieren, die Menschen daran hindern, das zu tun, was sie tun müssen und wollen. Es deckt fünf verschiedene Bereiche (d.h., physisch, einstellungsbezogen, serviceorientiert, produktiv und politisch) von Barrieren ab. Im Gegensatz zu anderen Umweltbewertungsinstrumenten wurde das CHIEF-Instrument als kürzeres Inventar nur für Umweltbarrieren, nicht für Förderer, konzipiert.

Das CHIEF-Instrument hat eine kürzere Version, die aus der längeren Version durch Beibehaltung von 12 Fragen entwickelt wurde. Die Häufigkeit, mit der Barrieren auftreten, wird auf einer 5-Punkte-Skala bewertet (0 = nie; 1 = weniger als monatlich; 2 = monatlich; 3 = wöchentlich; und 4 = täglich) und das Ausmaß der Barriere wird auf einer 3-Punkte-Skala bewertet (0 = kein Problem, weil die Barriere nie aufgetreten ist; 1 = ein kleines Problem; und 2 = ein großes Problem). Ein Frequenz-Magnitude-Produktscore wurde als Produkt des Frequenzscores und des Magnitudescores berechnet. Tab. 13 fasst die Autoren und Sprachen der Papiere zusammen und Tab. 14 zeigt die Qualität der Studien.

Tab. 13 Merkmale der Studien, die CHIEF validieren

Autoren	Sprache	*n*	Durchschnittsalter (SD, Bereich) Jahr	Geschlecht % weiblich
Whiteneck et al. [53]	Englisch	n. v.	n. v.	n. v.
Soni et al. [54]	Hindi	30	31,67 (10,09)	4 (13,3)

n Anzahl der Teilnehmer der Studie, *n. v.* nicht verfügbar

Tab. 14 Bewertung von Qualität und Risikoverzerrung

Autoren	Punkt der COSMIN-Checkliste									
	1	2	3	4	5	6	7	8	9	10
Whiteneck et al. [53]	+	+	+	+	+	+	−	+	+	−
Soni et al. [54]	?	?	−	−	+	−	+	−	−	−

Punkt 1 PROM-Entwicklung, *Punkt 2* Inhaltsvalidität, *Punkt 3* Strukturvalidität, *Punkt 4* interne Konsistenz, *Punkt 5* kulturübergreifende Validität/Messinvarianz, *Punkt 6* Zuverlässigkeit, *Punkt 7* Messfehler, *Punkt 8* Kriteriumsvalidität, *Punkt 9* Hypothesentest für Konstruktvalidität, *Punkt 10* Responsivität, + ausreichend, − unzureichend, ? unbestimmt

3.8   Ghent Participation Scale (GPS)

Im Jahr 2016 entwickelten D. Van De Velde et al. die Ghent Participation Scale in Belgien [55]. GPS [56] ist ein digitales, selbstverwaltetes Instrument, das eine generische, pathologieunabhängige Messung der Teilhabe bietet. Der Befragte wird gebeten, die fünf wichtigsten Aktivitäten zu priorisieren, die er oder sie persönlich durchgeführt hat, und die fünf wichtigsten Aktivitäten, die er oder sie in der letzten Woche an andere delegiert hat. Folglich beginnt jedes Mal, wenn ein Patient die Ghent Participation Scale ausfüllt, er mit einem anderen Satz von priorisierten Aktivitäten. Nach der Priorisierung muss der Befragte diese Aktivitäten in Bezug auf 15 verschiedene subjektive Variablen bewerten. Zum Beispiel fragt eine Frage: „War es ganz Ihre Entscheidung, an dieser Aktivität teilzunehmen?" Alle Elemente in der Skala bewerten mit einer Likert-Skala von 1 („Ich stimme überhaupt nicht zu") bis 5 („Ich stimme vollkommen zu"). Ein Gesamtergebnis wird berechnet, indem die Durchschnittswerte für die drei Subskalen addiert werden. Punkte für selbst durchgeführte Aktivitäten werden nach der dafür aufgewendeten Zeit gewichtet, und delegierte Aktivitäten wiegen nach der Anzahl der delegierten Aktivitäten, die der Befragte persönlich durchführen wollte. Die Endnote wird als Prozentsatz der Teilnahme neu berechnet, wobei höhere Werte eine größere wahrgenommene Teilnahme anzeigen. Tab. 15 fasst die Autoren und Sprachen der Papiere zusammen und Tab. 16 zeigt die Qualität der Studien.

3.9   Internationale Klassifikation der Funktionsfähigkeit (ICF) Kernsets für SCI

Im Jahr 2010 entwickelten Kirchberger et al. die ersten ICF-Kernsets zur Beurteilung von SCI-Personen im frühen postakuten Kontext und im Langzeitkontext [57]. Im Jahr 2011 arbeiteten KH Herrmann et al. an der Validierung der Internationalen Klassifikation der Funktionsfähigkeit, Behinderung und Gesundheit (ICF) Kernsets für SCI-Individuen in der Schweiz und Deutschland. Diese ICF-Kernsets sind Auswahlkategorien der ICF, die für Personen mit SCI relevant sind, 162 Kategorien für Personen im frühen postakuten Kontext und 168 Kategorien für Personen im Langzeitkontext. Der frühe postakute Kontext umfasst jede Umgebung, in der die erste umfassende Re-

Tab. 15 Eigenschaften der Studien, die GPS validieren

Autoren	Sprache	n	Durchschnittsalter (SD, Bereich) Jahr	Geschlecht % weiblich
Van De Velde et al. [55]	Niederländisch	11	n. v.	n. v.
Van de Velde et al. [56]	Niederländisch	26	n. v.	n. v.

n Anzahl der Teilnehmer der Studie, *n. v.* nicht verfügbar

Tab. 16 Bewertung von Qualität und Risikoverzerrung

Autoren	Punkt der COSMIN-Checkliste									
	1	2	3	4	5	6	7	8	9	10
Whiteneck et al. [53]	+	+	+	−	−	−	−	−	−	−
Soni et al. [54]	?	+	+	+	+	+	−	−	−	+

Punkt 1 PROM-Entwicklung, *Punkt 2* Inhaltsvalidität, *Punkt 3* Strukturvalidität, *Punkt 4* interne Konsistenz, *Punkt 5* kulturübergreifende Validität/Messinvarianz, *Punkt 6* Zuverlässigkeit, *Punkt 7* Messfehler, *Punkt 8* Kriteriumsvalidität, *Punkt 9* Hypothesentest für Konstruktvalidität, *Punkt 10* Responsivität, + ausreichend, − unzureichend, *?* unbestimmt

habilitation nach der akuten SCI bereitgestellt wird. Der Langzeitkontext bezieht sich auf jede Umgebung, in der die Versorgung nach Beendigung der umfassenden Rehabilitation bereitgestellt wird [58]. Im Jahr 2013 wurde das ICF-Kernset SCI in Spanisch validiert [59] und 2019 in Türkisch [60]. Im Jahr 2014 arbeiteten Ballert et al. daran zu ermitteln, ob die für SCI relevanten ICF-Kategorien in klinische Maßnahmen integriert werden können und Erkenntnisse für ihre zukünftige Operationalisierung zu gewinnen. Sie arbeiteten in der Schweiz, Deutschland und Dänemark. Insgesamt wurden 33 ICF-Kategorien in die Analyse der Dimension Körperfunktionen und Körperstrukturen einbezogen und 31 wurden in die Dimension Aktivitäten und Teilhabe (A&P) einbezogen [61]. Im Jahr 2015 entwickelten Chen et al. ein ICF-Kernset zur Beschreibung von subakuter SCI speziell für taiwanesische Patienten in Taiwan [62]. Tab. 17 fasst die Autoren und Sprachen der Papiere zusammen und Tab. 18 zeigt die Qualität der Studien.

3.10 Physical Activity Scale für Personen mit körperlichen Behinderungen (PASIPD)

Im Jahr 2002 entwickelten Washburn et al. in den Vereinigten Staaten die Physical Activity Scale für Personen mit körperlichen Behinderungen (PASIPD) [63], speziell für den Einsatz in epidemiologischen Studien zur körperlichen Aktivität, Gesundheit und Funktion von Menschen mit körperlichen Behinderungen. Die PASIPD ist eine Modifikation der Physical Activity Scale for the Elderly (PASE) [64]. Die PASIPD ist validiert für Menschen mit SCI in Malaysia [65] und den Niederlanden [66]. Die PASIPD ist ein 13-Punkte-Fragebogen zur Erinnerung an die letzten 7 Tage, der Informationen

Tab. 17 Eigenschaften der Studien, die (ICF) Core Sets für SCI validieren

Autoren	Sprache	n	Durchschnittsalter (SD, Bereich) Jahr	Geschlecht % weiblich
Kirchberger et al. [57]	Englisch	n. v.	n. v.	n. v.
Chen et al. [62]	Chinesisch (Taiwan)	n. v.	n. v.	n. v.
Herrmann et al. [58]	Deutsch	n. v.	n. v.	n. v.
Ballert et al. [61]	Deutsch	1048	42,2 (15)	225 (21,5)
Lema et al. [59]	Spanisch	100		10 (10)
Tatli et al. [60]	Türkisch	120	37,5 (15,7)	35 (29,2)

n Anzahl der Teilnehmer der Studie, n. v. nicht verfügbar

Tab. 18 Bewertung der Qualität und des Bias-Risikos

Autoren	Element der COSMIN-Checkliste									
	1	2	3	4	5	6	7	8	9	10
Kirchberger et al. [57]	+	+	−	−	−	−	−	−	−	−
Chen et al. [62]	+	+	−	−	−	−	−	−	−	−
Herrmann et al. [58]	+	+	−	−	−	−	−	−	−	−
Ballert et al. [61]	+	+	+	−	+	−	−	−	−	−
Lema et al. [59]	?	+	−	−	+	−	−	+	+	−
Tatli et al. [60]	?	+	−	−	+	−	−	+	+	−

Punkt 1 PROM-Entwicklung, *Punkt 2* Inhaltsvalidität, *Punkt 3* Strukturvalidität, *Punkt 4* interne Konsistenz, *Punkt 5* kulturübergreifende Validität/Messinvarianz, *Punkt 6* Zuverlässigkeit, *Punkt 7* Messfehler, *Punkt 8* Kriteriumsvalidität, *Punkt 9* Hypothesentest für Konstruktvalidität, *Punkt 10* Responsivität, + ausreichend, − unzureichend, ? unbestimmt

über Freizeitaktivitäten abfragt, die zu anderen Zwecken als dem Training durchgeführt wurden, einschließlich Gehen und Rollen außerhalb des Hauses; leichte, moderate und anstrengende Sport- und Freizeitaktivitäten zur Steigerung der Muskelkraft und Ausdauer; leichte und schwere Hausarbeit; Heimwerken; Gartenarbeit; Pflege einer anderen Person; und berufliche Aktivität. Die Befragten wurden gebeten, sich an die Anzahl der Tage innerhalb von 7 Tagen zu erinnern, an denen sie an den genannten Aktivitäten teilgenommen haben und wie viele Stunden sie dafür aufgewendet haben. Tab. 19 fasst die Autoren und Sprachen der Papiere zusammen und Tab. 20 zeigt die Qualität der Studien.

3.11 Spinal Cord Independence Measure (SCIM)

Die Spinal Cord Independence Measure (SCIM) ist eine von Catz-Itzkovich in Israel im Jahr 1997 entwickelte Behinderungsskala, die in Englisch [67], Hebräisch [68], Schweizerisch und Italienisch [69] validiert wurde. SCIM II wurde in Israel und der Schweiz [70–74], SCIM III wurde in Hebräisch [75–78], Englisch [75–77, 79–82], Italienisch [75–77, 83], Dänisch [75–77], Deutsch [76, 77] Portugiesisch (Brasilien) [84, 85], Spanisch [86], Griechisch [87], Türkisch [88], Thai [89], Persisch [90], und Koreanisch [91]. Es gibt auch einen Selbstbericht-SCIM, der in Deutsch [92, 93], Spanisch [94], Englisch [95], Griechisch [95], Italienisch [93, 96], Französisch [93], und Thai [97] validiert wurde. SCIM ist speziell für Patienten mit SCI und umfasst die folgenden Funktionsbereiche: Selbstpflege, Atmung, Sphinktermanagement und Mobilität. Jeder Bereich wird entsprechend seinem proportionalen Gewicht in der allgemeinen Aktivität dieser Patienten bewertet. Die Selbstpflege mit Werten von 0 bis 20 umfasst die folgenden Aufgaben: Füttern, Baden, Anziehen und Pflegen. Atmung und Sphinktermanagement umfassen Atmung, Blasenmanagement, Darmmanagement und Toilettenbenutzung. Die Werte für diesen Bereich liegen zwischen 0 und 40. Die Mobilität teilt sich in zwei Teile: (1) Aufgaben, die im Raum und auf der Toilette ausgeführt werden und (2) Aufgaben, die im ganzen Haus (innen) und draußen ausgeführt werden. Die Mobilität im Raum und

Tab. 19 Eigenschaften der Studien, die PASIPD validieren

Autoren	Sprache	n	Durchschnittsalter (SD, Bereich) Jahr	Geschlecht % weiblich
Mat Rosly et al. [65]	Englisch Malaysisch	250	42,6 (14,4)	73 (29,2)
Washburn et al. [63]	Englisch	372	n. v.	145 (39)
Van den Berg-Emons et al. [66]	Niederländisch	21	40,7 (14,3)	7 (33,3)

n Anzahl der Teilnehmer der Studie, *n. v.* nicht verfügbar

Tab. 20 Bewertung der Qualität und des Bias-Risikos

Autoren	Punkt der COSMIN-Checkliste									
	1	2	3	4	5	6	7	8	9	10
Mat Rosly et al. [65]	?	+	+	−	+	+	−	−	−	−
Washburn et al. [63]	+	+	+	−	+	−	−	−	−	−
Van den Berg-Emons et al. [66]	?	?	−	−	−	−	−	+	+	−

Punkt 1 PROM-Entwicklung, *Punkt 2* Inhaltsvalidität, *Punkt 3* Strukturvalidität, *Punkt 4* interne Konsistenz, *Punkt 5* kulturübergreifende Validität/Messinvarianz, *Punkt 6* Zuverlässigkeit, *Punkt 7* Messfehler, *Punkt 8* Kriteriumsvalidität, *Punkt 9* Hypothesentest für Konstruktvalidität, *Punkt 10* Responsivität, + ausreichend, − unzureichend, *?* unbestimmt

auf der Toilette umfasst die Mobilität im Bett und Maßnahmen zur Vermeidung von Druckgeschwüren sowie Transfers von Bett-Rollstuhl und Rollstuhl-Toilette-Badewanne. Die Mobilität in Innenräumen und im Freien umfasst die Mobilität über kurze, mittlere und lange Strecken, Treppenmanagement und Rollstuhl-Auto-Transfer. Die Werte für diesen Bereich liegen zwischen 0 und 40. Die Endbewertung liegt zwischen 0 und 100. Tab. 21 fasst die Autoren und Sprachen der Papiere zusammen und Tab. 22 zeigt die Qualität der Studien.

3.12 Auswirkungen auf Teilnahme und Autonomie Fragebogen (IPA)

Der IPA wurde für Menschen mit SCI in Englisch [41, 42, 98], Schwedisch [99], und Thai [100] validiert. Der IPA bewertet wahrgenommene persönliche Auswirkungen von chronischer Behinderung auf Teilnahme und Autonomie, bestehend aus 32 Punkten in fünf Bereichen (Autonomie im Innenbereich, Familienrolle, Autonomie im Außenbereich, soziales Leben und Beziehungen, Arbeit und Bildung) und 8 Punkten der Erfahrung von Problemen (Mobilität, Selbstpflege, Familienrolle, finanzielle Situation, Freizeit, soziale Beziehung, Arbeit und Bildung). Die Teilnehmer antworteten auf jeden Punkt, indem sie ihre wahrgenommene Teilnahme und Autonomie auf einer 5-Punkte-Bewertungsskala bewerteten (Bereich: sehr gut, 0; sehr schlecht, 4). Tab. 23 fasst die Autoren und Sprachen der Papiere zusammen und Tab. 24 zeigt die Qualität der Studien.

3.13 Fragebogen zur Freizeitkörperlichen Aktivität (LTPA)

LTPA ist ein kurzes Maß für die Freizeitkörperliche Aktivität (LTPA) bei Menschen mit Rückenmarksverletzung (SCI). Es wurde in Englisch [2] und Französisch (Kanadisch) [101] validiert. LTPAQ-SCI ist ein SCI-spezifisches, selbstberichtendes Maß für LTPA, das die Minuten leichter, mäßiger und schwerer Intensität LTPA bewertet, die in den vorherigen 7 Tagen durchgeführt wurden. Die LTPAQ-SCI dauert weniger als 5 Minuten und kann selbstverwaltet werden. Insbesondere erinnerten sich die Teilnehmer für jede Intensitätsstufe an die Anzahl der Tage, an denen sie in den letzten 7 Tagen LTPA mit jeder Intensität durchgeführt haben. Anschließend wurden sie gefragt, wie viele Minuten sie normalerweise mit LTPA mit dieser Intensität verbringen. Die Skala wurde durch Berechnung der Gesamtzahl der Minuten der Aktivität, die bei jeder Intensität durchgeführt wurde (Anzahl der Tage der Aktivität und Anzahl der Minuten der Aktivität), bewertet, was die Gesamtzahl der Minuten der Aktivität ergibt, die in der vergangenen Woche durchgeführt wurde. Tab. 25 fasst die Autoren und Sprachen der Papiere zusammen und Tab. 26 zeigt die Qualität der Studien.

3.14 Moorong Selbstwirksamkeitsskala (MSES)

Wurde 2003 von Middleton entwickelt [102] um die Selbstwirksamkeit bei Personen mit SCI zu messen. Die Autoren generierten während der Entwicklung 20 ursprüngliche Skalenpunkte, die zur endgültigen 16-Punkte-Version verfeinert wurden. Sie wurde in Englisch [102–105] und Persisch [106] validiert. Es handelt sich um ein SCI-spezifisches Maß für Selbstwirksamkeit, das das Vertrauen in die Durchführung täglicher Aktivitäten bewertet. Es umfasst 16 Punkte und zwei Unterskalen: (a) Tägliche Aktivitäten und (b) Soziale Funktion. Jeder Punkt wird auf einer 7-Punkte-Likert-Skala bewertet, die von 1 (sehr unsicher) bis 7 (sehr sicher) reicht. Die MSES wird in Beziehung gesetzt zu Depression und Angst, funktionellen Einschränkungen und Teilhabe. Tab. 27 fasst die Autoren und Sprachen der Papiere zusammen und Tab. 28 zeigt die Qualität der Studien.

Tab. 21 Eigenschaften der Studien, die SCI-FI, SCI-FI SF und SCI-FI-AT validieren

Skala, Test oder Fragebogen	Autoren	Sprache	n	Durchschnittsalter (SD, Bereich) Jahr	Geschlecht % weiblich
SCIM-I	Catz et al. [67]	Englisch	30	45 (18, 17–76)	8 (26,6)
	Catz et al. [68]	Hebräisch	22	48,1 (16,2, 23–76)	5 (22,7)
	Scivoletto et al. [69]	Italienisch	225	41,9 (18,4)	56 (24,8)
SCIM-II	Catz et al. [70]	Hebräisch	28	46 (17, 20–79)	10 (35,7)
	Itzkovich et al. [72]	Hebräisch	202	46,78 (18,38)	64 (31,7)
	Itzkovich et al. [71]	Hebräisch	28	46 (17, 20–79)	10 (35,7)
	Van Hedel et al. [73]	Schweizer	886	n. v.	n. v.
	Catz et al. [74]	Hebräisch	n. v.	n. v.	n. v.
SCIM-III	Catz et al. [75]	Hebräisch Englisch Italienisch Dänisch	425	46,9 (18,2)	116 (27,3)
	Catz et al. [75]	Hebräisch Englisch Italienisch Dänisch	425	46,9 (18,2)	116 (27,3)
	Itzkovich et al. [76]	Hebräisch Dänisch Englisch Deutsch Italienisch	425	46,9 (18,2)	116 (27,3)
	Glass et al. [81]	Englisch Italienisch Hebräisch	425	46,9 (18,2)	116 (27,3)
	Ackerman et al. [79]	Englisch	114	(12–64)	22 (19)
	Anderson et al. [80]	Englisch	390	45,3 (17,9)	96 (24,6)
	Bluvshtein et al. [77]	Hebräisch Dänisch Englisch Deutsch Italienisch	261	40,1 (17,1)	n. v.
	Invernizzi et al. [83]	Italienisch	103	50,33 (15,35)	19 (18,33)
	Riberto et al. [85]	Portugiesisch (Brasilien)	83	36,1 (15,4)	26 (31,3)
	Zarco-Periñán et al. [86]	Spanisch	64	44,79 (20,5)	21 (32,8)
	Athanasiou et al. [87]	Griechisch	2	37	2 (100)
	Unalan et al. [88]	Türkisch	204	39,7 (13,7)	60 (29,4)
	Wannapakhe et al. [89]	Thai	31	46 (17, 20–79)	11 (35,5)
	de Almeida et al. [84]	Portugiesisch (Brasilien)	30	41,5 (14,7)	20 (66,7)
	Itzkovich et al. [78]	Hebräisch	35	62 (15)	16 (46)
	Saberi et al. [90]	Persisch	279	33,7 (10,13)	70 (25,1)
	Cho et al. [91]	Koreanisch	42	47,32 (14,27)	8 (20)
SCIM-SR	Fekete et al. [92]	Deutsch	99	48 (35–64)	26 (26,3)
	Anguilar-Rodriguez et al. (2015)	Spanisch	100	55,4 (15,2)	32 (32)
	Michailidou et al. [95]	Englisch	174	47 (12)	63 (36)
	Michailidou et al. [95]	Griechisch	45	61 (17)	22 (48,8)
	Bonavita et al. [96]	Italienisch	116	45,5 (17,7)	36 (31)
	Prodinger et al. [93]	Deutsch Französisch Italienisch	1530	52,33 (14,63)	437 (28,5)
	Wilartratsami et al. [97]	Thai	32	44,97 (20,31, 20–80)	4 (12,5)

n Anzahl der Teilnehmer der Studie, *n.a.* nicht verfügbar

Tab. 22 Bewertung der Qualität und des Bias-Risikos

Autoren	Punkt der COSMIN-Checkliste									
	1	2	3	4	5	6	7	8	9	10
Catz et al. [67]	+	+	−	−	−	+	−	+	+	−
Catz et al. [68]	?	?	−	−	+	−	−	−	−	−
Scivoletto et al. [69]	?	+	−	−	+	+	+	−	−	−
Catz et al. [70]	+	+	−	−	−	+	−	+	+	−
Itzkovich et al. [72]	?	?	+	−	+	−	−	−	−	−
Itzkovich et al. [71]	?	+	−	−	−		−	+	+	−
Van Hedel et al. [73]	?	?	−	−	+	−	+	+	+	+
Catz et al. [74]	n. v.	n. v.	n. v.	n. v.	n. v.	+ n. v.	n. v.	n. v.	n. v.	n. v.
Catz et al. [75]	+	+	−	−	−	−	−	−	−	−
Catz et al. [75]	?	?	−	+	−	+	−	+	+	−
Itzkovich et al. [76]	?	?	+	−	−	−	−	−	−	−
Glass et al. [81]	?	?	+	+	+	+	−	+	+	−
Ackerman et al. [79]	?	+	−	−	+	−	−	−	−	+
Anderson et al. [80]	?	?	−	+	−	+	+	+	+	−
Bluvshtein et al. [77]	?	?	−	−	+	+	−	+	+	−
Invernizzi et al. [83]	?	+	−	+	−	+	−	+	+	−
Riberto et al. [85]	?	+	−	−	−	+	−	+	+	−
Zarco-Periñán et al. [86]	?	+	−	+	+	+	−	+	+	+
Athanasiou et al. [87]	?	+	−	−	−		−	−	−	−
Unalan et al. [88]	?	+	−	−	+	+	−	+	+	−
Wannapakhe et al. [89]	?	+	−	+	+	+	−	−	−	−
de Almeida et al. [84]	?	+	−	−	−	−	−	+	+	−
Itzkovich et al. [78]	?	?	−	−	−	+	−	−	−	−
Saberi et al. [90]	?	+	−	+	+	+	−	+	+	−
Cho et al. [91]	?	+	−	−	−	+	−	+	+	−
Fekete et al. [92]	?	+	−	−	+	+	−	+	+	−
Anguilar-Rodriguez et al. (2015)	?	+	−	−	−	+	−	+	+	−
Michailidou et al. [95]	?	+	−	+	−	−	−	+	+	−
Michailidou et al. [95]	?	+	−	+	−	−	−	+	+	−
Bonavita et al. [96]	?	+	+	−	+	+	−	+	+	−
Prodinger et al. [93]	?	+	−	−	+	−	−	−	−	−
Wilartratsami et al. [97]	?	+	−	+	+	+	−	+	+	−

Punkt 1 PROM-Entwicklung, *Punkt 2* Inhaltsvalidität, *Punkt 3* Strukturvalidität, *Punkt 4* interne Konsistenz, *Punkt 5* kulturübergreifende Validität/Messinvarianz, *Punkt 6* Zuverlässigkeit, *Punkt 7* Messfehler, *Punkt 8* Kriteriumsvalidität, *Punkt 9* Hypothesentest für Konstruktvalidität, *Punkt 10* Responsivität, + ausreichend, − unzureichend, ? unbestimmt

3.15 Skala zur Selbstwirksamkeit bei Übungen (ESES)

Die ESES wurde ins Englische [107], Portugiesische (Brasilien) [108] und Niederländische [109] übersetzt. Es handelt sich um eine SCI-spezifische Skala, die entwickelt wurde, um die wahrgenommene Selbstwirksamkeit bei verschiedenen Arten von körperlichen Aktivitäten zu messen. Sie besteht aus 10 Punkten, das Selbst-

Tab. 23 Eigenschaften der Studien, die IPA validieren

Autoren	Sprache	n	Alter Durchschnitt (SD, Bereich) Jahr	Geschlecht % weiblich
Sibley et al. [98]	Englisch	213	(20-75)	n. v.
Larsson Lund et al. [99]	Schwedisch	161	52 (18,2, 17–48)	31 (23)
Noonan et al. [41]	Englisch	145	48,7 (17,4, 21–86)	66 (45,5)
Suttiwong et al. [100]	Thai	139	34,2 (8,4, 18–55)	29 (20,9)
Noonan et al. [42]	Englisch	n. v.	n. v.	n. v.

n Anzahl der Teilnehmer der Studie, *n. v.* nicht verfügbar

Tab. 24 Bewertung von Qualität und Risikoverzerrung

Autoren	Element der COSMIN-Checkliste									
	1	2	3	4	5	6	7	8	9	10
Sibley et al. [98]	+	+	+	+	+	+	−	+	+	−
Larsson Lund et al. [99]	?	+	+	−	+	−	−	−	−	−
Noonan et al. [41]	?	+	−	+	+	+	+	+	+	−
Suttiwong et al. [100]	?	+	+	+	−	+	−	+	+	−
Noonan et al. [42]	n. v.	n. v.	n. v.	n. v.	n. v.	n. v.	n. v.	n. v.	n. v.	n. v.

Punkt 1 PROM-Entwicklung, *Punkt 2* Inhaltsvalidität, *Punkt 3* Strukturvalidität, *Punkt 4* interne Konsistenz, *Punkt 5* kulturübergreifende Validität/Messinvarianz, *Punkt 6* Zuverlässigkeit, *Punkt 7* Messfehler, *Punkt 8* Kriteriumsvalidität, *Punkt 9* Hypothesentest für Konstruktvalidität, *Punkt 10* Responsivität, + ausreichend, − unzureichend, *?* unbestimmt

Tab. 25 Eigenschaften der Studien, die LTPA validieren

Autoren	Sprache	n	Durchschnittsalter (SD, Bereich) Jahr	Geschlecht % weiblich
Cummings et al. [101]	Französisch (Kanada)	7	n. v.	n. v.
Ginis et al. [2]	Englisch	103	48,1 (12,7)	25 (25)

n Anzahl der Teilnehmer der Studie, *n. v.* nicht verfügbar

Tab. 26 Bewertung von Qualität und Risikoverzerrung

Autoren	Punkt der COSMIN-Checkliste									
	1	2	3	4	5	6	7	8	9	10
Cummings et al. [101]	?	+	−	−	+	+	−	−	−	+
Ginis et al. [2]	?	?	−	−	+	+	−	+	+	−

Punkt 1 PROM-Entwicklung, *Punkt 2* Inhaltsvalidität, *Punkt 3* Strukturvalidität, *Punkt 4* interne Konsistenz, *Punkt 5* kulturübergreifende Validität/Messinvarianz, *Punkt 6* Zuverlässigkeit, *Punkt 7* Messfehler, *Punkt 8* Kriteriumsvalidität, *Punkt 9*Hypothesentest für Konstruktvalidität, *Punkt 10* Responsivität, + ausreichend, − unzureichend, *?* unbestimmt

vertrauen in Bezug auf die Durchführung regelmäßiger körperlicher Aktivitäten und Übungen, ein Beispielartikel lautet: „Ich bin zuversichtlich, dass ich Hindernisse und Herausforderungen in Bezug auf körperliche Aktivität und Übung überwinden kann, wenn ich mich genug anstrenge." Die Befragten antworten auf einer 4-Punkte-Skala: überhaupt nicht wahr, selten wahr, manchmal wahr und immer wahr. Die Mindestpunktzahl beträgt 10 und die Höchstpunktzahl 40. Eine

Tab. 27 Eigenschaften der Studien, die MSES validieren

Autoren	Sprache	n	Durchschnittsalter (SD, Bereich) Jahr	Geschlecht % weiblich
Middleton et al. [102]	Englisch	108	45,26 (15,99)	28 (25,9)
Rajati et al. [106]	Persisch	204	40,84 (9,22)	72 (33,6)
Middleton et al. [103]	Englisch	161	48,5 (15,1)	43 (26,7)
Miller [105]	Englisch	162	45,8 (13,4)	51 (31,5)
Brooks et al. [104]	Englisch	274	46,82 (13,46)	89 (32,5)

n Anzahl der Teilnehmer der Studie, *n.a.* nicht verfügbar

Tab. 28 Bewertung der Qualität und des Bias-Risikos

Autoren	Element der COSMIN-Checkliste									
	1	2	3	4	5	6	7	8	9	10
Middleton et al. [102]	+	+	+	+	+	+	−	+	+	+
Rajati et al. [106]	?	+	+	+	+	+	−	+	+	−
Middleton et al. [103]	?	−	+	−	−	−	−	+	+	−
Miller [105]	?	?	+	−	−	−	−	+	+	−
Brooks et al. [104]	?	+	+	−	+	−	−	−	−	−

Punkt 1 PROM-Entwicklung, *Punkt 2* Inhaltsvalidität, *Punkt 3* Strukturvalidität, *Punkt 4* interne Konsistenz, *Punkt 5* kulturübergreifende Validität/Messinvarianz, *Punkt 6* Zuverlässigkeit, *Punkt 7* Messfehler, *Punkt 8* Kriteriumsvalidität, *Punkt 9* Hypothesentest für Konstruktvalidität, *Punkt 10* Responsivität, + ausreichend, − unzureichend, ? unbestimmt

höhere Punktzahl deutet auf eine höhere Übungsselbstwirksamkeit hin. Tab. 29 fasst die Autoren und Sprachen der Papiere zusammen und Tab. 30 zeigt die Qualität der Studien.

3.16 Nottwil Umweltfaktoren-Inventar Kurzform (NEFI)

Das NEFI ist eine von einem Interviewer durchgeführte Bewertung wahrgenommener Umweltbarrieren und -erleichterungen. Es wurde von Juvalta et al. in Englisch [110] und Schweizer [110] und von Ballert et al. in Deutsch [111], Französisch [111] und Italienisch [111] validiert.

Es basiert auf den Ergebnissen des Projekts Core Sets for SCI der Internationalen Klassifikation von Funktion, Behinderung und Gesundheit und besteht aus 56 Punkten, die 13 Umweltfaktoren als wahrgenommene Barrieren und wahrgenommene Erleichterungen für verschiedene Teilnahmebereiche (produktives Leben vs. soziales/gemeinschaftliches Leben) abdecken, einschließlich Punkten zur Überwindung und Vermeidung von Barrieren. Die Kurzform des NEFI konzentriert sich auf die wahrgenommene Auswirkung von Umweltbarrieren auf die Teilnahme im Allgemeinen, während sie darauf verzichtet, Erleichterungen und das Überwinden und Vermeiden von Barrieren zu bewerten. Die Kurz-

Tab. 29 Eigenschaften der Studien zur Validierung der ESES

Autoren	Sprache	n	Durchschnittsalter (SD, Bereich) Jahr	Geschlecht % weiblich
Kroll et al. [107]	Englisch	368	n. v.	147 (40)
Nooijen et al. [109]	Niederländisch	53	51,5 (12,3)	9 (17)
Pisconti et al. [108]	Portugiesisch (Brasilien)	76	n. v.	10 (13,2)

n Anzahl der Teilnehmer der Studie, *n. v.* nicht verfügbar

Tab. 30 Bewertung von Qualität und Risikoverzerrung

Autoren	Punkt der COSMIN-Checkliste									
	1	2	3	4	5	6	7	8	9	10
Kroll et al. [107]	+	+	+	+	−	+	−	+	+	−
Nooijen et al. [109]	?	+	−	+	−	−	−	+	+	−
Pisconti et al. [108]	?	+	−	+	−	+	−	+	+	−

Punkt 1 PROM-Entwicklung, *Punkt 2* Inhaltsvalidität, *Punkt 3* Strukturvalidität, *Punkt 4* interne Konsistenz, *Punkt 5* kulturübergreifende Validität/Messinvarianz, *Punkt 6* Zuverlässigkeit, *Punkt 7* Messfehler, *Punkt 8* Kriteriumsvalidität, *Punkt 9* Hypothesentest für Konstruktvalidität, *Punkt 10* Responsivität, + ausreichend, − unzureichend, ? unbestimmt

form des NEFI besteht aus 14 Punkten mit drei Antwortmöglichkeiten: 0 (kein Einfluss/nicht zutreffend), 1 (hat mein Leben etwas erschwert) und 2 (hat mein Leben stark erschwert). Tab.31 fasst die Autoren und Sprachen der Papiere zusammen und Tab. 32 zeigt die Qualität der Studien.

3.17 Participation Measure–Post-Acute Care (PM-PAC)

Die PM-PAC wurde entwickelt, um die Teilnahme in der Gemeinschaft zu bewerten. Sie enthält 51 Fragen, wobei 42 Fragen verwendet werden, um Punktzahlen für die Bereiche Kom-

munikation; Mobilität; häusliches Leben; zwischenmenschliche Beziehungen; Rollenfunktion; Arbeit und Beschäftigung; Bildung; Wirtschaftsleben; und Gemeinschaft, soziales und bürgerliches Leben zu erstellen. Eine höhere Punktzahl deutet auf eine bessere Teilnahme hin [41, 42, 112]. Tab. 33 fasst die Autoren und Sprachen der Papiere zusammen und Tab. 34 zeigt die Qualität der Studien.

3.18 Teilnahmeziel und Teilnahmesubjektiv (POPS)

Die POPS bewertet die Teilnahme an 26 Lebensaktivitäten aus einer objektiven (Häufigkeit) und

Tab. 31 Eigenschaften der Studien, die NEFI validieren

Autoren	Sprache	n	Durchschnittsalter (SD, Bereich) Jahr	Geschlecht % weiblich
Ballert et al. [111]	Deutsch Französisch Italienisch	1549	55,36	441 (28,5)
Juvalta et al. [110]	Englisch/ Schweizerisch	37	45,5 (12,6, 25-65)	13 (35)

n Anzahl der Teilnehmer der Studie, *n.a.* nicht verfügbar

Tab. 32 Bewertung von Qualität und Risikoverzerrung

Autoren	Punkt der COSMIN-Checkliste									
	1	2	3	4	5	6	7	8	9	10
Ballert et al. [111]	?	?	+	+	+	−	−	−	−	−
Juvalta et al. [110]	+	+	−	−	−	−	−	−	−	−

Punkt 1 PROM-Entwicklung, *Punkt 2* Inhaltsvalidität, *Punkt 3* Strukturvalidität, *Punkt 4* interne Konsistenz, *Punkt 5* kulturübergreifende Validität/Messinvarianz, *Punkt 6* Zuverlässigkeit, *Punkt 7* Messfehler, *Punkt 8* Kriteriumsvalidität, *Punkt 9* Hypothesentest für Konstruktvalidität, *Punkt 10* Responsivität, + ausreichend, − unzureichend, ? unbestimmt

Tab. 33 Eigenschaften der Studien, die PM-PAC validieren

Autoren	Sprache	*n*	Durchschnittsalter (SD, Bereich) Jahr	Geschlecht % weiblich
Noonan et al. [41]	Englisch	n. v.	n. v.	n. v.
Noonan et al. [42]	Englisch	145	48,7 (17,4, 21–86)	66 (45,5)
Chang et al. [112]	Englisch	520	45,1 (13,6)	124 (24)

n Anzahl der Teilnehmer der Studie, *n. v.* nicht verfügbar

Tab. 34 Bewertung der Qualität und des Bias-Risikos

Autoren	Punkt der COSMIN-Checkliste									
	1	2	3	4	5	6	7	8	9	10
Noonan et al. [41]	n. v.	n. v.	n. v.	n. v.	n. v.	n. v.	n. v.	n. v.	n. v.	n. v.
Noonan et al. [42]	?	+	−	+	+	+	+	+	+	−
Chang et al. [112]	+	+	+	−	−	−	−	−	−	−

Punkt 1 PROM-Entwicklung, *Punkt 2* Inhaltsvalidität, *Punkt 3* Strukturvalidität, *Punkt 4* interne Konsistenz, *Punkt 5* kulturübergreifende Validität/Messinvarianz, *Punkt 6* Zuverlässigkeit, *Punkt 7* Messfehler, *Punkt 8* Kriteriumsvalidität, *Punkt 9* Hypothesentest für Konstruktvalidität, *Punkt 10* Responsivität, + ausreichend, − unzureichend, ? unbestimmt

subjektiven (Wichtigkeit und Zufriedenheitsgrad) Perspektive. Der Berechnungsalgorithmus des Entwicklers wurde verwendet, um objektive und subjektive Gesamtwerte und Domänenwerte (Häusliches Leben; Hauptlebensbereiche; Transport; Zwischenmenschliche Interaktionen und Beziehungen; und Gemeinschaft, Freizeit und bürgerliches Leben) zu berechnen [41]. Tab. 35 fasst die Autoren und Sprachen der Papiere zusammen und Tab. 36 zeigt die Qualität der Studien.

Summe der zugewiesenen Bewertung durch die Anzahl der identifizierten Probleme teilt. Nach der Behandlung werden die Personen erneut gebeten, ihre Leistung und Zufriedenheit für die gleichen Probleme selbst zu bewerten. Die Bewertungen werden vom Therapeuten verwendet, um Veränderungsbewertungen zu berechnen. Sie wurde für die SCI-Bevölkerung in Italienisch validiert [10]. Tab. 35 fasst die Autoren und Sprachen der Papiere zusammen und Tab. 36 zeigt die Qualität der Studien.

3.19 Kanadische Leistungsbewertung der Berufstätigkeit (COPM)

Die COPM ist eine individualisierte, klientenzentrierte Ergebnismessung. In einem halbstrukturierten Interview identifizieren Personen bis zu fünf berufliche Aktivitäten, die sie als Problem für sich selbst betrachten. Dieser Schritt bildet die Grundlage für die Identifizierung von Behandlungszielen. Die Personen werden dann gebeten, ihre aktuelle Leistung und Zufriedenheit mit jedem der ausgewählten Probleme auf einer 10-Punkte-Skala zu bewerten. Der Therapeut bewertet die COPM-Leistung und Zufriedenheitsbewertung, indem er die

3.20 Quadriplegie-Index der Funktion (QIF)

Der QIF wurde 1980 entwickelt, um eine empfindliche funktionale Skala zur Messung von Gewinnen bei Personen mit Tetraplegie während der Rehabilitation bereitzustellen. Der QIF bewertet zehn Bereiche der Selbstpflege und Mobilität: Transfers, Pflege, Baden, Füttern, Anziehen, Rollstuhlmobilität, Bettaktivitäten, Blasenprogramm, Darmprogramm und Verständnis für die persönliche Pflege. 1999 entwickelte Marino RJ et al. die Kurzform [113]. Tab. 35 fasst die Autoren und Sprachen der Papiere zusammen und Tab. 36 zeigt die Qualität der Studien.

Tab. 35 Eigenschaften der Studien von Skala, Test oder Fragebogen mit weniger als zwei Validierungen

Skala, Test oder Fragebogen	Autoren	Sprache	n	Durchschnittsalter (SD, Bereich) Jahr	Geschlecht % weiblich
FAM	Hadian et al. [120]	Persisch	200	35,7 (7,2)	76 (62)
FAI	Hsieh et al. [121]	Chinesisch (Taiwan)	233	41,1 (12,6)	40 (17,2)
LORS-III	Velozo et al. [122]	Englisch	201	n. v.	n. v.
SIF	Johansson et al. [123]	Schwedisch	29	42	4 (13,8)
OPHI	Lynch und Bridle [124]	Englisch	143	n. v.	31 (21,7)
COVS	Barker et al. [125]	Englisch	41	n. v.	n. v.
SCIA&P Basic Data set	Post et al. [126]	Niederländisch	n. v.	n. v.	n. v.
BPAQ-MI)	Vasudevan et al. [127]	Englisch	10	n. v.	n. v.
RNL	Hitzig et al. [128]	Englisch	618	n. v.	117 (18,9)
IMPACT-S	Post et al. [129]	Niederländisch	275	40,4 (15,8)	94 (34,1)
PAR-PRO	Ostir et al. [130]	Englisch	594	74	364 (61,4)
InSCI	Fekete et al. [131]	Englisch	n. v.	n. v.	n. v.
ACIRF	Laleh et al. [132]	Persisch	100	n. v.	25 (25)
KAP	Noonan et al. [41]	Englisch	145	48,7 (17,4, 21–86)	66 (45,5)
POPS	Noonan et al. [42]	Englisch	145	48,7 (17,4, 21–86)	66 (45,5)
COPM	Berardi et al. [10]	Italienisch	39	53 (15)	12 (29)
QIF	Marino und Goin [113]	Englisch	95	31,2 (13,2, 16–68)	10 (10,5)
LSA	Lanzino et al. [114]	Englisch	50	n. v.	n. v.
AIT	Hahn et al. [115]	Englisch	209	46 (14)	45 (22)
PAI-SCI	Butler et al. [116]	Englisch	45	54,2 (16,6)	n. v.
Life-H 3.1	Goh et al. [117]	Malaysisch	29	n. v.	n. v.
Sunnaas ADL Index	Bathen und Vardeberg [118]	Norwegisch	16	n. v.	n. v.
RIPSCI	Neufeld und Lysack [119]	Englisch	139	39,9 (12,2)	45 (32,4)
HEI	Norin et al. [133]	Schwedisch	122	63 (9)	35 (29)

n Anzahl der Teilnehmer der Studie, *n. v.* nicht verfügbar

3.21 Lebensraumbewertung (LSA)

Für die LSA wurden die Teilnehmer gebeten, innerhalb der vorangegangenen 4 Wochen zu berücksichtigen, wie häufig sie aus dem Raum, in dem sie schliefen (Lebensraumstufe 1 [LS 1]), außerhalb ihres Hauses zu Orten wie der Veranda oder der Garage (LS 2), in ihre Nachbarschaft (LS 3), in die Stadt (LS 4) und außerhalb der Stadt (LS 5) reisten. Mögliche Antworten waren nie (als 0 für diese LS-Stufe bewertet), weniger als einmal pro Woche (als 1 bewertet), 1-3 Mal pro Woche [2], 4-6 Mal pro Woche [3], und täglich [4]. Für jede LS-Stufe gaben die Teilnehmer an, ob persönliche Hilfe (die Hilfe einer anderen Person, als 1 bewertet) oder Ausrüstung (als 1,5 bewertet) benötigt wurde. Es wurde 2016 in Englisch für die SCI-Bevölke-rung validiert [114]. Tab. 35 fasst die Autoren und Sprachen der Papiere zusammen und Tab. 36 zeigt die Qualität der Studien.

3.22 Zugang zu Informationen und Technologie (AIT)

Ein neues AIT-Instrument schließt eine Lücke bei der Messung von Umweltbarrieren für Menschen mit SCI, Schlaganfall oder TBI. Dieses Instrument enthält Elemente zu Geräten und Technologien zur Übertragung und zum Empfang von Informationen wie Telefonen, Computern und Internetdiensten sowie Elemente, die die Benutzerfreundlichkeit und Verständlichkeit von Informationen ansprechen. Es wurde in Englisch validiert [115]. Tab. 35 fasst die

Tab. 36 Bewertung der Qualität und des Bias-Risikos

Autoren	Punkt der COSMIN-Checkliste									
	1	2	3	4	5	6	7	8	9	10
Hadian et al. [120]	?	+	−	+	−	+	−	+	+	−
Hsieh et al. [121]	?	−	+	−	−	−	−	−	−	−
Velozo et al. [122]	+	+	+	−	−	−	−	−	−	−
Johansson et al. [123]	?	?	−	−	−	−	−	+	+	−
Lynch und Bridle [124]	+	+	−	−	−	−	−	+	+	−
Barker et al. [125]	?	?	−	−	+	+	−	+	+	−
Post et al. [126]	+	+	−	−	−	−	−	−	−	−
Vasudevan et al. [127]	+	+	−	+	+	+	−	+	+	−
Hitzig et al. [128]	?	?	+	+	+	−	−	−	−	−
Post et al. [129]	+	+	−	+	+	+	−	+	+	+
Ostir et al. [130]	+	+	+	+	+					
Fekete et al. [131]	+	+	−	−	−	−	−	−	−	−
Laleh et al. [132]	+	+	−	−	+	+	−	−	−	−
Noonan et al. [41]	?	+	−	+	+	+	+	+	+	−
Noonan et al. [42]	?	+	−	+	+	+	+	+	+	−
Berardi et al. [10]	?	+	−	+	−	+	−	+	+	+
Marino und Goin [113]	+	+	+	−	+	−	−	+	+	−
Lanzino et al. [114]	?	+	−	+	+	+	+	−	−	−
Hahn et al. [115]	+	+	+	−	+	−	−	−	−	−
Butler et al. [116]	?	?	−	+	−	+	−	−	−	−
Goh et al. [117]	?	+	−	−	+	+	+	+	+	−
Bathen und Vardeberg [118]	+	+	−	−	−	+	−	−	−	−
Neufeld und Lysack [119]	+	+	+	+	+	−	−	−	+	−
Norin et al. [133]	?	+	−	−	+	−	−	+	+	−

Punkt 1 PROM-Entwicklung, *Punkt 2* Inhaltsvalidität, *Punkt 3* Strukturvalidität, *Punkt 4* interne Konsistenz, *Punkt 5* kulturübergreifende Validität/Messinvarianz, *Punkt 6* Zuverlässigkeit, *Punkt 7* Messfehler, *Punkt 8* Kriteriumsvalidität, *Punkt 9* Hypothesentest für Konstruktvalidität, *Punkt 10* Responsivität, + ausreichend, − unzureichend, ? unbestimmt

Autoren und Sprachen der Papiere zusammen und Tab. 36 zeigt die Qualität der Studien.

3.23 Instrument zur körperlichen Aktivität-SCI (PAI-SCI)

Das PAI-SCI ist ein 7-Tage-Rückruf, 14-Punkte-Fragebogen, der sich auf Aktivitäten konzentriert, die von Personen mit SCI/D durchgeführt werden. Relevante Aktivitäten für Personen ohne SCI wurden durch Aktivitäten ersetzt, die von Personen mit SCI durchgeführt werden. Zum Beispiel wurde „Wie oft sind Sie außerhalb Ihres Hauses spazieren gegangen, nicht speziell zum Üben?" geändert in „Wie oft sind Sie außerhalb Ihres Hauses gerollt, nicht speziell zum Üben?" Die Skala wurde 2008 für die SCI-Bevölkerung validiert [116]. Tab. 35 fasst die Autoren und Sprachen der Papiere zusammen und Tab. 36 zeigt die Qualität der Studien.

3.24 Bewertung der Lebensgewohnheiten 3.1 (LIFE-H 3.1)

Die Kurzform von LIFE-H 3.1 besteht aus 77 Elementen, die 12 Lebensgewohnheitsbereiche abdecken – Ernährung, Fitness, persönliche

Pflege, Kommunikation, Wohnen, Mobilität, zwischenmenschliche Beziehungen, Verantwortlichkeiten, Gemeinschaftsleben, Bildung, Beschäftigung und Freizeit. Es wurde in der malaysischen Sprache validiert [117]. Tab. 35 fasst die Autoren und Sprachen der Papiere zusammen und Tab. 36 zeigt die Qualität der Studien.

3.25   Sunnaas ADL Index

Der Sunnaas ADL Index enthält Bewertungen zu 12 täglichen Aktivitäten. Diese gelten als die wichtigsten Aktivitäten, die für Erwachsene notwendig sind, um unabhängig in der Gemeinschaft zu leben. Sie umfassen sowohl PADL (persönliche Aktivitäten des täglichen Lebens) als auch I-ADL-Aktivitäten (instrumentelle Aktivitäten des täglichen Lebens) [118]. Tab. 35 fasst die Autoren und Sprachen der Papiere zusammen und Tab. 36 zeigt die Qualität der Studien.

3.26   Risikoinventar für Personen mit Rückenmarksverletzung (RISCI)

Nach dem Vorbild des 27-Punkte-Physischen Risikobewertungsinventars (PRAI) bestand die endgültige RISCI-Skala aus 12 Punkten, die wir (nach statistischer Analyse gegen Ende der Studie) als „physisches Risiko" (4 Punkte), „SCI-spezifisches Mobilitätsrisiko" (4 Punkte) und „soziales Risiko" (4 Punkte) bezeichneten. Die Anweisungen zur RISCI-Skala für die Teilnehmer lauteten: „Ich werde Ihnen eine Aktivität vorlesen, und dann möchte ich, dass Sie sagen, wie riskant diese Aktivität für den durchschnittlichen Menschen mit einer SCI ist. Ihre Auswahlmöglichkeiten sind 0¼ überhaupt nicht riskant, 1 = geringes Risiko, 2 = mittleres Risiko, 3 = hohes Risiko, 4 = extrem riskant. Ich kann Ihnen die Liste der Aktivitäten zeigen, während ich sie lese, wenn das für Sie einfacher ist." Sie wurde 2010 in der englischen Sprache validiert [119]. Tab. 35 fasst die Autoren und Sprachen der Papiere zusammen und Tab. 36 zeigt die Qualität der Studien.

3.27   Funktionsbewertungsmaßnahme (FAM)

Die FAM bewertete zunächst die Behinderung und funktionelle Leistung bei Patienten mit Hirnverletzungen. 2012 validierten und übersetzten Reza Hadian et al. die persische Version der FAM bei einer Stichprobe von SCI-Patienten [120]. Die FAM wurde in mehrere Sprachen übersetzt, darunter Portugiesisch und Deutsch. Die FAM hat 12 Punkte, die fünf Hauptbereiche umfassen: Selbstpflege, Mobilität, Kommunikation, psychosoziale Aspekte und Kognition. Die FAM ist keine Selbstberichtsmaßnahme und wird von Bewertern durchgeführt. Jede Antwort wird zwischen 1 (völlige Abhängigkeit) und 7 (normale Unabhängigkeit) bewertet. Tab. 35 fasst die Autoren und Sprachen der Papiere zusammen und Tab. 36 zeigt die Qualität der Studien.

3.28   Frenchay Aktivitätsindex (FAI)

Der FAI besteht aus häuslichen Pflichten, Arbeit/Freizeitaktivitäten und Outdoor-Aktivitäten. Er wurde 2007 in Taiwan für eine Person mit SCI validiert [121]. Der FAI ist darauf ausgelegt, die Häufigkeit der IADL-Ausführung des Patienten in der jüngsten Vergangenheit zu bewerten, was der „Teilnahme" der Internationalen Klassifikation von Funktion, Behinderung und Gesundheit entspricht, aber nicht, ob er/sie IADL ausführen kann. Der FAI wurde bei älteren Menschen, Personen mit Schlaganfall, Amputationen, Zittern oder Beinulzera eingesetzt. Der FAI besteht aus 15 Punkten. Die Antwortkategorien der Punkte messen die Häufigkeit der Aktivitätsausübung von 0 (nie oder keine) bis 3 (täglich oder wöchentlich). Einige Punkte wurden geändert. Zum Beispiel ist der Punkt „Draußen gehen" des FAI für SCI-Patienten nicht geeignet, da die meisten SCI-Patienten nicht gehen können und sie normalerweise auf einen Rollstuhl für die Mobilität angewiesen sind. Daher haben wir diesen Punkt in dieser Studie als „Draußen gehen (mit oder ohne Rollstuhl)" modifiziert. Diese Studie zeigte, dass der überarbeitete 13-Punkte-FAI eine einzige, eindimensionale IADL für SCI-Patienten, die in der Gemeinschaft leben, bewertet. Der überarbeitete FAI zeigt das Potenzial für die Bewertung von IADL bei SCI-Patienten. Tab. 35 fasst die Autoren und Sprachen der Papiere zusammen und Tab. 36 zeigt die Qualität der Studien.

3.29 Level of Rehabilitation Scale-III (LORS-III)

Die LORS-Skala wurde 1977 erstellt, um die Wirksamkeit von stationären Rehabilitations-programmen auf kontinuierlicher Basis zu bewerten und zu vergleichen. Seitdem wurde die Skala in LORS-III überarbeitet [122]. 1995 wurde die LORS-III von mehr als 40 stationä-ren Rehabilitationszentren in den Vereinigten Staaten verwendet. Die LORS-III konzentriert sich auf funktionale Unabhängigkeit mit einer Skala, die aus 17 Messungen besteht, die Fähig-keiten in ADL, Mobilität, Kommunikation, Ko-gnition und Gedächtnis darstellen. Alle Punkte, mit Ausnahme der Gedächtnispunkte, bewerten Aufnahme-, Entlassungs- und 3-Monats-Nach-verfolgungsdaten auf einer 5-Punkte-Skala, die von 0 (völlige Abhängigkeit) bis 4 (unabhängige oder normale Funktion) reicht. Gedächtnis-punkte werden nur bei der Aufnahme auf einer 2-Punkte-Skala bewertet: 0 (beeinträchtigt) und 1 (nicht beeinträchtigt). Tab. 35 fasst die Auto-ren und Sprachen der Papiere zusammen und Tab. 36 zeigt die Qualität der Studien.

3.30 Spinal Cord Index of Function (SIF)

2009 bewerteten Johansson et al. die Validität und Responsivität des SIF [123], ein Instrument auf Aktivitätsebene, das die Fähigkeit zur Durch-führung verschiedener Transfers bei nicht geh-fähigen Patienten mit einer Rückenmarksverlet-zung in Göteborg, Schweden, misst. SIF ist ein Instrument, das von den Autoren und Physio-therapeuten mit umfangreicher Erfahrung in der SCI-Rehabilitation am Sahlgrenska Universitäts-krankenhaus, Göteborg, entwickelt wurde und be-

steht aus neun Parametern: [1] Beine im Bett be-wegen; [2] zur Seite drehen; [3] in eine sitzende Position kommen; [4] vom Bett in den Rollstuhl umsteigen; [5] vom Rollstuhl ins Bett umsteigen mit einem Höhenunterschied; [6] vom Roll-stuhl in den Duschstuhl umsteigen; [7] vom Roll-stuhl auf die Toilette umsteigen; [8] vom Boden in den Rollstuhl umsteigen; und [9] Rollstuhl-manövrieren. Die Punktzahlen für jeden Punkt reichen von 1 bis 6. Punktzahl 1 bedeutet, dass der Patient die Aktivität nicht ohne maximale Hilfe durchführen kann. Punktzahl 6 bedeutet, dass der Patient die Aktivität selbstständig, ohne Aufsicht und auf sichere Weise, innerhalb einer angemessenen Zeit durchführen kann. Die maxi-male Punktzahl beträgt 54 Punkte. Tab. 35 fasst die Autoren und Sprachen der Papiere zusammen und Tab. 36 zeigt die Qualität der Studien.

3.31 Occupational Performance History Interview (OPHI)

Das OPHI wurde entwickelt, um zuverlässige, gültige Daten über die vergangene und gegen-wärtige berufliche Leistung von Einzelpersonen zu sammeln. Es handelt sich um ein struktu-riertes Interviewinstrument, das dazu dient, ein ganzheitliches Bild des Anpassungsprozesses einer Person im Rahmen der alltäglichen beruf-lichen Leistung zu liefern. Im Rahmen des Mo-dells der menschlichen Beschäftigung ent-wickelt, bewertet das OPHI fünf Inhaltsbereiche, die wahrscheinlich für Ergotherapeuten von all-gemeinem Interesse sind, unabhängig von ihren speziellen Praxisbereichen: Organisation von Alltagsroutinen; Lebensrollen; Interessen, Werte und Ziele; Wahrnehmungen von Kontrolle und Fähigkeit; und Umwelteinflüsse. Das OPHI wurde entwickelt, um genaue und klinisch nütz-liche Informationen über die vergangene und gegenwärtige Leistung von Einzelpersonen in Arbeit, Spiel und Selbstpflege sowie ihre Mo-tivationen und Routinen zu sammeln. 1993 va-lidierten Lynch und Bridle OPHI bei Personen mit SCI [124]. Tab. 35 fasst die Autoren und Sprachen der Papiere zusammen und Tab. 36 zeigt die Qualität der Studien.

3.32 Klinische Outcome Variablen Skala (COVS)

Die COVS ist eine von Klinikern bewertete, zusammengesetzte Messung der Mobilität, die routinemäßig im gesamten Versorgungskontinuum des Queensland Spinal Cord Injuries Service (QSCIS) verwendet wird. Sie wurde in Australien validiert [125]. Sie besteht aus 13 Elementen, darunter Rollen (2 Elemente), Liegen zu Sitzen (1 Element), Sitzbalance (1 Element), Transfers (2 Elemente), Gehfähigkeit (4 Elemente), Rollstuhlmobilität (1 Element) und Armfunktion (2 Elemente). Gemäß detaillierten Richtlinien werden alle 13 Elemente von einem Kliniker durch Beobachtung und Bewertung der Aufgabenausführung bewertet. Jedes COVS-Element wird auf einer 7-Punkte-Skala bewertet, die von 1 (vollständig abhängige Mobilität) bis 7 (normale unabhängige Mobilität) reicht. COVS-Werte werden in der Regel als einzelne zusammengesetzte Punktzahl im Bereich von 13 bis 91 berichtet. Tab. 35fasst die Autoren und Sprachen der Papiere zusammen und Tab. 36 zeigt die Qualität der Studien.

3.33 Internationales Rückenmarksverletzungen Aktivitäten und Teilhabe (SCIA&P) Basisdatensatz

Die Datenerhebung zum Leben mit SCI sollte in Form eines gemeinsamen internationalen Datensatzes erfolgen, um Vergleiche hinsichtlich Verletzungen, Behandlungen und Ergebnissen zwischen Personen mit SCI, Behandlungszentren und Ländern zu erleichtern. Das Projekt International SCI Data Set wurde 2002 in Vancouver gestartet, um Elemente auszuwählen, die in das International SCI Data Set aufgenommen werden sollen. Basisdatensätze bestehen aus einer Mindestmenge an Daten, die Kliniker möglicherweise bei den meisten oder allen Personen mit SCI, die sie betreuen, erfassen möchten.

Im Jahr 2015 entwickelten Post et al. einen internationalen SCIA&P Basisdatensatz [126]. Sie arbeiteten mit einer internationalen Arbeitsgruppe von Experten für SCI-Teilnahme und Lebensqualitätsforschung zusammen mit dem Exekutivausschuss der International SCI Standards and Data Sets. Die Arbeitsgruppe wählte Elemente für den A&P-Datensatz aus, die Kategorien in den ICF-Kapiteln abdecken. 4(Mobilität), 5(Selbstpflege), 6(Häusliches Leben), 7(Zwischenmenschliche Interaktionen und Beziehungen), 8(Hauptlebensbereiche) und 9(Gemeinschaft, soziales und bürgerliches Leben). Der A&P Basisdatensatz besteht somit aus 8 Elementen, die sich auf die Kap. 4und 5der ICF und 16 Elementen, die sich auf die Kap. 6–9beziehen. Der SCIA&P Basisdatensatz verwendet eine 3-Punkte-verbale Bewertungsskala von 0 = nicht zufrieden, 1 = etwas zufrieden und 2 = sehr zufrieden. Tab. 35 fasst die Autoren und Sprachen der Papiere zusammen und Tab. 36 zeigt die Qualität der Studien.

3.34 Fragebogen zu Barrieren für körperliche Aktivität für Menschen mit Mobilitätseinschränkungen (BPAQ-MI)

Im Jahr 2005 entwickelten Vasudevan et al. den Fragebogen zu Barrieren für körperliche Aktivität für Menschen mit Mobilitätseinschränkungen (BPAQ-MI) in Englisch [127]. Der BPAQ-MI misst Barrieren für körperliche Aktivitäten in den Bereichen intrapersonal, interpersonal, organisatorisch und Gemeinschaft. Der BPAQ-MI enthält 63 Elemente und umfasst acht Unterskalen oder Faktoren: Gesundheit; Glaubenssätze und Einstellungen; Familie; Freunde; Fitnesscenter gebaute Umgebung; Personal und Politik Gemeinschaft gebaute Umgebung; und Sicherheit. Tab. 35 fasst die Autoren und Sprachen der Papiere zusammen und Tab. 36 zeigt die Qualität der Studien.

3.35 Wiedereingliederung in das normale Leben (RNL)

Die RNL wurde 2012 in Kanada für Menschen mit SCI validiert [128]. Der RNL-Index umfasst Bereiche wie Beteiligung an Freizeit- und Sozialaktivitäten, wahrgenommene Fähigkeit, sich in ihren Gemeinden zu bewegen, und das Maß an Komfort, das Menschen mit ihren Rollen in der Familie und anderen Beziehungen haben. Der RNL-Index ist ein 11-Punkte-Maß für die Wiedereingliederung in die Gemeinschaft, das die Teilnahme an Freizeit- und Sozialaktivitäten, die Bewegung innerhalb der Gemeinschaft und das Maß an Komfort, das die Person in ihrer Rolle in der Familie und mit anderen Beziehungen hat, abdeckt [25]. Der RNL-Index hat drei alternative Bewertungssysteme: (1) visuelle Analogskala (VAS), (2) 3-Punkte-Bewertungssystem und (3) 4-Punkte-Bewertungssystem. Höhere Werte repräsentieren ihre Teilnahmeniveaus. Tab. 35 fasst die Autoren und Sprachen der Papiere zusammen und Tab. 36 zeigt die Qualität der Studien.

3.36 ICF-Maß für Teilnahme und Aktivitäten Fragebogen (IMPACT-S)

IMPACT-S ist ein auf der ICF basierender Fragebogen, der Aktivitäten und Teilnahme misst. Er wurde 2007 von Post et al. in den Niederlanden validiert [129]. IMPACT-S besteht aus 33 Elementen in 9 Skalen, die die neun Aktivitäten und Teilnahmekapitel der Internationalen Klassifikation der Funktionsfähigkeit, Behinderung und Gesundheit (ICF) widerspiegeln. Die Aktivitätskapitel sind Lernen und Anwenden von Wissen; Allgemeine Aufgaben und Anforderungen; Kommunikation; Mobilität; Selbstpflege. Teilnahmekapitel sind Häusliches Leben; Zwischenmenschliche Interaktionen und Beziehungen; Hauptlebensbereiche; Gemeinschaft, soziales und bürgerliches Leben. IM-PACT-S-Werte werden in neun Skalenwerte, zwei Teilwerte für Aktivitäten und Teilnahme und einen IMPACT-S-Gesamtwert zusammengefasst. Alle Zusammenfassungswerte sind durchschnittliche Elementwerte, umgewandelt in 0–100 Skalen. IMPACT-S ist ein zuverlässiges und valides generisches Maß für Aktivitätseinschränkungen und Teilnahmebeschränkungen, das zur ICF passt. Tab. 35 fasst die Autoren und Sprachen der Papiere zusammen und Tab. 36 zeigt die Qualität der Studien.

3.37 Neues Maß für Teilhabe (PAR-PRO)

PAR-PRO wurde 2006 von Ostir et al. in den Vereinigten Staaten entwickelt [130]. Das PAR-PRO-Teilnahmeinstrument wurde entwickelt, um die Häufigkeit zu messen, mit der eine Lebenssituation innerhalb einer definierten Zeit auftritt. Es ist ein Maß für die Teilnahme an häuslichen Aktivitäten und der Gemeinschaft und enthält 20 Elemente, auf die die Menschen mit: „0 = Nie teilgenommen"; „1 = Monatliche Teilnahme"; „2 = Teilnahme alle zwei Wochen"; „3 = Teilnahme wöchentlich"; und „4 = Tägliche/fast tägliche Teilnahme" antworten können. Tab. 35 fasst die Autoren und Sprachen der Papiere zusammen und Tab. 36 zeigt die Qualität der Studien.

3.38 Internationale Rückenmarksverletzungs-Community-Umfrage (InSCI)

Der InSCI-Fragebogen enthält 125 Fragen, von denen $n = 70$ (56,0%) die Funktion bewerten ($n = 28$, Körperfunktionen und -strukturen; $n = 42$, Aktivitäten und Teilnahme); $n = 45$ (36,0%) Kontextfaktoren ($n = 26$, Umweltfaktoren; $n = 19$, persönliche Faktoren); $n = 2$ (1,6%) Läsionsmerkmale und $n = 8$ (6,4%) Bewertung von Gesundheit und Wohlbefinden. Er wurde in englischer Sprache validiert [131]. Tab. 35 fasst die Autoren und Sprachen der Papiere zusammen und Tab. 36 zeigt die Qualität der Studien.

3.39 Aufmerksamkeit für Kleidung und Auswirkungen ihrer einschränkenden Faktoren bei iranischen Patienten mit traumatischerRückenmarksverletzung (ACIRF-SCI)

Der ACIRF-SCI ist ein 19-Punkte-Fragebogen, der fünf Bereiche in Bezug auf Aspekte der Kleidung umfasst: funktionell, medizinisch, Einstellung, ästhetisch und emotional. Er wurde 2015 in persischer Sprache validiert [132]. Tab. 35 fasst die Autoren und Sprachen der Papiere zusammen und Tab. 36 zeigt die Qualität der Studien.

3.40 Keele Assessment of Participation (KAP)

Das KAP enthält 11 Fragen zur Autonomie bei der Durchführung von Lebensaktivitäten in den Unterbereichen: Mobilität; Selbstpflege; Häusliches Leben; Zwischenmenschliche Interaktionen und Beziehungen; Große Lebensbereiche; und Gemeinschaftliches, soziales und bürgerliches Leben. Der Durchschnittswert für jede Frage im KAP wurde mit ähnlichen Bereichen innerhalb der Teilnahmeinstrumente verglichen. Ein niedrigerer Wert bei einer Frage im KAP deutet auf eine bessere wahrgenommene Teilnahme hin. Es wurde in englischer Sprache validiert [41]. Tab. 35 fasst die Autoren und Sprachen der Papiere zusammen und Tab. 36 zeigt die Qualität der Studien.

3.41 Housing Enabler

Der Housing Enabler besteht aus zwei Teilen: (1) der individuellen Komponente, einschließlich einer dichotomen Bewertung von funktio-

nellen Einschränkungen und Abhängigkeit von Mobilitätshilfen (Gehhilfen oder Rollstuhl) vorhanden oder nicht (was zu einem Funktionsprofil führt), bewertet durch Interview und Beobachtung; und (2) die Umweltkomponente, die die äußere Umgebung des Abschnitts (28 Elemente), Eingänge (46 Elemente) und Innenraum (87 Elemente) umfasst, insgesamt 161 Elemente. Die Umweltbarrieren in der Umweltkomponente werden dichotom als vorhanden oder nicht bewertet. Es wurde 2019 auf Schwedisch validiert [133]. Tab. 35 fasst die Autoren und Sprachen der Papiere zusammen und Tab. 36 zeigt die Qualität der Studien.

4 Schlussfolgerungen

In diesem Kapitel werden alle in der Literatur beschriebenen Bewertungsinstrumente zur Beurteilung des neurologischen Status von Menschen mit einer SCI berichtet. Von den 48 in diesem Kapitel enthaltenen Werkzeugen bewerten die meisten Skalen den Aspekt der Unabhängigkeit, Teilnahme und Umweltfaktoren. Die gebräuchlichsten Bewertungsinstrumente sind das Functional Independence Measure (FIM), ein multidimensionales Instrument, das die Leistung in den motorischen und kognitiven/sozialen Bereichen bewertet, und das Spinal Cord Independence Measure III (SCIM-III), das für Patienten mit einer SCI entwickelt wurde, um die funktionalen Bewertungen durchzuführen, einschließlich Selbstpflege, Atmung, Sphinktermanagement und Mobilität.

Literatur

1. Barbetta DC, Cassemiro LC, Assis MR. The experience of using the scale of functional Independence measure in individuals undergoing spinal cord injury rehabilitation in Brazil. Spinal Cord. 2014. https://doi.org/10.1038/sc.2013.179.
2. Ginis KAM, Phang SH, Latimer AE, Arbour-Nicitopoulos KP. Reliability and validity tests of the leisure time physical activity questionnaire for people with spinal cord injury. Arch Phys Med Rehabil. 2012. https://doi.org/10.1016/j.apmr.2011.11.005.

3. Castelnuovo G, Giusti EM, Manzoni GM, et al. What is the role of the placebo effect for pain relief in neurorehabilitation? Clinical implications from the Italian consensus conference on pain in neurorehabilitation. Front Neurol. 2018. https://doi.org/10.3389/fneur.2018.00310.

4. Marquez MA, De Santis R, Ammendola V, et al. Cross-cultural adaptation and validation of the „spinal cord injury-falls concern scale" in the Italian population. Spinal Cord. 2018;56(7):712–8. https://doi.org/10.1038/s41393-018-0070-6.

5. Berardi A, De Santis R, Tofani M, et al. The Wheelchair Use Confidence Scale: Italian translation, adaptation, and validation of the short form. Disabil Rehabil Assist Technol. 2018;13(4):i. https://doi.org/10.1080/17483107.2017.1357053.

6. Anna B, Giovanni G, Marco T, et al. The validity of rasterstereography as a technological tool for the objectification of postural assessment in the clinical and educational fields: pilot study. In: Advances in intelligent systems and computing. 2020. https://doi.org/10.1007/978-3-030-23884-1_8.

7. Panuccio F, Berardi A, Marquez MA, et al. Development of the pregnancy and motherhood evaluation questionnaire (PMEQ) for evaluating and measuring the impact of physical disability on pregnancy and the management of motherhood: a pilot study. Disabil Rehabil. 2020;2020:1–7. https://doi.org/10.1080/09638288.2020.1802520.

8. Amedoro A, Berardi A, Conte A, et al. The effect of aquatic physical therapy on patients with multiple sclerosis: a systematic review and meta-analysis. Mult Scler Relat Disord. 2020. https://doi.org/10.1016/j.msard.2020.102022.

9. Dattoli S, Colucci M, Soave MG, et al. Evaluation of pelvis postural systems in spinal cord injury patients: outcome research. J Spinal Cord Med. 2018;43:185–92.

10. Berardi A, Galeoto G, Guarino D, et al. Construct validity, test-retest reliability, and the ability to detect change of the Canadian occupational performance measure in a spinal cord injury population. Spinal Cord Ser Cases. 2019. https://doi.org/10.1038/s41394-019-0196-6.

11. Ponti A, Berardi A, Galeoto G, Marchegiani L, Spandonaro C, Marquez MA. Quality of life, concern of falling and satisfaction of the sit-ski aid in sit-skiers with spinal cord injury: observational study. Spinal Cord Ser Cases. 2020. https://doi.org/10.1038/s41394-020-0257-x.

12. Panuccio F, Galeoto G, Marquez MA, et al. General sleep disturbance scale (GSDS-IT) in people with spinal cord injury: a psychometric study. Spinal Cord. 2020. https://doi.org/10.1038/s41393-020-0500-0.

13. Monti M, Marquez MA, Berardi A, Tofani M, Valente D, Galeoto G. The multiple sclerosis intimacy and sexuality questionnaire (MSISQ-15): validation of the Italian version for individuals with spinal cord injury. Spinal Cord. 2020. https://doi.org/10.1038/s41393-020-0469-8.

14. Galeoto G, Colucci M, Guarino D, et al. Exploring validity, reliability, and factor analysis of the Quebec user evaluation of satisfaction with assistive technology in an Italian population: a cross-sectional study. Occup Ther Heal Care. 2018. https://doi.org/10.1080/07380577.2018.1522682.

15. Colucci M, Tofani M, Trioschi D, Guarino D, Berardi A, Galeoto G. Reliability and validity of the Italian version of Quebec user evaluation of satisfaction with assistive technology 2.0 (QUEST-IT 2.0) with users of mobility assistive device. Disabil Rehabil Assist Technol. 2019. https://doi.org/10.1080/17483107.2019.1668975.

16. Berardi A, Galeoto G, Lucibello L, Panuccio F, Valente D, Tofani M. Athletes with disability' satisfaction with sport wheelchairs: an Italian cross sectional study. Disabil Rehabil Assist Technol. 2020. https://doi.org/10.1080/17483107.2020.1800114.

17. Moher D, Shamseer L, Clarke M, et al. Preferred reporting items for systematic review and meta-analysis protocols (PRISMA-P) 2015 statement. Rev Esp Nutr Human Diet. 2016. https://doi.org/10.1186/2046-4053-4-1

18. Mokkink LB, Terwee CB, Patrick DL, et al. The COSMIN study reached international consensus on taxonomy, terminology, and definitions of measurement properties for health-related patient-reported outcomes. J Clin Epidemiol. 2010. https://doi.org/10.1016/j.jclinepi.2010.02.006.

19. Terwee CB, Prinsen CAC, Chiarotto A, et al. COSMIN methodology for evaluating the content validity of patient-reported outcome measures: a Delphi study. Qual Life Res. 2018. https://doi.org/10.1007/s11136-018-1829-0.

20. Mokkink LB, de Vet HCW, Prinsen CAC, et al. COSMIN risk of bias checklist for systematic reviews of patient-reported outcome measures. Qual Life Res. 2018. https://doi.org/10.1007/s11136-017-1765-4.

21. Latimer AE, Ginis KAM, Craven BC, Hicks AL. The physical activity recall assessment for people with spinal cord injury: validity. Med Sci Sports Exerc. 2006. https://doi.org/10.1249/01.mss.0000183851.94261.d2.

22. Ginis KAM, Latimer AE, Hicks AL, Craven BC. Development and evaluation of an activity measure for people with spinal cord injury. Med Sci Sports Exerc. 2005. https://doi.org/10.1249/01.mss.0000170127.54394.eb.

23. McClure LA, Boninger ML, Ozawa H, Koontz A. Reliability and validity analysis of the transfer assessment instrument. Arch Phys Med Rehabil. 2011. https://doi.org/10.1016/j.apmr.2010.07.231.

24. Tsai CY, Rice LA, Hoelmer C, Boninger ML, Koontz AM. Basic psychometric properties of the transfer assessment instrument (version 3.0). Arch Phys Med Rehabil. 2013. https://doi.org/10.1016/j.apmr.2013.05.001.

25. Lynn A Worobey, Christina K Zigler, Randall Huzinec, Stephanie K Rigot, JongHun Sung, Laura A Rice. Reliability and validity of the revised transfer assessment instrument. Top Spinal Cord Inj Rehabil. 2018. https://doi.org/10.1310/sci2403-217LK.

26. Baghel P, Walia S, Noohu MM. Reliability and validity of transfer assessment instrument version 3.0 in individuals with acute spinal cord injury in early rehabilitation phase. Hong Kong Physiother J. 2018. https://doi.org/10.1142/S1013702518500099.

27. Grey N, Kennedy P. The functional independence measure: a comparative study of clinician and self ratings. Paraplegia. 1993. https://doi.org/10.1038/sc.1993.74.

28. Dodds TA, Martin DP, Stolov WC, Deyo RA. A validation of the functional Independence measurement and its performance among rehabilitation inpatients. Arch Phys Med Rehabil. 1993. https://doi.org/10.1016/0003-9993(93)90119-U.

29. Hall KM, Cohen ME, Wright J, Call M, Werner P. Characteristics of the functional independence measure in traumatic spinal cord injury. Arch Phys Med Rehabil. 1999. https://doi.org/10.1016/S0003-9993(99)90260-5.

30. Küçükdeveci AA, Yavuzer G, Elhan AH, Sonel B, Tennant A. Adaptation of the functional independence measure for use in Turkey. Clin Rehabil. 2001. https://doi.org/10.1191/026921501676877265.

31. Lawton G, Lundgren-Nilsson Å, Biering-Sørensen F, et al. Cross-cultural validity of FIM in spinal cord injury. Spinal Cord. 2006. https://doi.org/10.1038/sj.sc.3101895.

32. da Silva GA, Schoeller SD, Gelbcke FL, de Carvalho ZMF, da Silva EM. Functional assessment of people with spinal cord injury: use of the functional independence measure - FIM. Texto e Context Enferm. 2012. https://doi.org/10.1590/S0104-07072012000400025.

33. Saltychev M, Lähdesmäki J, Jokinen P, Laimi K. Pre- and Postintervention factor structure of functional Independence measure in patients with spinal cord injury. Rehabil Res Pract. 2017. https://doi.org/10.1155/2017/6938718.

34. Ravaud MD, Alain Yelnik J-F. Construct validity of the functional independence measure (FIM): questioning the Unidimensionality of the scale and the „value" of FIM scores. Scand J Rehabil Med. 1999;31(1):31–41. https://doi.org/10.1080/003655099444704.

35. Lundgren-Nilsson Å, Tennant A, Grimby G, Sunnerhagen KS. Cross-diagnostic validity in a generic instrument: an example from the functional Independence measure in Scandinavia. Health Qual Life Outcomes. 2006. https://doi.org/10.1186/1477-7525-4-55.

36. Masedo AI, Hanley M, Jensen MP, Ehde D, Cardenas DD. Reliability and validity of a self-report FIM™ (FIM-SR) in persons with amputation or spinal cord injury and chronic pain. Am J Phys Med Rehabil. 2005. https://doi.org/10.1097/01.PHM.0000154898.25609.4A.

37. Hoenig H, Branch LG. McIntyre L, Hoff J, Horner RD. The validity in persons with spinal cord injury of a self-reported functional measure derived from the functional independence measure. Spine (Phila Pa 1976). 1999;24(6):539–43, discussion 543–4. https://doi.org/10.1097/00007632-199903150-00007. PMID: 10101817.

38. Middleton JW, Harvey LA, Batty J, Cameron I, Quirk R, Winstanley J. Five additional mobility and locomotor items to improve responsiveness of the FIM in wheelchair-dependent individuals with spinal cord injury. Spinal Cord. 2006. https://doi.org/10.1038/sj.sc.3101872.

39. Steinerte V, Vetra A. The World Health Organisation disability assessment scale (WHODAS II): links between self-rated health and objectively defined and clinical parameters in the population of spinal cord injury. SHS Web Conf. 2016. https://doi.org/10.1051/shsconf/20163000042.

40. De Wolf AC, Tate RL, Lannin NA, Middleton J, Lane-Brown A, Cameron ID. The world health or ganizati on disability assessment scale, WHODAS II: reliability and validity in the measurement of activity and participati on in a spinal cord injury population. J Rehabil Med. 2012. https://doi.org/10.2340/16501977-1016.

41. Noonan VK, Kopec JA, Noreau L, Singer J, Masse LC, Dvorak MF. Comparing the reliability of five participation instruments in persons with spinal conditions. J Rehabil Med. 2010. https://doi.org/10.2340/16501977-0583.

42. Noonan VK, Kopec JA, Noreau L, et al. Measuring participation among persons with spinal cord injury: comparison of three instruments. Top Spinal Cord Inj Rehabil. 2010. https://doi.org/10.1310/sci1504-49.

43. Chiu TY, Finger ME, Fellinghauer CS, et al. Validation of the World Health Organization disability assessment schedule 2.0 in adults with spinal cord injury in Taiwan: a psychometric study. Spinal Cord. 2019. https://doi.org/10.1038/s41393-018-0231-7.

44. Jette AM, Tulsky DS, Ni P, et al. Development and initial evaluation of the spinal cord injury-functional index. Arch Phys Med Rehabil. 2012. https://doi.org/10.1016/j.apmr.2012.05.008.

45. Tulsky DS, Jette AM, Kisala PA, et al. Spinal cord injury-functional index: item banks to measure physical functioning in individuals with spinal cord injury. Arch Phys Med Rehabil. 2012. https://doi.org/10.1016/j.apmr.2012.05.007.

46. Sinha R, Slavin MD, Kisala PA, Ni P, Tulsky DS, Jette AM. Functional ability level development and validation: providing clinical meaning for spinal cord injury functional index scores. Arch Phys Med Rehabil. 2015. https://doi.org/10.1016/j.apmr.2014.11.008.

47. Heinemann AW, Dijkers MP, Ni P, Tulsky DS, Jette A. Measurement properties of the spinal cord injury-functional index (SCI-FI) short forms. Arch Phys Med Rehabil. 2014. https://doi.org/10.1016/j.apmr.2014.01.031.

48. Slavin MD, Ni P, Tulsky DS, et al. Spinal cord injury–functional index/assistive technology short forms. Arch Phys Med Rehabil. 2016;97(10):1745–1752.e7. https://doi.org/10.1016/j.apmr.2016.03.029.

49. Whiteneck GG, Charlifue SW, Gerhart KA, Overholser JD, Richardson GN. Quantifying handicap: a new measure of long-term rehabilitation outcomes. Arch Phys Med Rehabil. 1992. https://doi.org/10.5555/uri:pii:000399939290185Y.

50. Tozato F, Tobimatsu Y, Wang CW, Iwaya T, Kumamoto K, Ushiyama T. Reliability and validity of the Craig handicap assessment and reporting technique for Japanese individuals with spinal cord injury. Tohoku J Exp Med. 2005. https://doi.org/10.1620/tjem.205.357.

51. Walker N, Mellick D, Brooks CA, Whiteneck GG. Measuring participation across impairment groups using the Craig handicap assessment reporting technique. Am J Phys Med Rehabil. 2003. https://doi.org/10.1097/01.PHM.0000098041.42394.9A.

52. Golhasani-Keshtan F, Ebrahimzadeh MH, Fattahi AS, Soltani-Moghaddas SH, Omidi-Kashani F. Validation and cross-cultural adaptation of the Persian version of Craig handicap assessment and reporting technique (CHART) short form. Disabil Rehabil. 2013. https://doi.org/10.3109/09638288.2013.768710.

53. Whiteneck GG, Harrison-Felix CL, Mellick DC, Brooks CA, Charlifue SB, Gerhart KA. Quantifying environmental factors: a measure of physical, attitudinal, service, productivity, and policy barriers. Arch Phys Med Rehabil. 2004. https://doi.org/10.1016/j.apmr.2003.09.027.

54. Soni S, Walia S, Noohu MM. Hindi translation and evaluation of psychometric properties of Craig Hospital inventory of environmental factors instrument in spinal cord injury subjects. J Neurosci Rural Pract. 2016. https://doi.org/10.4103/0976-3147.172170.

55. Van De Velde D, Bracke P, Van Hove G, et al. Measuring participation when combining subjective and objective variables: the development of the Ghent participation scale (GPS). Eur J Phys Rehabil Med. 2016;52:527–40.

56. Van De Velde D, Coorevits P, Sabbe L, et al. Measuring participation as defined by the World Health Organization in the international classification of functioning, disability and health. Psychometric properties of the Ghent participation scale. Clin Rehabil. 2017. https://doi.org/10.1177/0269215516644310.

57. Kirchberger I, Cieza A, Biering-Sørensen F, et al. ICF Core sets for individuals with spinal cord injury in the early post-acute context. Spinal Cord. 2010. https://doi.org/10.1038/sc.2009.128.

58. Herrmann KH, Kirchberger I, Stucki G, Cieza A. The comprehensive ICF core sets for spinal cord injury from the perspective of occupational therapists: a worldwide validation study using the Delphi technique. Spinal Cord. 2011. https://doi.org/10.1038/sc.2010.168.

59. Henao Lema CP, Pérez Parra JE. Appearance and concurrent validity of an instrument to assess disability in people with chronic spinal cord injury based on the icf core set. Rev Ciencias la Salud. 2013.

60. Tatlı HU, Köseoğlu BF, Özcan DS, Akselim SK, Doğan A. Validation and application of the international classification of functioning core set for spinal cord injury in the Turkish patients. Turkish J Phys Med Rehabil. 2019. https://doi.org/10.5606/tftrd.2019.3045.

61. Ballert CS, Stucki G, Biering-Sørensen F, Cieza A. Towards the development of clinical measures for spinal cord injury based on the international classification of functioning, disability and health with Rasch analyses. Arch Phys Med Rehabil. 2014. https://doi.org/10.1016/j.apmr.2014.05.006.

62. Chen HC, Yen TH, Chang KH, Lin YN, Wang YH, Liou TH. Developing an ICF core set for sub-acute stages of spinal cord injury in Taiwan: a preliminary study. Disabil Rehabil. 2015. https://doi.org/10.3109/09638288.2014.895871.

63. Washburn RA, Zhu W, McAuley E, Frogley M, Figoni SF. The physical activity scale for individuals with physical disabilities: development and evaluation. Arch Phys Med Rehabil. 2002. https://doi.org/10.1053/apmr.2002.27467.

64. Covotta A, Gagliardi M, Berardi A, et al. Physical activity scale for the elderly: translation, cultural adaptation, and validation of the Italian version. Curr Gerontol Geriatr Res. 2018. https://doi.org/10.1155/2018/8294568.

65. Mat Rosly M, Halaki M, Mat Rosly H, Davis GM, Hasnan N, Husain R. Malaysian adaptation of the physical activity scale for individuals with physical disabilities in individuals with spinal cord injury. Disabil Rehabil. 2020. https://doi.org/10.1080/09638288.2018.1544294.

66. Van Den Berg-Emons RJ, L'Ortye AA, Buffart LM, et al. Validation of the physical activity scale for individuals with physical disabilities. Arch Phys Med Rehabil. 2011. https://doi.org/10.1016/j.apmr.2010.12.006.

67. Catz A, Itzkovich M, Agranov E, Ring H, Tamir A. SCIM - spinal cord independence measure: a new disability scale for patients with spinal cord lesions. Spinal Cord. 1997. https://doi.org/10.1038/sj.sc.3100504.

68. Catz A, Itzkovich M, Agranov E, Ring H, Tamir A. The spinal cord independence measure (SCIM): sensitivity to functional changes in subgroups of

spinal cord lesion patients. Spinal Cord. 2001. https://doi.org/10.1038/sj.sc.3101118.

69. Scivoletto G, Tamburella F, Laurenza L, Molinari M. The spinal cord independence measure: how much change is clinically significant for spinal cord injury subjects. Disabil Rehabil. 2013. https://doi.org/10.3109/09638288.2012.756942.

70. Catz A, Itzkovich M, Steinberg F, et al. The Catz-Itzkovich SCIM: a revised version of the spinal cord independence measure. Disabil Rehabil. 2001. https://doi.org/10.1080/096382801750110919.

71. Itzkovich M, Tamir A, Philo O, et al. Reliability of the Catz-Itzkovich spinal cord independence measure assessment by interview and comparison with observation. Am J Phys Med Rehabil. 2003. https://doi.org/10.1097/01.PHM.0000057226.22271.44.

72. Itzkovich M, Tripolski M, Zeilig G, et al. Rasch analysis of the Catz-Itzkovich spinal cord independence measure. Spinal Cord. 2002. https://doi.org/10.1038/sj.sc.3101315.

73. Van Hedel HJA, Dietz V, Meiners T, et al. Walking during daily life can be validly and responsively assessed in subjects with a spinal cord injury. Neurorehabil Neural Repair. 2009. https://doi.org/10.1177/1545968308320640.

74. Catz A, Itzkovich M, Tamir A, et al. [SCIM--spinal cord independence measure (version II): sensitivity to functional changes]. Harefuah. 2002;141(12):1025–1031, 1091.

75. Catz A, Itzkovich M, Tesio L, et al. A multicenter international study on the spinal cord independence measure, version III: Rasch psychometric validation. Spinal Cord. 2007. https://doi.org/10.1038/sj.sc.3101960.

76. Itzkovich M, Gelernter I, Biering-Sorensen F, et al. The spinal cord Independence measure (SCIM) version III: reliability and validity in a multi-center international study. Disabil Rehabil. 2007. https://doi.org/10.1080/09638280601046302.

77. Bluvshtein V, Front L, Itzkovich M, et al. SCIM III is reliable and valid in a separate analysis for traumatic spinal cord lesions. Spinal Cord. 2011. https://doi.org/10.1038/sc.2010.111.

78. Itzkovich M, Shefler H, Front L, et al. SCIM III (spinal cord independence measure version III): reliability of assessment by interview and comparison with assessment by observation. Spinal Cord. 2018. https://doi.org/10.1038/sc.2017.97.

79. Ackerman P, Morrison SA, McDowell S, Vazquez L. Using the spinal cord Independence measure III to measure functional recovery in a post-acute spinal cord injury program. Spinal Cord. 2010. https://doi.org/10.1038/sc.2009.140.

80. Anderson KD, Acuff ME, Arp BG, et al. United States (US) multi-center study to assess the validity and reliability of the spinal cord Independence measure (SCIM III). Spinal Cord. 2011. https://doi.org/10.1038/sc.2011.20.

81. Glass CA, Tesio L, Itzkovich M, et al. Spinal cord independence measure, version III: applicability to the UK spinal cord injured population. J Rehabil Med. 2009. https://doi.org/10.2340/16501977-0398.

82. Catz A, Itzkovich M. Spinal cord Independence measure: comprehensive ability rating scale for the spinal cord lesion patient. J Rehabil Res Dev. 2007. https://doi.org/10.1682/JRRD.2005.07.0123.

83. Invernizzi M, Carda S, Milani P, et al. Development and validation of the Italian version of the spinal cord Independence measure III. Disabil Rehabil. 2010. https://doi.org/10.3109/09638280903437246.

84. de Almeida C, Coelho JN, Riberto M. Applicability, validation and reproducibility of the spinal cord Independence measure version III (SCIM III) in patients with non-traumatic spinal cord lesions. Disabil Rehabil. 2016. https://doi.org/10.3109/09638288.2015.1129454.

85. Riberto M, Tavares DA, Rimoli JRJ, et al. Validation of the Brazilian version of the spinal cord Independence measure III. Arq Neuropsiquiatr. 2014. https://doi.org/10.1590/0004-282x20140066.

86. Zarco-Periñan MJ, Barrera-Chacón MJ, García-Obrero I, Mendez-Ferrer JB, Alarcon LE, Echevarria-Ruiz De Vargas C Development of the Spanish version of the Spinal Cord Independence Measure version III: cross-cultural adaptation and reliability and validity study. Disabil Rehabil. 2014. https://doi.org/10.3109/09638288.2013.864713.

87. Athanasiou A, Alexandrou A, Paraskevopoulos E, Foroglou N, Prassas Bamidis PD. Towards a Greek adaptation of the spinal cord Independence measure (SCIM). In: Proceedings of the 15th European congress of neurosurgery (EANS 14); 2015. p. 181–4. https://doi.org/10.13140/RG.2.1.1669.0087.

88. Unalan H, Misirlioglu TO, Erhan B, et al. Validity and reliability study of the Turkish version of spinal cord Independence measure-III. Spinal Cord. 2015. https://doi.org/10.1038/sc.2014.249.

89. Wannapakhe J, Saensook W, Keawjoho C, Amatachaya S. Reliability and discriminative ability of the spinal cord independence measure III (Thai version). Spinal Cord. 2016. https://doi.org/10.1038/sc.2015.114.

90. Saberi H, Vosoughi F, Derakhshanrad N, et al. Development of Persian version of the spinal cord Independence measure III assessed by interview: a psychometric study. Spinal Cord. 2018. https://doi.org/10.1038/s41393-018-0160-5.

91. Cho DY, Shin H-I, Kim H-R, et al. Reliability and validity of the Korean version of the spinal cord Independence measure III. Am J Phys Med Rehabil. 2020;99(4):305–9. https://doi.org/10.1097/PHM.0000000000001327.

92. Fekete C, Eriks-Hoogland I, Baumberger M, et al. Development and validation of a self-report version of the spinal cord Independence measure (SCIM III). Spinal Cord. 2013. https://doi.org/10.1038/sc.2012.87.

93. Prodinger B, Ballert CS, Brinkhof MWG, Tennant A, Post MWM. Metric properties of the spinal cord independence measure – self report in a community survey. J Rehabil Med. 2016. https://doi.org/10.2340/16501977-2059.

94. Aguilar-Rodríguez M, Peña-Pachés L, Grao-Castellote C, Torralba-Collados F, Hervás-Marín D, Giner-Pascual M. Adaptation and validation of the Spanish self-report version of the spinal cord Independence measure (SCIM III). Spinal Cord. 2015. https://doi.org/10.1038/sc.2014.225.

95. Michailidou C, Marston L, De Souza LH. Translation into Greek and initial validity and reliability testing of a modified version of the SCIM III, in both English and Greek, for self-use. Disabil Rehabil. 2016. https://doi.org/10.3109/09638288.2015.1035454.

96. Bonavita J, Torre M, China S, Bressi F, Bonatti E, Capirossi R. Validation of the Italian version of the spinal cord Independence measure (SCIM III) self-report. Spinal Cord. 2016;54:553–60.

97. Wilartratsami S, Luksanapruksa P, Santipas B, et al. Cross-cultural adaptation and psychometric testing of the Thai version of the spinal cord Independence measure III—self report. Spinal Cord. 2020. https://doi.org/10.1038/s41393-020-00556-7.

98. Sibley A, Kersten P, Ward CD, White B, Mehta R, George S. Measuring autonomy in disabled people: validation of a new scale in a UK population. Clin Rehabil. 2006. https://doi.org/10.1177/0269215506070808.

99. Lund ML, Fisher AG, Lexell J, Bernspång B. Impact on participation and autonomy questionnaire: internal scale validity of the Swedish version for use in people with spinal cord injury. J Rehabil Med. 2007. https://doi.org/10.2340/16501977-0031.

100. Suttiwong J, Vongsirinavarat M, Vachalathiti R, Chaiyawat P. Impact on participation and autonomy questionnaire: psychometric properties of the Thai version. J Phys Ther Sci. 2013. https://doi.org/10.1589/jpts.25.769.

101. Cummings I, Lamontagne ME, Sweet SN, Spivock M, Batcho CS. Canadian-French adaptation and test-retest reliability of the leisure time physical activity questionnaire for people with disabilities. Ann Phys Rehabil Med. 2019. https://doi.org/10.1016/j.rehab.2018.12.002.

102. Middleton JW, Tate RL, Geraghty TJ. Self-efficacy and spinal cord injury: psychometric properties of a new scale. Rehabil Psychol. 2003;48(4):281–8.

103. Middleton JW, Tran Y, Lo C, Craig A. Reexamining the validity and dimensionality of the Moorong self-efficacy scale: improving its clinical utility. Arch Phys Med Rehabil. 2016. https://doi.org/10.1016/j.apmr.2016.05.027.

104. Brooks J, Smedema SM, Tu WM, Eagle D, Catalano D, Chan F. Psychometric validation of the Moorong self-efficacy scale in people with spinal cord injury: a brief report. Rehabil Couns Bull. 2014. https://doi.org/10.1177/0034355214523506.

105. Miller SM. The measurement of self-efficacy in persons with spinal cord injury: psychometric validation of the Moorong self-efficacy scale. Disabil Rehabil. 2009. https://doi.org/10.1080/09638280802378025.

106. Rajati F, Ghanbari M, Hasandokht T, Hosseini SY, Akbarzadeh R, Ashtarian H. Persian version of the Moorong self-efficacy scale: psychometric study among subjects with physical disability. Disabil Rehabil. 2017. https://doi.org/10.1080/09638288.2016.1226404.

107. Kroll T, Kehn M, Ho PS, Groah S. The SCI exercise self-efficacy scale (ESES): development and psychometric properties. Int J Behav Nutr Phys Act. 2007. https://doi.org/10.1186/1479-5868-4-34.

108. Pisconti F, Santos SMS, Lopes J, Cardoso JR, Lavado EL. Cross-cultural and psychometric properties assessment of the exercise self-efficacy scale in individuals with spinal cord injury. Acta Medica Port. 2017. https://doi.org/10.20344/amp.8884.

109. Nooijen CFJ, Post MWM, Spijkerman DCM, Bergen MP, Stam HJ, Van Den Berg-Emons RJG. Exercise self-efficacy in persons with spinal cord injury: psychometric properties of the Dutch translation of the exercise self-efficacy scale. J Rehabil Med 2013. https://doi.org/10.2340/16501977-1112.

110. Juvalta S, Post MWM, Charlifue S, et al. Development and cognitive testing of the Nottwil environmental factors inventory in Canada, Switzerland and the USA. J Rehabil Med. 2015. https://doi.org/10.2340/16501977-1982.

111. Ballert CS, Post MW, Brinkhof MW, Reinhardt JD. Psychometric properties of the Nottwil environmental factors inventory short form. Arch Phys Med Rehabil. 2015. https://doi.org/10.1016/j.apmr.2014.09.004.

112. Chang FH, Ni P, Coster WJ, Whiteneck GG, Jette AM. Measurement properties of a modified measure of participation for persons with spinal cord injury. J Spinal Cord Med. 2016. https://doi.org/10.1080/10790268.2016.1157956.

113. Marino RJ, Goin JE. Development of a short-form quadriplegia index of function scale. Spinal Cord. 1999; https://doi.org/10.1038/sj.sc.3100772.

114. Lanzino D, Sander E, Mansch B, Jones A, Gill M, Hollman J. Life space assessment in spinal cord injury. Top Spinal Cord Inj Rehabil. 2016;22(3):173–82. https://doi.org/10.1310/sci2203-173.

115. Hahn EA, Garcia SF, Lai JS, et al. Measuring access to information and technology: environmental factors affecting persons with neurologic disorders. Arch Phys Med Rehabil. 2016. https://doi.org/10.1016/j.apmr.2016.01.027.

116. Butler JA, Miller T, O'Connell S, Jelinek C, Collins EG. Physical activity inventory for patients with spinal cord injury. SCI Nurs. 2008;25(3):20–8.

117. Goh HT, Ramachandram K, Ahmad-Fauzi A, Subamanian P. Test-retest reliability and validity of the Malay version LIFE habits assessment (LIFE-H 3.1) to measure social participation in adults with physical disabilities. J Geriatr Phys Ther. 2016. https://doi.org/10.1519/JPT.0000000000000064.

118. Bathen T, Vardeberg K. Test-retest reliability of sunnaas ADL index. Scand J Occup Ther. 2001. https://doi.org/10.1080/110381201750464494.

119. Neufeld S, Lysack C. The „risk inventory for persons with spinal cord injury": development and preliminary validation of a risk assessment tool for spinal cord injury. Disabil Rehabil. 2010. https://doi.org/10.3109/09638280903095957.

120. Hadian MR, Yekaninejad MS, Salehin F, et al. Cross-cultural adaptation and reliability evaluation of Iranian version of functional assessment measure in spinal cord injury patients. Neurol Neurochir Pol. 2012. https://doi.org/10.5114/ninp.2012.30268.

121. Hsieh CL, Jang Y, Yu TY, Wang WC, Sheu CF, Wang YH. A Rasch analysis of the Frenchay Activities Index in patients with spinal cord injury. *Spine* (Phila Pa 1976). 2007. https://doi.org/10.1097/01.brs.0000255095.08523.39.

122. Velozo CA, Magalhaes LC, Pan AW, Leiter P. Functional scale discrimination at admission and discharge: Rasch analysis of the level of rehabilitation scale-III. Arch Phys Med Rehabil. 1995. https://doi.org/10.1016/S0003-9993(95)80523-0.

123. Johansson C, Bodin P, Kreuter M. Validity and responsiveness of the spinal cord index of function: an instrument on activity level. Spinal Cord. 2009. https://doi.org/10.1038/sc.2009.57.

124. Lynch KB, Bridle MJ. Construct validity of the occupational performance history interview. Occup Ther J Res. 1993. https://doi.org/10.1177/153944929301300402.

125. Barker RN, Amsters DI, Kendall MD, Pershouse KJ, Haines TP. Reliability of the clinical outcome variables scale when administered via telephone to assess mobility in people with spinal cord injury. Arch Phys Med Rehabil. 2007. https://doi.org/10.1016/j.apmr.2007.02.032.

126. Post MW, Charlifue S, Biering-Sørensen F, et al. Development of the international spinal cord injury activities and participation basic data set. Spinal Cord. 2016. https://doi.org/10.1038/sc.2015.188.

127. Vasudevan V, Rimmer JH, Kviz F. Development of the barriers to physical activity questionnaire for people with mobility impairments. Disabil Health J. 2015. https://doi.org/10.1016/j.dhjo.2015.04.007.

128. Hitzig SL, Romero Escobar EM, Noreau L, Craven BC. Validation of the reintegration to normal living index for community-dwelling persons with chronic spinal cord injury. Arch Phys Med Rehabil. 2012. https://doi.org/10.1016/j.apmr.2011.07.200.

129. Post MWM, de Witte LP, Reichrath E, Verdonschot MM, Wijlhuizen GJ, Perenboom RJM. Development and validation of impact-s, an ICF-based questionnaire to measure activities and participation. J Rehabil Med. 2008. https://doi.org/10.2340/16501977-0223.

130. Ostir GV, Granger CV, Black T, et al. Preliminary results for the PAR-PRO: a measure of home and community participation. Arch Phys Med Rehabil. 2006. https://doi.org/10.1016/j.apmr.2006.04.024.

131. Fekete C, Post MWM, Bickenbach J, et al. A structured approach to capture the lived experience of spinal cord injury: data model and questionnaire of the international spinal cord injury community survey. Am J Phys Med Rehabil. 2017. https://doi.org/10.1097/PHM.0000000000000622.

132. Laleh L, Latifi S, Koushki D, Matin M, Javidan AN, Yekaninejad MS. Assessment of attention to clothing and impact of its restrictive factors in Iranian patients with traumatic spinal cord injury (ACIRF-SCI): Introduction of a new questionnaire. Top Spinal Cord Inj Rehabil. 2015;21(3):257–65. https://doi.org/10.1310/sci2103-257.

133. Norin L, Iwarsson S, Haak M, Slaug B. The housing enabler instrument: assessing threats to reliability and validity. Br J Occup Ther. 2019. https://doi.org/10.1177/0308022618782329.

Messung der Funktion der oberen Gliedmaßen bei Rückenmarkverletzungen

Francescaroberta Panuccio, Marina D'Angelo, Giulia Grieco und Marco Tofani

1 Einführung

Tetraplegie führt je nach Schweregrad und Verletzungshöhe zu unterschiedlichen Funktionsverlusten im Nacken, Rumpf und den oberen und unteren Gliedmaßen. Die Beeinträchtigung der Arm- und Handfunktion ist einer der verheerendsten Aspekte einer Rückenmarkverletzung (SCI) auf zervikaler Ebene, da sie die Unabhängigkeit und Lebensqualität stark beeinflusst [1]. Für Personen mit Tetraplegie nach zervikaler Rückenmarkverletzung (SCI) stellt der Verlust der Handfunktion ein erhebliches funktionelles Defizit dar [2]. Tatsächlich gehören eingeschränkte motorische und sensorische Funktionen in Armen und Händen zu den am stärksten beeinträchtigenden Folgen der zervikalen Rückenmarkverletzung (SCI).

Die Wiederherstellung der Hand- und Armfunktion während der Rehabilitation ist jedoch aufgrund ihrer Schlüsselrolle bei Aktivitäten des täglichen Lebens (ADL) und für den Grad der Unabhängigkeit von entscheidender Bedeutung [3]. Die vollständige Genesung einer totalen SCI ist äußerst selten, und die Mehrheit der Verletzten ist während der produktivsten Phasen ihres Lebens behindert. Frühere Studien zeigen, dass die Wiederherstellung der Arm- und Handfunktion eine hohe Priorität für Personen mit Tetraplegie hat. Sie wird als am wünschenswertesten angesehen, bevor Darm-, Blasen-, Sexualfunktion oder Gehfähigkeit wiedererlangt werden. Darüber hinaus erwarteten die meisten Personen mit Tetraplegie eine verbesserte Lebensqualität, wenn ihre Handfunktion verbessert werden könnte [4]. Die quantitative Beurteilung der Handfunktion bei Personen mit Tetraplegie ist nicht nur für die tägliche klinische Praxis wichtig, sondern auch für die Bewertung neuer Therapien. Die Wirksamkeit von Rehabilitations- und experimentellen Interventionen kann durch standardisierte Tests, die die Funktion der oberen Gliedmaßen valide bewerten, ermittelt werden.

Dieses Kapitel zielt darauf ab, Assessmentinstrumente zur Funktion der oberen Gliedmaßen bei Personen mit SCI durch ein systematisches Review zu beschreiben und zu bewerten.

F. Panuccio · M. D'Angelo · G. Grieco
R.O.M.A. Rehabilitation Outcome Measures
Assessment, Non-Profit Organization, Rome, Italy

M. Tofani (✉)
Department of Neurorehabilitation and Robotics,
Bambino Gesù Paediatric Hospital, Rome, Italy
E-Mail: marco.tofani@uniroma1.it

G. Galeoto et al. (Hrsg.), *Messung von Rückenmarksverletzungen*, https://doi.org/10.1007/978-3-031-45860-6_8

2   Materialien und Methoden

Diese Studie wurde von einer Forschungsgruppe durchgeführt, die aus Ärzten und Gesundheitsfachleuten der Universität „Sapienza" in Rom und der Vereinigung „Rehabilitation & Outcome Measure Assessment" (R.O.M.A.) besteht. In den letzten Jahren hat die R.O.M.A.-Vereinigung mit mehreren Studien und Validierungen von Outcome-Messinstrumenten in Italien für die Personengruppe mit Rückenmarkverletzungen gearbeitet [5, 6, 7–18].

Dieses Kapitel beschreibt alle Assessmentinstrumente zur Funktion der oberen Gliedmaßen, die aus einem systematischen Review auf PubMed, Scopus und Web of Science resultieren. Für spezifische Details zur Methodik siehe Kapitel „Methodischer Ansatz zur Identifizierung von Outcome-Messinstrumenten bei Rückenmarkverletzungen". Die Eignungskriterien für die Berücksichtigung von Studien für dieses Kapitel waren Validierungsstudien und Studien zur interkulturellen Anpassung, Studien zur Funktion der oberen Gliedmaßen, Studien zu Tests, Fragebogen und selbstberichtsbasierten und leistungsbasierten Outcome-Messinstrumenten, Studien mit einer SCI-Population und einer Population ≥18 Jahre alt. Studienauswahl: Die Auswahl der Studien erfolgte in Übereinstimmung mit dem „27-item PRISMA Statement for Reporting Systematic Reviews" [19]. Für die Datenerhebung folgten die Autoren den Empfehlungen der Initiative COnsensus-based Standards for the selection of health Measurement Instruments (COSMIN) [20]. Die Studienqualität und das Biasrisiko wurden mit der COSMIN-Checkliste bewertet [21, 22].

3   Ergebnisse

Für dieses Kapitel wurden 33 Arbeiten berücksichtigt. Die Autoren fanden 17 Assessmentinstrumente, die die Funktion der oberen Gliedmaßen bei Personen mit SCI bewerten. In Abb. 1 ist ein Flussdiagramm der eingeschlossenen Studien dargestellt [21, 22]. Die Assessmentinstrumente werden im Folgenden beschrieben.

3.1   Van Lieshout Test (VLT)

Der VLT ist ein Instrument zur Beurteilung der Arm/Hand-Geschicklichkeitsleistung („arm–hand skilled performance", AHSP) bei Personen mit einer zervikalen Rückenmarkverletzung (C-SCI). Der VLT wurde 2004 von Van Lieshout et al. als spezifisches Instrument zur Beurteilung der Handfunktion bei C-SCI entwickelt. Der VLT wurde in niederländischer [23–25] und italienischer Sprache validiert [1]; englische und deutsche Versionen sind jedoch vom Autor erhältlich. Der VLT besteht aus 19 Aufgaben und unterscheidet zwischen grundlegenden und komplexen Aktivitäten. Die möglichen Ausführungsweisen jeder Aufgabe sind in 6 hierarchischen Stufen beschrieben, was zu einer Punktzahl von 0–5 führt. Dieses Instrument reagiert auf Veränderungen in der Arm/Hand-Geschicklichkeitsleistung während der Rehabilitation bei Personen mit C-SCI. Im Jahr 2006 entwickelten Post et al. eine Kurzversion des VLT (VLT-SV), um ein nützlicheres Instrument für Forschungszwecke zu haben [26, 27]. Im Jahr 2018 wurde die Kurzversion des VLT in Italienisch validiert [28]. Der VLT-SV umfasst 10 der 19 Aufgaben des ursprünglichen VLT, und die Leistung jeder Aufgabe wird innerhalb eines Bereichs von 0 (schlechteste Arm-/ Handfunktion) bis 5 (beste Arm-/Handfunktion) bewertet. Die Durchführungszeit beträgt 25–35 min. Tab. 1 gibt einen Überblick über die Autoren und Sprachen der Beiträge und Tab. 2 zeigt die Qualität der Studien.

3.2   Motorische Fähigkeiten Skala (MCS)

Die MCS ist speziell für Menschen mit Tetraplegie konzipiert, die eine funktionelle Operation der oberen Gliedmaßen durchlaufen. Im Jahr

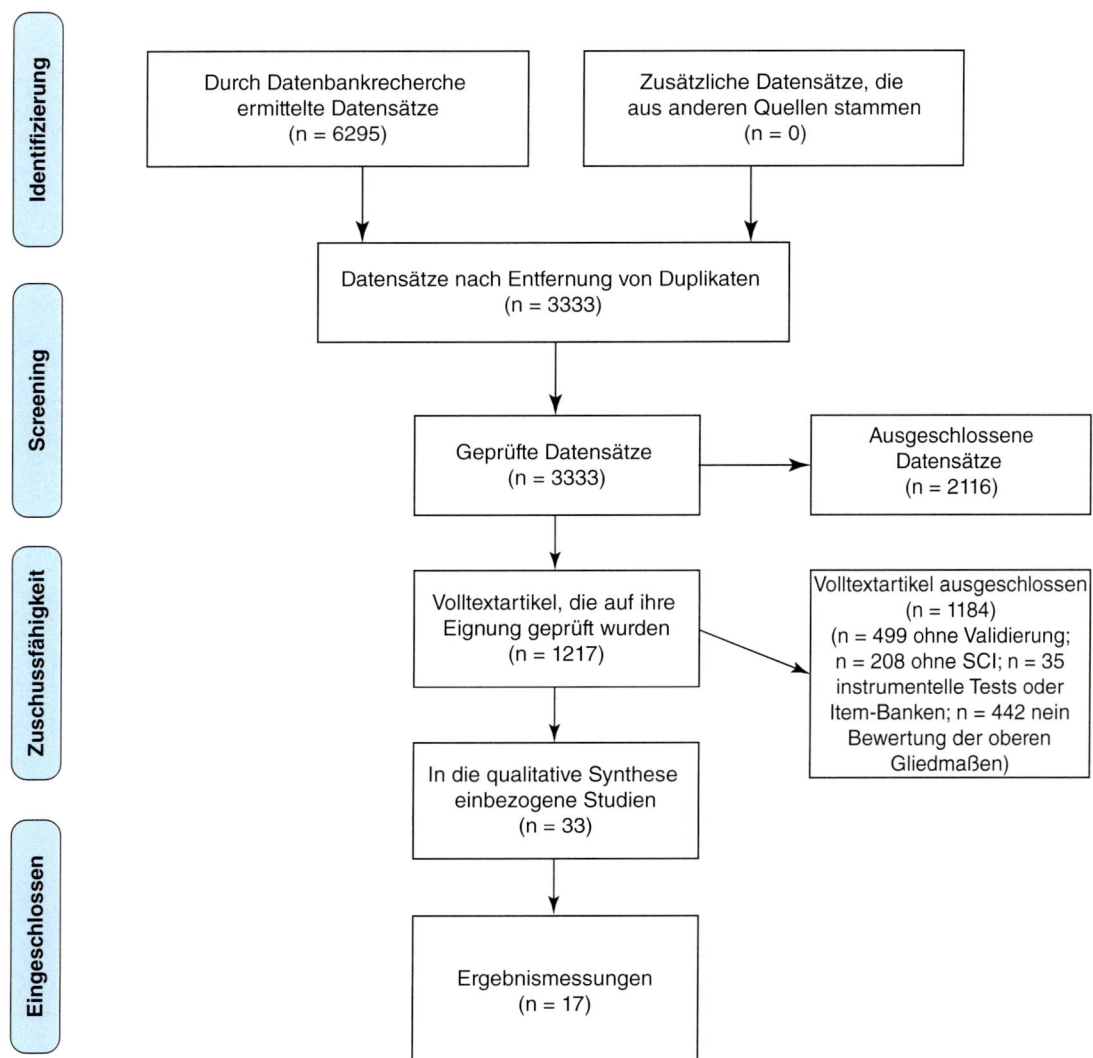

Abb. 1 Flussdiagramm der eingeschlossenen Studien

Tab. 1 Eigenschaften der Studien, die VLT validieren	Autoren	Sprache	n	Durchschnittsalter (SD, Bereich) Jahr	Geschlecht % weiblich
	Berardi et al. [28]	Italienisch	61	47 (14,76)	12 (20)
	Galeoto et al. [12]	Italienisch	50	48 (18)	22 (44)
	Post et al. [26]	Niederländisch	55	42,1 (13,5)	9 (16,4)
	Spooren et al. [23]	Niederländisch	60	38,9	14 (23,3)
	Spooren et al. [24]	Niederländisch	61	41 (15)	12 (19,7)
	Spooren et al. [25]	Niederländisch	73	40 (15,5)	20 (27,4)
	Franke et al. [27]	Niederländisch	55	38 (12,93, 18–64)	15 (27)

n Anzahl der Studienteilnehmer, *n. v.* nicht verfügbar

Tab. 2 Bewertung von Qualität und Biasrisiko

Autoren	Element der COSMIN-Checkliste									
	1	2	3	4	5	6	7	8	9	10
Berardi et al. [28]	?	+	−	+	−	+	−	+	+	−
Galeoto et al. [12]	?	+	−	+	−	+	−	+	+	+
Post et al. [26]	+	+	−	+	−	+	−	+	+	−
Spooren et al. [23]	+	+	−	−	+	−	−	+	+	−
Spooren et al. [24]	?	−	+	−	−	−	−	−	−	−
Spooren et al. [25]	?	−	+	−	−	−	−	−	−	−
Franke et al. [27]	?	?	+	−	−	−	−	−	−	+

2004 validierte Fattal die MCS in Frankreich [29, 30]. Der Zweck der MCS besteht darin, sich auf die elementaren motorischen Fähigkeiten zu konzentrieren, die zur Bewältigung der ADL erforderlich sind. Die MCS enthält 60 Elemente. Die resultierende MCS umfasst sechs funktionelle Kategorien, jede mit einer unterschiedlichen Anzahl von Aufgaben: Transfers, Umpositionierung auf Bobaths Couch, Umpositionierung auf dem Rollstuhlsitz, Fortbewegung in einem manuellen Rollstuhl und einem elektrischen Rollstuhl, motorische Fähigkeiten der räumlichen Erkundung und motorische Fähigkeiten zum Greifen und Festhalten. Funktionelle Kategorien wurden auf Anfrage beider Experten definiert. Tab. 3 fasst die Autoren und Sprachen der Papiere zusammen und Tab. 4 zeigt die Qualität der Studien.

3.3 Capabilities of Upper Extremity Test (CUE-T)

Der CUE wurde 1998 von Marino et al. in den USA entwickelt [31]. Als Modell des Tests diente ein gleichnamiger Fragebogen: CUE-Q. Der CUE-Q wurde in den USA von Marino et al. validiert [32–35]. So bildeten die 32 Punkte des CUE-Q die Grundlage für die Testpunkte auf dem CUE-T. Der Fragebogen zur Fähigkeit der oberen Extremität (CUE-Q) wurde entwickelt, um eine Lücke in der Beurteilung der oberen Extremität bei Patienten mit Rückenmarksverletzungen zu schließen. Tab. 5 gibt einen Überblick über die Autoren und Sprachen der Beiträge und Tab. 6 zeigt die Qualität der Studien.

Tab. 3 Merkmale der Studien, die die MCS validieren

Autoren	Sprache	n	Durchschnittsalter (SD, Bereich) Jahr	Geschlecht % weiblich
Fattal [29]	Französisch	52	11 (21,59)	n. v.
Fattal et al. [30]	Französisch	27	n. v.	6 (22)

n Anzahl der Studienteilnehmer, *n. v.* nicht verfügbar

Tab. 4 Bewertung von Qualität und Biasrisiko

Autoren	Punkt der COSMIN-Checkliste									
	1	2	3	4	5	6	7	8	9	10
Fattal [29]	+	+	−	+	+	+	−	+	+	−
Fattal et al. [30]	?	?	−	−	+	−	−	−	−	+

Punkt 1 PROM-Entwicklung, *Punkt 2* Inhaltsvalidität, *Punkt 3* Strukturvalidität, *Punkt 4* interne Konsistenz, *Punkt 5* interkulturelle Validität/Messinvarianz, *Punkt 6* Reliabilität, *Punkt 7* Messfehler, *Punkt 8* Kriteriumsvalidität, *Punkt 9* Hypothesentest für Konstruktvalidität, *Punkt 10,* Responsivität, + ausreichend, − unzureichend, *?* unbestimmt

Tab. 5 Eigenschaften der Studien, die CUE-T validieren

Autoren	Sprache	n	Durchschnittsalter (SD, Bereich) Jahr	Geschlecht % weiblich
Marino et al. [32]	Englisch	30	44,8	7 (23,3)
Marino et al. [31]	Englisch	154	36,7 (11,1)	9 (5,8)
Oleson und Marino [33]	Englisch	46	44 (21)	4 (8,7)
Marino et al. [35]	Englisch	50	48,1 (18,2, 17–81)	14 (28)
Marino et al. [34]	Englisch	85	41,9 (18,1, 15–79)	27 (16)

n Anzahl der Studienteilnehmer; *n. v.* nicht verfügbar

Tab. 6 Bewertung von Qualität und Biasrisiko

Autoren	Punkt der COSMIN-Checkliste									
	1	2	3	4	5	6	7	8	9	10
Marino et al. [32]	+	+	−	−	+	−	−	−	−	−
Marino et al. [31]	+	+	+	+	+	+	−	+	+	−
Oleson und Marino [33]	?	?	+	−	+	−	−	+	+	−
Marino et al. [35]	?	?	+	−	−	−	−	+	+	−
Marino et al. [34]	?	+	−	−	+	−	+	+	+	+

Punkt 1 PROM-Entwicklung, *Punkt 2* Inhaltsvalidität, *Punkt 3* Strukturvalidität, *Punkt 4* interne Konsistenz, *Punkt 5* interkulturelle Validität/Messinvarianz, *Punkt 6* Reliabilität, *Punkt 7* Messfehler, *Punkt 8* Kriteriumsvalidität, *Punkt 9* Hypothesentest für Konstruktvalidität, *Punkt 10* Responsivität, + ausreichend, − unzureichend, *?* unbestimmt

3.4 Graded Redefined Assessment of Strength, Sensibility and Prehension (GRASSP)

Das GRASSP wurde von Kalsi-Ryan in der Schweiz und Toronto im Jahr 2012 entwickelt. Es wurde in Englisch und in Schweizer Sprachen validiert [34, 36–40]. Die GRASSP besteht aus 5 getrennt durchgeführten Subtests und liefert 5 Subtestergebnisse für die rechte und die linke Seite. Die Scores werden separat interpretiert und nicht als Gesamtscore, da jeder Score spezifische Informationen über die obere Extremität liefert und nicht alle Subtests eine interne Konsistenz aufweisen. Im Jahr 2018 validierte Vestra et al. die zweite Version der GRASSP (GRASSP II) in einer Schweizer Sprache [41]. Tab. 7 gibt einen Überblick über die Autoren und Sprachen der Beiträge und Tab. 8 zeigt die Qualität der Studien.

Tab. 7 Eigenschaften der Studien, die GRASSP und GRASSP II validieren

	Autoren	Sprache	n	Durchschnittsalter (SD, Bereich) Jahr	Geschlecht % weiblich
GRASSP	Kalsi-Ryan et al. [40]	Englisch	n. v.	n. v.	n. v.
	Kalsi-Ryan et al. [36]	Englisch	72	39,7 (10,7)	n. v.
	Kalsi-Ryan et al. [36]	Englisch	n. v.	n. v.	n. v.
	Velstra et al. [39]	Schweizer Sprache(n)	74	49 (18, 18–87)	23 (21,1)
	Kalsi-Ryan et al. [38]	Schwedisch Englisch	53	49,6 (15,6, 18–83)	5 (13)
	Marino et al. [34]	Englisch	85	41,9 (18,1, 15–79)	27 (16)
GRASSP II	Velstra et al. [41]	Schweizer Sprache(n)	77	50,61 (20,24)	25 (32,4)

n Anzahl der Studienteilnehmer, *n. v.* nicht verfügbar

Tab. 8 Bewertung von Qualität und Biasrisiko

Autoren	Element der COSMIN-Checkliste									
	1	2	3	4	5	6	7	8	9	10
Kalsi-Ryan et al. [40]	+	+	−	−	−	−	−	−	−	−
Kalsi-Ryan et al. [36]	?	?	+	−	+	+	−	+	+	−
Kalsi-Ryan et al. [36]	+	+	−	−	−	−	−	−	−	−
Velstra et al. [39]	?	?	−	−	−	−	−	+	+	+
Kalsi-Ryan et al. [38]	?	?	+	+	+	−	+	+	+	+
Marino et al. [34]	?	+	−	−	+	−	+	+	+	+
Velstra et al. [41]	+	+	+	−	−	−	−	−	−	−

3.5 Neuromuskuläre Erholungsskala (NRS) für die oberen Extremitäten

Die ursprüngliche Version der NRS (Behrman et al. 2012) bestand aus 11 motorischen Aufgaben, die auf dem Boden und auf dem Laufband mit Unterstützung des Körpergewichts bewertet wurden, wobei jede Aufgabe auf die Rumpffunktion und die Funktion der unteren Extremitäten abzielte. Die NRS wurde seitdem in 3 Punkten erweitert. Die erste Änderung an der NRS war die Aufnahme von 3 Items zur Funktion der oberen Extremitäten, um die Erholung der Funktion der oberen Extremitäten bei Personen mit Tetraplegie zu beurteilen. Diese 3 Items zu den oberen Extremitäten sind (1) Reichweite und Greifen nach vorne, (2) Tür öffnen und ziehen und (3) Überkopfdrücken. Sie wurde in englischer Sprache validiert [42, 43].

Tab. 9 gibt einen Überblick über die Autoren und Sprachen der Beiträge und Tab. 10 zeigt die Qualität der Studien.

3.6 AuSpinal

Coates et al. entwickelten AuSpinal im Jahr 2011 in Australien [2] zur Quantifizierung der einseitigen Handfunktion bei Menschen mit Tetraplegie. Aus einer Reihe bestehender Handbewertungen wurden 7 Aufgaben ausgewählt und modifiziert, um die Eignung für diese Personengruppe und die Sensitivität für Veränderungen bei Menschen mit schlechter Handfunktion zu gewährleisten. Die endgültige Version von AuSpinal bestand aus 7 Aufgaben. Davon basierten 4 Aufgaben auf den Elementen des Sollerman Hand Function Test und beinhalteten die Manipulation eines Schlüssels,

Tab. 9 Eigenschaften der Studien, die die NRS validieren

Autoren	Sprache	n	Durchschnittsalter (SD, Bereich) Jahr	Geschlecht % weiblich
Harkema et al. [42]	Englisch	152	36 (15)	29 (19)
Tester et al. [43]	Englisch	72	36 (15)	15 (21)

n Anzahl der Studienteilnehmer, *n. v.* nicht verfügbar

Tab. 10 Bewertung von Qualität und Biasrisiko

Autoren	Punkt der COSMIN-Checkliste									
	1	2	3	4	5	6	7	8	9	10
Harkema et al. [42]	+	+	+	−	+	−	−	−	−	−
Tester et al. [43]	?	?	+	−	−	−	−	−	−	+

Punkt 1 PROM-Entwicklung, *Punkt 2* Inhaltsvalidität, *Punkt 3* Strukturvalidität, *Punkt 4* interne Konsistenz, *Punkt 5* interkulturelle Validität/Messinvarianz, *Punkt 6* Reliabilität, *Punkt 7* Messfehler, *Punkt 8* Kriteriumsvalidität, *Punkt 9* Hypothesentest für Konstruktvalidität, *Punkt 10* Responsivität, + ausreichend, − unzureichend, *?* unbestimmt

einer Münze, eines Telefons und einer Metallmutter. 2 Aufgaben wurden aus dem Rehabilitation Engineering Laboratory Hand Function Test for Functional Electrical Stimulation Assisted–Grasping modifiziert und beinhalteten die Manipulation einer Softdrinkdose und einer Kreditkarte. Die letzte Aufgabe wurde aus dem Upper Extremity Function Test modifiziert, aber statt der Manipulation kleiner Kugellager beinhaltete sie die Manipulation eines kleinen, schokoladenüberzogenen Bonbons als Imitation einer Pille. Die Durchführung von AuSpinal dauert etwa 15 min pro Hand. Die Scores für jede Aufgabe wurden addiert, wobei der maximal mögliche Score 86 beträgt. Tab. 11 gibt einen Überblick über die Autoren und Sprachen der Beiträge und Tab. 12 zeigt die Qualität der Studien.

3.7 Duruöz Hand Index (DHI)

Der DHI ist ein Selbstberichtsfragebogen, der hauptsächlich entwickelt wurde, um handbezogene Aktivitätseinschränkungen bei Patienten mit rheumatoider Arthritis (RA) zu bewerten. Er wurde in der Türkei für Menschen mit SCI validiert [3]. Als kostengünstiges, leicht anzu-

Tab. 11 Eigenschaften der Studien zu Skalen, Tests oder Fragebogen mit weniger als zwei Validierungen

	Autoren	Sprache	n	Durchschnittsalter (SD, Bereich) Jahr	Geschlecht % weiblich
AuSpinal	Coates et al. [2]	Englisch	8	n. v.	n. v.
Handheld-Myometer	Larson et al. [44]	Englisch	24	53,3	1 (4,2)
DHI	Misirlioglu et al. [3]	Türkisch	40	8 (20)	25,6 (10,1)
WAnT	Jacobs et al. [45]	Englisch	43	10 (23,3)	34,4 (10,3)
TRI-HFT	Kapadia et al. [46]	Englisch	21	n. v.	n. v.
Swedish Tetraplegia Surgery Satisfaction Questionnaire	Bunketorp-Käll et al.[4]	Schwedisch	58	47 (23–78)	15 (25,9)
RAHFT	Kowalczewski et al. [47]	Englisch	13	(24–56)	n. v.
K-BSkala	Dahlgren et al. [48]	Schwedisch	55	39 (18–72)	12 (22)
IMPA	Shin et al. [49]	Koreanisch	n. v.	n. v.	n. v.
Automated Tools to Quantify Hand and Wrist Motor Function	Grasse et al. [50]	Englisch	13	32,15 (13,92)	4 (30,8)
FST	Triolo et al. [51]	Englisch	10	25	8 (80)

n Anzahl der Studienteilnehmer, *n. v.* nicht verfügbar

Tab. 12 Bewertung von Qualität und Biasrisiko

Autoren	Element der COSMIN-Checkliste									
	1	2	3	4	5	6	7	8	9	10
Coates et al. [2]	+	+	−	+	−	+	−	−	−	−
Larson et al. [44]	+	+	−	−	+	+	−	−	−	−
Misirlioglu et al. [3]	?	−	+	+	+	−	−	+	+	−
Jacobs et al. [45]	?	−	−	−	+	+	−	−	−	−
Kapadia et al. [46]	+	+	+	−	+	+	−	+	+	−
Bunketorp-Käll et al. [4]	+	+	−	+	−	+	−	−	−	−
Kowalczewski et al. [47]	+	+	+	−	−	−	−	−	−	−
Dahlgren et al. [48]	+	+	+	−	−	−	−	+	+	−
Shin et al. [49]	+	+	−	−	−	−	−	−	−	−
Grasse et al. [50]	+	+	−	−	+	+	+	+	−	−
Triolo et al. [51]	?	+	−	−	+	+	−	−	−	−

wendendes Werkzeug, das keine spezielle Ausrüstung oder Schulung erfordert, zeigt der DHI
Potenzial als Outcome-Messinstrument für handbezogene Aktivitäten. Er enthält 18 Items, die
sich auf die Fähigkeit der Hand während der Ausführung von Küchenaufgaben (8 Items), beim Anziehen (2 Items), bei der persönlichen Hygiene (2
Items), bei Büroaufgaben (2 Items) und bei anderen allgemeinen Aufgaben (4 Items) beziehen.
Patienten bewerten ihre Fähigkeit von 0 („keine
Schwierigkeit") bis 5 („unmöglich zu tun"), und
diese 6 Antwortstufen ermöglichen eine hoch-
sensible Einstufung der handbezogenen Aktivitätseinschränkung. Der Gesamtscore des Fragebogens, der von 0 bis 90 reicht, deutet bei höheren
Punktzahlen auf eine größere Beeinträchtigung
oder mehr Schwierigkeiten hin, während bei niedrigeren Punktzahlen weniger Beeinträchtigungen
oder Schwierigkeiten vorliegen. Vor der Durchführung ist keine Schulung erforderlich, und es
dauert weniger als 3 min, den gesamten Fragebogen durchzuführen. Tab. 11 gibt einen Überblick über die Autoren und Sprachen der Beiträge
und Tab. 12 zeigt die Qualität der Studien.

3.8   Wingate Anaerobic Testing (WAnT)

Das WAnt ist ein in der Forschung und im
Sporttraining häufig verwendetes Verfahren zur
Bewertung der Muskelkraft, bei dem 30 sec lang
maximale Anstrengungen auf einem Arm- oder
Bein-Fahrradergometer unternommen werden.
Im Jahr 2002 untersuchten Jacobs et al. die Test-
Retest-Reliabilität der Arm-WAnT-Leistung bei
Personen mit vollständiger SCI und Paraplegie
in Miami, Florida, USA [45]. Das WAnT wurde
in der Allgemeinbevölkerung validiert im Ver-
gleich zu mehreren Aufgaben, die allgemein als
Maß für die anaerobe Fitness gelten und sowohl
die unteren als auch die oberen Gliedmaßen betreffen. Tab. 11 gibt einen Überblick über die
Autoren und Sprachen der Beiträge und Tab. 12
zeigt die Qualität der Studien.

3.9   Toronto Rehabilitation Institute – Hand Function Test (TRI-HFT)

Dieser Test wurde bei Menschen mit SCI von
Kapadia et al. in Toronto, Ontario, Kanada im
Jahr 2012 validiert [46]. TRI-HFT ist ein Test
zur Messung des Palmargriffs, des Lateralgriffs
und des Zangengriffs, da dies die am häufigsten verwendeten Handhaltungen in ADLs sind.
Der TRI-HFT besteht aus 2 Teilen. Der erste
Teil des Tests bewertet die Fähigkeit der Personen, Objekte zu manipulieren, denen sie
in ihrem täglichen Leben begegnen könnten
(Items 1–11). Um diese Objekte zu manipulieren, müssen sie einen der folgenden Griffe anwenden: einen Lateralgriff, einen Zangen-
griff oder einen Palmargriff. Der zweite Teil
des Tests misst die Stärke ihres Lateral-, Zan-
gen- oder Palmargriffs (Items 12–14). Die beiden Teile des TRI-HFT sollten sequenziell angewendet werden, und jede Testkomponente
sollte dem Probanden in der Reihenfolge präsentiert werden, die auf dem Bewertungs-
formular angezeigt wird. Der Proband kann
so viel Zeit in Anspruch nehmen, wie er benötigt, und wird bewertet, wenn er die Aufgabe
abschließt oder wenn er sie abbricht. Es gibt
keine Zeitbegrenzung, innerhalb derer die Aufgabe ausgeführt werden muss. Die Ergebnisse
des Tests werden in einem Papierdokument
eingetragen. Der TRI-HFT sollte vorzugs-
weise von einem Hand- oder Oberextremi-
tätenspezialisten (Physiotherapeut oder Ergo-
therapeut) durchgeführt werden. Die gesamte
Bewertung für beide Hände kann in weniger als
30 min abgeschlossen werden. Wenn die Bewertung auf Videoband aufgezeichnet werden
soll, sollte die Kamera in einem Winkel von
45° gegenüber der betroffenen oberen Extremität auf einer Höhe von 1 m positioniert werden.
Die Scorespanne beträgt 0–7 für jedes Item.
Tab. 11 gibt einen Überblick über die Autoren
und Sprachen der Beiträge und Tab. 12 zeigt die
Qualität der Studien.

3.10 Swedish Tetraplegia Surgery Satisfaction Questionnaire

Im Jahr 2017 validierten Bunketorp-Käll et al. die schwedische Version des Fragebogens zur Bewertung der Zufriedenheit mit rekonstruktiven Operationen [4]. Ähnlich wie bei der ursprünglichen Version des Fragebogens werden die Teilnehmer gebeten, Aussagen auf einer 5-Punkte-Likert-Skala von 1–5 zu beantworten (d. h.: „stimme überhaupt nicht zu", „stimme nicht zu", „neutral", „stimme zu", „stimme stark zu"). Der erste Abschnitt des Fragebogens wurde in die folgenden Kategorien unterteilt: (1) Zufriedenheit, (2) Aktivitäten und (3) Beruf/ Schule. Der zweite Abschnitt besteht aus einer Frage zur Erscheinung und Kosmetik der Hand nach der Operation zusammen mit 2 Fragen zu Veränderungen in der Funktionsfähigkeit der Teilnehmer nach Trizeps- und Hand-/Handgelenkoperationen. Der dritte Abschnitt enthält Fragen, in denen die Teilnehmer aufgefordert werden, Aktivitäten aufzulisten, in denen die Funktion nach der Operation verbessert wurde. Ebenso wurde eine Frage hinzugefügt, in der die Personen aufgefordert werden zu berichten, ob die Operation bestimmte Aufgaben erschwert hat. In 2 abschließenden Fragen werden die Teilnehmer gebeten, etwaige andere Nachteile der Operation zu nennen und allgemeine Kommentare abzugeben, falls vorhanden. Tab. 11 gibt einen Überblick über die Autoren und Sprachen der Beiträge und Tab. 12 zeigt die Qualität der Studien.

3.11 ReJoyce Automated Hand Function Test (RAHFT)

Im Jahr 2011 validierten Kowalczewski et al. RAHFT für Menschen mit SCI in Alberta, Kanada [47]. Dieser Test ist mit dem ReJoyce (Rehabilitation Joystick for Computer Exercise) verbunden, auf dem die Probanden verschiedene Bewegungsaufgaben ausführen, während sie Computerspiele spielen. Der ReJoyce liefert die erforderlichen Signale. Es handelt sich um einen passiven Arbeitsplatz, der aus einem segmentierten Arm besteht, der dem Benutzer eine Vielzahl von federbetriebenen Manipulanda präsentiert. Jedes Manipulandum ist mit einem oder mehreren Sensoren ausgestattet, deren Signale an einen Computer gesendet werden. Die Signale werden mit einer speziellen Software analysiert, um Computerspiele zu steuern und den ReJoyce Automated Hand Function Test (RAHFT) durchzuführen. Kowalczewski et al. validierten den RAHFT im Vergleich mit 2 weit verbreiteten klinischen Tests, dem Action Research Arm Test (ARAT) und dem Fugl-Meyer Assessment (FMA). Der RAHFT besteht aus 3 Teilen: funktionaler Bewegungsumfang (fROM), Greif-, Schlüsselgriff-, Pronation-Supination-Aufgaben und Platzierungsaufgaben. Die Nutzer (Probanden oder Therapeuten) starteten das RAHFT-Softwareprogramm, indem sie auf ein Desktopsymbol klickten. Es lief automatisch ab und bekam seine Befehle von Signalen des ReJoyce-Geräts oder Tastatureingaben des Probanden. Eine Testkomponente des Tests verfügte über eine dreidimensionale Animation. Der Benutzer hatte bis zu 60 sec Zeit, um die Aufgabe auszuführen. Wenn die Aufgabe innerhalb dieser Zeit abgeschlossen wurde, konnte der Benutzer oder Therapeut durch Drücken der Leertaste auf der Tastatur zur nächsten Aufgabe vorrücken. Tab. 11 gibt einen Überblick über die Autoren und Sprachen der Beiträge und Tab. 12 zeigt die Qualität der Studien.

3.12 Klein-Bell Adl Scale (K-BSCALE)

In Schweden validiert [48], misst die Skala den Grad der Unabhängigkeit des Patienten in den grundlegenden ADL mit 170 Items, die in 6 Dimensionen unterteilt sind: Ankleiden, Blasenmanagement, Mobilität, Bäder und Hygiene, Nutzung des Telefons und Ernährung. Tab. 11 gibt einen Überblick über die Autoren und Sprachen der Beiträge und Tab. 12 zeigt die Qualität der Studien.

3.13 Intentional Movement Performance Ability (IMPA)

Im Jahr 2013 arbeiteten Sung Yul Shin et al. an der Entwicklung von IMPA in Korea, einer neuen Assessmentmethode zur Beurteilung der motorischen Funktion von Patienten, die nach einem Schlaganfall, einer inkompletten Rückenmarkverletzung (iSCI) oder nach anderen Krankheiten unter körperlicher Schwäche leiden [49]. IMPA ist eine Skala, die misst, wie gut der Patient seine beabsichtigte Bewegung ausführen kann. Die Autoren verwendeten ein robotisches Gerät, um die Informationen über die Interaktion zwischen dem Patienten und dem Roboter zu erhalten, und nutzten diese zur Beurteilung der Patienten. Die IMPA wird durch das quadratische Mittel des interaktiven Drehmoments definiert, während der Proband eine gegebene periodische Bewegung mit dem Roboter ausführt. IMPA wird empfohlen, um das Niveau der beeinträchtigten motorischen Funktion des Probanden quantitativ zu bestimmen. Die Methode wird indirekt getestet, indem gesunde Probanden gebeten werden, eine Hantel zu heben, um ihre motorische Funktion zu stören. Die IMPA hat das Potenzial, angemessene Informationen über das Niveau der motorischen Funktion des Probanden zu liefern. Tab. 11 gibt einen Überblick über die Autoren und Sprachen der Beiträge und Tab. 12 zeigt die Qualität der Studien.

3.14 Automated Tools to Quantify Hand and Wrist Motor Function

Das System bestand aus 7 Geräten, die jeweils entworfen wurden, um entweder die Kraft oder den Bewegungsumfang („range of motion", ROM) von einfachen Hand- und Handgelenkbewegungen zu messen. Es wurde in englischer Sprache validiert [50]. Tab. 11 gibt einen Überblick über die Autoren und Sprachen der Beiträge und Tab. 12 zeigt die Qualität der Studien.

3.15 Functional Standing Test (FST)

Die 18 Untertests, die im ursprünglichen FST enthalten sind, wurden in aufsteigender Reihenfolge der angenommenen Schwierigkeit aufgeführt. Die Manipulation von leichten Objekten auf der Arbeitsplatte oder auf niedrigen Regalen (Testitems 1–6) wurde als geringe Herausforderung für die posturalen Kontrollmechanismen angenommen, während das Bewegen schwererer Objekte zu höheren Standorten oder über die Körpermitte hinaus (Items 13–18) als anspruchsvoller angesehen wurde. Items, die sowohl im FST als auch im Jebsen Test of Hand Function enthalten sind, wurden mit Sternchen gekennzeichnet. Der Test wurde 1994 validiert [51]. Tab. 11 gibt einen Überblick über die Autoren und Sprachen der Beiträge und Tab. 12 zeigt die Qualität der Studien.

4 Schlussfolgerungen

Dieses Kapitel berichtet über alle Assessmentinstrumente, die in der Literatur beschrieben werden, um die Funktion der oberen Gliedmaßen bei Menschen mit SCI zu bewerten. Von den 33 in diesem Kapitel enthaltenen Artikeln bewerteten 17 Tools die Arm/Hand-Geschicklichkeitsleistung und die sensomotorischen und Greiffunktionen. Die gebräuchlichsten Assessmentinstrumente sind der Van Lieshout Test (VLT), ein Instrument zur Beurteilung der Qualität der Arm/Hand-Geschicklichkeitsleistung, und die Graded Redefined Assessment Of Strength, Sensibility And Prehension (GRASSP), ein klinisches Beeinträchtigungsmessinstrument für die sensomotorische und die Greiffunktion in 3 Bereichen (Kraft, Empfindung und Greifen).

Literatur

1. Galeoto G, Berardi A, De Santis R, et al. Validation and cross-cultural adaptation of the Van Lieshout test in an Italian population with cervical spinal cord injury: a psychometric study. Spinal Cord Ser Cases.

2018;15(4):49. https://doi.org/10.1038/s41394-018-0083-6.

2. Coates SK, Harvey LA, Dunlop SA, Allison GT. The AuSpinal: a test of hand function for people with tetraplegia. Spinal Cord. 2011. https://doi.org/10.1038/sc.2010.86.

3. Misirlioglu TO, Unalan H, Karamehmetoglu SS. Validation of Duruöz hand index in patients with tetraplegia. J Hand Ther. 2016. https://doi.org/10.1016/j.jht.2015.10.001.

4. Bunketorp-Käll L, Wangdell J, Reinholdt C, Fridén J. Satisfaction with upper limb reconstructive surgery in individuals with tetraplegia: the development and reliability of a Swedish self-reported satisfaction questionnaire. Spinal Cord. 2017. https://doi.org/10.1038/sc.2017.12.

5. Castelnuovo G, Giusti EM, Manzoni GM, et al. What is the role of the placebo effect for pain relief in neurorehabilitation? Clinical implications from the Italian consensus conference on pain in neurorehabilitation. Front Neurol. 2018. https://doi.org/10.3389/fneur.2018.00310.

6. Marquez MA, De Santis R, Ammendola V, et al. Cross-cultural adaptation and validation of the „spinal cord injury-falls concern scale" in the Italian population. Spinal Cord. 2018;56(7):712–8. https://doi.org/10.1038/s41393-018-0070-6.

7. Dattoli S, Colucci M, Soave MG, et al. Evaluation of pelvis postural systems in spinal cord injury patients: outcome research. J Spinal Cord Med. 2018;43:185–92.

8. Berardi A, Galeoto G, Guarino D, et al. Construct validity, test-retest reliability, and the ability to detect change of the Canadian occupational performance measure in a spinal cord injury population. Spinal Cord Ser Cases. 2019. https://doi.org/10.1038/s41394-019-0196-6.

9. Ponti A, Berardi A, Galeoto G, Marchegiani L, Spandonaro C, Marquez MA. Quality of life, concern of falling and satisfaction of the sit-ski aid in sit-skiers with spinal cord injury: observational study. Spinal Cord Ser Cases. 2020. https://doi.org/10.1038/s41394-020-0257-x.

10. Panuccio F, Galeoto G, Marquez MA, et al. General sleep disturbance scale (GSDS-IT) in people with spinal cord injury: a psychometric study. Spinal Cord. 2020. https://doi.org/10.1038/s41393-020-0500-0.

11. Monti M, Marquez MA, Berardi A, Tofani M, Valente D, Galeoto G. The multiple sclerosis intimacy and sexuality questionnaire (MSISQ-15): validation of the Italian version for individuals with spinal cord injury. Spinal Cord. 2020. https://doi.org/10.1038/s41393-020-0469-8.

12. Galeoto G, Colucci M, Guarino D, et al. Exploring validity, reliability, and factor analysis of the Quebec user evaluation of satisfaction with assistive Technology in an Italian Population: a cross-sectional study. Occup Ther Heal Care. 2018. https://doi.org/10.1080/07380577.2018.1522682.

13. Colucci M, Tofani M, Trioschi D, Guarino D, Berardi A, Galeoto G. Reliability and validity of the Italian version of Quebec user evaluation of satisfaction with assistive technology 2.0 (QUEST-IT 2.0) with users of mobility assistive device. Disabil Rehabil Assist Technol. 2019. https://doi.org/10.1080/17483107.2019.1668975.

14. Berardi A, Galeoto G, Lucibello L, Panuccio F, Valente D, Tofani M. Athletes with disability' satisfaction with sport wheelchairs: an Italian cross sectional study. Disabil Rehabil Assist Technol. 2020. https://doi.org/10.1080/17483107.2020.1800114.

15. Berardi A, De Santis R, Tofani M, et al. The Wheelchair Use Confidence Scale: Italian translation, adaptation, and validation of the short form. Disabil Rehabil Assist Technol. 2018;13(4):i. https://doi.org/10.1080/17483107.2017.1357053.

16. Anna B, Giovanni G, Marco T, et al. The Validity of Rasterstereography as a Technological Tool for the Objectification of Postural Assessment in the Clinical and Educational Fields: Pilot Study. In: Advances in intelligent systems and computing. 2020. https://doi.org/10.1007/978-3-030-23884-1_8.

17. Panuccio F, Berardi A, Marquez MA, et al. Development of the pregnancy and motherhood evaluation questionnaire (PMEQ) for evaluating and measuring the impact of physical disability on pregnancy and the management of motherhood: a pilot study. Disabil Rehabil. 2020;2020:1–7. https://doi.org/10.1080/09638288.2020.1802520.

18. Amedoro A, Berardi A, Conte A, et al. The effect of aquatic physical therapy on patients with multiple sclerosis: a systematic review and meta-analysis. In: Mult Scler Relat Disord. 2020. https://doi.org/10.1016/j.msard.2020.102022.

19. Moher D, Shamseer L, Clarke M, et al. Preferred reporting items for systematic review and meta-analysis protocols (PRISMA-P) 2015 statement. Rev Esp Nutr Human Diet. 2016. https://doi.org/10.1186/2046-4053-4-1

20. Mokkink LB, Terwee CB, Patrick DL, et al. The COSMIN study reached international consensus on taxonomy, terminology, and definitions of measurement properties for health-related patient-reported outcomes. J Clin Epidemiol. 2010. https://doi.org/10.1016/j.jclinepi.2010.02.006.

21. Terwee CB, Prinsen CAC, Chiarotto A, et al. COSMIN methodology for evaluating the content validity of patient-reported outcome measures: a Delphi study. Qual Life Res. 2018. https://doi.org/10.1007/s11136-018-1829-0.

22. Mokkink LB, de Vet HCW, Prinsen CAC, et al. COSMIN risk of bias checklist for systematic reviews of patient-reported outcome measures. Qual Life Res. 2018. https://doi.org/10.1007/s11136-017-1765-4.

23. Spooren AIF, Janssen-Potten YJM, Post MWM, Kerckhofs E, Nene A, Seelen HAM. Measuring change in arm hand skilled performance in persons

with a cervical spinal cord injury: responsiveness of the Van Lieshout test. Spinal Cord. 2006. https://doi.org/10.1038/sj.sc.3101957.

24. Spooren AIF, Arnould C, Smeets RJEM, Snoek G, Seelen HAM. Reference values for the transformed Van Lieshout hand function test for tetraplegia. Spinal Cord. 2013. https://doi.org/10.1038/sc.2013.73.

25. Spooren AIF, Arnould C, Smeets RJEM, Bongers HMH, Seelen HAM. Improvement of the Van Lieshout hand function test for tetraplegia using a Rasch analysis. Spinal Cord. 2013. https://doi.org/10.1038/sc.2013.54.

26. Post MWM, Van Lieshout G, Seelen HAM, Snoek GJ, Ijzerman MJ, Pons C. Measurement properties of the short version of the Van Lieshout test for arm/hand function of persons with tetraplegia after spinal cord injury. Spinal Cord. 2006. https://doi.org/10.1038/sj.sc.3101937.

27. Franke AC, Snoek GJ, De Groot S, Nene AV, Spooren AIF, Post MWM. Arm hand skilled performance in persons with a cervical spinal cord injury – long-term follow-up. Spinal Cord. 2013. https://doi.org/10.1038/sc.2012.95.

28. Berardi A, Biondillo A, Màrquez MA, et al. Validation of the short version of the Van Lieshout test in an Italian population with cervical spinal cord injuries: a cross-sectional study. Spinal Cord. 2018;57:339–45.

29. Fattal C. Motor capacities of upper limbs in tetraplegics: a new scale for the assessment of the results of functional surgery on upper limbs. Spinal Cord. 2004. https://doi.org/10.1038/sj.sc.3101551.

30. Fattal C, Enjalbert M, Teissier J, Coulet B, Fachin-Martins E. Responsiveness of the motor capacities scale to upper limb reconstructive surgery in persons with tetraplegia due to cervical spinal cord injury. Spinal Cord. 2020. https://doi.org/10.1038/s41393-020-0456-0.

31. Marino RJ, Shea JA, Stineman MG. The capabilities of upper extremity instrument: reliability and validity of a measure of functional limitation in tetraplegia. Arch Phys Med Rehabil. 1998. https://doi.org/10.1016/S0003-9993(98)90412-9.

32. Marino RJ, Patrick M, Albright W, et al. Development of an objective test of upper-limb function in tetraplegia: the capabilities of upper extremity test. Am J Phys Med Rehabil. 2012. https://doi.org/10.1097/PHM.0b013e31824fa6cc.

33. Oleson CV, Marino RJ. Responsiveness and concurrent validity of the revised capabilities of upper extremity-questionnaire (CUE-Q) in patients with acute tetraplegia. Spinal Cord. 2014. https://doi.org/10.1038/sc.2014.77.

34. Marino RJ, Sinko R, Bryden A, et al. Comparison of responsiveness and minimal clinically important difference of the capabilities of upper extremity test (CUE-T) and the graded redefined assessment of strength, sensibility and prehension (GRASSP). Top Spinal Cord Inj Rehabil. 2018. https://doi.org/10.1310/sci2403-227.

35. Marino RJ, Kern SB, Leiby B, Schmidt-Read M, Mulcahey MJ. Reliability and validity of the capabilities of upper extremity test (CUE-T) in subjects with chronic spinal cord injury. J Spinal Cord Med. 2015. https://doi.org/10.1179/2045772314Y.0000000272.

36. Kalsi-Ryan S, Curt A, Verrier MC, Fehlings MG. Development of the graded redefined assessment of strength, sensibility and Prehension (GRASSP): reviewing measurement specific to the upper limb in tetraplegia. J Neurosurg Spine. 2012. https://doi.org/10.3171/2012.6.aospine1258.

37. Kalsi-Ryan S, Beaton D, Curt A, et al. The graded redefined assessment of strength sensibility and prehension: reliability and validity. J Neurotrauma. 2012. https://doi.org/10.1089/neu.2010.1504.

38. Kalsi-Ryan S, Beaton D, Ahn H, et al. Responsiveness, sensitivity, and minimally detectable difference of the graded and redefined assessment of strength, sensibility, and Prehension, version 1.0. J Neurotrauma. 2016. https://doi.org/10.1089/neu.2015.4217.

39. Velstra IM, Curt A, Frotzler A, et al. Changes in strength, sensation, and Prehension in acute cervical spinal cord injury: European Multi-center responsiveness study of the GRASSP. Neurorehabil Neural Repair. 2015. https://doi.org/10.1177/1545968314565466.

40. Kalsi-Ryan S, Curt A, Fehlings M, Verrier M. Assessment of the hand in tetraplegia using the graded redefined assessment of strength, sensibility and Prehension (GRASSP). Top Spinal Cord Inj Rehabil. 2009;14(4):34–46. https://doi.org/10.1310/sci1404-34.

41. Velstra IM, Fellinghauer C, Abel R, Kalsi-Ryan S, Rupp R, Curt A. The graded and redefined assessment of strength, sensibility, and Prehension version 2 provides interval measure properties. J Neurotrauma. 2018. https://doi.org/10.1089/neu.2017.5195.

42. Harkema SJ, Shogren C, Ardolino E, Lorenz DJ. Assessment of functional improvement without compensation for human spinal cord injury: extending the neuromuscular recovery scale to the upper extremities. J Neurotrauma. 2016. https://doi.org/10.1089/neu.2015.4213.

43. Tester NJ, Lorenz DJ, Suter SP, et al. Responsiveness of the neuromuscular recovery scale during outpatient activity-dependent rehabilitation for spinal cord injury. Neurorehabil Neural Repair. 2016. https://doi.org/10.1177/1545968315605181.

44. Larson CA, Tezak WD, Malley MS, Thornton W. Assessment of postural muscle strength in sitting: reliability of measures obtained with hand-held dynamometry in individuals with spinal cord injury. J Neurol Phys Ther. 2010. https://doi.org/10.1097/NPT.0b013e3181cf5c49.

45. Jacobs PL, Mahoney ET, Johnson B. Reliability of arm Wingate anaerobic testing in persons with

complete paraplegia. J Spinal Cord Med. 2003. https://doi.org/10.1080/10790268.2003.11753674.

46. Kapadia N, Zivanovic V, Verrier M, Popovic M. Toronto rehabilitation institute-hand function test: assessment of gross motor function in individuals with spinal cord injury. Topics Spinal Cord Injury Rehabil. 2012. https://doi.org/10.1310/sci1802-167.

47. Kowalczewski J, Ravid E, Prochazka A. Fully-automated test of upper-extremity function. Proc Ann Int Conf IEEE Eng Med Biol Soc. 2011. https://doi.org/10.1109/IEMBS.2011.6091710.

48. Dahlgren A, Karlsson AK, Lundgren-Nilsson Å, Fridén J, Claesson L. Activity performance and upper extremity function in cervical spinal cord injury patients according to the Klein-Bell ADL scale. Spinal Cord. 2007. https://doi.org/10.1038/sj.sc.3101993.

49. Shin SY, Kim JY, Lee S, Lee J, Kim SJ, Kim C. Intentional movement performance ability (IMPA): a method for robot-aided quantitative assessment of motor function. IEEE Int Conf Rehabil Robotics. 2013. https://doi.org/10.1109/ICORR.2013.6650498.

50. Grasse KM, Hays SA, Rahebi KC, et al. A suite of automated tools to quantify hand and wrist motor function after cervical spinal cord injury. J Neuroeng Rehabil. 2019. https://doi.org/10.1186/s12984-019-0518-8.

51. Triolo RJ, Bevelheimer T, Eisenhower G, Wormser D. Inter-rater reliability of a clinical test of standing function. J Spinal Cord Med. 1995. https://doi.org/10.1080/10790268.1995.11719375.

Messung urologischer Aspekte bei Rückenmarkverletzungen

Giulia Grieco, Francescaroberta Panuccio,
Marina D'Angelo und Maria Auxiliadora Marquez

1   Einführung

Eine Rückenmarkverletzung ist ein schwerwiegendes Ereignis im Leben eines Patienten, mit Folgen, die sehr langfristig und weitreichend sein können. Das Ausmaß der Behinderung, die der Patient erlebt, wird durch das Niveau der Verletzung entlang der Wirbelsäule bestimmt. Ein Aspekt des Lebens des Patienten, der durch SCI beeinträchtigt sein kann, ist die Blasenfunktion, da eine koordinierte Funktion des unteren Harntrakts von einer intakten neuralen Achse abhängt. Die Kontraktilität der Blase und das Auftreten von Reflexkontraktionen hängen von einem intakten sakralen Rückenmark und seinen afferenten und efferenten Verbindungen ab. Im Allgemeinen führt SCI zu einer fehlenden Empfindung unterhalb der Läsion. Patienten mit Läsionen des oberen Motoneurons können einen lokalen Reflex der Blasenkontraktion haben, aber dieser wird oft durch einen hohen Schließmuskeldruck aufgrund von glatter und gestreifter Schließmuskeldyssynergie ausgeglichen. Weitere Komplikationen sind Detrusorhyperreflexie oder -areflexie, Insuffizienz, Harninkontinenz infolge Blasenüberaktivität, Dysurie und chronische Retention aufgrund einer areflexiven Blase [1].

Menschen mit SCI zeigen eine eingeschränkte Partizipation in vielen wichtigen Lebensbereichen, eine verminderte Beschäftigung, eine eingeschränkte soziale Rolle und Familienrolle und eingeschränktem Zugang zu Freizeit- und Erholungsaktivitäten. Ein wichtiger Faktor, der für diese Einschränkung verantwortlich ist, ist die Harninkontinenz [2]. Aus diesem Grund müssen Menschen mit SCI die Technik der Katheterisierung erlernen und sich aneignen. Die saubere intermittierende Selbstkatheterisierung (CISC) ist zu einem häufig empfohlenen Verfahren für Patienten mit unvollständiger Entleerung geworden – insbesondere bei neurogen betroffenen Personen –, durch das die Inzidenz von Harnwegsinfektionen, hohem Blasendruck, Reflux und Nierenversagen verringert wird. CISC hat somit zu einer Verringerung der Morbidität und Mortalität dieser Patienten beigetragen und ihre Lebensqualität verbessert.

Kliniker müssen die gängigsten Tests und Fragebogen über urologische Aspekte bei Menschen mit SCI kennen, um ihre Probleme und Grenzen sowie die beste Inkontinenzmanagementtechnik zu beurteilen, damit ihre Unabhängigkeit und die Akzeptanz ihrer körperlichen Verfassung gewährleistet werden kann.

Das Ziel dieser Studie ist es, die Assessmentinstrumente zu urologischen Aspekten bei

G. Grieco · F. Panuccio (✉) · M. D'Angelo
R.O.M.A. Rehabilitation Outcome Measures
Assessment, Non-Profit Organization, Rome, Italy

M. Auxiliadora Marquez
Universidad Fernando Pessoa-Canarias,
Las Palmas, Spain

Menschen mit SCI durch eine systematische Überprüfung von Querschnittstudien zu beschreiben und zu bewerten.

2   Materialien und Methoden

Diese Studie wurde von einer Forschungsgruppe durchgeführt, die aus Ärzten und Gesundheitsfachleuten der Universität „Sapienza" in Rom und der Vereinigung „Rehabilitation & Outcome Measure Assessment" (R.O.M.A.) besteht. In den letzten Jahren hat die R.O.M.A.-Vereinigung mit mehreren Studien gearbeitet und mehrere Outcome-Messinstrumente in Italien für die Personengruppe mit SCI validiert [3–16].

Dieses Kapitel beschreibt alle Assessmentinstrumente zu urologischen Aspekten, die aus einem systematischen Review auf PubMed, Scopus und Web of Science hervorgegangen sind. Für spezifische Methodikdetails siehe Kapitel „Methodischer Ansatz zur Identifizierung von Outcome-Messinstrumenten bei Rückenmarkverletzungen". Eignungskriterien für die Berücksichtigung von Studien für dieses Kapitel waren Validierungsstudien und Studien zur interkulturellen Anpassung, Studien zu urologischen Aspekten, Studien zu Tests, Fragebogen sowie selbstberichtsbasierten und leistungsbasierten Outcome-Messinstrumenten, Studien mit einer SCI-Population und einer Population ≥ 18 Jahre alt. Studienauswahl: Die Auswahl der Studien erfolgte in Übereinstimmung mit dem „27-item PRISMA Statement for Reporting Systematic Reviews" [17]. Für die Datenerhebung folgten die Autoren den Empfehlungen der Initiative COnsensus-based Standards for the selection of health Measurement Instruments (COSMIN) [18]. Die Studienqualität und das Biasrisiko wurden mit der COSMIN-Checkliste bewertet [19, 20].

3   Ergebnisse

Für dieses Kapitel wurden 33 Arbeiten berücksichtigt. Die Autoren fanden 20 Assessmentinstrumente, die den urologischen Bereich bei Personen mit SCI bewerten. Siehe Abb. 1 für ein Flussdiagramm der eingeschlossenen Studien.

3.1   Qualiveen

Das Qualiveen ist ein umfangreicher Fragebogen, der speziell für Harnfunktionsstörungen aufgrund neurologischer Dysfunktionen/Krankheiten entwickelt wurde. Es umfasst 30 Fragen, die die allgemeine und urologische Lebensqualität bei Patienten mit neurologischen Behinderungen bewerten [1]. Costa et al. entwickelten den Qualiveen-Fragebogen im Jahr 2000 für französischsprachige SCI-Patienten [1]. Er wurde schnell übersetzt und validiert für die SCI-Population in Portugal [21], Deutschland [22], Italien [23], Iran [24] und Polen [25]. Aufgrund der Ähnlichkeit der Harnprobleme bei Patienten mit SCI und multipler Sklerose (MS) wurde der Qualiveen-Fragebogen für Patienten mit MS validiert und verwendet. Er hat 30 Items, die sich auf 4 Aspekte des Lebens der Patienten konzentrieren: Sorgen über die Häufigkeit, Häufigkeit der Operationen, Ängste und Gefühle. Jedes Item wird mit einem Score von 1–4 bewertet, der den Schweregrad definiert. Es gibt auch eine Kurzformversion, die SF-Qualiveen, validiert in Niederländisch [26] und Polnisch [25]. Tab. 1 gibt einen Überblick über die Autoren und Sprachen der Beiträge und Tab. 2 zeigt die Qualität der Studien.

3.2   Fragebogen zur Schwierigkeit der intermittierenden Katheterisierung (ICDQ)

Im Jahr 2016 konstruierten und validierten Guinet-Lacoste et al. den ICDQ in Frankreich. Der ICDQ bewertet und quantifiziert die Schwierigkeiten der Patienten während der CISC. Der ICDQ hat 13 Items, die sich auf die Leichtigkeit der Kathetereinführung und -entfernung, auf das Vorhandensein von Schmerzen, Gliederspastik, Harnröhrenschließmuskelkrämpfen und lokalen Harnröhrenblutungen während der Katheterisierung beziehen. Der ICDQ bewertet auch die

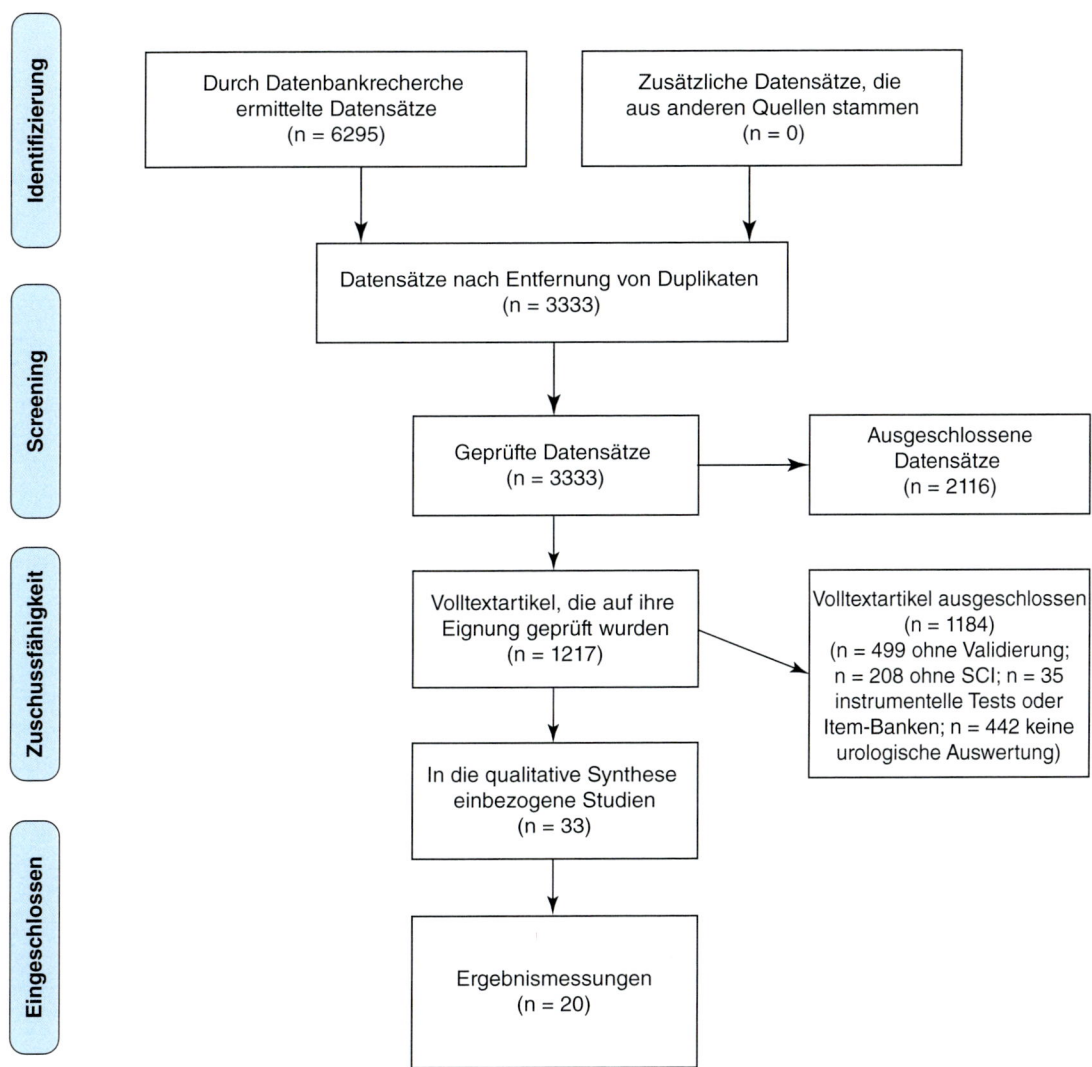

Abb. 1 Flussdiagramm der eingeschlossenen Studien

Tab. 1 Eigenschaften der Studien, die Qualiveen validieren

	Autoren	Sprache	*n*	Durchschnittsalter (SD, Bereich) Jahr	Geschlecht % weiblich
Qualiveen	Costa [1]	Englisch	20	35,8 (11,81)	4 (20)
	Pannek [22]	Französisch	29	n. v.	n. v.
	D'Ancona [21]	Französisch	281	41 (17–87)	59 (21)
	Bonniaud [23]	Deutsch	439	43,5	94 (21,4)
	Nikfallah [24]	Portugiesisch (Portugal)	33	n. v.	n. v.
	Przydacz [25]	Italienisch	128	43,5 ± 15,9	30 (23,4)
SF-Qualivee	Reuvers [26]	Niederländisch	57	53,2 (14,6)	20 (35,1)
	Przydacz [25]	Polnisch	126	n. v.	39 (31)

n Anzahl der Studienteilnehmer, *n. v.* nicht verfügbar

Tab. 2 Bewertung von Qualität und Biasrisiko

Autoren	Element der COSMIN-Checkliste									
	1	2	3	4	5	6	7	8	9	10
Costa, P. (2000)	+	+	+	−	−	+	−	−	−	−
Pannek, J.	?	+	−	+	+	+	−	−	−	−
D'Ancona, C.A.L. (2008)	?	+	−	+	−	+	−	+	+	−
Bonniaud, V. (2011)	?	+	−	+	+	+	+	+	+	+
Nikfallah, A. (2014)	?	+	−	+	+	+	−	+	+	−
Przydacz, M. (2020)	?	+	−	+	+	+	−	+	+	−
Reuvers, S.H.M. (2017)	?	+	−	+	+	+	−	+	+	−
Przydacz, M. (2020)	?	+	−	+	+	+	−	+	+	−

Punkt 1: PROM-Entwicklung, *Punkt 2* Inhaltsvalidität, *Punkt 3*: Strukturvalidität, *Punkt 4*: interne Konsistenz, *Punkt 5* kulturübergreifende Validität/Messinvarianz, *Punkt 6* Zuverlässigkeit, *Punkt 7* Messfehler, *Punkt 8* Kriteriumsvalidität, *Punkt 9* Hypothesentest für Konstruktvalidität, *Punkt 10* Responsivität, + ausreichend, − unzureichend, ? unbestimmt

Häufigkeit und Intensität dieser Schwierigkeiten. Die Antwortoptionen sind auf einer 4-Punkte-Likert-Skala angeordnet, wobei 0 „keine" und 3 „sehr schwierig" in Bezug auf die Verwendung des Katheters bedeutet. Der ICDQ ist ein valider Test zur Bewertung der Katheterverwendung und der Schwierigkeiten der Patienten während der CISC [27]. Er wurde 2020 in Arabisch (Tunesien) validiert [28]. Tab. 3 gibt einen Überblick über die Autoren und Sprachen der Beiträge und Tab. 4 zeigt die Qualität der Studien.

3.3 Intermittent Self Catheterization Questionnaire (ISC-Q)

Pinder et al. entwickelten ISC-Q im Jahr 2012 in Frankreich. ISC-Q bewertet Aspekte der Lebensqualität, die spezifisch auf die Bedürfnisse von Personen zugeschnitten sind, die intermittierende Selbstkatheterisierung (ISC) durchführen. ISC-Q ist ein Selbstberichtsinstrument. Der Fragebogen enthält 4 Bereiche: Benutzerfreundlichkeit, Komfort, Diskretion und psychisches Wohlbefinden.

Tab. 3 Eigenschaften der Studien, die ICDQ validieren

Autoren	Sprache	*n*	Durchschnittsalter (SD, Bereich) Jahr	Geschlecht % weiblich
Guinet-Lacoste [27]	Französisch	6	49,5 (13)	3 (50)
Ghroubi [28]	Arabisch (Tunesien)	30	40,6 (15,3)	7 (23,3)

n Anzahl der Studienteilnehmer, *n. v.* nicht verfügbar

Tab. 4 Bewertung von Qualität und Biasrisiko

Autoren	Punkt der COSMIN-Checkliste									
	1	2	3	4	5	6	7	8	9	10
Guinet-Lacoste [27]	+	+	−	+	−	+	−	−	−	−
Ghroubi [28]	?	+	−	+	−	+	−	−	−	−

Punkt 1 PROM-Entwicklung, *Punkt 2* Inhaltsvalidität, *Punkt 3* Strukturvalidität, *Punkt 4* interne Konsistenz, *Punkt 5* interkulturelle Validität/Messinvarianz, *Punkt 6* Reliabilität, *Punkt 7* Messfehler, *Punkt 8* Kriteriumsvalidität, *Punkt 9* Hypothesentest für Konstruktvalidität, *Punkt 10* Responsivität, + ausreichend, − unzureichend, ? unbestimmt

Die insgesamt 24 Items werden auf einer 5-Punkte-Likert-Skala bewertet (von „ich stimme stark zu" bis „ich lehne stark ab"). Der ISC-Q ist psychometrisch robust, mit ausgezeichneter interner Konsistenz, angemessener Test-Retest-Reliabilität und guter Validität [29]. Er wurde 2018 in Portugiesisch (Brasilien) [30], 2017 in Italienisch [31] und 2020 in Türkisch [32] validiert. Tab. 5 gibt einen Überblick über die Autoren und Sprachen der Beiträge und Tab. 6 zeigt die Qualität der Studien.

3.4 Neurogenic Bladder Symptom Score (NBSS)

Welk et al. entwickelten den NBSS zur Beurteilung von Symptomen der unteren Harnwege bei Patienten mit neurogener Dysfunktion der unteren Harnwege (NLUTD). Er wurde 2013 in Englisch validiert [33, 34], in Polnisch [35] und Portugiesisch (Brasilien) im Jahr 2019. Der NBSS ist ein umfassender Fragebogen zur Beurteilung von Symptomen des unteren Harntrakts und zur Bewertung der Folgen von NLUTD. Er kann sowohl bei Männern als auch bei Frauen mit angeborenen oder erworbenen NLUTD angewendet werden. Die Skala bewertet 3 Bereiche, die das Spektrum der neurogenen Blasendysfunktion am besten repräsentieren: (1) Inkontinenz (8 Fragen), (2) Speicherung und Entleerung (7 Fragen) und (3) Folgen (7 Fragen). Zwei zusätzliche Fragen (erste und letzte) beziehen sich jeweils auf die Methode der Blasenentleerung und auf die Auswirkungen von NLUTD auf die Lebensqualität und vervollständigen die 24 NBSS-Items. Der NBSS hat einen möglichen Score von 0–74, wobei ein höherer Score eine größere Symptomschwere bedeutet. Gemäß der klinischen Nützlichkeit validierten die Autoren jeden der Bereiche als jeweils unabhängige Subskala, sodass sie kombiniert oder separat verwendet werden können. Der Fragebogen kann eigenständig ausgefüllt werden [36]. Im Jahr 2020 validierten Welk et al. die Kurzform [37]. Tab. 7 gibt einen Überblick über die Autoren und Sprachen der Beiträge und Tab. 8 zeigt die Qualität der Studien.

Tab. 5 Eigenschaften der Studien, die ISC-Q validieren

Autoren	Sprache	n	Durchschnittsalter (SD, Bereich) Jahr	Geschlecht % weiblich
Pinder [29]	Englisch Französisch Deutsch	306	46,1 (12,4)	104 (34,0)
Scivoletto [31]	Italienisch	217	43 (10,1)	75 (34,4)
Ximenes [30]	Portugiesisch (Brasilien)	30	35 (11,9)	11 (36,7)
Yesil [32]	Türkisch	60	30,07 (12,6)	20 (33,3)

n Anzahl der Studienteilnehmer, *n. v.* nicht verfügbar

Tab. 6 Bewertung von Qualität und Biasrisiko

Autoren	Punkt der COSMIN-Checkliste									
	1	2	3	4	5	6	7	8	9	10
Pinder [29]	+	+	+	+	−	+	+	+	+	−
Scivoletto [31]	?	+	−	+	−	+	+	+	+	−
Ximenes [30]	?	+	−	−	+	−	−	−	−	−
Yesil [32]	?	+	−	+	−	+	−	+	+	−

Punkt 1 PROM-Entwicklung, *Punkt 2* Inhaltsvalidität, *Punkt 3* Strukturvalidität, *Punkt 4* interne Konsistenz, *Punkt 5* interkulturelle Validität/Messinvarianz, *Punkt 6* Reliabilität, *Punkt 7* Messfehler, *Punkt 8* Kriteriumsvalidität, *Punkt 9* Hypothesentest für Konstruktvalidität, *Punkt 10* Responsivität, + ausreichend, − unzureichend, *?* unbestimmt

Tab. 7 Eigenschaften der Studien, die NBSS validieren

	Autoren	Sprache	n	Durchschnittsalter (SD, Bereich) Jahr	Geschlecht % weiblich
NBSS	Welk [33]	Englisch	11	(30–70)	n. v.
	Welk [34]	Englisch	80	(39–43)	n. v.
	Cintra [36]	Portugiesisch (Brasilien)	66	n. v.	n. v.
	Przydacz [35]	Polnisch	274	46,8	80 (73)
NBSS-SF	Welk [37]	Englisch	1479	n. v.	592 (40)

n Anzahl der Studienteilnehmer, *n. v.* nicht verfügbar

Tab. 8 Bewertung von Qualität und Biasrisiko

Autoren	Punkt der COSMIN-Checkliste									
	1	2	3	4	5	6	7	8	9	10
Welk [33]	+	+	−	−	−	−	−	−	−	−
Welk [34]	?	+	+	−	−	−	−	+	+	−
Cintra [36]	?	+	−	+	+	+	−	+	+	−
Przydacz [35]	?	+	−	+	−	−	−	+	+	−
Welk [37]	+	+	−	−	−	−	−	−	−	−

Punkt 1 PROM-Entwicklung, *Punkt 2* Inhaltsvalidität, *Punkt 3* Strukturvalidität, *Punkt 4* interne Konsistenz, *Punkt 5* interkulturelle Validität/Messinvarianz, *Punkt 6* Reliabilität, *Punkt 7* Messfehler, *Punkt 8* Kriteriumsvalidität, *Punkt 9* Hypothesentest für Konstruktvalidität, *Punkt 10* Responsivität, + ausreichend, − unzureichend, ? unbestimmt

3.5 Multiple Sclerosis Intimacy and Sexuality Questionnaire (MSISQ)

Die ursprüngliche Version des MSISQ war auf Englisch und bestand aus 19 Items, die ins Persische und Portugiesische übersetzt und validiert wurden. Im Jahr 2018 validierten Noordhoff et al. die niederländische Version des MSISQ-15 für Patienten mit SCI [38]. Die italienische Version wurde ebenfalls bei einer SCI-Population validiert [9]. Es wurden Symptome von sexueller Dysfunktion (SD) bei MS-Patienten bewertet, unterteilt in 3 Dimensionen. Als primäre SD gelten Symptome, die aus neurologischen Veränderungen resultieren, die die sexuelle Funktion direkt beeinflussen, wie beeinträchtigte Genital-empfindung, erektile Dysfunktion, Orgasmus-störungen, verminderte vaginale Lubrikation und Verlust oder Reduktion der Libido. Die sekundäre SD umfasst Symptome, die aus der multiplen Sklerose (MS) resultieren und die die sexuelle Funktion indirekt beeinflussen, wie Muskel-verspannungen, Spastizität, Blasen- und Darm-funktion, Schmerzen oder Unbehagen in den nichtgenitalen Bereichen des Körpers. Die tertiäre SD bezieht sich auf die psychologischen, emotio-nalen, sozialen und kulturellen Aspekte von MS, die die sexuelle Funktion beeinflussen. Tab. 9 gibt einen Überblick über die Autoren und Sprachen der Beiträge und Tab. 10 zeigt die Qualität der Studien.

Tab. 9 Eigenschaften der Studien, die MSISQ-15 validieren

Autoren	Sprache	n	Durchschnittsalter (SD, Bereich) Jahr	Geschlecht % weiblich
Noordhoff [38]	Niederländisch	48	41,3 (11,9)	8 (16,3)
Monti [9]	Italienisch	65	40,4 (11,9)	18 (27,7)

n Anzahl der Studienteilnehmer, *n. v.* nicht verfügbar

Tab. 10 Bewertung von Qualität und Biasrisiko

Autoren	Punkt der COSMIN-Checkliste									
	1	2	3	4	5	6	7	8	9	10
Noordhoff [38]	?	+	−	+	+	+	−	+	+	−
Monti [9]	?	+	−	+	−	+	−	+	+	−

Punkt 1 PROM-Entwicklung, *Punkt 2* Inhaltsvalidität, *Punkt 3,* Strukturvalidität, *Punkt 4* interne Konsistenz, *Punkt 5* interkulturelle Validität/Messinvarianz, *Punkt 6* Reliabilität, *Punkt 7* Messfehler, *Punkt 8* Kriteriumsvalidität, *Punkt 9* Hypothesentest für Konstruktvalidität, *Punkt 10* Responsivität, + ausreichend,− unzureichend, ? unbestimmt

3.6 King's Health Questionnaire (KHQ)

Der KHQ ist darauf ausgelegt, die Auswirkungen der Symptome von Harninkontinenz auf die Lebensqualität sensibel zu messen, und er kann verwendet werden, um die Verbesserung nach der Behandlung zu bewerten. Er wurde für die SCI-Population in der türkischen Sprache validiert [39]. Tab. 11 gibt einen Überblick über die Autoren und Sprachen der Beiträge und Tab. 12 zeigt die Qualität der Studien.

3.7 Monitoring Efficacy of Neurogenic Bowel Dysfunction Treatment on Response (MENTOR)

MENTOR ist ein Tool mit 3 Dimensionen mit den jeweiligen Komponenten (1) Darm-/Defäkationssymptome durch den NBD-Score; (2) Symptome, die besondere Aufmerksamkeit erfordern (SAS), Elemente der Komorbidität, die mit schlechter Darmtätigkeit in Verbindung stehen könnten; und (3) Patientenwahrnehmung

Tab. 11 Eigenschaften der Studien zu Skalen, Tests oder Fragebogen mit weniger als zwei Validierungen

	Autoren	Sprache	*n*	Durchschnittsalter (SD, Bereich) Jahr	Geschlecht % weiblich
I-APS	Walia [2]	Englisch	20	35,8 (11,81)	4 (20)
I-CAT	Guinet-Lacoste [42]	Französisch	29	n. v.	n. v.
I-QOL	Schurch [44]	Französisch	43	n. v.	n. v.
InCaSaQ	Guinet-Lacoste [45]	Französisch	16	53 (14,4)	6 (37,5)
USQNB-IC	Tractenberg [50]	Englisch	336	46,7 (13,64, 18–75)	101 (30,1)
Self-Report Questionnaire Assessing the Bodily and Physiological Sensations of Orgasm	Dubray [47]	Französisch (Kanada)	227	36,55 (18–73)	115 (50,7)
SAQ	Merghati-Khoei [48]	Persisch	200	n. v.	54 (27)
PSDS-H	Paneri [] (2014)	Hindi	30	n. v.	2 (6,7)
KHQ	Karapolat [39]	Türkisch	50	34,4 (10,92)	26 (74,3)
MENTOR	Emmanuel [40]	Englisch	241	49 (15, 20–86)	102 (42)
SAIQ	Brockway [41]	Englisch	11	28,6 (22–64)	3 (27,3)
KCAASS	Kendall [46]	Englisch	n. v.	n. v.	n. v.

n Anzahl der Studienteilnehmer, *n. v.* nicht verfügbar

Tab. 12 Bewertung von Qualität und Biasrisiko

Autoren	Punkt der COSMIN-Checkliste									
	1	2	3	4	5	6	7	8	9	10
Walia, P. (2016)	+	+	−	+	−	−	−	−	−	−
Guinet-Lacoste, A. (2016)	+	+	+	+	−	+	−	−	−	−
Schurch, B. (2007)	?	?	−	+	−	−	+	+	+	+
Guinet-Lacoste, A. (2014)	+	+	−	+	+	+	−	−	−	−
Tractenberg, R.E. (2018)	+	+	+	+	+	+	+	−	−	−
Dubray, S. (2016)	+	+	+	+	+	+	−	+	+	−
Merghati-Khoei, E. (2015)	?	+	+	+	+	+	−	−	−	−
Paneri, V. (2014)	+	+	−	+	−	+	−	−	−	−
Karapolat, K. (2018)	?	+	−	+	−	+	−	+	+	−
Emmanuel, A. (2019)	+	+	−	−	+	−	−	−	−	−
Brockway, J.A. (1980)	+	+	−	−	−	+	−	+	+	−
Kendall, M. (2003)	+	+	+	−	−	−	−	−	−	−

Punkt 1 PROM-Entwicklung, *Punkt 2* Inhaltsvalidität, *Punkt 3* Strukturvalidität, *Punkt 4* interne Konsistenz, *Punkt 5* kulturübergreifende Validität/Messinvarianz, *Punkt 6* Zuverlässigkeit, *Punkt 7* Messfehler, *Punkt 8* Kriteriumsvalidität, *Punkt 9* Hypothesentest für Konstruktvalidität, *Punkt 10* Responsivität, + ausreichend, − unzureichend, *?* unbestimmt

zur Zufriedenheit mit der Darmfunktion. Das Tool wurde in englischer Sprache validiert [40]. Tab. 11 gibt einen Überblick über die Autoren und Sprachen der Beiträge und Tab. 12 zeigt die Qualität der Studien.

3.8 Der Sexual Attitude und Information Questionnaire (SAIQ)

Der überarbeitete SAIQ besteht aus 4 Skalen: (1) sexuelle Information, (2) Akzeptanz sexuellen Verhaltens, (3) sexuelle Bedenken und (4) nichtsexuelle Bedenken. Darüber hinaus gibt es eine Bewertung der allgemeinen Sorge um die Fähigkeit, eine befriedigende sexuelle Beziehung zu haben. Er wurde 1980 in Englisch validiert [41]. Tab. 11 gibt einen Überblick über die Autoren und Sprachen der Beiträge und Tab. 12 zeigt die Qualität der Studien.

3.9 Incontinence – Activity Participation Scale (I-APS)

Walia et al.[2] entwickelten 2016 in Indien für die englischsprachige Bevölkerung die I-APS. Sie befasst sich speziell mit den Problemen der

Aktivitätseinschränkung und Partizipationsbeschränkung bei SCI-Patienten mit Blasenproblemen. Der I-PAS enthält 16 Items mit 12 Items zu ADL und 4 Items zu Beruf/Bildung. Der maximale Score beträgt 80, was die maximale Einschränkung während der Aktivität anzeigt. Eine Punktzahl ≤16 deutet auf „keine Einschränkung" hin. Die I-APS ist ein valides umfassendes Instrument, das die Aktivitätseinschränkung und Partizipationsbeschränkungen aufgrund von SCI-Blasenproblemen misst. Tab. 11 gibt einen Überblick über die Autoren und Sprachen der Beiträge und Tab. 12 zeigt die Qualität der Studien.

3.10 Intermittent Catheterization Acceptance Test (I-CAT)

Im Jahr 2016 konstruierten und validierten Guinet-Lacoste et al. den I-CAT. Dank der neun neurorehabilitativen und urologischen Abteilungen in französischen Universitätskliniken wurde der I-CAT hauptsächlich in Französisch und Englisch entwickelt und validiert. Der I-CAT bewertet die psychologische Akzeptanz der sauberen intermittierenden Selbstkatheterisierung (CISC) in neurologischen und nichtneurologischen Populationen. Der I-CAT enthält 13 Items und eine allgemeine Frage. Die ersten 5 Items betreffen mehrere Ängste bezüglich der Selbstkatheterisierung, die anderen 8 Items betreffen das Selbstwertgefühl. Der globale ICAT-Score und die Dimensionsscores berechnen sich als Summe der Antworten, die zu jedem Item gegeben wurden: (0 = „stimme stark nicht zu", 1 = „stimme nicht zu", 2 = „stimme weder zu noch nicht zu", 3 = „stimme zu", 4 = „stimme stark zu"). Der I-CAT ist ein akzeptabler, umfassender und reliabler Fragebogen zur Bewertung der CISC-Akzeptanz eines Patienten [42]. Tab. 11 gibt einen Überblick über die Autoren und Sprachen der Beiträge und Tab. 12 zeigt die Qualität der Studien.

3.11 Lower Urinary Tract Symptoms Treatment Constraints Assessment (LUTS-TCA)

Das LUTS TCA, bestehend aus 22 unabhängigen Punkten, bewertet eine breite Palette von Einschränkungen aufgrund der Harnbehandlung. Soziale, psychologische, umweltbedingte und finanzielle Einschränkungen, aber auch Überzeugungen, Zweifel und Gefühle der Patienten (zur vorgeschlagenen Behandlung) müssen bei der Diskussion des Vorschlags und des Anstrebens, aber offensichtlich auch bei der Bewertung der Behandlung berücksichtigt werden. Das LUTS TCA wurde 2018 in Französisch validiert [43]. Tab. 11 gibt einen Überblick über die Autoren und Sprachen der Beiträge und Tab. 12 zeigt die Qualität der Studien.

3.12 Incontinence Quality of Life (I-QOL)

Schurch et al. arbeiteten 2007 in Zürich, Schweiz, und Paris, Frankreich, um die Reliabilität, Validität, Responsivität und den minimal wichtigen Unterschied (MID) von I-QOL zu bewerten. I-QOL bewertet die Lebensqualität von Patienten mit Harninkontinenz aufgrund von neurogener Detrusorhyperaktivität. Der I-QOL besteht aus 22 Items, die Sorgen in Bezug auf Inkontinenz bewerten. Die Probanden weisen jedem Punkt auf einer 5-Punkte-Skala von 1 („extrem") bis 5 („überhaupt nicht") einen Wert zu. Bei allen Items deuten höhere Scores auf eine bessere inkontinenzbezogene QOL hin. Die 22 Items sind in 3 Subskalen unterteilt: Vermeidung und Beschränkungsverhalten, psychosoziale Auswirkungen und soziale Peinlichkeit. I-QOL ist ein reliables, valides und responsives Messinstrument für die inkontinenzbezogene QOL bei neurogenen Patienten [44]. Tab. 11 gibt einen Überblick über die Autoren und Sprachen der Beiträge und Tab. 12 zeigt die Qualität der Studien.

3.13 Intermittent Catheterization Satisfaction Questionnaire (InCaSaQ)

Im Jahr 2014 arbeiteten Guinet-Lacoste et al. in Frankreich daran, ein spezifisches Werkzeug zur Bewertung der Patientenzufriedenheit mit intermittierender Selbstkatheterisierung zu konstruieren und zu validieren. Der InCaSaQ enthält 8 Fragen in 4 Kategorien: (1) Verpackung (Diskretion und Umfang der Verpackung, Hygiene und Robustheit, Öffnung und mögliche Fixierung des Katheters); (2) Lubrikation: Mittel zur Lubrikation (spontan, Gel, Wasser); (3) der Katheter selbst (Halten, Schieben und Einführen in die Harnröhre, Leichtigkeit des Einführens und Einführungskomfort, Leichtigkeit der Entleerung); (4) nach der Katheterisierung: die Leichtigkeit, mit der der Katheter entsorgt werden konnte. Die Antwortoptionen sind auf einer 4-Punkte-Likert-Skala angeordnet, wobei 0 „überhaupt nicht zufrieden" und 3 „extreme Zufriedenheit" mit der Verwendung eines Katheters anzeigen [45]. Tab. 11 gibt einen Überblick über die Autoren und Sprachen der Beiträge und Tab. 12 zeigt die Qualität der Studien.

3.14 Knowledge, Comfort, Approach, and Attitudes toward Sexuality Scale (KCAASS)

Diese Skala besteht aus 3 Subskalen. In der Subskala Wissen werden die Teilnehmer gebeten, ihr aktuelles Wissensniveau zu 14 Themen auf einer Skala von 1–4 anzugeben, wobei 1 „kein Wissen" und 4 „ausgezeichnet" war. Die Subskala zu Wohlbefinden folgte dem von Dunn et al. verwendeten Format und bat die Teilnehmer, ihren Grad an Wohlbefinden auf einer Skala von 1–4 zu bewerten, wobei 1 „kein Unbehagen" und 4 „hohes Unbehagen" im Umgang mit 26 verschiedenen Szenarien bedeuteten. Die Subskala zu Einstellungen stellte den Teilnehmern 7 Aussagen über SCI und Sexualität zur Verfügung. Die Teilnehmer wurden gebeten anzugeben, ob sie der Aussage auf einer Skala von 1–4 zustimmten oder nicht, wobei 1 „stark widersprochen" und 4 „stark zugestimmt" bedeuteten. Die Teilnehmer wurden auch gebeten, in einem Ja-oder-Nein-Antwortformat anzugeben, ob diese Aussagen unterschiedliche Antworten hervorgerufen hätten, wenn sie sich auf Personen ohne SCI bezogen hätten [46]. Tab. 11 gibt einen Überblick über die Autoren und Sprachen der Beiträge und Tab. 12 zeigt die Qualität der Studien.

3.15 Self-Report Questionnaire Assessing the Bodily and Physiological Sensations of Orgasm

Im Jahr 2016 entwickelten und validierten Dubray et al. eine kurze Selbstberichtsmessung des Orgasmus, indem sie körperliche und physiologische Empfindungen bewerteten, die von körperlich gesunden Personen in Montreal, Kanada, während des Höhepunkts wahrgenommen wurden. Zwei Versionen des Fragebogens wurden erstellt, wobei 3 Items je nach geschlechtsspezifischen Antworten variierten (z. B. Klitorispulsation vs. Peniskontraktion). Mit einer 5-Punkte-Likert-Skala von 0–4 (0 = „überhaupt nicht", 1 „etwas", 2 = „mäßig", 3 = „viel", 4 „ex-

trem") wurden die Teilnehmer gebeten, das Ausmaß zu bewerten, in dem sie jede dieser Empfindungen während der Ejakulation oder des Orgasmus erlebten. Der Fragebogen umfasst 28 körperliche und physiologische Empfindungen, die mit dem Orgasmus verbunden sind und in 4 Kategorien organisiert sind: kardiovaskuläre, muskuläre, autonome und Dysreflexie-Empfindungen [47]. Tab. 11 gibt einen Überblick über die Autoren und Sprachen der Beiträge und Tab. 12 zeigt die Qualität der Studien.

3.16 Sexual Adjustment Questionnaire (SAQ)

Dieses Instrument wurde 2013 von Merghati-Khoei et al. entwickelt, um die sexuelle Gesundheit der Bevölkerung mit Rückenmarkverletzungen ganzheitlich zu bewerten, und im Iran validiert. SAQ enthält 11 Items, die die sexuelle Anpassung bei SCI bewerten. Jedes Item wurde auf einer 5-Punkte-Antwortskala („stimme vollständig zu" bis „lehne vollständig ab") bewertet. Das ausgebaute Messinstrument umfasste soziales Leben, sexuelle Anpassung, sexuelle Aktivität, sexuelle Fantasien, Partnerschaftszufriedenheit und sexuelle Leistung [48]. Tab. 11 gibt einen Überblick über die Autoren und Sprachen der Beiträge und Tab. 12 zeigt die Qualität der Studien.

3.17 Perceived Sexual Distress Scale (PSDS)

Die PSDS wurde 2014 von Paneri et al. [49] für Personen mit Rückenmarkverletzung (SCI) in Hindi entwickelt. PSDS-H ist ein Verhaltensmessinstrument, ein 38-Item-Fragebogen. Die Skala ist ordinal (5 Punkte, vom Frequenztyp, sowohl selbstbewertet als auch vom Interviewer bewertet). Die Befragten müssen bei jeder Aussage antworten, wie oft sie das Problem in den letzten 4 Wochen gestört hat. Sie werden gebeten, eine von 5 Antworten auszuwählen: „nie", „selten", „gelegentlich", „häufig" und „immer". Höhere Scores deuten auf ein häufiger auftretendes Verhalten hin, während niedrigere Scores darauf hindeuten, dass das Verhalten weniger häufig auftrat. Dieses Tool ist sehr praktisch, dauert 20–25 min und ist für eine breite Altersspanne und für beide Geschlechter anwendbar. Die durch die PSDS-H gesammelten messbaren Daten können dem Rehabilitationsteam einige Einblicke in die Wirksamkeit von Interventionen im Zusammenhang mit Sexualität nach einer SCI geben. Die PSDS-H ist ein valides, selbst-/interviewerbewertetes Tool, das dem Rehabilitationsteam Informationen über das Ausmaß der wahrgenommenen sexuellen Belastung einer Person nach SCI geben kann. Es bietet auch eine Outcome-Messung zur Bewertung der Wirksamkeit von Interventionen im Zusammenhang mit Sexualität nach der Verletzung. Tab. 11 gibt einen Überblick über die Autoren und Sprachen der Beiträge und Tab. 12 zeigt die Qualität der Studien.

3.18 Urinary Symptom Questionnaire for Individuals with Neuropathic Bladder Using Intermittent Catheterization (USQNB-IC)

Tractenberg validierte den USQNB-IC im Jahr 2014 [50]. Es handelt sich um einen Harnwegssymptom-Fragebogen (USQ) für Personen mit neurogener Blase (NB) in den Vereinigten Staaten. Der USQNB-IC konzentriert sich auf obere und untere Harntraktzeichen und -symptome und enthält 29 Items. Jedes Item wird präsentiert als Frage, ob der Befragte es im vergangenen Jahr erlebt hat (ja/nein), mit drei zusätzlich erforderlichen Antworten zur durchschnittlichen Häufigkeit (0–365), durchschnittlichen Schwere („normalerweise überhaupt nicht schwer"; „normalerweise etwas schwer"; „normalerweise schwer"; „immer sehr schwer") und durchschnittlichen Auswirkung auf oder Bedeutung im täglichen Leben („beeinflusst selten meine Handlungen oder Entscheidungen, meinen Alltag zu gestalten"; „beeinflusst manchmal meine Handlungen oder Entscheidungen, meinen Alltag zu gestalten"; „beeinflusst normalerweise meine Handlungen oder Entscheidungen,

meinen Alltag zu gestalten"; „beeinflusst immer meine Handlungen oder Entscheidungen, meinen Alltag zu gestalten") [36]. Tab. 11 gibt einen Überblick über die Autoren und Sprachen der Beiträge und Tab. 12 zeigt die Qualität der Studien.

4 Schlussfolgerungen

Dieses Kapitel berichtet über alle in der Literatur beschriebenen Assessmentinstrumente zur Beurteilung urologischer Aspekte bei Menschen mit SCI. Die 20 in diesem Kapitel gefundenen Tools ergeben die folgenden Aspekte: intermittierende Selbstkatheterisierung, neurogene Blase und Sexualität. Die gebräuchlichsten Assessmentinstrumente sind das Qualiveen, das 30 Fragen umfasst, die die allgemeine und urologische Lebensqualität bewerten; der Intermittent Self-Catheterization Questionnaire (ISC-Q), ein Selbstberichtsinstrument, der Bereiche wie Benutzerfreundlichkeit, Komfort, Diskretion und psychisches Wohlbefinden enthält; der Neurogenic Bladder Symptom Score (NBSS), der die unteren Harnwegssymptome bei Patienten mit neurogener unterer Harnwegsdysfunktion bewertet; und der Multiple Sclerosis Intimacy and Sexuality Questionnaire (MSISQ), der Symptome der sexuellen Dysfunktion (SD) bewertet, wie beeinträchtigte Genitalempfindung und Libidoverlust oder Symptome, die indirekt die sexuelle Funktion beeinflussen, wie Spastizität, Schmerzen oder Unbehagen in nichtgenitalen Körperbereichen, oder psychologische, emotionale, soziale und kulturelle Aspekte, die die sexuelle Funktion beeinflussen.

Literatur

1. Costa P, Perrouin-Verbe B, Colvez A, et al. Quality of life in spinal cord injury patients with urinary difficulties: development and validation of Qualiveen. Eur Urol. 2001. https://doi.org/10.1159/000052421.
2. Walia P, Kaur J. Development and validation of Incontinence - Activity Participation Scale for spinal cord injury. Indian J Urol. 2017. https://doi.org/10.4103/0970-1591.203413.

3. Castelnuovo G, Giusti EM, Manzoni GM, et al. What is the role of the placebo effect for pain relief in neurorehabilitation? Clinical implications from the Italian consensus conference on pain in neurorehabilitation. Front Neurol. 2018. https://doi.org/10.3389/fneur.2018.00310.

4. Marquez MA, De Santis R, Ammendola V, et al. Cross-cultural adaptation and validation of the „spinal Cord Injury-Falls Concern Scale" in the Italian population. Spinal Cord. 2018;56(7):712–8. https://doi.org/10.1038/s41393-018-0070-6.

5. Dattoli S, Colucci M, Soave MG, et al. Evaluation of pelvis postural systems in spinal cord injury patients: Outcome research. J Spinal Cord Med. 2018;

6. Berardi A, Galeoto G, Guarino D, et al. Construct validity, test-retest reliability, and the ability to detect change of the Canadian Occupational Performance Measure in a spinal cord injury population. Spinal Cord Ser Cases. 2019; https://doi.org/10.1038/s41394-019-0196-6.

7. Ponti A, Berardi A, Galeoto G, Marchegiani L, Spandonaro C, Marquez MA. Quality of life, concern of falling and satisfaction of the sit-ski aid in sit-skiers with spinal cord injury: observational study. Spinal Cord Ser Cases. 2020; https://doi.org/10.1038/s41394-020-0257-x.

8. Panuccio F, Galeoto G, Marquez MA, et al. General Sleep Disturbance Scale (GSDS-IT) in people with spinal cord injury: a psychometric study. Spinal Cord. 2020; https://doi.org/10.1038/s41393-020-0500-0.

9. Monti M, Marquez MA, Berardi A, Tofani M, Valente D, Galeoto G. The Multiple Sclerosis Intimacy and Sexuality Questionnaire (MSISQ-15): validation of the Italian version for individuals with spinal cord injury. Spinal Cord. 2020; https://doi.org/10.1038/s41393-020-0469-8.

10. Galeoto G, Colucci M, Guarino D, et al. Exploring validity, reliability, and factor analysis of the Quebec user evaluation of satisfaction with assistive technology in an Italian population: a cross-sectional study. Occup Ther Heal Care. 2018; https://doi.org/10.1080/07380577.2018.1522682.

11. Colucci M, Tofani M, Trioschi D, Guarino D, Berardi A, Galeoto G. Reliability and validity of the Italian version of Quebec User Evaluation of Satisfaction with Assistive Technology 2.0 (QUEST-IT 2.0) with users of mobility assistive device. Disabil Rehabil Assist Technol. 2019; https://doi.org/10.1080/17483107.2019.1668975.

12. Berardi A, Galeoto G, Lucibello L, Panuccio F, Valente D, Tofani M. Athletes with disability' satisfaction with sport wheelchairs: an Italian cross sectional study. Disabil Rehabil Assist Technol. 2020; https://doi.org/10.1080/17483107.2020.1800114.

13. Berardi A, De Santis R, Tofani M, et al. The wheelchair use confidence scale: Italian translation, adaptation, and validation of the short form. Disabil Rehabil Assist Technol. 2018;13(4):i. https://doi.org/10.1080/17483107.2017.1357053.

14. Anna B, Giovanni G, Marco T, et al. The validity of rasterstereography as a technological tool for the objectification of postural assessment in the clinical and educational fields: pilot study. In: Advances in Intelligent Systems and Computing; 2020. https://doi.org/10.1007/978-3-030-23884-1_8.

15. Panuccio F, Berardi A, Marquez MA, et al. Development of the Pregnancy and Motherhood Evaluation Questionnaire (PMEQ) for evaluating and measuring the impact of physical disability on pregnancy and the management of motherhood: a pilot study. Disabil Rehabil. 2020:1–7. https://doi.org/10.1080/09638288.2020.1802520.

16. Amedoro A, Berardi A, Conte A, et al. The effect of aquatic physical therapy on patients with multiple sclerosis: a systematic review and meta-analysis. Mult Scler Relat Disord. 2020; https://doi.org/10.1016/j.msard.2020.102022.

17. Moher D, Shamseer L, Clarke M, et al. Preferred reporting items for systematic review and meta-analysis protocols (PRISMA-P) 2015 statement. Rev Esp Nutr Hum Diet. 2016; https://doi.org/10.1186/2046-4053-4-1.

18. Mokkink LB, Terwee CB, Patrick DL, et al. The COSMIN study reached international consensus on taxonomy, terminology, and definitions of measurement properties for health-related patient-reported outcomes. J Clin Epidemiol. 2010; https://doi.org/10.1016/j.jclinepi.2010.02.006.

19. Terwee CB, Prinsen CAC, Chiarotto A, et al. COSMIN methodology for evaluating the content validity of patient-reported outcome measures: a Delphi study. Qual Life Res. 2018; https://doi.org/10.1007/s11136-018-1829-0.

20. Mokkink LB, de Vet HCW, Prinsen CAC, et al. COSMIN Risk of Bias checklist for systematic reviews of Patient-Reported Outcome Measures. Qual Life Res. 2018; https://doi.org/10.1007/s11136-017-1765-4.

21. D'Ancona CAL, Tamanini JT, Botega N, et al. Quality of life of neurogenic patients: Translation and validation of the Portuguese version of Qualiveen. Int Urol Nephrol. 2009; https://doi.org/10.1007/s11255-008-9402-3.

22. Pannek J, Märk R, Stöhrer M, Schurch B. Lebensqualität bei Deutschsprachigen patienten mit rückenmarkverletzungen und blasenfunktionsstörungen: Validierung der Deutschen adaption des Qualiveen®-fragebogens. Urol Ausgabe A. 2007; https://doi.org/10.1007/s00120-007-1425-3.

23. Bonniaud V, Bryant D, Pilati C, et al. Italian version of Qualiveen-30: Cultural adaptation of a neurogenic urinary disorder-specific instrument. Neurourol Urodyn. 2011; https://doi.org/10.1002/nau.20967.

24. Nikfallah A, Rezaali S, Mohammadi N, et al. Translation, cultural adaptation and validation of the qualiveen-30 questionnaire in persian for patients with spinal cord injury and multiple sclerosis. Low Urin Tract Symptoms. 2015;7(1):42–9.

25. Przydacz M, Kornelak P, Dudek P, Golabek T, Chlosta P. The urinary disorder-specific quality of life in patients after spinal cord injury: Polish translation, adaptation and validation of the Qualiveen and SF-Qualiveen. Spinal Cord. 2020; https://doi.org/10.1038/s41393-020-0499-2.

26. Reuvers SHM, Korfage IJ, Scheepe JR, T'Hoen LA, Sluis TAR, Blok BFM. The validation of the Dutch SF-Qualiveen, a questionnaire on urinary-specific quality of life, in spinal cord injury patients. BMC Urol. 2017; https://doi.org/10.1186/s12894-017-0280-9.

27. Guinet-Lacoste A, Jousse M, Tan E, Caillebot M, Le Breton F, Amarenco G. Intermittent catheterization difficulty questionnaire (ICDQ): a new tool for the evaluation of patient difficulties with clean intermittent self-catheterization. Neurourol Urodyn. 2016; https://doi.org/10.1002/nau.22686.

28. Ghroubi S, Chmak J, Borgi O, El Fani N, El Arem S, Elleuch MH. Translation and validation of the Intermittent Catheterisation Difficulty Questionnaire (ICDQ) in an Arabic population. Arab J Urol. 2020;18(1):22-26. https://doi.org/10.1080/2090598X.2019.1694762

29. Pinder B, Lloyd AJ, Elwick H, Denys P, Marley J, Bonniaud V. Development and psychometric validation of the intermittent self-catheterization questionnaire. Clin Ther. 2012; https://doi.org/10.1016/j.clinthera.2012.10.006.

30. Ximenes RRC, Carvalho ZM d F, Coutinho JFV, Braga DC d O, JMA C, RMB S. Cross-cultural adaptation and validation of the Intermittent Self-Catheterization Questionnaire. Rev da Rede Enferm do Nord. 2018; https://doi.org/10.15253/2175-6783.2018193315.

31. Scivoletto G, Musco S, De Nunzio C, et al. Minerva Urol e Nefrol. 2017; https://doi.org/10.23736/S0393-2249.16.02744-2.

32. Yeşil H, Akkoc Y, Yıldız N, et al. Reliability and validity of the Turkish version of the intermittent self-catheterization questionnaire in patients with spinal cord injury. Int Urol Nephrol. 2020;52(8):1437–42. https://doi.org/10.1007/s11255-020-02445-7.

33. Welk B, Morrow SA, Madarasz W, Potter P, Sequeira K. The conceptualization and development of a patient-reported neurogenic bladder symptom score. Res Reports Urol. 2013; https://doi.org/10.2147/RRU.S51020.

34. Welk B, Morrow S, Madarasz W, Baverstock R, Macnab J, Sequeira K. The Validity and reliability of the neurogenic bladder symptom score. J Urol. 2014; https://doi.org/10.1016/j.juro.2014.01.027.

35. Przydacz M, Dudek P, Golabek T, et al. Neurogenic bladder symptom score: Polish translation, adaptation and validation of urinary disorder-specific instrument for patients with neurogenic lower urinary tract dysfunction. Int J Clin Pract. 2020;74(10) https://doi.org/10.1111/ijcp.13582.

36. Cintra LKL, de Bessa J Júnior, Kawahara VI, et al. Cross-cultural adaptation and validation of the neurogenic bladder symptom score questionnaire for brazilian portuguese. Int Braz J Urol. 2019; https://doi.org/10.1590/S1677-5538.IBJU.2018.0335.

37. Welk B, Lenherr S, Elliott S, et al. The creation and validation of a short form of the Neurogenic Bladder Symptom Score. Neurourol Urodyn. 2020; https://doi.org/10.1002/nau.24336.

38. Noordhoff TC, Scheepe JR, 't Hoen LA, Sluis TAR, Blok BFM. The Multiple Sclerosis Intimacy and Sexuality Questionnaire (MSISQ-15): validation of the Dutch version in patients with multiple sclerosis and spinal cord injury. Neurourol Urodyn. 2018; https://doi.org/10.1002/nau.23804.

39. Karapolat H, Akkoç Y, Eyigör S, Tanıgör G. Bladder-related quality of life in people with neurological disorders: Reliability and validity of the Turkish version of the King's health questionnaire in people with spinal cord injury. Turkish J Urol. 2018; https://doi.org/10.5152/tud.2018.45556.

40. Emmanuel A, Krogh K, Kirshblum S, et al. Creation and validation of a new tool for the monitoring efficacy of neurogenic bowel dysfunction treatment on response: the MENTOR tool. Spinal Cord. 2020; https://doi.org/10.1038/s41393-020-0424-8.

41. Brockway JA, Steger JC. Sexual attitude and information questionnaire: reliability and validity in a spinal cord injured population. Sex Disabil. 1981; https://doi.org/10.1007/BF01102464.

42. Guinet-Lacoste A, Kerdraon J, Rousseau A, et al. Intermittent catheterization acceptance test (I-CAT): a tool to evaluate the global acceptance to practice clean intermittent self-catheterization. Neuerourol Urodyn. 2017; https://doi.org/10.1002/nau.23195.

43. Turmel N, Lévy P, Hentzen C, et al. Lower urinary tract symptoms treatment constraints assessment (LUTS-TCA): a new tool for a global evaluation of neurogenic bladder treatments. World J Urol. 2019;37(9):1917–25. https://doi.org/10.1007/s00345-018-2580-4.

44. Schurch B, Denys P, Kozma CM, Reese PR, Slaton T, Barron R. Reliability and validity of the incontinence quality of life questionnaire in patients with neurogenic urinary incontinence. Arch Phys Med Rehabil. 2007; https://doi.org/10.1016/j.apmr.2007.02.009.

45. Guinet-Lacoste A, Jousse M, Verollet D, et al. Validation of the InCaSaQ, a new tool for the evaluation of patient satisfaction with clean intermittent selfcatheterization. Ann Phys Rehabil Med. 2014; https://doi.org/10.1016/j.rehab.2014.02.007.

46. Kendall M, Booth S, Fronek P, Miller D, Geraghty T. The development of a scale to assess the training needs of professionals in providing sexuality rehabilitation following spinal cord injury. Sex Disabil. 2003; https://doi.org/10.1023/A:1023510925729.

47. Dubray S, Gérard M, Beaulieu-Prévost D, Courtois F. Validation of a self-report questionnaire assessing the bodily and physiological sensations of

orgasm. J Sex Med. 2017; https://doi.org/10.1016/j.jsxm.2016.12.006.

48. Merghati-Khoei E, Maasoumi R, Rahdari F, et al. Psychometric properties of the Sexual Adjustment Questionnaire (SAQ) in the Iranian population with spinal cord injury. Spinal Cord. 2015; https://doi.org/10.1038/sc.2015.69.

49. Paneri V, Aikat R. Development of the 'Perceived Sexual Distress Scale-Hindi' for measuring sexual distress following spinal cord injury. Spinal cord. 2014 Sep;52(9):712-6.https://doi.org/10.1038/sc.2014.83.

50. Tractenberg RE, Groah SL, Rounds AK, Ljungberg IH, Schladen MM. Preliminary validation of a Urinary Symptom Questionnaire for individuals with Neuropathic Bladder using Intermittent Catheterization (USQNB-IC): A patient-centered patient reportedoutcome. PLoS One. 2018 Jul 10;13(7):e0197568.https://doi.org/10.1371/journal.pone.0197568.

Messung des Managements von Hilfsmitteln bei Rückenmarkverletzungen

Anna Berardi, Giulia Grieco,
Francescaroberta Panuccio, Marina D'Angelo,
Maria Auxiliadora Marquez und Marco Tofani

1 Einführung

Ein wesentlicher Aspekt des täglichen Lebens für die meisten Personen mit einer Rückenmarkverletzung (SCI) ist die Abhängigkeit von einem Rollstuhl [1]. Für diese Personen ist die Nutzung eines Rollstuhls Voraussetzung für die Erreichung unabhängiger Mobilität. Ihre unabhängige Mobilität in der Gemeinschaft erfordert die Beherrschung verschiedener Fähigkeiten im Umgang mit dem Rollstuhl, um die vielfältigen und komplexen Umweltbarrieren zu überwinden, die ein SCI-Patient bei der Teilnahme an Aktivitäten des täglichen Lebens erfährt [2].

Die Mobilität mit Rädern wird von der Internationalen Klassifikation der Funktionsfähigkeit, Behinderung und Gesundheit (ICF) defi-niert als „Bewegung mit Hilfe von Geräten: Bewegung des gesamten Körpers von Ort zu Ort, auf jeder Oberfläche oder in jedem Raum, durch die Verwendung spezifischer Geräte, die das Bewegen erleichtern oder andere Bewegungsarten ermöglichen, wie z. B. das Bewegen auf der Straße in einem Rollstuhl oder mit einem Gehwagen". Partizipation ist auch ein wichtiges Rehabilitationsziel für Personen mit SCI. In der Internationalen Klassifikation der Funktionsfähigkeit, Behinderung und Gesundheit wird die Partizipation als „Beteiligung an Lebenssituationen" definiert, einschließlich z. B. Arbeit und Schule, sozialer Beziehungen und Gemeinschaftsorganisationen. Beschränkungen der Partizipation resultieren aus den Problemen, die eine Person bei der Beteiligung an Lebenssituationen haben kann [3].

Andere Probleme, die die Unabhängigkeit einer Person einschränken können, sind der häufige Bedarf an Reparaturen, eine hohe Anzahl von Verletzungen aufgrund des Umkippens des Rollstuhls und eine hohe Prävalenz von Überbeanspruchungsproblemen der oberen Gliedmaßen [4]. Aus diesen Gründen können Rollstuhltrainingsprogramme den Patienten helfen, die notwendigen Fähigkeiten für Unabhängigkeit und Mobilität zu erlernen und sie sicher auszuführen [5].

Es ist wichtig, die häufigsten Tests zu suchen, die Kliniker verwenden müssen, um die Mobilitätsfähigkeiten von Personen mit SCI zu

A. Berardi (✉)
Department of Human Neurosciences, Sapienza University of Rome, Rome, Italy
E-Mail: anna.berardi@uniroma1.it

G. Grieco · F. Panuccio · M. D'Angelo
R.O.M.A. Rehabilitation Outcome Measures Assessment, Non-Profit Organization, Rome, Italy

M. Auxiliadora Marquez
Universidad Fernando Pessoa-Canarias, Las Palmas, Spain

M. Tofani
Department of Neurorehabilitation and Robotics, Bambino Gesù Paediatric Hospital, Rome, Italy

beurteilen, damit die Unabhängigkeit im Alltag gewährleistet wird. Alle Rehabilitationskliniker müssen Zugang zu Messinstrumenten haben, die ihnen helfen, die Schwierigkeiten ihrer Klienten beim Rollstuhlfahren zu verstehen. Therapeuten sollten über valide, reliable und sensitive Messinstrumente verfügen, um die Leistung ihrer Patienten bei der Mobilität mit Rädern („wheeled mobility", WM) vor, während und nach den Interventionen objektiv und systematisch zu beurteilen [6]. Assessmentinstrumente für die Leistung von Rollstuhlfahrern sollten es ermöglichen, schwierige Umweltsituationen und das Ausmaß der Schwierigkeiten, die Rollstuhlfahrer erleben, zu identifizieren. Sie sollten auch als Richtschnur für Interventionen zur Verbesserung der Leistung der Nutzer dienen, damit diese ihre Autonomie und soziale Teilhabe erhöhen können.

Diese Studie zielt darauf ab, die Assessmentinstrumente für Hilfsmittel und Rollstühle bei Menschen mit SCI durch ein systematisches Review von Querschnittstudien zu beschreiben und zu bewerten.

2 Materialien und Methoden

Diese Studie wurde von einer Forschungsgruppe durchgeführt, die aus Ärzten und Gesundheitsfachleuten der Universität „Sapienza" in Rom und der Vereinigung „Rehabilitation & Outcome Measure Assessment" (R.O.M.A.) besteht. Die R.O.M.A.-Vereinigung hat sich in den letzten Jahren mit mehreren Studien und der Validierung vieler Outcome-Messinstrumente in Italien für die Personengruppe mit Rückenmarkverletzungen befasst. Dieses Kapitel beschreibt alle Assessmentinstrumente für Hilfsmittel und Rollstühle, die aus einem systematischen Review auf PubMed, Scopus und Web of Science hervorgegangen sind. Für spezifische Methodikdetails siehe Kapitel „Methodischer Ansatz zur Identifizierung von Outcome-Messinstrumenten bei Rückenmarkverletzungen". Eignungskriterien für die Berücksichtigung von Studien für dieses Kapitel waren Validierungsstudien und Studien zur interkulturellen Anpassung, Studien zu

Hilfsmitteln und Rollstühlen, Studien zu Tests, Fragebogen sowie selbstberichtsbasierten und leistungsbasierten Outcome-Messinstrumenten mit einer SCI-Population und einer Population ≥ 18 Jahre alt. Studienauswahl: Die Auswahl der Studien erfolgte in Übereinstimmung mit dem „27-item PRISMA Statement for Reporting Systematic Reviews" [7]. Für die Datenerhebung folgten die Autoren den Empfehlungen der Initiative COnsensus-based Standards for the selection of health Measurement Instruments (COSMIN) [8]. Die Studienqualität und das Biasrisiko wurden mit der COSMIN-Checkliste bewertet [9].

3 Ergebnisse

Für dieses Kapitel wurden 37 Arbeiten berücksichtigt. Die Autoren fanden 22 Assessmentinstrumente, die die Anwendung von Hilfsmitteln für Personen mit SCI bewerten. Siehe Abb. 1 für ein Flussdiagramm der eingeschlossenen Studien [9, 10].

3.1 Wheelchair Outcome Measure (WhOM)

Miller et al. entwickelten das WhOM auf Englisch [11]. Drei Studien über die französisch-kanadische und englische Version des WhOM wurden durchgeführt, um seine Messmerkmale in verschiedenen Populationen zu untersuchen. Im Jahr 2016 wurde eine weitere WhOM-Version in Farsi für Menschen mit SCI entwickelt [12]. Das WhOM ist das einzige Instrument, das potenziell die Partizipation quer durch alle Bereichen der Internationalen Klassifikation der Funktionsfähigkeit, Behinderung und Gesundheit (ICF) messen kann. Während viele Instrumente grundlegende Aktivitäten des täglichen Lebens bewerten, ist das WhOM speziell darauf ausgelegt, die Fähigkeiten des Klienten bei Aktivitäten zu erfassen, die auf seinen Bedürfnissen basieren. Mit Fragen wie „Welche Aktivitäten in Ihrem Zuhause würden Sie mit Ihrem Rollstuhl durchführen?" misst das WhOM die

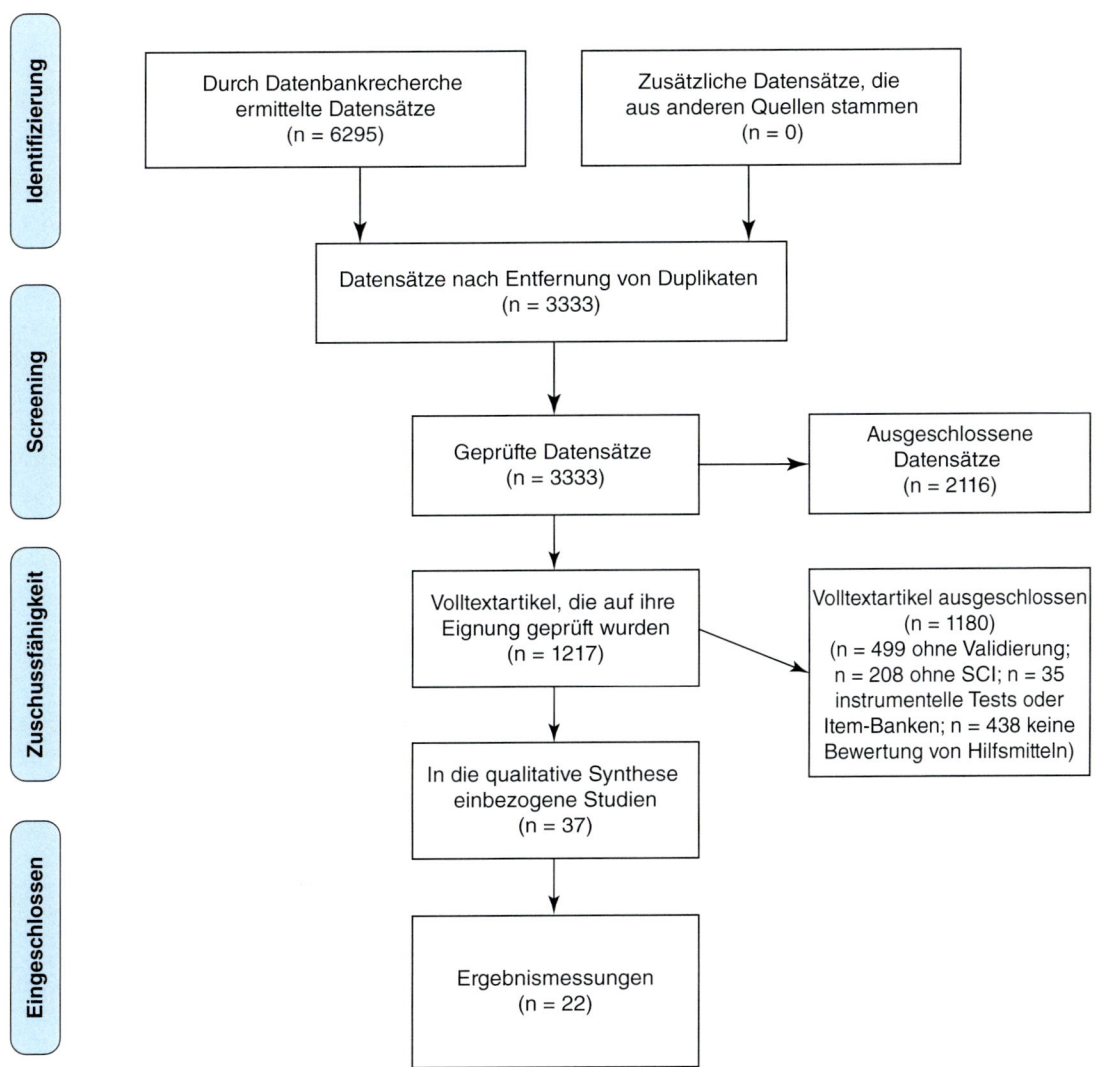

Abb. 1 Flussdiagramm der eingeschlossenen Studien

Partizipation und das Engagement des Klienten. Das WhOM ist ein klientenzentriertes Rollstuhl-intervention-Messinstrument, das den Klienten ermöglicht, die Aktivitäten zu identifizieren, die sie mit ihren Rollstühlen durchführen möchten. Es bietet auch Klinikern ein Instrument, um die Ergebnisse ihrer Interventionen auf eine für den Klienten bedeutungsvolle Weise zu quantifizieren. Das Messinstrument wurde mit einem gemischten Methodenansatz entwickelt, einschließlich eingehender Interviews mit Verschreibern, Rollstuhlnutzern und ihren An-

gehörigen. Das WhOM besteht aus 2 Teilen, wobei der erste Teil dazu dient, die gewünschten Ergebnisse der Partizipation im Haus und in der Gemeinschaft zu identifizieren, und der zweite Teil dazu, Körperstruktur und -funktion anzusprechen. Im ersten Teil bewerten die Klienten die Wichtigkeit jedes identifizierten Ziels auf einer 11-Punkte-Skala, die von 0 bis 10 reicht (0–5 „keine Wichtigkeit", 10–5 „sehr wichtig"), und die Zufriedenheit mit ihrer Leistung (0–5 „überhaupt nicht zufrieden", 10–5 „extrem zufrieden"). Der zweite Teil besteht aus 3 strukturierten Fragen: zum Komfort des Klienten beim Sitzen im Rollstuhl, zur Zufriedenheit mit der Körperposition im Rollstuhl und zu etwaigen Erfahrungen mit Hautschäden im letzten Monat [12]. Tab. 1 gibt einen Überblick über die Autoren und Sprachen der Beiträge und Tab. 2 zeigt die Qualität der Studien.

3.2 Wheelchair Circuit

Im Jahr 2002 bewerteten Kilkens et al. [1, 13] die Validität und Responsivität des Wheelchair Circuit (Rollstuhlparcours) dank acht Rehabilitationszentren in den Niederlanden. Der Wheelchair Circuit bewertet die manuelle Rollstuhlmobilität bei Personen mit SCI. Der Parcours besteht aus 8 verschiedenen standardisierten Items, die Bedingung für das Erreichen einer unabhängigen Rollstuhlmobilität sind. Die Items haben eine feste Reihenfolge auf einer harten und glatten Bodenfläche oder einem motorgetriebenen Laufband, alle mit einem Standardtestrollstuhl. Während der Durchführung des Parcours werden die Fähigkeit zur Durchführung der Testelemente, die Durchführungszeit einer Acht-Figur und des 15-m-Sprints sowie die Spitzenherzfrequenzen während der 3-%- und der 6-%-Steigungsitems auf dem Laufband aufgezeichnet. Der Hauptscore des Wheelchair Circuit ist der Fähigkeitsscore. Alle Items, die angemessen und unabhängig durchgeführt werden können, erhalten 1 Punkt. Es gibt 3 Items, die auch mit „teilweise fähig" bewertet werden können (Überqueren einer Türschwelle, Besteigen einer Plattform, Transfer) und einen halben Punkt erhalten können. Alle Punkte werden addiert, um einen Gesamtfähigkeitsscore zu ergeben. Der Fähigkeitsscore reicht von 0 bis 8, ist einfach zu berechnen und liefert Informationen über die Fähigkeit der Probanden, die verschiedenen Testelemente durchzuführen. Es gibt 2 weitere Scores, die die Leistung der Probanden auf dem Rollstuhlparcours ausdrücken: der Leistungszeitscore und der Score zur körperlichen Belastung. Der erste ist die Summe der Durchführungszeiten der Acht-Figur und des 15-m-Sprints. Der zweite liefert Informationen über die körperliche Belastung, die von der Durchführung der 3-%- und 6-%-Steigungsitems verursacht wird. Die beiden zusätzlichen Scores (Leistungszeitscore, Score der körperlichen Belastung) können bei Bedarf detailliertere Informationen über die rollstuhlbezogene Leistung liefern [1]. Tab. 3 gibt einen Überblick über die Autoren und Sprachen der Beiträge und Tab. 4 zeigt die Qualität der Studien.

Tab. 1 Eigenschaften der Studien, die WhoM validieren

Autoren	Sprache	n	Durchschnittsalter (SD, Bereich) Jahr	Geschlecht % weiblich
Miller et al. [11]	Englisch	50	43,7 (10,7)	8 (16)
Alimohammad et al. [12]	Farsi	75	31,9 (9,5)	n. v.

n Anzahl der Studienteilnehmer, *n. v.* nicht verfügbar

Tab. 2 Bewertung von Qualität und Biasrisiko

Autoren	Punkt der COSMIN-Checkliste									
	1	2	3	4	5	6	7	8	9	10
Miller et al. [11]	?	+	−	−	−	+	+	+	+	−
Alimohammad et al. [12]	?	+	−	−	+	+	−	+	+	−

Punkt 1 PROM-Entwicklung, *Punkt 2* Inhaltsvalidität, *Punkt 3* Strukturvalidität, *Punkt 4* interne Konsistenz, *Punkt 5* interkulturelle Validität/Messinvarianz, *Punkt 6* Reliabilität, *Punkt 7* Messfehler, *Punkt 8* Kriteriumsvalidität, *Punkt 9* Hypothesentest für Konstruktvalidität, *Punkt 10* Responsivität, + ausreichend; − unzureichend, ? unbestimmt

Tab. 3 Eigenschaften der Studien, die den Wheelchair Circuit validieren

Autoren	Sprache	*n*	Durchschnittsalter (SD, Bereich) Jahr	Geschlecht % weiblich
Kilkens et al. [13]	Niederländisch	27	n. v.	n. v.
Kilkens et al. [1]	Niederländisch	74	n. v.	n. v.

n Anzahl der Studienteilnehmer, *n. v.* nicht verfügbar

Tab. 4 Bewertung von Qualität und Biasrisiko

Autoren	Punkt der COSMIN-Checkliste									
	1	2	3	4	5	6	7	8	9	10
Kilkens et al. [13]	–	–	–	–	–	+	–	–	–	–
Kilkens et al. [1]	+	+	–	–	+	–	–	+	+	+

Punkt 1 PROM-Entwicklung, *Punkt 2* Inhaltsvalidität, *Punkt 3* Strukturvalidität, *Punkt 4* interne Konsistenz, *Punkt 5* interkulturelle Validität/Messinvarianz, *Punkt 6* Reliabilität, *Punkt 7* Messfehler, *Punkt 8* Kriteriumsvalidität, *Punkt 9* Hypothesentest für Konstruktvalidität, *Punkt 10* Responsivität, + ausreichend, – unzureichend, *?* unbestimmt

3.3 Adapted Manual Wheelchair Circuit (AMWC)

Im Jahr 2011 arbeiteten Cowan et al. [14] daran, die Test-Retest-Reliabilität und die diskriminante Validität des AMWC zu bewerten. Die Teilnehmer waren Personen mit SCI aus Zentren in den USA und den Niederlanden. Dieser Test wurde 2018 ins Portugiesische (Portugal und Brasilien) übersetzt [15]. Der AMWC besteht aus 14 Standardaufgaben, die für die unabhängige Mobilität in einem manuellen Rollstuhl als wesentlich erachtet werden und in einer festgelegten Reihenfolge mit 2 min Pause zwischen jeder Aufgabe durchgeführt werden müssen: (1) Acht-Figur; (2) 0,012-m-Türschwellenüberquerung; (3) 0,04-m-Türschwellenüberquerung; (4) 10-m-Plattformaufstieg; (5) 15-m-Sprint; (6) Fortbewegen über 4 m künstlichen Rasen; (7) Rampenaufstieg und -abstieg von 4 m bei 3 % Steigung; (8) Rampenaufstieg und -abstieg von 4 m bei 6 % Steigung; (9) Öffnen und Schließen einer Tür; (10) 3 m mit 3 % Seitenneigung; (11) Halten eines Wheelies (d. h. das Balancieren auf den hinteren Rädern) für 10 sec; (12) 3 m mit einem Wheelie fortbewegen; (13) einen ebenerdigen Transfer durchführen; (14) 3-minütiger Überlandrollstuhltest. Alle korrekt innerhalb der vorgegebenen Zeit durchgeführten Aufgaben werden mit 1 Punkt bewertet, wobei halbe Punkte für jede Türschwelle, Plattform und jeden Transfer verfügbar sind. Die primären Ergebnisse sind die Summe der Fähigkeitsscores und die Summe der Leistungszeit. Sekundäre Ergebnisse beinhalten individuelle Aufgabenfähigkeiten und -leistungen. Jede Aufgabe, die korrekt und innerhalb der vorgeschriebenen Zeit durchgeführt wird, wird mit 1 bewertet, wobei 0,5-Werte für die Türschwellen-, Plattform- und Transferaufgaben verfügbar sind. Der AMWC liefert 2 Ergebnisse: (1) Fähigkeitsscore, die Summe der Scores der 14 Items/Aufgaben; und (2) Leistungsscore, Summe der Zeit in Sekunden von 3 Items/Aufgaben, die in der kürzestmöglichen Zeit durchgeführt werden sollten [15]. Tab. 5 gibt einen Überblick über die Autoren und Sprachen der Beiträge und Tab. 6 zeigt die Qualität der Studien.

3.4 Self-Efficacy in Wheeled Mobility (SEWM)

Fliess-Douer et al. entwickelten die neue SEWM-Skala zur wahrgenommenen Selbstwirksamkeit bei manueller Rollstuhlmobilität, basierend auf der Generalized Perceived Self-Efficacy

Tab. 5 Eigenschaften der Studien, die AMWC validieren

Autoren	Sprache	*n*	Durchschnittsalter (SD, Bereich) Jahr	Geschlecht % weiblich
Cowan et al. [14]	Englisch Niederländisch	50	46 (13)	8 (16)
Ribeiro Neto et al. [15]	Portugiesisch (Brasilien)	132	n. v.	132 (100)

n Anzahl der Studienteilnehmer, *n. v.* nicht verfügbar

Tab. 6 Bewertung von Qualität und Biasrisiko

Autoren	Punkt der COSMIN-Checkliste									
	1	2	3	4	5	6	7	8	9	10
Cowan et al. [14]	?	+	−	−	−	+	+	−	−	−
Ribeiro Neto et al. [15]	?	+	−	−	+	−	−	+	+	−

Punkt 1 PROM-Entwicklung, *Punkt 2* Inhaltsvalidität, *Punkt 3* Strukturvalidität, *Punkt 4* interne Konsistenz, *Punkt 5* interkulturelle Validität/Messinvarianz, *Punkt 6* Reliabilität, *Punkt 7* Messfehler, *Punkt 8* Kriteriumsvalidität, *Punkt 9* Hypothesentest für Konstruktvalidität, *Punkt 10* Responsivität, + ausreichend, − unzureichend, *?* unbestimmt

Scale (GSE) und der Exercise Self-Efficacy Scale (ESES) nach einer Rückenmarkverletzung. Sie wurde 2011 in Belgien veröffentlicht. Die SEWM-Skala wurde ursprünglich auf Englisch entwickelt und ins Niederländische und Hebräische übersetzt. 2012 wurde die Reliabilität und Validität der wahrgenommenen Selbstwirksamkeit in der Rollstuhlmobilitätsskala unter Eliteathleten [16] mit einer Rückenmarkverletzung untersucht. Selbstwirksamkeitsüberzeugungen werden definiert als das Vertrauen, das eine Person in die Ausführung einer Reihe von Fähigkeiten hat, die erforderlich sind, um in einer spezifischen Aufgabe erfolgreich zu sein. Die Wahrnehmung der Selbstwirksamkeit ist ein wichtiger Faktor, der das Verhalten beeinflusst, insbesondere wenn komplexe Fähigkeiten erlernt werden müssen. Die wahrgenommene Selbstwirksamkeit beeinflusst die Wahl der Aktivitäten und das Motivationsniveau und trägt zur Erlangung von Wissen und zur Verfeinerung neuer Fähigkeiten bei. Die wahrgenommene Selbstwirksamkeit beeinflusst auch individuelle Urteile, Anstrengungen, Resilienz, Lebensentscheidungen und Durchhaltevermögen angesichts von Schwierigkeiten. Der ursprüngliche Item-Pool für die SEWM basierte auf der GSE und der ESES. Die GSE besteht aus 10 Items und bewertet ein allgemeines Gefühl der wahrgenommenen Selbstwirksamkeit auf einer 4-Punkte-Likert-Skala (Mindestpunktzahl 0, Höchstpunktzahl 40). Sie zielt darauf ab, das Bewältigen von alltäglichen Schwierigkeiten und die Anpassung nach dem Erleben aller Arten von belastenden Lebensereignissen vorherzusagen. Die ESES ist ein kürzlich entwickeltes Instrument zur Messung der Selbstwirksamkeit bei der Ausübung von SCI-Sport bei in einer Gemeinschaft lebenden Erwachsenen, die an strukturierten Trainingsprogrammen teilnehmen, und zur Bewertung der Selbstwirksamkeitsüberzeugungen bei gelegentlich und regelmäßig Sport treibenden Personen mit Rückenmarkverletzungen. Wie die GSE besteht die ESES aus 10 Items, die auf einer 4-Punkte-Likert-Skala bewertet werden (Mindestpunktzahl 0, Höchstpunktzahl 40). Diese Skalenitems wurden auf ihre vermutete Relevanz für die SCI-Population und die WM-Fähigkeiten überprüft und modifiziert. Schließlich wurden 10 Items ausgewählt und bildeten die 4-Punkte-Likert-Skala SEWM. Die SEWM war reliabel und valid bei aktiven Rückenmarkverletzungen [17] und wurde 2015 in Hindi validiert [18]. Tab. 7 gibt einen Überblick über die Autoren und Sprachen der Beiträge und Tab. 8 zeigt die Qualität der Studien.

Tab. 7 Eigenschaften der Studien, die SEWM validieren

Autoren	Sprache	n	Durchschnittsalter (SD, Bereich) Jahr	Geschlecht % weiblich
Fliess-Douer et al. [17]	Englisch Niederländisch Hebräisch Französisch Deutsch	79	15,5 (6,63, 3–31)	30 (38)
Fliess-Douer et al. [17]	Englisch Niederländisch Hebräisch Französisch Deutsch	47	38,2 (13,9, 18–75)	5 (11)
Swati et al. [18]	Hindi	n. v.	n. v.	n. v.

n Anzahl der Studienteilnehmer, *n. v.* nicht verfügbar

Tab. 8 Bewertung von Qualität und Biasrisiko

Autoren	Punkt der COSMIN-Checkliste									
	1	2	3	4	5	6	7	8	9	10
Fliess-Douer et al. [17]	?	+	−	+	+	−	−	+	+	−
Fliess-Douer et al. [17]	?	+	−	+	+	−	−	+	+	−
Swati et al. [18]	n. v.	n. v.	n. v.	n. v.	n. v.	n. v.	n. v.	n. v.	n. v.	n. v.

Punkt 1 PROM-Entwicklung, *Punkt 2* Inhaltsvalidität, *Punkt 3* Strukturvalidität, *Punkt 4* interne Konsistenz, *Punkt 5* interkulturelle Validität/Messinvarianz, *Punkt 6* Reliabilität, *Punkt 7* Messfehler, *Punkt 8* Kriteriumsvalidität, *Punkt 9* Hypothesentest für Konstruktvalidität, *Punkt 10* Responsivität, + ausreichend, − unzureichend, ? unbestimmt, *n. v.* nicht verfügbar

3.5 Test of Wheeled Mobility (TOWM) und Wheelie-Test

Im Jahr 2012 entwickelten Fliess-Douer et al. 2 weitere Mobilitätstests für manuelle Rollstuhlfahrer mit einer Rückenmarkverletzung. Einer davon ist der TOWM, ein umfassender Test, der auf Alltagsfähigkeiten für die Rollstuhlmobilität basiert. Der zweite ist ein kurzer Wheelie-Test, der auf schnelles und einfaches Screening abzielt und nach der Erkenntnis entwickelt wurde, dass die Fähigkeit, einen Wheelie zu beherrschen (d. h. das Balancieren auf den hinteren Rädern), vielleicht die wichtigste Fähigkeit für den Rollstuhlfahrer ist, da Wheelies den Zugang zu Bereichen und Umgebungen ermöglichen, die sonst unzugänglich wären. Der TOWM besteht aus 30 standardisierten Aufgaben, deren Ausführung Voraussetzung für die Mobilität von Personen mit einer Rückenmarkverletzung sind. Der kurze Wheelie-Test umfasst

8 Aufgaben, die sich auf die Fähigkeit beziehen, einen ausgereiften Wheelie in herausfordernden Situationen zu meistern. Die Aufgaben des TOWM und des Wheelie-Tests weisen unterschiedliche Schwierigkeitsgrade auf, die hierarchisch von den einfachsten bis zu den schwierigsten strukturiert sind. Einschließlich Vorbereitungs- und Bewertungszeit beträgt die geschätzte Dauer der Tests 40 min. Beide Tests haben die gleichen 4 Scoringmethoden: Der Fähigkeitsscore bezieht sich auf alle Aufgaben, die angemessen und selbstständig durchgeführt wurden. Punkte werden wie folgt vergeben: 1 Punkt, wenn der Teilnehmer die Aufgabe erfolgreich im ersten Versuch abschließt; 0,5 Punkte, wenn er im zweiten Versuch erfolgreich ist; 0 Punkte für ein Scheitern oder Vermeiden des Versuchs. Alle Punkte werden zu einem Gesamtfähigkeitsscore addiert (TOWM min. = 0, max. = 30, Wheelie-Test min. = 0, max. = 8). Der Fähigkeitsscore ist einfach zu berechnen

und vor Ort zu bewerten und liefert Informationen über die Fähigkeit des Teilnehmers, verschiedene Testelemente durchzuführen. Der TOWM und der Wheelie-Test sind machbare und valide Instrumente zur Beurteilung der manuellen Rollstuhlmobilität bei Personen mit Rückenmarkverletzungen [19]. Tab. 9 gibt einen Überblick über die Autoren und Sprachen der Beiträge und Tab. 10 zeigt die Qualität der Studien.

3.6 Wheelchair Skills Test (WST)

Kirby et al. bewerteten die Praktikabilität, Sicherheit, Reliabilität, Validität und Nützlichkeit eines neuen WST in Halifax, Kanada (2002) [20, 21]. Eine weitere Version wurde veröffentlicht bis zur Version 4.2, auch auf Spanisch (2018) [2]. Der WST, Version 1.0, bestand aus 33 Fertigkeiten, die das Spektrum von einfachen Fertigkeiten wie der Betätigung der Bremsen bis hin zu schwierigen Fertigkeiten wie dem Ausführen eines Wheelies abdeckten. Jede Fertigkeit wird mit einer 3-Punkte-Ordinalskala bewertet – 0 für das Misslingen, die Testkriterien sicher zu erfüllen, 1 für teilweise Erfüllung (z. B. für die Bremsfähigkeit, wenn der Proband auf

einer Seite erfolgreich war, aber nicht auf der anderen), und 2 für erfolgreiche und sichere Erfüllung [20]. Seit seiner ersten Veröffentlichung hat sich der WSP in verschiedenen Versionen weiterentwickelt (z. B. 1.0, 2.4, 4.2). Die Version 4.2 bietet die Möglichkeit, manuelle und motorisierte Rollstuhlfahrer sowie Scooter-Fahrer zu bewerten. Diese Änderungen wurden durch klinische Praxis, Forschungserfahrung, Rückmeldungen von Nutzern und die Bewertung seiner Messmerkmale unterstützt. Der WST 4.2 für manuelle Rollstuhlfahrer bewertet die Fähigkeit der Probanden, spezifische Fertigkeiten in ihren spezifischen Rollstühlen und auf standardisierte Weise auszuführen. Diese Bewertung besteht aus 32 einzelnen Fertigkeiten, bei denen der Bewerter den Erfolg bei der Ausführung jeder Fertigkeit in folgender Weise bewertet: „Bestanden" (Score 2), „Mit Schwierigkeiten bestanden" (Score 1), „Nicht bestanden" (Score 0), „Nicht möglich" (der Rollstuhl hat nicht die Teile, um diese Fertigkeit zu ermöglichen), und „Testfehler" (die Prüfung der Fertigkeit wurde nicht ausreichend gut beobachtet, um eine Punktzahl zu liefern) [20]. Tab. 11 gibt einen Überblick über die Autoren und Sprachen der Beiträge und Tab. 12 zeigt die Qualität der Studien.

Tab. 9 Eigenschaften der Studien, die TOWM und Wheelie-Test validieren

Autoren	Sprache	n	Durchschnittsalter (SD, Bereich) Jahre	Geschlecht % weiblich
Fliess-Douer et al. [17]	Niederländisch	30	38,8 (8, 23–53)	n. v.
Fliess-Douer et al. [6]	Niederländisch	30	38,8 (8, 23–53)	n. v.

n Anzahl der Studienteilnehmer, *n. v.* nicht verfügbar

Tab. 10 Bewertung von Qualität und Biasrisiko

Autoren	Punkt der COSMIN-Checkliste									
	1	2	3	4	5	6	7	8	9	10
Fliess-Douer et al. [17]	+	+	−	−	+	+	+	−	−	−
Fliess-Douer et al. [6]	?	+	−	−	+	−	−	+	+	−

Punkt 1 PROM-Entwicklung, *Punkt 2* Inhaltsvalidität, *Punkt 3* Strukturvalidität, *Punkt 4* interne Konsistenz, *Punkt 5* interkulturelle Validität/Messinvarianz, *Punkt 6* Reliabilität, *Punkt 7* Messfehler, *Punkt 8* Kriteriumsvalidität, *Punkt 9* Hypothesentest für Konstruktvalidität, *Punkt 10* Responsivität, + ausreichend, − unzureichend, ? unbestimmt

Tab. 11 Eigenschaften der Studien, die WST validieren

Autoren	Sprache	*n*	Durchschnittsalter (SD, Bereich) Jahr	Geschlecht % weiblich
Kirby et al. [20]	Englisch	3	n. v.	n. v.
Kirby et al. [21]	Englisch	117	n. v.	17 (24,5)
Passuni et al. [2]	Spanisch	11	29,81 (12,18)	1 (9)

n Anzahl der Studienteilnehmer, *n. v.* nicht verfügbar

Tab. 12 Bewertung von Qualität und Biasrisiko

Autoren	Punkt der COSMIN-Checkliste									
	1	2	3	4	5	6	7	8	9	10
Kirby et al. [20]	+	+	−	−	+	+	−	−	−	−
Kirby et al. [21]	?	?	−	−	+	−	−	+	+	−
Passuni et al. [2]	?	+	−	−	+	+	−	−	−	−

Punkt 1 PROM-Entwicklung, *Punkt 2* Inhaltsvalidität, *Punkt 3* Strukturvalidität, *Punkt 4* interne Konsistenz, *Punkt 5* interkulturelle Validität/Messinvarianz, *Punkt 6* Reliabilität, *Punkt 7* Messfehler, Punkt 8 Kriteriumsvalidität, *Punkt 9* Hypothesentest für Konstruktvalidität, *Punkt 10* Responsivität, + ausreichend, − unzureichend, ? unbestimmt

3.7 Quebec User Evaluation with Assistive Technology (Version 2.0) (QUEST 2.0)

Das QUEST wurde entwickelt, um die Zufriedenheit mit verschiedenen Arten von assistiven Technologien (AT) zu messen [22]. Das Instrument wurde auf Basis des Modells zur Abstimmung von Person und Technologie entwickelt. Die erste Version von QUEST, QUEST 1.0, bestand aus 27 Items, die die menschlichen und maschinellen (oder Geräte-)Bereiche und die Umgebung abdeckten. Jedes Item hatte eine 5-Punkte-Wichtigkeitsskala und eine 5-Punkte-Zufriedenheitsskala [23]. Das QUEST 2.0 wurde mit einer auf 12 reduzierten Gesamtzahl von Items und der Entfernung der Wichtigkeitsskala etabliert [24]. Die 12 Items des QUEST wurden in 8 Geräte- und 4 Dienstleistungsitems unterteilt, mit der gleichen 5-Punkte-Likert-Skala (von 1 = „überhaupt nicht zufriedenstellend" bis 5 = „sehr zufriedenstellend"). Es wurde empfohlen, die Scores durch Mittelung der Geräte-, Dienstleistungs- und Gesamtscores zu berechnen. Am Ende wurde der Befragte gebeten, die 3 wichtigsten Items aus einer 12-Item-Zufriedenheitscheckliste auszuwählen. Es wurde auch vorgeschlagen, sowohl die eigenständige Anwendung als auch das Interviewformat, je nach Fähigkeit des Benutzers, einen Fragebogen auszufüllen, als angemessen anzusehen [24]. Bis heute ist das QUEST in mehreren Sprachen und für verschiedene Populationen von Rollstuhlnutzern validiert (Demers, Weiss-Lambrou et al., 2002) [25, 26]. Im Jahr 2006 wurde die chinesische und im Jahr 2015 die koreanische [27] Sprachversion von QUEST 2.0 für eine SCI-Population validiert [28] Tab. 13 gibt einen Überblick über die Autoren und Sprachen der Beiträge und Tab. 14 zeigt die Qualität der Studien.

3.8 Wheelchair Use Confidence Scale (WheelCon)

Die Vertrauensskala für Rollstuhlnutzung (WheelCon) [29] ist eine Messskala, die die Selbstwirksamkeit bei der Nutzung eines manuellen Rollstuhls in 6 konzeptionellen Bereichen bewertet, einschließlich (1) der physischen Umgebung (34 Items), (2) durchgeführter Aktivitäten (11 Items), (3) Wissen und Problemlösung (8 Items), (4) Fürsprache (4 Items), (5) sozialer Situationen (7 Items) und (6) Emotionen

Tab. 13 Eigenschaften der Studien, die QUEST 2.0 validieren

Autoren	Sprache	*n*	Durchschnittsalter (SD, Bereich) Jahr	Geschlecht % weiblich
Chan und Chan [28]	Chinesisch	31	41,68 (11,17)	6 (19,4)
Hwang et al. [27]	Koreanisch	70	40,9 (11,2)	15 (21,4)

n Anzahl der Studienteilnehmer, *n. v.* nicht verfügbar

Tab. 14 Bewertung von Qualität und Biasrisiko

Autoren	Punkt der COSMIN-Checkliste									
	1	2	3	4	5	6	7	8	9	10
Chan und Chan [28]	?	+	+	−	+	−	−	+	+	−
Hwang et al. [27]	?	+	−	−	−	+	−	+	+	−

Punkt 1 PROM-Entwicklung, *Punkt 2* Inhaltsvalidität, *Punkt 3* Strukturvalidität, *Punkt 4* interne Konsistenz, *Punkt 5* interkulturelle Validität/Messinvarianz, *Punkt 6* Reliabilität, *Punkt 7* Messfehler, *Punkt 8* Kriteriumsvalidität, *Punkt 9* Hypothesentest für Konstruktvalidität, *Punkt 10* Responsivität, + ausreichend, − unzureichend, ? unbestimmt

(1 Item). Im Jahr 2015 führten Sakakibara et al. eine Rash-Analyse der englischen Version durch, um eine Kurzversion zu erstellen [30]. Im selben Jahr übersetzten und validierten Rushton et al. die französische (Kanada) Version [31] und im Jahr 2018 validierten Berardi et al. die italienische Version [5]. Die WheelCon-M-Kurzform ist ein 21-Item-Selbstberichtsfragebogen, der entwickelt wurde, um das Vertrauen in die Rollstuhlnutzung in 2 Bereichen zu messen: Bewältigung der physischen Umgebung (13 Items) und Bewältigung der sozialen Umgebung (8 Items). Jeder Punkt wird mit einer 10-Punkte-Likert-Skala bewertet, die von 0 („nicht zuversichtlich") bis 10 („vollkommen zuversichtlich") reicht. Tab. 15 gibt einen Überblick über die Autoren und Sprachen der Beiträge und Tab. 16 zeigt die Qualität der Studien.

Tab. 15 Eigenschaften der Studien, die WheelCon validieren

Autoren	Sprache	*n*	Durchschnittsalter (SD, Bereich) Jahr	Geschlecht % weiblich
Rushton et al.[31]	Französisch (Kanada)	18	n. v.	n. v.
Rushton et al. [29]	Englisch	50	n. v.	n. v.
Berardi et al. [5]	Italienisch	21	n. v.	n. v.

n Anzahl der Studienteilnehmer, *n. v.* nicht verfügbar

Tab. 16 Bewertung von Qualität und Biasrisiko

Autoren	Punkt der COSMIN-Checkliste									
	1	2	3	4	5	6	7	8	9	10
Rushton et al. [31]	?	+	−	+	+	−	−	−	−	−
Rushton et al. [29]	+	+	−	+	+	+	+	+	+	+
Berardi et al. [5]	?	+	−	+	−	+	−	+	+	−

Punkt 1 PROM-Entwicklung, *Punkt 2* Inhaltsvalidität, *Punkt 3* Strukturvalidität, *Punkt 4* interne Konsistenz, *Punkt 5* interkulturelle Validität/Messinvarianz, *Punkt 6* Reliabilität, *Punkt 7* Messfehler, *Punkt 8* Kriteriumsvalidität, *Punkt 9* Hypothesentest für Konstruktvalidität, *Punkt 10* Responsivität, + ausreichend, − unzureichend, ? unbestimmt

3.9 Assistive Technology Device Predisposition Assessment (ATD-PA)

Das ATD-PA untersucht die subjektive Nutzerzufriedenheit mit den aktuellen Leistungen in verschiedenen Funktionsbereichen und bittet die Nutzer, Aspekte ihrer Funktionsfähigkeit, ihres Temperaments, ihres Lebensstils und ihrer Ansichten über ein bestimmtes Hilfsmittel zu beschreiben. Das ATD-PA wurde in Englisch validiert [32, 33]. Das ATD PA-Device Form ist ein 12-Item-Selbsteinschätzungsfragebogen, in dem die Befragten ihre Zufriedenheit mit der Verwendung des assistiven Geräts angeben. Das fragliche Tool ist ein Patientenberichtsinstrument. Es wurde in griechischer Sprache validiert [34]. Tab. 17 gibt einen Überblick über die Autoren und Sprachen der Beiträge und Tab. 18 zeigt die Qualität der Studien.

3.10 Manual Wheelchair Slalom Test (MWST)

Im Jahr 2011 entwickelten Gagnon et al. in Montreal, Kanada, einen Test zur Bewertung von Mobilität und schnellen Richtungsänderungen, wenn Menschen Rollstuhl fahren [35]. MWST wurde auf einem hindernisfreien, glatten und ebenen Betonkorridor im Innenbereich durchgeführt, an dem entlang eine Slalomstrecke (lineare Länge 18 m) mit 7 schweren, bunten Kegeln mit Flaggen auf jeweils 1,5 m langen Stielen angelegt worden war. Die Kegel waren in einer geraden Linie ausgerichtet und in 3 m, 2 m und 1 m Entfernung voneinander aufgestellt. Vor Beginn des getimten MWST wurden die Teilnehmer so positioniert, dass die vorderen Lenkräder ihres Rollstuhls nach hinten zeigten und auf die Startlinie ausgerichtet waren, die mit leuchtend farbigem Klebeband auf dem Boden markiert war. Die Teilnehmer wurden auch eingeladen, ihre Hände, Handflächen nach unten, auf ihre Oberschenkel zu legen (Startposition). Dann wurden die Teilnehmer angewiesen, ihren Rollstuhl mit einer selbstgewählten Höchstgeschwindigkeit anzutreiben, um die Strecke so schnell wie möglich zu absolvieren, bis sie die Ziellinie überqueren, ohne die Kegel zu stören. Um sich mit dem MWST vertraut zu machen, absolvierten die Teilnehmer die Strecke einmal in einem langsamen Tempo, bevor sie den Test starteten.

Tab. 17 Eigenschaften der Studien, die ATD-PA und ATD PA-Device Form validieren

Skala, Test oder Fragebogen	Autoren	Sprache	n	Durchschnittsalter (SD, Bereich) Jahr	Geschlecht % weiblich
ATD PA	Scherer und Cushman [32]	Englisch	20	51,1 (16,4)	10 (50)
	Scherer und Cushman [33]	Englisch	20	51,05 (16,44)	10 (50)
ATD PA-Device Form	Koumpouros et al. [34]	Griechisch	115	62,45 (19,29)	64 (55,65)

n Anzahl der Studienteilnehmer, *n. v.* nicht verfügbar

Tab. 18 Bewertung von Qualität und Biasrisiko

Autoren	Punkt der COSMIN-Checkliste									
	1	2	3	4	5	6	7	8	9	10
Scherer und Cushman [32]	?	?	–	–	–	–	–	+	+	–
Scherer und Cushman [33]	?	?	–	+	–	–	–	+	+	–
Koumpouros et al. [34]	?	+	–	–	–	+	–	+	+	–

Punkt 1 PROM-Entwicklung, *Punkt 2* Inhaltsvalidität, *Punkt 3* Strukturvalidität, *Punkt 4* interne Konsistenz, *Punkt 5* interkulturelle Validität/Messinvarianz, *Punkt 6* Reliabilität, *Punkt 7* Messfehler, *Punkt 8* Kriteriumsvalidität, *Punkt 9* Hypothesentest für Konstruktvalidität, *Punkt 10* Responsivität, + ausreichend, – unzureichend, *?* unbestimmt

Die Hauptergebnismaße sind die für die Durchführung des MWST benötigte Zeit, ausgedrückt in Sekunden. Der getimte MWST ist ein sicheres, reliables und akkurates leistungsbasiertes Outcome-Messinstrument, das bei Personen mit SCI, die auf einen manuell angetriebenen Rollstuhl zur Fortbewegung angewiesen sind, leicht und schnell durchgeführt werden kann [35]. Tab. 19 gibt einen Überblick über die Autoren und Sprachen der Beiträge und Tab. 20 zeigt die Qualität der Studien.

3.11 Obstacle Course Assessment of Wheelchair User Performance (OCAWUP)

Routhier et al. [36] schlugen den OCAWUP vor, um zu erfahren, was ein Rollstuhlnutzer kann oder nicht kann, um seine Leistung in potenziell schwierigen Umgebungssituationen zu bewerten. Dieser Test wurde in Quebec, Kanada, durchgeführt und die Teilnehmer wurden am Institut de Readaptation en Deficience Physique de

Tab. 19 Eigenschaften der Studien zu Skalen, Tests oder Fragebogen mit weniger als zwei Validierungen

Skala, Test oder Fragebogen	Autoren	Sprache	n	Durchschnittsalter (SD, Bereich) Jahr	Geschlecht % weiblich
MWST	Gagnon et al. [35]	Französisch (Kanada)	15	40,7 (12,6)	n. v.
OCAWUP	Routhier et al. [36]	Französisch (Kanada)	6	n. v.	n. v.
WPT	Askari et al. [4]	Englisch	5	n. v.	n. v.
WPTTreadmill	Gauthier et al. [37]	Französisch (Kanada)	22	35,3 (14,9)	3 (14)
MWPT	Gagnon et al. [38]	Französisch (Kanada)	14	15,5 (6,63, 3–31)	n. v.
WCQc	Rispin et al. [39]	Englisch	35 (Kli)	15 (43)	n. v.
WUSPI	Curtis et al. [40]	Englisch	80	41,9 (11,3, 21–68)	3 (4)
WMT-Q	Toro et al. [41]	Englisch	38 (Kli) 55 (RN)	n. v.	n. v.
QEWS	Gollan et al. [42]	Englisch	100	37 (25–52)	15 (15)
Functional Tasks for Persons Who Self-Propel a Manual Wheelchair	May et al. [43]	Englisch	20	(19–70)	20 (100)
eMAST 1.0	Friesen et al. [44]	Englisch	32		11 (34)

n Anzahl der Studienteilnehmer, *n. v.* nicht verfügbar, *Kli* Kliniker, *RN* Rollstuhlnutzer

Tab. 20 Bewertung von Qualität und Biasrisiko

Autoren	Element der COSMIN-Checkliste									
	1	2	3	4	5	6	7	8	9	10
Gagnon et al. [35]	+	+	−	−	−	+	+	−	−	−
Routhier et al. [36]	?	?	−	−	−	+	−	+	+	−
Askari et al. [4]	+	+	−	−	−	+	−	+	+	−
Gauthier et al. [37]	?	+	−	−	−	+	+	−	−	−
Gagnon et al. [38]	?	+	−	−	−	−	−	+	+	−
Rispin et al. [39]	+	+	−	+	−	+	−	−	−	−
Curtis et al. [40]	?	?	−	−	+	+	−	+	+	−
Toro et al. [41]	+	+	−	−	+	+	−	−	−	+
Gollan et al. [42]	+	+	−	+	−	+	−	+	+	−
May et al. [43]	+	+	−	−	−	+	−	+	+	−
Friesen et al. [44]	?	?	−	+	−	+	−	+	+	−

Quebec (IRDPQ) rekrutiert. Er ist für alle Antriebsmethoden und alle Klientengruppen konzipiert. Tatsächlich kann der Test auf Personen angewendet werden, die eine der folgenden 3 Antriebsmethoden verwenden: Hände (TH), eine Hand und einen Fuß (OHOF) oder einen motorisierten Rollstuhl (MW). Der OCAWUP besteht aus 10 Hindernissen, die in 4 Umgebungskategorien unterteilt sind: Fahren und Manövrieren unter Vermeidung von vertikalen Hindernissen; Überwinden einer Türschwelle oder Aufsteigen auf einen Gehweg; Bewegen auf verschiedenen Oberflächen; Hinauf- und Hinabfahren auf einer Steigung. Zwei Variablen werden verwendet, um die Leistung des Rollstuhlnutzers bei jedem Hindernis zu bewerten: Ausführungszeit (Zeit) und Grad der Leichtigkeit (DE). Die Zeitvariable wird in Sekunden (genau auf 0,1 sec) gemessen von dem Moment an, in dem der Bewerter den Teilnehmer auffordert, die Aufgabe (Überwindung von Hindernissen) zu beginnen, bis sie abgeschlossen ist, d. h., bis die Person die Ziellinie überquert. Die DE-Variable bezieht sich auf den Grad des Erfolgs oder Misserfolgs bei der Ausführung der Aufgabe. Sie wird auf einer 4-stufigen Skala gemessen: voller Erfolg (3 Punkte), Erfolg mit Schwierigkeiten (2 Punkte), teilweiser Misserfolg (1 Punkt) und vollständiger Misserfolg (0 Punkte). Jedes Hindernis hat eine spezifische Bewertungsskala, die dem Bewerter sagt, welche Ereignisse oder Verhaltensweisen auftreten können, wenn sie das jeweilige Hindernis überwinden. Die auf jedem Hindernis erzielten DE werden addiert, um den globalen Leichtigkeitsscore („global score of ease", GSE) zu ergeben, der eine Spanne von 0–30 hat [36]. Tab. 19 gibt einen Überblick über die Autoren und Sprachen der Beiträge und Tab. 20 zeigt die Qualität der Studien.

3.12 Wheelchair Propulsion Test (WPT)

Askari et al. arbeiteten daran, einen neuen WPT zu entwickeln, der die Rollstuhlmobilität von manuellen Rollstuhlnutzern bewertet. In 2011 und 2012 wurde er teilweise den folgenden Gesellschaften in Kanada und USA vorgestellt: Rehabilitation Engineering and Assistive Technology Society of North America, Toronto; Canadian Association of Physical Medicine and Rehabilitation, Victoria; Rehabilitation Engineering and Assistive Technology Society of North America, Baltimore [4]. Der WPT wurde 2013 veröffentlicht. Der Rollstuhlnutzer muss 10 m auf einer glatten, ebenen Fläche von einem festgelegten Startpunkt aus fahren. Dann wird die Fahrtrichtung (vorwärts oder rückwärts), die Gliedmaßen, die zur Fortbewegung, Lenkung oder Bremsung beitragen, die zur Zählung der Zyklen verwendete Gliedmaße, die Zeit (auf die Sekunde genau), die Anzahl der Zyklen (in vollständigen Zyklen), und ob korrekte Antriebstechniken verwendet wurden, bewertet. Für Teilnehmer, die eine Hand zum Vorwärtsfahren benutzten, wurde eine korrekte Kontaktphase definiert, wenn die Hand im Allgemeinen ihren Kontakt mit dem Handrad hinter dem oberen Totpunkt des Hinterrads begann und auf dem Handrad blieb, bis sie vor dem oberen Totpunkt lag. Eine korrekte Erholungsphase wurde definiert, wenn die Hand im Allgemeinen unterhalb des Handrads zum Handrad zurückkehrte. Wenn man einen Fuß zur Fortbewegung benutzte und vorwärts fuhr, wurde als korrekter Fußantriebzyklus definiert, wenn der Teilnehmer den ersten Fußkontakt im Allgemeinen mit einem um <90° gebeugten Knie aus der vollen Streckung herstellte und mit einem um >90° gebeugten Knie beendete (oder das Gegenteil, wenn er rückwärts fuhr). Die Daten wurden durch Beobachtung und mit einer Stoppuhr erfasst. Kommentare wurden aufgezeichnet. Abgeleitete Maße waren Geschwindigkeit (Meter pro Sekunde), Schubfrequenz (Zyklen pro Sekunde) und Effektivität (Meter pro Zyklus). Der WPT ist schnell durchzuführen und kostengünstig, benötigt wenig oder keine Ausrüstung, zeigt gute Messwerte, erfordert minimale Schulung für den Tester und minimale Zeit zur Datenanalyse, generiert einen Bericht und gilt für verschiedene

Rehabilitationspopulationen. Als einfacher und kostengünstiger Test mit guten Messwerten kann der WPT für Menschen verwendet werden, die Hand- und/oder Fußantrieb verwenden [4]. Tab. 19 gibt einen Überblick über die Autoren und Sprachen der Beiträge und Tab. 20 zeigt die Qualität der Studien.

3.13 Treadmill-Based Wheelchair Propulsion Test (WPTTreadmill)

Der WPTTreadmill wurde entwickelt, um die kardiopulmonale Fitness von manuellen Rollstuhlnutzern (MWU) zu bewerten. Er wurde in Kanada validiert. Während seines aufgabenspezifischen inkrementellen Tests treiben die Personen ihren eigenen manuellen Rollstuhl (MW) über ein motorisiertes Laufband, das auf verschiedene Geschwindigkeits- und Steigungskombinationen eingestellt ist. Die Trainingsintensität wird jede Minute durch Änderung der Steigung oder Geschwindigkeit nach einem standardisierten Protokoll schrittweise erhöht, bis zur Erschöpfung. Dieser Test ermöglicht eine Bewertung der kardiopulmonalen Fitness während des MW-Antriebs und bildet die alltägliche Aktivität von Rollstuhlnutzern genau nach [37]. Tab. 19 gibt einen Überblick über die Autoren und Sprachen der Beiträge und Tab. 20 zeigt die Qualität der Studien.

3.14 Manual Wheelchair Propulsion Tests (MWPT)

In Kanada quantifizierten und verglichen Gagnon et al. die Responsivität und die gleichzeitige Validität von 3 leistungsbezogenen manuellen Rollstuhlantriebstests bei manuellen Rollstuhlnutzern mit subakuter Rückenmarkverletzung [38].

1. 20-m-Antriebstest: Während dieses Tests werden die Teilnehmer angewiesen, ihren Rollstuhl sowohl mit einer selbstgewählten natürlichen Geschwindigkeit als auch mit einer selbstgewählten maximalen Geschwindigkeit

von einer festgelegten Startlinie aus anzutreiben, bis sie eine Ziellinie überqueren, die 20 m weiter im Korridor liegt. Die durchschnittliche Zeit, die benötigt wird, um die beiden Versuche zu absolvieren, wird in Sekunden berechnet.

2. Slalomtest: Die Teilnehmer werden angewiesen, ihren Rollstuhl mit einer selbstgewählten maximalen Geschwindigkeit entlang einer durch 7 Kegel definierten Slalomstrecke zu bewegen, die in einer geraden Linie ausgerichtet und 3 m, 2 m und 1 m voneinander entfernt sind. Die durchschnittliche Zeit in Sekunden, die benötigt wird, um die beiden MWPTSLALOM zu absolvieren, war das Hauptergebnismaß. Der MWPTSLALOM erwies sich als reliabel und präzise.

3. 6-min-Antriebstest: Die Teilnehmer werden angewiesen, ihren Rollstuhl entlang einer Acht-Figur zu bewegen. Dabei müssen sie auf einen Kegel zufahren, um ihn herumfahren und zurück zum Zentrum der Bahn kommen, wo sie schnell anhalten müssen, bevor sie diese Sequenz in die andere Richtung wiederholen. Die Sequenz wird so oft wie möglich mit einer selbstgewählten maximalen Geschwindigkeit während einer 6-minütigen Antriebsdauer wiederholt. Den Teilnehmern wird die verbleibende Zeit nach 2, 4 und 6 min mitgeteilt. Die insgesamt zurückgelegte Strecke, auf den Meter genau aufgezeichnet, ist das Hauptergebnismaß. Der MWPT6min erwies sich als sehr reliabel und präzise [38]. Tab. 19 gibt einen Überblick über die Autoren und Sprachen der Beiträge und Tab. 20 zeigt die Qualität der Studien.

3.15 Wheelchair Components Questionnaire for Condition (WCQc)

Rispin et al. arbeiteten an der Entwicklung eines professionellen Berichtsfragebogens, um spezielle Daten über den Wartungszustand eines Rollstuhls zu liefern. Er wurde 2017 in den

USA und Kanada veröffentlicht. Der WCQc besteht aus 17 Fragen zum Zustand der Rollstuhlkomponenten. Der Fragebogen enthält 8 domänenspezifische Fragen, die als eigenständiger Fragebogen gedacht sind. Diese Fragen decken Komponenten ab, die in nahezu jedem Rollstuhl zu finden sind, und beinhalten eine abschließende Frage nach einer Gesamtbewertung. Die verbleibenden 9 erweiterten Fragen betreffen Komponenten, die möglicherweise nicht bei allen Rollstühlen vorhanden sind, und diese Fragen sollen nur in Verbindung mit den domänenbezogenen Fragen verwendet werden. Jede Frage nutzt eine visuelle Analogskala und beinhaltet die Möglichkeit für qualitative erläuternde Kommentare. Die Fragen sind kurz und beinhalten farbig symbolisierte Emotionen, um das Verständnis und die Fertigstellung zu verbessern. Notenauswertungen wie bei Schulnoten verankern die visuelle Analogskala und bieten eine breit verständliche Kalibrierung, die dazu beitragen soll, die Interraterreliabilität und das intuitive Verständnis der Ergebnisse zu verbessern. Der WCQc könnte breit angewendet werden, um reliable Daten über den Wartungszustand zu liefern. Informelle Beobachtungen zeigten, dass der WCQc je nach Dauer der Aufzeichnung von Kommentaren zwischen 15 und 20 min benötigt [39]. Tab. 19 gibt einen Überblick über die Autoren und Sprachen der Beiträge und Tab. 20 zeigt die Qualität der Studien.

3.16 Wheelchair User's Shoulder Pain Index (WUSPI)

1995 trugen Curtis et al. dazu bei, die Reliabilität und Validität des WUSPI zu untersuchen, ein Instrument, das Schulterschmerzen misst, die mit den funktionalen Aktivitäten von Rollstuhlnutzern zusammenhängen. Die 15 Items des WUSPI bewerten Schulterschmerzen während der Transfers, der Selbstpflege, der Rollstuhlmobilität und bei allgemeinen Aktivitäten. Das Instrument wird mit einer visuellen Analogskala bewertet, wobei ein Mindestscore von 0 und ein Höchstscore von 10 für jeden der 15

Items gilt. Die Scores der einzelnen Items werden für den Gesamtindexscore summiert. Daher kann der Gesamtindexscore von 0 bis 150 reichen. Der WUSPI zeigt hohe Level für Reliabilität und interne Konsistenz und gleichzeitige Validität mit Verlust des Schulterbewegungsumfangs. Als valides und reliables Instrument könnte dieses Tool sowohl für Kliniker als auch für Forscher nützlich sein, um die grundlegende Schulterdysfunktion zu dokumentieren und um periodische Messungen in Längsschnittstudien zu muskuloskelettalen Komplikationen bei Rollstuhlnutzern durchzuführen. Das Instrument ist auch als Ergebnismaß geeignet, um Schmerzen und Funktionsverlust bei Rollstuhlnutzern zu verhindern [40]. Tab. 19 gibt einen Überblick über die Autoren und Sprachen der Beiträge und Tab. 20 zeigt die Qualität der Studien.

3.17 Wheelchair Maintenance Training Questionnaire (WMT-Q)

2016 arbeiteten Toro et al. zusammen, um ein Rollstuhlwartung-Schulungsprogramm (Wheelchair Maintenance Training Programme, WMTP) als Werkzeug für Kliniker zu entwickeln, mit dem sie Rollstuhlnutzer (und bei Bedarf Pflegekräfte) in einem Gruppensetting schulen können, grundlegende Wartungsarbeiten zu Hause durchzuführen, und um einen Fragebogen zur Rollstuhlwartungsschulung (Wheelchair Maintenance Training Questionnaire, WMT-Q) zu entwickeln, um das Wissen über Rollstuhlwartung bei Klinikern und Nutzern von manuellen und elektrischen Rollstühlen zu bewerten. Der WMT-Q ist ein akzeptables Instrument zur Messung des Wartungswissens vor und nach der Schulung. Drei Versionen (Kliniker, Nutzer von manuellen und elektrischen Rollstühlen) eines wissensbasierten WMT-Q wurden entwickelt, um zu bewerten, ob die Schulung das Wissen und die selbstberichtete Häufigkeit der Rollstuhlwartung bei Klinikern und Rollstuhlnutzern beeinflusst hat [41]. Tab. 19 gibt einen Überblick über die Autoren und Sprachen der Beiträge und Tab. 20 zeigt die Qualität der Studien.

3.18 Queensland Evaluation of Wheelchair Skills (QEWS)

Gollan et al. veröffentlichten 2015 in Australien QEWS. Das QEWS ist ein Assessmentinstrument für Rollstuhlfähigkeiten von Personen mit SCI. Das QEWS besteht aus 5 Items. Jedes Item wird auf einer 6-Punkte-Skala von 0–5 bewertet, wobei ein Score von 0 eine schlechte Leistung und ein Score von 5 eine gute Leistung anzeigt. Die Scores für jedes Item werden zu einem Gesamtscore von maximal 25 addiert. Das QEWS ist ein valides und reliables Instrument zur Messung von Rollstuhlfähigkeiten bei Personen mit SCI. Es ist effizient und praktisch durchzuführen und erfordert keine spezielle Ausrüstung [42]. Tab. 19 gibt einen Überblick über die Autoren und Sprachen der Beiträge und Tab. 20 zeigt die Qualität der Studien.

3.19 Functional Tasks for Persons Who Self-Propel a Manual Wheelchair

In Kanada entwickelten May et al. 2003 4 funktionale Aufgaben (Functional Tasks for Persons Who Self-Propel a Manual Wheelchair), die für die Rollstuhlsitzpositionierung bei Personen relevant sind, die einen manuellen Rollstuhl selbstständig fahren. Die Aufgaben beinhalten: (1) getimtes Vorwärtsrollen; (2) vertikale Reichweite nach vorn; (3) Rampenaufstieg (Vorwärtsrollen); (4) Ein-Stoß-Schub („one-stroke push") [43]. Tab. 19 gibt einen Überblick über die Autoren und Sprachen der Beiträge und Tab. 20 zeigt die Qualität der Studien.

3.20 Electronic Mobile Shower Commode Assessment Tool (eMAST) 1.0

Das eMAST 1.0 wurde in St Lucia, Australien, entwickelt, um die Benutzerfreundlichkeit während der Gestaltung, Bewertung und Spezi-

fikation von mobilen Dusch-WCs (MSC) zu testen [44]. Das eMAST1.0 misst die Benutzerfreundlichkeit von MSCs aus der Perspektive von Erwachsenen mit SCI. Es enthält 26 Fragen in 3 Abschnitten. Der erste Abschnitt enthält 10 Fragen zu den Funktionen des MSC, bewertet auf einer 5-stufigen Likert-Skala von 1 („sehr unzufrieden") bis 5 („sehr zufrieden"). Der zweite Abschnitt enthält 11 Items, die die Leistung des MSC bei Schlüsselaktivitäten abdecken. Die Items werden auf einer 5-stufigen Likert-Skala von 1 („stimme stark nicht zu") bis 5 („stimme stark zu") gemessen. Der dritte Abschnitt umfasst Fragen zum Alter des MSC-Rahmens und -Sitzes (in Jahren) und 2 Items, in denen die Benutzer 3 positive und 3 negative Aspekte ihres MSC auflisten können [44]. Tab. 19 gibt einen Überblick über die Autoren und Sprachen der Beiträge und Tab. 20 zeigt die Qualität der Studien.

4 Schlussfolgerungen

Dieses Kapitel berichtet über alle Assessmenttools, die in der Literatur beschrieben werden, um Aspekte des Managements von Assistenzgeräten bei Menschen mit SCI zu bewerten. Unter den 22 in diesem Kapitel enthaltenen Tools ergab sich, dass die meisten Skalen Selbstwirksamkeit, Mobilität und Fähigkeiten bewerten und dass sie hauptsächlich Leistungstests sind. Die gebräuchlichsten Assessmenttools sind der Wheelchair Circuit (Rollstuhlparcours), der die Mobilität mit manuellen Rollstühlen bewertet, der Wheelchair Skills Test (WST, Rollstuhlfähigkeitstest), der aus 33 Fähigkeiten besteht, die das Spektrum von einfachen Fähigkeiten wie dem Betätigen der Bremsen bis hin zu schwierigen Fähigkeiten wie dem Ausführen eines Wheelies abdecken, und die Wheelchair use Confidence Scale (WheelCon), eine Messskala zur Selbstwirksamkeit bei der Benutzung eines manuellen Rollstuhls in einer physischen Umgebung sowie zu Wissen, Problemlösungen und Empfehlungen.

Literatur

1. Kilkens OJ, Dallmeijer AJ, De Witte LP, Van Der Woude LH, Post MW. The wheelchair circuit: construct validity and responsiveness of a test to assess manual wheelchair mobility in persons with spinal cord injury. Arch Phys Med Rehabil. 2004. https://doi.org/10.1016/j.apmr.2003.05.006.
2. Passuni D, Dalzotto EF, Gath C, et al. Reliability of the Spanish version of the wheelchair skills test 4.2 for manual wheelchair users with spinal cord injury. Disabil Rehabil Assist Technol. 2019. https://doi.org/10.1080/17483107.2018.1463404.
3. Organization WH. Towards a common language for functioning, disability and health. ICF; 2002.
4. Askari S, Kirby RL, Parker K, Thompson K, O'Neill J. Wheelchair propulsion test: development and measurement properties of a new test for manual wheelchair users. Arch Phys Med Rehabil. 2013. https://doi.org/10.1016/j.apmr.2013.03.002.
5. Berardi A, De Santis R, Tofani M, et al. The Wheelchair Use Confidence Scale: Italian translation, adaptation, and validation of the short form. Disabil Rehabil Assist Technol. 2018;13(4):i. https://doi.org/10.1080/17483107.2017.1357053.
6. Fliess-Douer O, Van Der Woude LHV, Vanlandewijck YC. Reliability of the test of wheeled mobility (TOWM) and the short wheelie test. Arch Phys Med Rehabil. 2013. https://doi.org/10.1016/j.apmr.2012.09.023.
7. Moher D, Shamseer L, Clarke M, et al. Preferred reporting items for systematic review and meta-analysis protocols (PRISMA-P) 2015 statement. Rev Esp Nutr Human Diet. 2016. https://doi.org/10.1186/2046-4053-4-1.
8. Mokkink LB, Terwee CB, Patrick DL, et al. The COSMIN study reached international consensus on taxonomy, terminology, and definitions of measurement properties for health-related patient-reported outcomes. J Clin Epidemiol. 2010. https://doi.org/10.1016/j.jclinepi.2010.02.006.
9. Mokkink LB, de Vet HCW, Prinsen CAC, et al. COSMIN risk of bias checklist for systematic reviews of patient-reported outcome measures. Qual Life Res. 2018. https://doi.org/10.1007/s11136-017-1765-4.
10. Terwee CB, Prinsen CAC, Chiarotto A, et al. COSMIN methodology for evaluating the content validity of patient-reported outcome measures: a Delphi study. Qual Life Res. 2018. https://doi.org/10.1007/s11136-018-1829-0.
11. Miller WC, Garden J, Mortenson WB. Measurement properties of the wheelchair outcome measure in individuals with spinal cord injury. Spinal Cord. 2011. https://doi.org/10.1038/sc.2011.45.
12. Alimohammad S, Parvaneh S, Ghahari S, Saberi H, Yekaninejad MS, Miller WC. Translation and validation of the Farsi version of the wheelchair outcome measure (WhOM-Farsi) in individuals with spinal cord injury. Disabil Health J. 2016. https://doi.org/10.1016/j.dhjo.2015.09.004.
13. Kilkens OJ, Post MW, Van der Woude LH, Dallmeijer AJ, Van den Heuvel WJ. The wheelchair circuit: reliability of a test to assess mobility in persons with spinal cord injuries. Arch Phys Med Rehabil. 2002. https://doi.org/10.1053/apmr.2002.36066.
14. Cowan RE, Nash MS, De Groot S, Van Der Woude LH. Adapted manual wheelchair circuit: test-retest reliability and discriminative validity in persons with spinal cord injury. Arch Phys Med Rehabil. 2011. https://doi.org/10.1016/j.apmr.2011.03.010.
15. Ribeiro Neto F, Costa RRG, Lopes ACG, Carregaro RL. Cross-cultural validation of a Brazilian version of the adapted manual wheelchair circuit (AMWC-Brazil). Physiother Theory Pract. 2019. https://doi.org/10.1080/09593985.2018.1458356.
16. Fliess-Douer O, Vanlandewijck YC, Van Der Woude LHV. Reliability and validity of perceived self-efficacy in wheeled mobility scale among elite wheelchair-dependent athletes with a spinal cord injury. Disabil Rehabil. 2013. https://doi.org/10.3109/09638288.2012.712198.
17. Fliess-Douer O, Van Der Woude LHV, Vanlandewijck YC. Development of a new scale for perceived self-efficacy in manual wheeled mobility: a pilot study. J Rehabil Med. 2011. https://doi.org/10.2340/16501977-0810.
18. Dash S, Aikat R, Khanna N. Hindi translation, cross-cultural adaptation and validation of the „self-efficacy in wheeled mobility" (SEWM) scale in wheelchair users with spinal cord injury. Indian J Physiother Occup Ther An Int J. 2015. https://doi.org/10.5958/0973-5674.2015.00090.8.
19. Fliess-Douer O, Van Der Woude LH, Vanlandewijck YC. Test of wheeled mobility (TOWM) and a short wheelie test: a feasibility and validity study. Clin Rehabil. 2013. https://doi.org/10.1177/0269215512469118.
20. Kirby RL, Swuste J, Dupuis DJ, MacLeod DA, Monroe R. The wheelchair skills test: a pilot study of a new outcome measure. Arch Phys Med Rehabil. 2002. https://doi.org/10.1053/apmr.2002.26823.
21. Kirby RL, Worobey LA, Cowan R, et al. Wheelchair skills capacity and performance of manual wheelchair users with spinal cord injury. Arch Phys Med Rehabil. 2016. https://doi.org/10.1016/j.apmr.2016.05.015.
22. Demers L, Weiss-Lambrou R, Demers L, Ska B. Development of the Quebec user evaluation of satisfaction with assistive technology (QUEST). Assist Technol. 1996. https://doi.org/10.1080/10400435.1996.10132268.
23. Galeoto G, Colucci M, Guarino D, et al. Exploring validity, reliability, and factor analysis of the Quebec user evaluation of satisfaction with assistive

Technology in an Italian Population: a cross-sectional study. Occup Ther Heal Care. 2018. https://doi.org/10.1080/07380577.2018.1522682.

24. Demers L, Weiss-Lambrou R, Ska. The Quebec user evaluation of satisfaction with assistive technology (QUEST 2.0): an overview and recent progress. Technol Disabil. 2002. https://doi.org/10.1080/10400435.1996.10132268.

25. Colucci M, Tofani M, Trioschi D, Guarino D, Berardi A, Galeoto G. Reliability and validity of the Italian version of Quebec user evaluation of satisfaction with assistive technology 2.0 (QUEST-IT 2.0) with users of mobility assistive device. Disabil Rehabil Assist Technol. 2019. https://doi.org/10.1080/17483107.2019.1668975.

26. Berardi A, Galeoto G, Lucibello L, Panuccio F, Valente D, Tofani M. Athletes with disability' satisfaction with sport wheelchairs: an Italian cross sectional study. Disabil Rehabil Assist Technol. 2020. https://doi.org/10.1080/17483107.2020.1800114.

27. Hwang WJ, Hwang S, Chung Y. Test-retest reliability of the Quebec user evaluation of satisfaction with assistive technology 2.0-Korean version for individuals with spinal cord injury. J Phys Ther Sci. 2015. https://doi.org/10.1589/jpts.27.1291.

28. Chan SCC, Chan APS. The validity and applicability of the Chinese version of the Quebec user evaluation of satisfaction with assistive technology for people with spinal cord injury. Assist Technol. 2006. https://doi.org/10.1080/10400435.2006.10131904.

29. Rushton PW, Miller WC, Kirby RL, Janice J. Measure for the assessment of confidence with manual wheelchair use (wheelcon-m) version 2.1: Reliability and validity. J Rehabil Med. 2013. https://doi.org/10.2340/16501977-1069.

30. Sakakibara BM, Miller WC, Rushton PW. Rasch analyses of the wheelchair use confidence scale. Arch Phys Med Rehabil. 2015. https://doi.org/10.1016/j.apmr.2014.11.005.

31. Rushton PW, Routhier F, Miller WC, Auger C, Lavoie MP. French-Canadian translation of the WheelCon-M (WheelCon-M-F) and evaluation of its validity evidence using telephone administration. Disabil Rehabil. 2015. https://doi.org/10.3109/09638288.2014.941019.

32. Scherer MJ, Cushman LA. Predicting satisfaction with assistive technology for a sample of adults with new spinal cord injuries. Psychol Rep. 2000. https://doi.org/10.2466/pr0.2000.87.3.981.

33. Scherer MJ, Cushman LA. Measuring subjective quality of life following spinal cord injury: a validation study of the assistive technology device predisposition assessment. Disabil Rehabil. 2001. https://doi.org/10.1080/09638280010006665.

34. Koumpouros Y, Papageorgiou E, Karavasili A, Alexopoulou D. Translation and validation of the assistive technology device predisposition assessment in Greek in order to assess satisfaction with use of the selected assistive device. Disabil Rehabil Assist Technol. 2017. https://doi.org/10.3109/17483107.2016.1161088.

35. Gagnon D, Décary S, Charbonneau MF. The timed manual wheelchair slalom test: a reliable and accurate performance-based outcome measure for individuals with spinal cord injury. Arch Phys Med Rehabil. 2011. https://doi.org/10.1016/j.apmr.2011.02.005.

36. Routhier F, Desrosiers J, Vincent C, Nadeau S. Reliability and construct validity studies of an obstacle course assessment of wheelchair user performance. Int J Rehabil Res. 2005. https://doi.org/10.1097/00004356-200503000-00007.

37. Gauthier C, Arel J, Brosseau R, Hicks AL, Gagnon DH. Reliability and minimal detectable change of a new treadmill-based progressive workload incremental test to measure cardiorespiratory fitness in manual wheelchair users. J Spinal Cord Med. 2017; https://doi.org/10.1080/10790268.2017.1369213.

38. Gagnon DH, Roy A, Verrier MC, Duclos C, Craven BC, Nadeau S. Do performance-based wheelchair propulsion tests detect changes among manual wheelchair users with spinal cord injury during inpatient rehabilitation in Quebec? Arch Phys Med Rehabil. 2016. https://doi.org/10.1016/j.apmr.2016.02.018.

39. Rispin K, Dittmer M, McLean J, Wee J. Preliminary reliability and internal consistency of the wheelchair components questionnaire for condition. Disabil Rehabil Assist Technol. 2017. https://doi.org/10.1080/17483107.2016.1277793.

40. Curtis KA, Roach KE, Applegate EB, et al. Reliability and validity of the wheelchair user's shoulder pain index (WUSPI). Paraplegia. 1995. https://doi.org/10.1038/sc.1995.126.

41. Toro ML, Bird E, Oyster M, et al. Development of a wheelchair maintenance training programme and questionnaire for clinicians and wheelchair users. Disabil Rehabil Assist Technol. 2017. https://doi.org/10.1080/17483107.2016.1277792.

42. Gollan EJ, Harvey LA, Simmons J, Adams R, McPhail SM. Development, reliability and validity of the Queensland evaluation of wheelchair skills (QEWS). Spinal Cord. 2015. https://doi.org/10.1038/sc.2015.82.

43. May LA, Butt C, Minor L, Kolbinson K, Tulloch K. Measurement reliability of functional tasks for persons who self-propel a manual wheelchair. Arch Phys Med Rehabil. 2003. https://doi.org/10.1053/apmr.2003.50021.

44. Friesen EL, Theodoros D, Russell TG. An instrument to measure mobile shower commode usability: the eMAST 1.0. J Assist Technol. 2016. https://doi.org/10.1108/JAT-12-2015-0037.

Messung von Gehen und Gleichgewicht bei Rückenmarkverletzungen

Giulia Grieco, Francescaroberta Panuccio,
Marina D'Angelo, Annamaria Servadio und
Giovanni Galeoto

1   Einführung

Viele Patienten mit Rückenmarkverletzung (SCI) leiden unter einer unvollständigen Läsion (z. B. sensorische und/oder motorische Erhaltung unterhalb der Läsionsstufe). Abhängig von der Schwere der unvollständigen Läsion haben die meisten Patienten das Potenzial, die Gehfunktion wiederzuerlangen. Die Wiederherstellung des Gehens ist eines der Hauptziele der Patienten nach einer Rückenmarkläsion; tatsächlich ist das Gehen das wichtigste Ziel für Patienten mit unvollständigen Läsionen. Daher ist die Wiederherstellung der Gehfähigkeit zum Ziel mehrerer pharmakologischer und rehabilitativer Ansätze geworden, und eine genaue Bewertung des Gehens bei SCI-Patienten ist obligatorisch geworden [1].

Das Gleichgewicht ist eine Fähigkeit, die Personen mit SCI wiedererlangen müssen, um gehen zu können. Nach der SCI-Diagnose kann der Gleichgewichtsautomatismus beeinträchtigt sein. SCI-Individuen beginnen, neue Muster der posturalen Kontrolle anzunehmen. Der Rückgang des Sitzgleichgewichts und der posturalen Kontrolle kann nicht vollständig durch nichtposturale Muskeln kompensiert werden, die die funktionelle Behinderung nur teilweise reduzieren. Daher ist es aufgrund mangelnder posturaler Stabilität nach SCI herausfordernd, die Bewegungen des Rumpfes und der oberen Gliedmaßen durchzuführen [2].

Ein beeinträchtigtes Gleichgewicht ist eine der vielen Folgen einer Rückenmarkverletzung (SCI). Eine Angst vor dem Fallen ist verbunden mit verminderter Lebensqualität, Depression, Angst, reduzierter Partizipation an Mobilität und täglichen Aktivitäten und mit physischem und mentalem Rückgang [3].

Auch die Fähigkeit, ohne Unterstützung zu sitzen, ist eine wichtige Fähigkeit für Rollstuhlfahrer mit SCI, um die Unabhängigkeit zu erhöhen [4]. Zum Beispiel erfordern Transfers zu/von einem Bett, Auto, Toilette oder Wanne und tägliche Aktivitäten, die häufig Transfers außerhalb des Rollstuhls beinhalten, wie Anziehen oder Baden, eine gewisse Rumpfstabilität und Balance.

Um die Probanden mit SCI in ihrem täglichen Leben so unabhängig wie möglich zu machen, bieten Therapeuten ihnen Gleichgewichts- und Gehtraining an. Um eine angemessene und spezifische Behandlung zu entwerfen, sollten

G. Grieco · F. Panuccio · M. D'Angelo
R.O.M.A. Rehabilitation Outcome Measures
Assessment, Non-Profit Organization, Rome, Italien

A. Servadio
Tor Vergata University of Rome, Rome, Italien

G. Galeoto (✉)
Department of Human Neurosciences, Sapienza
University of Rome, Rome, Italien
E-Mail: giovanni.galeoto@uniroma1.it

G. Galeoto et al. (Hrsg.), *Messung von Rückenmarksverletzungen*, https://doi.org/10.1007/978-3-031-45860-6_11

Betreiber und Therapeuten die richtigen Assessmentinstrumente kennen, mit denen sie Fähigkeiten und Fertigkeiten von Personen mit SCI bewerten.

Das Ziel dieser Studie ist es, die Assessmentinstrumente für das Gehen und das Gleichgewicht bei Menschen mit SCI durch ein systematisches Review von Querschnittstudien zu beschreiben und zu bewerten.

2　Materialien und Methoden

Diese Studie wurde von einer Forschungsgruppe durchgeführt, die aus Ärzten und Gesundheitsfachleuten der Universität „Sapienza" in Rom und der Vereinigung „Rehabilitation & Outcome Measure Assessment" (R.O.M.A.) besteht. In den letzten Jahren hat die R.O.M.A.-Vereinigung zu mehreren Studien und Validierungen von Outcome-Messinstrumenten in Italien für die Personengruppe mit Rückenmarkverletzung gearbeitet [5–18].

Dieses Kapitel beschreibt Assessmentinstrumente für das Gehen und das Gleichgewicht, die aus einem systematischen Review auf PubMed, Scopus und Web of Science hervorgegangen sind. Für spezifische Methodendetails siehe Kap. 3 „Methodischer Ansatz zur Identifizierung von Outcome-Messinstrumenten bei Rückenmarkverletzungen". Eignungskriterien für die Berücksichtigung von Studien für dieses Kapitel waren Validierungsstudien und Studien zur interkulturellen Anpassung, Studien zur Lebensqualität, Studien zu Tests, Fragebogen sowie selbstberichtsbasierten und leistungsbasierten Outcome-Messinstrumenten, Studien mit einer SCI-Population und einer Population ≥ 18 Jahre alt. Studienauswahl: Die Auswahl der Studien erfolgte in Übereinstimmung mit dem „27-item PRISMA Statement for Reporting Systematic Reviews" [19]. Für die Datenerhebung folgten die Autoren den Empfehlungen der Initiative COnsensus-based Standards for the selection of health Measurement Instruments (COSMIN) [20]. Die Studienqualität und das Biasrisiko wurden mit der COSMIN-Checkliste bewertet [21, 22].

3　Ergebnisse

Für dieses Kapitel wurden 47 Arbeiten berücksichtigt. Die Autoren fanden 38 Assessmentinstrumente, die den Geh- und Gleichgewichtsbereich bei Personen mit SCI bewerten. In Abb. 1 ist ein Flussdiagramm der eingeschlossenen Studien dargestellt [21,22]. Die Assessmentinstrumente werden im Folgenden beschrieben.

3.1　Gehindex für Rückenmarkverletzungen (WISCI) und WISCI II

Der WISCI (Walking Index for Spinal Cord Injury) wurde 2000 von Ditunno et al. eingeführt [23]. WISCI wurde in Englisch [23, 24], Koreanisch [23], Portugiesisch (Brasilien) [23], Italienisch [23, 25, 26], Dänisch [26] und Deutsch [26] validiert. WISCI ist eine funktionale Kapazitätsskala, die als Forschungsinstrument in klinischen Studien entwickelt wurde, um Verbesserungen des Gehens bei Personen mit Rückenmarkverletzungen zu messen. WISCI bewertet die Menge an physischer Hilfe, Gehstützen oder Geräten, die zum Gehen auf 10 m benötigt werden. Die Teilnehmer werden systematisch durch eine validierte Sequenz von Kapazitätsleveln, einschließlich Geräten und persönlicher Hilfe, zu ihrer maximalen Gehkapazität geführt. Der WISCI II ordnet die Level nach der Schwere der zugrunde liegenden Beeinträchtigung und nicht nach dem Bedarf an physischer Hilfe, Gehhilfen oder Stützen usw. Er wurde in Englisch [27, 28] Niederländisch [29] und Italienisch [27, 30] validiert. Für WISCI wird ein Score von 1–19 vergeben, von Level 1 („Patient bewegt sich mit Gehstützen und physischer Hilfe von 2 Personen weniger als 10 m in einem Parallelbarren") bis Level 19 („Patient geht ohne Geräte, ohne Gehstützen und ohne physische Hilfe 10 m"). Für den WISCI II wird ein Score von 0–20 vergeben, von Level 0 („Patient kann nicht stehen und/oder sich am Gehen beteiligen") bis Level 20 („Patient geht ohne

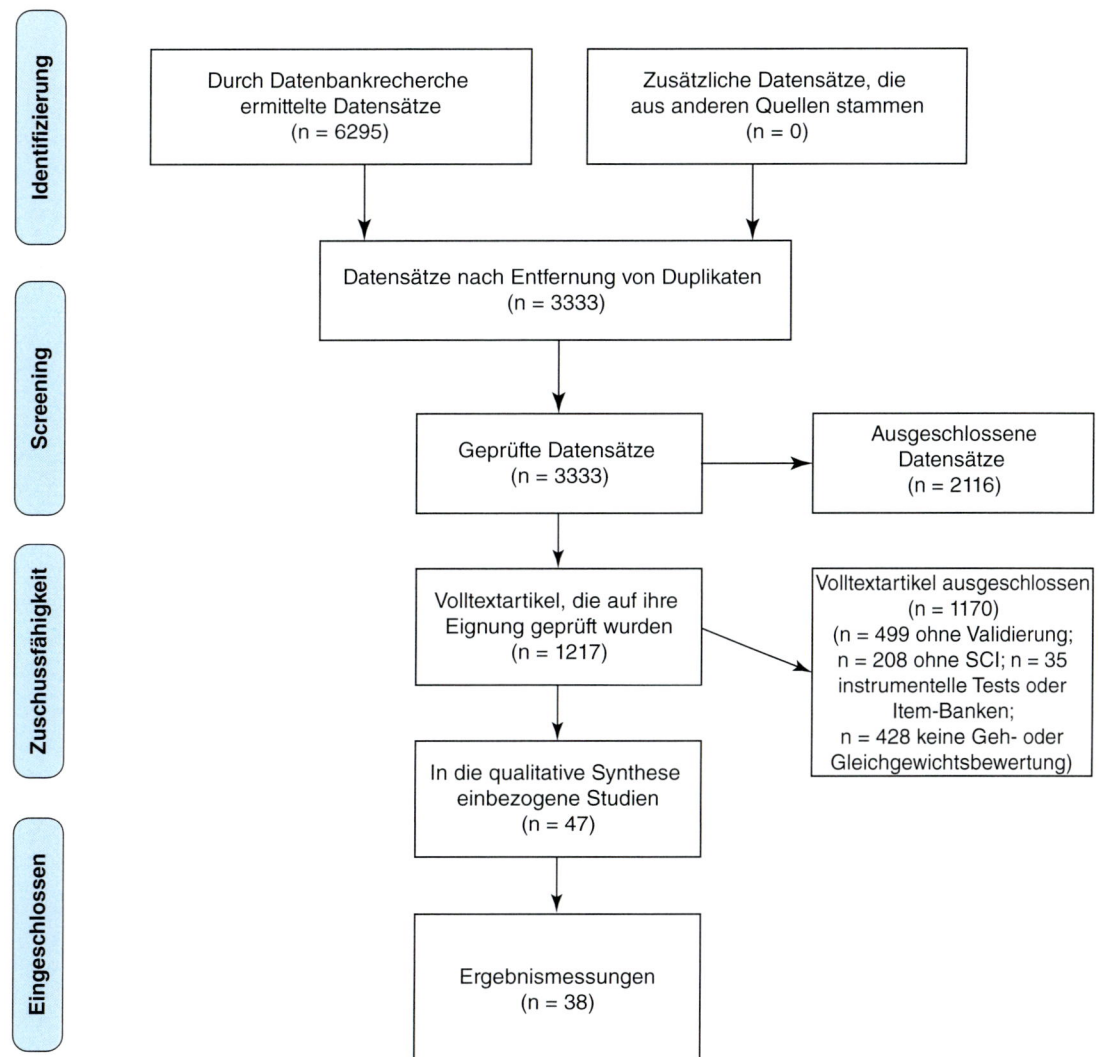

Abb. 1 Flussdiagramm der eingeschlossenen Studien

Geräte, mit einer Gehstütze und ohne Hilfe"). Tab. 1 gibt einen Überblick über die Autoren und Sprachen der Beiträge und Tab. 2 zeigt die Qualität der Studien.

3.2   10-Meter-Gehtest (10MWT)

Die Validität und Reliabilität des 10-Meter-Gehtests (10-M Walk Test, 10MWT) wurden in vielen Ländern untersucht. Er wurde in Italienisch [1, 27], Thai [31–33], Hindi [34] und Niederländisch [29, 35] validiert. Der Test wird normalerweise verwendet, um die Mobilität und das Gehen bei unvollständiger SCI zu beurteilen. 2018 wurde der 10MWT auch bei motorisch vollständiger Querschnittslähmung in Indien untersucht. Tatsächlich verifizierten Rini et al. die Test-Retest-Reliabilität des 10MWT bei Erwachsenen mit einer unteren thorakalen SCI, die darauf trainiert wurden, mit bilateralen festen Knie-Knöchel-Fuß-Orthesen (KAFOs) aus Polypropylen und Ellenbogenkrücken zu gehen. Während des 10MWT gehen

Tab. 1 Eigenschaften der Studien, die WISCI und WISCI II validieren

Skala, Test oder Fragebogen	Autoren	Sprache	n	Durchschnittsalter (SD, Bereich) Jahr	Geschlecht % weiblich
WISCI	Ditunno Jr. et al. [23]	Englisch, Koreanisch Portugiesisch (Brasilien) Italienisch			
	Morganti et al. [25]	Italienisch	284	50,4 (19,3, 12–83)	100 (35)
	Ditunno Jr. et al. [24]	Englisch	146	32 (16–69)	32 (22)
	Ditunno Jr. et al. [26]	Italienisch/Dänisch/ Deutsch	150		
WISCI II	Van Hedel et al. [29]	Niederländisch	22	45,59 (16,74)	4 (18,18)
	Marino et al. [27]	Englisch Italienisch	26	46,4 (19,3)	10 (38,5)
	Burns et al. [28]	Englisch	76	43,3 (13,8)	
	Scivoletto et al. [30]	Italienisch	33	44	5 (15,2)

n Anzahl der Studienteilnehmer, n. v. nicht verfügbar

Tab. 2 Bewertung von Qualität und Biasrisiko

Autoren	Element der COSMIN-Checkliste									
	1	2	3	4	5	6	7	8	9	10
Ditunno Jr. et al. [23]	+	+	−	−	−	−	−	−	−	−
Morganti et al. [25]	?	+	−	−	+	+	−	+	+	−
Ditunno Jr. et al. [24]	?	?	−	−	+	−	−	+	+	−
Ditunno Jr. et al. [26]	?	?	−	−	+	−	−	+	+	−
Van Hedel et al. [29]	?	?	−	−	−	−	−	+	+	+
Marino et al. [27]	?	+	−	−	−	+	−	+	+	−
Burns et al. [28]	?	−	−	−	−	+	−	+	+	−
Scivoletto et al. [30]	?	+	−	−	−	+	−	−	−	+

Menschen mit SCI 10 m und die Zeit wird mit einer Stoppuhr gemessen. Die Probanden gehen mit einem bevorzugten Gehgerät in einem angenehmen Tempo entlang eines 10 m langen Gehwegs ohne Unterbrechung bis zum Endpunkt. Um Beschleunigungs- und Verzögerungseffekte zu minimieren, wurde die für die Überquerung der mittleren 4 m des Gehwegs benötigte Zeit aufgezeichnet. Dann wurde die über die 4 m benötigte Zeit in Gehgeschwindigkeit umgerechnet. Der 10MWT ist ein schnell und leicht durchzuführendes Instrument, das entlang eines 10- bis 14-m-Gehwegs durchgeführt wird. Es ist klinisch interpretierbar und potenziell modifizierbar, und daher wird das Ergebnis als Ersatz für die allgemeine Qualität des Gangs und der motorischen Funktion betrachtet.

Tab. 3 gibt einen Überblick über die Autoren und Sprachen der Beiträge und Tab. 4 zeigt die Qualität der Studien.

3.3   6-Minuten-Gehtest (6MWT)

Der 6-Minuten-Gehtest (6-Min Walk Test, 6MWT) wurde in Italienisch [1], Thai [33] und Niederländisch [29, 35] untersucht. Der 6MWT ist ein Messinstrument für die Entfernung und repräsentiert die in 6 min maximal zurückgelegte Strecke. Die Probanden werden angewiesen, in 6 min so weit wie möglich zu gehen. Der 6MWT verweist auf die globalen und integrierten pulmonalen, kardiovaskulären und muskulären Systeme und spiegelt so den funktionalen Status für tägliche Aktivitäten wider. Der Assessmentprozess ist jedoch sowohl flächen- als auch zeitintensiv (mind. 6 min). Einige Studien haben den 6MWT gemessen, indem sie die Probanden aufforderten, auf einer Wegstrecke von bestimmter Länge auf und ab zu gehen, was die Anwendung des Tests in einem Bereich mit begrenztem Raum ermöglicht. Darüber hinaus haben die Anweisungen und Ermutigungen während des Tests erhebliche Auswirkungen auf die nach 6 min zurückgelegte Strecke; daher sollten die Anweisungen streng

standardisiert sein. Tab. 5 gibt einen Überblick über die Autoren und Sprachen der Beiträge und Tab. 6 zeigt die Qualität der Studien.

3.4 Neuromuscular Recovery Scale (NRS)

Die NRS ist ein speziell entwickeltes Messinstrument zur Beurteilung der Erholung nach einer SCI, das in Englisch validiert wurde [36–39]. Die NRS ist eine 11-Item-Skala, die

Tab. 3 Eigenschaften der Studien, die 10MWT validieren

Autoren	Sprache	n	Durchschnittsalter (SD, Bereich) Jahr	Geschlecht % weiblich
Marino et al. [27]	Englisch Italienisch	n. v.	n. v.	n. v.
Scivoletto et al. [1]	Italienisch	37	58,5 (19,67)	9 (24,3)
Poncumhak et al. [31]	Thai	66	30,9 (9,5)	20 (30,3)
Poncumhak et al. [32]	Thai	60	50,6 (9,68)	18 (30)
Amatachaya et al. [33]	Thai	94	n. v.	29 (30,8)
Rini et al. [34]	Hindi	25	n. v.	3 (12)
Van Hedel et al. [29]	Niederländisch	75	54 (29, 17–84)	4 (18,18)
Van Hedel et al. [35]	Niederländisch	22	45,59 (16,74)	4 (18,18)

n Anzahl der Studienteilnehmer, *n. v.* nicht verfügbar

Tab. 4 Bewertung von Qualität und Biasrisiko

Autoren	Element der COSMIN-Checkliste									
	1	2	3	4	5	6	7	8	9	10
Marino et al. [27]	n.v.	n.v.	n.v.	n.v.	n.v.	n.v.	n.v.	n.v.	n.v.	n.v.
Scivoletto et al. [1]	?	+	–	–	–	+	–	–	–	–
Poncumhak et al. [31]	?	+	–	–	+	+	–	+	+	–
Poncumhak et al. [32]	?	?	–	–	–	+	–	+	+	–
Amatachaya et al. [33]	?	?	–	–	+	–	–	+	+	–
Rini et al. [34]	?	+	–	–	–	+	–	–	–	–
Van Hedel et al. [29]	?	+	–	–	–	+	–	+	+	–
Van Hedel et al. [35]	?	?	–	–	–	–	–	+	+	+

Tab. 5 Eigenschaften der Studien, die den 6MWT validieren

Autoren	Sprache	n	Durchschnittsalter (SD, Bereich) Jahr	Geschlecht % weiblich
Scivoletto et al. [1]	Italienisch	37	58,5 (19,67)	9 (24,3)
Amatachaya et al. [33]	Thai	94	n. v.	29 (30,8)
Van Hedel et al. [35]	Niederländisch	75	54 (29, 17–84)	30 (40)
Van Hedel et al. [29]	Niederländisch	22	45,59 (16,74)	4 (18,18)

n Anzahl der Studienteilnehmer, *n. v.* nicht verfügbar

Tab. 6 Bewertung von Qualität und Biasrisiko

Autoren	Punkt der COSMIN-Checkliste									
	1	2	3	4	5	6	7	8	9	10
Scivoletto et al. [1]	?	+	−	−	−	+	−	−	−	−
Amatachaya et al. [33]	?	?	−	−	+	−	−	+	+	−
Van Hedel et al. [35]	?	+	−	−	v	+	−	+	+	−
Van Hedel et al. [29]	?	?	−	−	−	−	−	+	+	+

Punkt 1 PROM-Entwicklung, *Punkt 2* Inhaltsvalidität, *Punkt 3* Strukturvalidität, *Punkt 4* interne Konsistenz, *Punkt 5* interkulturelle Validität/Messinvarianz, *Punkt 6* Reliabilität, *Punkt 7* Messfehler, *Punkt 8* Kriteriumsvalidität, *Punkt 9* Hypothesentest für Konstruktvalidität, *Punkt 10* Responsivität, + ausreichend, − unzureichend, *?* unbestimmt

Sitzen, Stehen, Gehen und Transfers im Vergleich zur typischen Leistung bewertet. Die Items konzentrieren sich auf die Fähigkeit der Rumpf- und unteren Extremitätenmuskulatur, festgelegte Aufgaben auszuführen: Sitzen, Sichhinlegen („reverse sit-up"), Aufsetzen („sit-up"), Rumpfextension, vom Sitz in den Stand, Stehen, Gehen, Stand umlernen („stand retraining"), Standanpassungsfähigkeit, Schritte umlernen („step retraining"), Schrittanpassungsfähigkeit. Die Items repräsentieren eine Hierarchie der Leistung. Es wird erwartet, dass das Sitzen und die rumpfbezogenen Items die „ein-

fachsten" und das Stehen und die Schritte die „schwierigsten" Items sind. Die Zeit zur Durchführung der NRS variiert je nach Grad der neuromuskulären Kapazität etwa zwischen 30 und 50 min. Tab. 7 gibt einen Überblick über die Autoren und Sprachen der Beiträge und Tab. 8 zeigt die Qualität der Studien.

3.5 Trunk Control Test

Der Trunk Control Test wurde 2014 von Quinzanos et al. in Mexiko in spanischer Sprache

Tab. 7 Eigenschaften der Studien, die die NRS validieren

Autoren	Sprache	n	Durchschnittsalter (SD, Bereich) Jahr	Geschlecht % weiblich
Behrman et al. [37]	Englisch	94	43 (17)	20 (21)
Basso et al. [38]	Englisch	12	43 (18)	3 (25)
Velozo et al. [36]	Englisch	188	39,3 (18,79)	41 (22)
Behrman et al. [39]	Englisch	69	36 (15, 18–77)	12 (17)

n Anzahl der Studienteilnehmer, *n. v.* nicht verfügbar

Tab. 8 Bewertung von Qualität und Biasrisiko

Autoren	Punkt der COSMIN-Checkliste									
	1	2	3	4	5	6	7	8	9	10
Behrman et al. [37]	+	+	−	−	+	−	−	+	+	−
Basso et al. [38]	?	?	−	−	−	+	−	v	−	−
Velozo et al. [36]	?	?	+	+	+	+	−	−	−	−
Behrman et al. [39]	?	?	−	−	−	+	−	−	−	−

Punkt 1 PROM-Entwicklung, *Punkt 2* Inhaltsvalidität, *Punkt 3* Strukturvalidität, *Punkt 4* interne Konsistenz, *Punkt 5* interkulturelle Validität/Messinvarianz, *Punkt 6* Reliabilität, *Punkt 7* Messfehler, *Punkt 8* Kriteriumsvalidität, *Punkt 9* Hypothesentest für Konstruktvalidität, *Punkt 10* Responsivität, + ausreichend, − unzureichend, *?* unbestimmt

validiert [40, 41]. In der Skala wurde die statische Kontrolle anhand von 3 Elementen beurteilt, die die Aufrechterhaltung der Sitzhaltung für 10 sec mit Variationen in der Haltung der unteren Gliedmaßen bewerten. Die dynamische Kontrolle wurde in 2 Teile unterteilt: Im ersten dynamischen Kontrollteil werden 4 Elemente zur Aufrechterhaltung der Haltung während der Aktivitäten bewertet (Beugung des Rumpfs in sitzender Position, in Rückenlage und beim Rollen), im zweiten dynamischen Kontrollteil liegt der Fokus auf der Durchführung von Aktivitäten mit den oberen Extremitäten; er umfasst 6 Elemente, die die Aufrechterhaltung der Sitzhaltung während der Durchführung von Aktivitäten mit den oberen Extremitäten in verschiedenen Positionen bewerten. Die Mindestpunktzahl beträgt 0, wenn der Patient keine Aktivität ausführen kann, und das Maximum beträgt 24. Die durchschnittliche Zeit für die Durchführung des Tests beträgt 8 min. Tab. 9 gibt einen Überblick über die Autoren und Sprachen der Beiträge und Tab. 10 zeigt die Qualität der Studien.

3.6   Berg Balance Scale (BBS)

Ursprünglich entwickelt, um die Balancefähigkeiten für geriatrische und Schlaganfall-patienten zu bewerten, haben Kliniker die BBS auf verschiedene Bedingungen angewendet, einschließlich SCI. Die BBS wurde für die SCI-Population in Deutsch (Schweiz) [42], Französisch (Kanada) [43] und Norwegisch [44] validiert. Die Skala besteht aus einem Test, der 15–20 min dauert und eine Reihe von 14 einfachen Aufgaben im Zusammenhang mit dem Gleichgewicht umfasst, die von Aufstehen aus einer sitzenden Position bis zum Stehen auf einem Fuß reichen. Der Grad des Erfolgs bei der Erreichung jeder Aufgabe wird mit einem Score von 0 („nicht fähig") bis 4 („unabhängig") bewertet, und die endgültige Messgröße ist die Summe aller Scores. Je nach Leistung wird jede Aufgabe mit 0 Punkten („nicht in der Lage, die Aufgabe auszuführen") bis 4 Punkten („Bestleistung") bewertet, mit einem Gesamtscore von 0–56 Punkten. Tab. 11 gibt einen Überblick über die Autoren und Sprachen der Beiträge und Tab. 12 zeigt die Qualität der Studien.

3.7   Mini-BESTest

Der Mini-BESTest wurde für die SCI-Population in Norwegisch [44] und Englisch im Jahr 2019 validiert [45]. Es handelt sich um einen 14-Item-Test, der das dynamische Gleichgewicht

Tab. 9 Eigenschaften der Studien, die den Trunk Control Test validieren

Autoren	Sprache	n	Durchschnittsalter (SD, Bereich) Jahr	Geschlecht % weiblich
Quinzaños-Fresnedo et al. [40]	Spanisch	90	32,2 (12,8)	26 (28,9)
Quinzaños-Fresnedo et al. [41]	Spanisch	531	38,1 (14,9, 16–81)	n. v.

n Anzahl der Studienteilnehmer, *n. v.* nicht verfügbar

Tab. 10 Bewertung von Qualität und Biasrisiko

Autoren	Punkt der COSMIN-Checkliste									
	1	2	3	4	5	6	7	8	9	10
Quinzaños-Fresnedo et al. [40]	?	+	−	−	+	−	−	−	−	−
Quinzaños-Fresnedo et al. [41]	?	+	+	−	+	+	−	+	+	−

Punkt 1 PROM-Entwicklung, *Punkt 2* Inhaltsvalidität, *Punkt 3* Strukturvalidität, *Punkt 4* interne Konsistenz, *Punkt 5* interkulturelle Validität/Messinvarianz, *Punkt 6* Reliabilität, *Punkt 7* Messfehler, *Punkt 8* Kriteriumsvalidität, *Punkt 9* Hypothesentest für Konstruktvalidität, *Punkt 10* Responsivität, + ausreichend, − unzureichend, ? unbestimmt

Tab. 11 Eigenschaften der Studien, die die BBS validieren

Autoren	Sprache	n	Durchschnittsalter (SD, Bereich) Jahr	Geschlecht % weiblich
Lemay und Nadeau [43]	Französisch (Kanada)	32	47,9 (12,8, 20–75)	7 (21,9)
Wirz et al. [42]	Deutsch (Schweiz)	42	49,3 (11,5, 24–65)	9 (21,4)
Jørgensen et al. [44]	Norwegisch	46	54,5 (17, 20–83)	14 (20)

n Anzahl der Studienteilnehmer, *n. v.* nicht verfügbar

Tab. 12 Bewertung von Qualität und Biasrisiko

Autoren	Punkt der COSMIN-Checkliste									
	1	2	3	4	5	6	7	8	9	10
Lemay und Nadeau [43]	?	+	−	−	+	−	−	+	+	−
Wirz et al. [42]	?	+	−	−	−	−	−	+	+	−
Jørgensen et al. [44]	?	+	+	+	+	−	−	+	+	−

Punkt 1 PROM-Entwicklung, *Punkt 2* Inhaltsvalidität, *Punkt 3* Strukturvalidität, *Punkt 4* interne Konsistenz, *Punkt 5* interkulturelle Validität/Messinvarianz, *Punkt 6* Reliabilität, *Punkt 7* Messfehler, *Punkt 8* Kriteriumsvalidität, *Punkt 9* Hypothesentest für Konstruktvalidität, *Punkt 10* Responsivität, + ausreichend, − unzureichend, ? unbestimmt

durch die Beurteilung von 4 Subsystemen bewertet, die die Gleichgewichtskontrolle beeinflussen: antizipatorische Haltungskorrekturen, Haltungsreaktionen, sensorische Orientierung und Gleichgewicht während des Gehens. Jedes Item wird auf einer Ordinalskala von 0–2 bewertet (0 = „nicht fähig"; 2 = „normal") mit einem Gesamtscore von 28 Punkten. Beide Seiten werden zu 2 Items getestet (auf einem Bein stehen und ausgleichende Schrittkorrektur in seitlicher Richtung), aber nur der niedrigere Score wird in den Summenscore einbezogen. Hilfsmittel sind während des Tests erlaubt, aber die Verwendung solcher Geräte senkt den Score eines Teilnehmers um 1 Punkt bei jedem Item. Tab. 13 gibt einen Überblick über die Autoren und Sprachen der Beiträge und Tab. 14 zeigt die Qualität der Studien.

Tab. 13 Eigenschaften der Studien, die den Mini-BESTest validieren

Autoren	Sprache	n	Durchschnittsalter (SD, Bereich) Jahr	Geschlecht % weiblich
Jørgensen et al. [44]	Norwegisch	46	54,5 (17, 20–83)	6 (20)
Chan et al. [54]	Englisch	21	56,8 (14)	14 (66,6)

n Anzahl der Studienteilnehmer, *n. v.* nicht verfügbar

Tab. 14 Bewertung von Qualität und Biasrisiko

Autoren	Punkt der COSMIN-Checkliste									
	1	2	3	4	5	6	7	8	9	10
Jørgensen et al. [44]	?	+	+	+	+	−	−	+	+	−
Chan et al. [54]	?	?	−	−	−	+	−	+	+	−

Punkt 1 PROM-Entwicklung, *Punkt 2* Inhaltsvalidität, *Punkt 3* Strukturvalidität, *Punkt 4* interne Konsistenz, *Punkt 5* interkulturelle Validität/Messinvarianz, *Punkt 6* Reliabilität, *Punkt 7* Messfehler, *Punkt 8* Kriteriumsvalidität, *Punkt 9* Hypothesentest für Konstruktvalidität, *Punkt 10* Responsivität, + ausreichend, − unzureichend, ? unbestimmt

3.8 Spinal Cord Injury Functional Ambulation Inventory (SCI-FAI)

Field-Fote et al. entwickelten SCI-FAI im Jahr 2001 in den Vereinigten Staaten [46]. Es handelt sich um einen spezifischen Gehbewertungstest für Menschen mit Rückenmarkverletzungen. Der SCI-FAI kann nur bei Patienten mit SCI angewendet werden, die unabhängig mit oder ohne Orthesen und Hilfsmittel gehen können. Die Bewertungskomponenten gliedern sich in 3 Parameter: Gang, Hilfe, Mobilität. Die Gangbewertung erfolgt während der Gewichtsverlagerung, über die Schrittbreite, Tempo und Schritthöhe, Fußkontakt und Schrittlänge. Der maximale Score beträgt 20 Punkte, 10 Punkte jeweils für die linke und die rechte Seite. Geh- oder Balancehilfen umfassen einen Stock, Gehhilfe und Parallelstangen mit einem maximalen Score von 14 Punkten. Die Mobilität zu Fuß wird anhand der zu Fuß zurückgelegten Strecke, Geschwindigkeit und Häufigkeit bewertet. Die Probanden werden anhand einer Skala von 0–5 gefragt, wie oft sie gehen (0 = „Ich gehe nicht", 5 = „regelmäßige Spaziergänge in der Gemeinschaft"). Tab. 15 gibt einen Überblick über die Autoren und Sprachen der Beiträge und Tab. 16 zeigt die Qualität der Studien.

3.9 Spinal Cord Injury Functional Ambulation Profile (SCI-FAP)

Das SCI-FAP misst das funktionelle Gehen bei Personen mit unvollständiger SCI anhand einer Vielzahl von getimten gehbezogenen Aufgaben. Musselman et al. haben das SCI-FAP in Kanada auf der Grundlage des Modified Emory Functional Ambulation Profile (mEFAP) entwickelt [47, 48]. Das SCI-FAP bewertet die Gehleistung bei Personen, die mit geringer Geschwindigkeit (d. h. <0,5 m/sec) gehen, jedoch ohne manuelle Hilfe. Der SCI-FAP-Score basiert auf der Zeit, die ein Teilnehmer benötigt, um jede Aktivität in einem angenehmen Tempo zu absolvieren. Für jede Aktivität wurden maximale Zeiten festgelegt. Das SCI-FAP enthält 7 getimte Gehaufgaben. Der maximale Score beträgt 2100. Niedrigere Scores deuten auf eine höhere Funktionsfähigkeit hin und spiegeln weniger Zeit und weniger Hilfe zur Aufgabenerfüllung wider. Tab. 15 gibt einen Überblick über die Autoren

Tab. 15 Eigenschaften der Studien, die SCI-FAP und SCI FAI validieren

Skala, Test oder Fragebogen	Autoren	Sprache	n	Durchschnittsalter (SD, Bereich) Jahr	Geschlecht % weiblich
SCI-FAI	Field-Fote et al. [46]	Englisch	22	32,6 (12,5)	5 (22,7)
SCI-FAP	Musselman et al. [47]	Englisch	32	47,6 (14,2, 20–81)	8 (25)
	Musselman und Yang [48]	Englisch	22	32,6 (12,5)	5 (22,7)

n Anzahl der Studienteilnehmer, *n. v.* nicht verfügbar

Tab. 16 Bewertung von Qualität und Biasrisiko

Autoren	Punkt der COSMIN-Checkliste									
	1	2	3	4	5	6	7	8	9	10
Field-Fote et al. [46]	+	+	−	−	−	+	−	+	+	−
Musselman et al. [47]	+	+	+	+	−	+	−	+	+	−
Musselman und Yang [48]	−	+	−	−	−	−	+	+	+	+

Punkt 1 PROM-Entwicklung, *Punkt 2* Inhaltsvalidität, *Punkt 3* Strukturvalidität, *Punkt 4* interne Konsistenz, *Punkt 5* interkulturelle Validität/Messinvarianz, *Punkt 6* Reliabilität, *Punkt 7* Messfehler, *Punkt 8* Kriteriumsvalidität, *Punkt 9* Hypothesentest für Konstruktvalidität, *Punkt 10* Responsivität, + ausreichend, − unzureichend, *?* unbestimmt

und Sprachen der Beiträge und Tab. 16 zeigt die Qualität der Studien.

3.10 Timed up and Go Test (TUGT)

Poncumhak et al. untersuchten die Reliabilität, die diskriminative Fähigkeit und die gleichzeitige Validität des Timed Up and Go Test (TUGT) unter Verwendung des Scores des Functional Independence Measure Locomotor (FIM-L) als Standardkriterium. TUGT wurde in Thai [31, 32] und Niederländisch [35] validiert. Er misst die Balancekontrolle während aufrechter und gehender Aktivitäten. Die Probanden stehen von einem Sessel mit Armlehnen auf, gehen um einen Verkehrskegel herum, der 3 m vom Sessel entfernt ist, und kehren zurück, um sich mit maximaler und sicherer Geschwindigkeit auf den Sessel zu setzen. Während des Tests können die Probanden ein bevorzugtes Gehgerät verwenden. Der Test erfasst die Zeit vom Wort „Go" bis zum Moment, an dem die Probanden mit dem Rücken die Rückenlehne des Sessels berühren. Tab. 17

gibt einen Überblick über die Autoren und Sprachen der Beiträge und Tab. 18 zeigt die Qualität der Studien.

3.11 Five Times Sit-to-Stand Test (FTSST)

Poncumhak et al. untersuchten die Reliabilität, die diskriminative Fähigkeit und die gleichzeitige Validität des Five Times Sit-to-Stand Test (FTSST), wobei die Scores des Functional Independence Measure Locomotor (FIM-L) als Standardkriterium verwendet wurden. Der FTSST wurde in Thai validiert [31, 32, 49, 50]. Die Probanden sitzen auf einem Stuhl ohne Armlehnen mit den Armen an den Seiten, den Rücken aufrecht, mit einer Hüftbeugung von 90° und den Füßen flach auf dem Boden 10 cm hinter den Knien. Sie werden dann angewiesen, 5-mal mit vollständiger Hüft- und Knieextension und so schnell und sicher wie möglich, ohne die Arme zu Hilfe zu nehmen, aufzustehen zu sich wieder hinzusetzen. Der Test erfasst die Zeit vom Kommando „Los" bis zum Moment nach

Tab. 17 Eigenschaften der Studien, die TUGT validieren

Autoren	Sprache	n	Durchschnittsalter (SD, Bereich) Jahr	Geschlecht % weiblich
Poncumhak et al. [31]	Thai	66	30,9 (9,5)	20 (30,3)
Poncumhak et al. [32]	Thai	60	50,6 (9,68)	18 (30)
Van Hedel et al. [35]	Niederländisch	75	54 (29, 17–84)	30 (40)

n Anzahl der Studienteilnehmer, *n. v.* nicht verfügbar

Tab. 18 Bewertung von Qualität und Biasrisiko

Autoren	Punkt der COSMIN-Checkliste									
	1	2	3	4	5	6	7	8	9	10
Poncumhak et al. [31]	?	+	−	−	+	+	−	+	+	−
Poncumhak et al. [32]	?	?	−	−	−	+	−	+	+	−
Van Hedel et al. [35]	?	+	−	−	−	+	−	+	+	−

Punkt 1 PROM-Entwicklung, *Punkt 2* Inhaltsvalidität, *Punkt 3* Strukturvalidität, *Punkt 4* interne Konsistenz, *Punkt 5* interkulturelle Validität/Messinvarianz, *Punkt 6* Reliabilität, *Punkt 7* Messfehler, *Punkt 8* Kriteriumsvalidität, *Punkt 9* Hypothesentest für Konstruktvalidität, *Punkt 10* Responsivität, + ausreichend, − unzureichend, ? unbestimmt

der fünften Wiederholung, an dem der Rücken des Probanden die Rückenlehne des Stuhls berührt. Tab. 19 gibt einen Überblick über die Autoren und Sprachen der Beiträge und Tab. 20 zeigt die Qualität der Studien.

3.12 Locomotor Stages in Spinal Cord Injury (LOSSCI)

Validiert im Jahr 2016 für die deutsche Bevölkerung [51], ist die LOSSCI eine 5-Punkte-Skala, die die Fähigkeit testet, die Körperposition zu kontrollieren, um isolierte, zielgerichtete Bewegungen der Arme auszuführen. LOSSCI II testet die Fähigkeit, den Rumpf in Bauchlage gegen die Schwerkraft aufzurichten und eine isolierte, zielgerichtete Bewegung mit einem Arm auszuführen. LOSSCI III testet die Fortbewegung aus der Bauchlage mit Hilfe der Arme oder der Arme und Beine (Kriechen – der Bauch bleibt in Kontakt mit dem Boden). LOSSCI IV testet die Fähigkeit, den Körper ent-

weder durch Krabbeln (gestützt auf Händen und Knien – Bauch nicht auf dem Boden) oder durch einen vertikalisierten bipedalen Gang mit Unterstützung durch die Arme einer Gehhilfe, z. B. von Krücken oder einem Rollator, vorwärts zu bewegen. Eine erhebliche Armfunktionsfähigkeit ist in LOSSCI IV obligatorisch, und ihr Vorhandensein ist der Hauptunterscheidungsfaktor zwischen dieser Stufe und der höchsten Stufe. LOSSCI V repräsentiert die Fähigkeit, bipedal ohne Gehhilfen zu gehen und einen einbeinigen Stand auszuführen (dies wird als höhere Fähigkeit angesehen, die für das selbstständige Treppensteigen wichtig ist). LOSSCI bietet ein reliables und valides klinisches Werkzeug zur Beurteilung der Lokomotionsfunktion bei SCI. Die Lokomotionsfunktion spiegelt sich in einer breiten Palette von motorischen Fähigkeiten wider, nicht nur im bipedalen Gehen wie bei den meisten anderen Assessments bei SCI. Tab. 21 gibt einen Überblick über die Autoren und Sprachen der Beiträge und Tab. 22 zeigt die Qualität der Studien.

Tab. 19 Eigenschaften der Studien, die FTSST validieren

Autoren	Sprache	n	Durchschnittsalter (SD, Bereich) Jahr	Geschlecht % weiblich
Poncumhak et al. [31]	Thai	66	30,9 (9,5)	20 (30,3)
Poncumhak et al. [32]	Thai	60	50,6 (9,68)	18 (30)
Khuna et al. [49]	Thai	82	52 (14,2)	13 (16)
Khuna et al. [50]	Thai	56	51 (15,2)	12 (21)

n Anzahl der Studienteilnehmer, *n. v.* nicht verfügbar

Tab. 20 Bewertung von Qualität und Biasrisiko

Autoren	Punkt der COSMIN-Checkliste									
	1	2	3	4	5	6	7	8	9	10
Poncumhak et al. [31]	?	+	−	−	+	+	−	+	+	−
Poncumhak et al. [32]	?	?	−	−	−	+	−	+	+	−
Khuna et al. [49]	?	?	−	−	+	+	−	+	+	−
Khuna et al. [50]	?	?	−	−	+	−	−	−	−	−

Punkt 1 PROM-Entwicklung, *Punkt 2* Inhaltsvalidität, *Punkt 3* Strukturvalidität, *Punkt 4* interne Konsistenz, *Punkt 5* interkulturelle Validität/Messinvarianz, *Punkt 6* Reliabilität, *Punkt 7* Messfehler, *Punkt 8* Kriteriumsvalidität, *Punkt 9* Hypothesentest für Konstruktvalidität, *Punkt 10* Responsivität, + ausreichend, − unzureichend, *?* unbestimmt

Tab. 21 Merkmale der Studien zu Skalen, Tests oder Fragebogen mit weniger als zwei Validierungen

Skala, Test oder Fragebogen	Autoren	Sprache	n	Durchschnittsalter (SD, Bereich) Jahr	Geschlecht % weiblich
LOSSCI	Maurer-Burkhard et al. [51]	Deutsch	65	44,9 (16)	21 (33)
6MPT	Cowan et al. [52]	Englisch	38	n. a.	4 (15)
ABLE Skala	Ardolino et al. [53]	Englisch	104	38,6 (14,9)	25 (24)
CB&M	Chan et al. [54]	Englisch	30	38,5 (15,3)	7 (23,3)
ABC SKALA	Shah et al. [3]	Englisch	26	59,7 (18,9)	6 (23,1)
THORAKAL-LUMBAL KONTROLLSKALA	Pastre et al. [2]	Portugiesisch (Brasilien)	22	33.64 (11.02)	2 (9,1)
FIST	Abou et al. [4]	Englisch	26	39 (15, 20–72)	16 (61,5)
FIST-SCI	Palermo et al. [55]	Englisch	38	39,7 (11,79)	4 (10,5)
TTT	Pernot et al. [56]	Niederländisch	20	47,6 (12.5)	7 (35)
SBM	Wadhwa und Aikat [57]	Hindi	n. v.	n. v.	n. v.
FR	Sprigle et al. [58]	Englisch	20	n. v.	n. v.
RA	Sprigle et al. [58]	Englisch	20	n. v.	n. v.
BR	Sprigle et al. [58]	Englisch	20	n. v.	n. v.
Oberkörper-Schwankung	Boswell-Ruys et al. [59]	Englisch	30	35 (11, 18–66)	6 (20)
Maximaler Balancebereich	Boswell-Ruys et al. [59]	Englisch	30	35 (11, 18–66)	6 (20)
Koordinierte Stabilität	Boswell-Ruys et al. [59]	Englisch	30	35 (11, 18–66)	6 (20)
Wechselnder Reichweitentest	Boswell-Ruys et al. [59]	Englisch	30	35 (11, 18–66)	6 (20)
Sitzende Reichweite	Boswell-Ruys et al. [59]	Englisch	30	35 (11, 18–66)	6 (20)
T-Shirt-Test	Boswell-Ruys et al. [59]	Englisch	30	35 (11, 18–66)	6 (20)
LOS	Gao et al. [60]	Chinesisch (Hongkong)	9	n. v.	n. v.
SWS	Gao et al. [60]	Chinesisch (Hongkong)	9	n. v.	n. v.
MAS	Jørgensen et al. [61]	Norwegisch	48	48 (18–69)	11 (22.9)
SBS	Jørgensen et al. [61]	Norwegisch	48	48 (18–69)	12 (22.9)
TIC	Altmann et al. [62]	Niederländisch	20	n. v.	n. v.
SWAT	Musselman et al. [63]	Englisch	34	n. v.	n. v.
SBASCI	Singh et al. [64]	Hindi	120	30,6 (10,7)	24 (20)

3.13   6-Min Push Test (6MPT)

Der 6MPT ist in den Vereinigten Staaten validiert [52]. Der 6MPT ist ein bekanntes feldbasiertes Assessment des Sauerstoffverbrauchs ($V\dot{}O2$) und der funktionellen Veränderung. Er wurde ursprünglich entwickelt, um die Leistungsfähigkeit und den funktionellen Status bei Personen mit Herz-Kreislauf-Erkrankungen zu bewerten. Er ist zu einem der am häufigsten angewendeten Assessments von Funktion und funktioneller Kapazität geworden. Der 6MPT wurde in einem mäßig belebten Flur eines akademischen Forschungszentrums durchgeführt,

und die Personen wurden in ihrem Rollstuhl getestet. Die Strecke war eine 30-m-Schleife, markiert durch 2 Kegel, die 15 m auseinanderstanden, mit 2,8 m an jedem Ende, um das Drehen zu ermöglichen. Zwei 180-Grad-Drehungen waren erforderlich, um eine 30-m-Schleife zu absolvieren. Neben dem Raum ist die einzige erforderliche Ausrüstung ein Timer, ein Rundenzähler (oder Stift und Papier) und Pylonen, um die Enden der Schleife zu markieren. Schließlich wird eine Methode benötigt, um die zurückgelegte Strecke für eine nur zum Teil abgeschlossene letzte Runde zu quantifizieren. Die folgende Testreihenfolge wurde für jeden 6MPT

Tab. 22 Bewertung der Qualität und des Bias-Risikos

Autoren	Element der COSMIN-Checkliste									
	1	2	3	4	5	6	7	8	9	10
Maurer-Burkhard et al. [51]	?	+	−	−	+	+	−	+	+	−
Cowan et al. [52]	?	+	−	−	−	+	−	+	+	−
Ardolino et al. [53]	+	+	+	−	+	−	−	+	+	−
Chan et al. [54]	?	−	−	+	+	−	−	+	+	−
Shah et al. [3]	?	+	−	−	+	+	−	+	+	−
Pastre et al. [2]	?	+	−	−	−	+	−	−	−	−
Abou et al. [4]	?	?	−	+	−	+	−	+	+	−
Palermo et al. [55]	+	+	+	+	−	−	+	−	−	−
Pernot et al. [56]	?	?	−	−	+	−	−	+	+	−
Wadhwa und Aikat [57]	+	+	−	−	+	−	−	−	−	−
Sprigle et al. [58]	+	+	−	−	+	+	−	+	+	−
Sprigle et al. [58]	+	+	−	−	+	+	−	+	+	−
Sprigle et al. [58]	+	+	−	−	+	+	−	+	+	−
Boswell-Ruys et al. [59]	?	?	−	−	−	+	−	+	+	−
Boswell-Ruys et al. [59]	?	?	−	−	−	+	−	+	+	−
Boswell-Ruys et al. [59]	?	?	−	−	−	+	−	+	+	−
Boswell-Ruys et al. [59]	?	?	−	−	−	+	−	+	+	−
Boswell-Ruys et al. [59]	?	?	−	−	−	+	−	+	+	−
Boswell-Ruys et al. [59]	?	?	−	−	−	+	−	+	+	−
Gao et al. [60]	+	+	−	−	−	+	−	+	+	−
Gao et al. [60]	+	+	−	−	−	+	−	+	+	−
Jørgensen et al. [61]	+	+	−	−	−	+	−	+	+	−
Jørgensen et al. [61]	+	+	−	−	−	+	−	+	+	−
Altmann et al. [62]	?	?	−	−	−	+	−	−	−	−
Musselman et al. [63]	+	+	−	−	−	−	−	−	−	−
Singh et al. [64]	+	+	−	+	−	+	−	+	+	−

Punkt 1 PROM-Entwicklung, *Punkt 2* Inhaltsvalidität, *Punkt 3* Strukturvalidität, *Punkt 4* interne Konsistenz, *Punkt 5* kulturübergreifende Validität/Messinvarianz, *Punkt 6* Zuverlässigkeit, *Punkt 7* Messfehler, *Punkt 8* Kriteriumsvalidität, *Punkt 9* Hypothesentest für Konstruktvalidität, *Punkt 10* Responsivität, +ausreichend, − unzureichend, ?unbestimmt

verwendet: ein 2-minütiger selbstgewählter Praxistest mit langsamer Geschwindigkeit, eine 20-minütige Pause, gefolgt vom 6MPT. Der 2-minütige Praxistest wurde auf einer verkürzten Schleife (15 m) durchgeführt, um mehr Drehübungen zu ermöglichen. Für den Praxistest wurden die Teilnehmer angewiesen, mit einer bequemen Geschwindigkeit zu fahren, so als würden sie in einem Lebensmittelgeschäft einen Wagen schieben, und in die Richtung ihrer Wahl abzubiegen. Die in 6 min zurückgelegte Strecke (m) wurde berechnet, indem die Anzahl der abgeschlossenen Runden mit 15 m multipliziert und die in der letzten Runde zurück-

gelegte Strecke hinzugefügt wurde. Tab. 21 gibt einen Überblick über die Autoren und Sprachen der Beiträge und Tab. 22 zeigt die Qualität der Studien.

3.14 Activity-Based Balance-Level Evaluation (ABLE) Scale

Die ABLE-Skala wurde in den Vereinigten Staaten validiert und besteht aus 30 Items, die das Gleichgewicht im Sitzen, Stehen und Gehen testen [53]. Die ABLE-Skala umfasst 30 Elemente, die das Gleichgewicht bei Menschen mit SCI testen. Sie ist in 3 Unterstufen unterteilt: Sitzposition, Stehposition und Gehen. Die Skala kann vollständig oder jede Teilskala einzeln angewendet werden. Der Person kann die Option gegeben werden, jede Aufgabe 2-mal auszuführen, wobei die höhere der beiden Noten als gültig angesehen wird. Der Teil zum Sitzgleichgewicht besteht aus verschiedenen Aufgaben: Der Patient wird gebeten, auf einem Stuhl ohne Rückenlehne und ohne Armlehnen und mit den Füßen auf dem Boden zu sitzen. Er wird gebeten, seinen Rumpf nach vorn zu beugen und sich dann zur Seite zu lehnen, erst zur einen Seite und dann zur anderen; eine Tasse, die auf dem Boden steht, zu nehmen; soweit vorn auf dem Stuhl zu sitzen wie möglich, ohne eine Rückenlehne zum Bewegen zu benutzen; vom Stuhl in den Rollstuhl zu wechseln; einen Ball mit beiden Händen so hoch wie möglich zu halten. Für die Stehposition wird der Teilnehmer gebeten, ohne Hilfe der Arme zu stehen und zu sitzen; das Gleichgewicht in aufrechter Position mit geschlossenen Augen und dann mit nah zusammenstehenden Füßen zu halten; das Gleichgewicht zu halten, während der Prüfer ihn/sie stößt; sich nach vorne zu lehnen; ein Objekt auf dem Boden zu greifen; den Rumpf zu drehen; sich um 180° zu drehen. Beim Gehen wird der Teilnehmer gebeten, auf einer flachen Oberfläche zu gehen; den Kopf um 90° zu drehen, während er geht; die Richtung zu wechseln; beim Gehen Objekte auf dem Boden zu umgehen; ein Objekt mit beiden Händen zu tragen; Treppen hinauf- und und hinunterzugehen; eine Rampe hoch und runter zu gehen. Tab. 21 gibt einen Überblick über die Autoren und Sprachen der Beiträge und Tab. 22 zeigt die Qualität der Studien.

wendet: pädiatrische erworbene Hirnverletzung, ältere Erwachsene, Kinder, Schlaganfälle, Personen mit Knieosteoarthritis, Hämophilie. CB&M wird auf einer festgelegten 8-m-Messstrecke durchgeführt, und eine vollständige Treppe ist erforderlich. Dieser Test benötigt etwa 20–30 min zur Durchführung. CB&M besteht aus 13 Items, und 6 der Aufgaben sollen beidseitig durchgeführt werden. Die Bewertung erfolgt auf einer Skala von 0–5, wobei ein Score von 0 die vollständige Unfähigkeit zur Durchführung der Aufgabe widerspiegelt und ein Score von 5 die bestmögliche Durchführung der Aufgabe. Die CB&M-Scores reichen von 0 bis 96, und die Items werden nach Abschluss des ersten Versuchs bewertet. Die einzigen Ausnahmen sind, wenn klar ist, dass die Person die Aufgabe nicht verstanden hat, in diesem Fall sind eine erneute Anweisung und ein zweiter Versuch erlaubt. Die Items sollen ohne Gehhilfe abgeschlossen werden, mit Ausnahme von Item 12, bei dem das Tragen von Orthesen erlaubt ist. Wenn der Patient die Aufgabe nicht abschließen kann oder der Therapeut der Meinung ist, dass die Aufgabe für den Patienten nicht sicher durchzuführen wäre, sollte ein Score von 0 aufgezeichnet werden. Die Items sind: einbeiniger Stand, Tandem-Gehen, 180°-Tandem-Drehung („180 Tandem Pivot"), seitliches Fuß-Scooting, Vorwärtshüpfen, Hocken und Laufen, seitliches Ausweichen, Laufen und Schauen, Laufen mit kontrolliertem Stopp, von Vorwärtslaufen zu Rückwärtslaufen, Laufen, Schauen und Tragen, Treppensteigen, Step-ups mit 1 Stufe. Tab. 21 gibt einen Überblick über die Autoren und Sprachen der Beiträge und Tab. 22 zeigt die Qualität der Studien.

3.15 Community Balance and Mobility Scale (CB&M)

Im Jahr 2017 validierten Chan et al. CB&M bei Personen mit inkompletter Rückenmarkverletzung (iSCI) in Kanada [54]. CB&M wurde ursprünglich für traumatische Hirnverletzungen validiert und bei folgenden Konditionen ver-

3.16 Activities-Specific Balance Confidence (ABC) Scale

Im Jahr 2017 bewerteten Shah et al. die Test-Retest-Reliabilität, die konvergente Validität und die diskriminante Validität der ABC-Skala bei Personen mit inkompletter Rückenmarkverletzung (iSCI). Die Skala wurde ursprünglich bei älteren Erwachsenen verwendet und auch bei einer SCI-Population in Englisch [3]. Die Personen bewerten, wie sicher sie sind, ihr Gleichgewicht zu halten, während sie 16 stehende und gehende Aufgaben durchführen, wie z. B. das Gehen im Haus und das Fegen des Bodens. Die meisten dieser Aufgaben beinhalten funktionelle Variationen des Gehens, wie das Hoch- und Runtersteigen von Treppen oder das Gehen auf einer Rampe. Die Befragten bewerten ihr Vertrauen in die Durchführung jeder Aktivität ohne Gleichgewichtsverlust, indem sie einen Wert zwischen 0 % („kein Vertrauen") und 100 % („vollständig vertrauend") auswählen. Die ABC-Skala ist ein valides und reliables Messinstrument für das Gleichgewichtsvertrauen bei ambulanten, in der Gemeinschaft lebenden Personen mit chronischer iSCI. Sie ist ein geeignetes Messinstrument für Kliniker und Forscher, um es bei dieser Untergruppe von SCI zu verwenden. Tab. 21 gibt einen Überblick über die Autoren und Sprachen der Beiträge und Tab. 22 zeigt die Qualität der Studien.

3.17 Thoracic-Lumbar Control Scale

Die Thoracic-Lumbar Control Scale wurde in den Vereinigten Staaten entwickelt. Im Jahr 2011 wurde die brasilianisch-portugiesische Version der Thoracic-Lumbar Control Scale für Menschen mit SCI veröffentlicht [2]. Die Skala misst das Rumpf-Dysfunktionsniveau der Patienten nach SCI. Dieses Instrument bewertet 10 Aufgaben in der Rücken-, Bauch-, Sitz- und Stehposition und die Fähigkeit der Patienten, Aktivitäten in diesen Positionen durchzuführen. Die 10 zu bewertenden Items sind: Rumpfextension in Bauchlage, Anheben des Beckens, Rumpfbeugung in Rückenlage, Rumpfdrehung, Sitzen bis Rückenlage, Rückenlage bis Sitzen, Sitzhaltung, Rumpfextension im Sitzen, Sitzbalance und Stehbalance. Die Aufgaben werden nach der Fähigkeit der Patienten bewertet, sie mit minimalem Aufwand durchzuführen, wobei die Punkte von 0–5 reichen. Die Scores sinken, wenn der Einsatz von Kompensationsstrategien zunimmt. Wenn der Patient seine Position ändern muss, um die Aufgabe auszuführen, vari-

ieren die Noten von 3–0. In einigen Fällen wird eine kontraktile Aktivität festgestellt oder der Therapeut unterstützt beim größten Teil der Bewegung – dann wird die Aufgabe mit 1 bewertet. Bei Abwesenheit von Bewegung und Muskelkontraktion oder wenn Unterstützung gegeben wird, um die Aufgabe vollständig auszuführen, beträgt der Score des Patienten 0. Tab. 21 gibt einen Überblick über die Autoren und Sprachen der Beiträge und Tab. 22 zeigt die Qualität der Studien.

3.18 Function in Sitting Test (FIST)

Der FIST wurde ursprünglich entwickelt, um die funktionelle Sitzbalance bei Erwachsenen nach einem Schlaganfall zu beurteilen, und für nicht gehfähige Personen mit multipler Sklerose validiert. Im Jahr 2019 bewerteten Abou et al. die Reliabilität und Validität des 14-Item-FIST bei nicht gehfähigen Personen mit SCI in den Vereinigten Staaten [4]. Der FIST quantifiziert statische, proaktive, reaktive und sensorische Integration von Sitzbalancesystemen während 14 alltäglichen funktionellen Aktivitäten. Er beschreibt die Sitzbalance auf dem Aktivitätslevel der Internationalen Klassifikation von Funktionsfähigkeit, Behinderung und Gesundheit (ICF). Zu den im FIST enthaltenen Aktivitäten gehören unter anderem ruhiges Sitzen mit offenen und geschlossenen Augen für 30 sec, selbstinitiierte Aktivitäten und reaktive Anstöße. Die Durchführung des FIST dauert weniger als 10 min, ist einfach, kostengünstig und erfordert nur minimale Schulung. Jeder der 14 Items auf dem FIST wird auf einer Skala von 0–4 bewertet. Teilnehmer erhalten den Score 0, wenn sie die Sitzübung auch mit Hilfe nicht abschließen können, 1 bedeutet, dass sie physische Hilfe benötigen, und 2 bedeutet, dass sie die Hilfe der oberen Extremität („UE assistance") zur Durchführung der Aufgabe hinzunehmen. Teilnehmer erhalten den Score 3, wenn sie verbale Hinweise oder mehr Zeit benötigen, und 4, wenn sie die Aufgabe selbstständig abschließen. Es wird ein Gesamtscore von 0–56 erzielt, wobei 0 die Unfähigkeit bedeutet, eine der Sitzübungen durchzuführen, und 56 die volle Fähigkeit bedeutet, alle Übungen durchzuführen. Im Jahr 2020 entwickelten Palermo et al. eine speziell für SCI modifizierte Version (FIST-SCI) [55]. Tab. 21 gibt einen Überblick über die Autoren und Sprachen der Beiträge, und Tab. 22 zeigt die Qualität der Studien.

3.19 Test-Table-Test (TTT)

Der TTT wurde 1985 zum ersten Mal eingeführt und später von den Klassifikatoren des Internationalen Paralympischen Komitees (IPC) angepasst. Im Jahr 2011 arbeiteten Pernot et al. daran, die Interraterreliabilität und Validität des TTT zu beurteilen, mit dem Paralympische Sportteilnehmer, die an nordischen Sitz-Ski-Sportarten beteiligt sind, in niederländischer Sprache klassifiziert werden können [56]. Der TTT ist ein funktionaler Test, der die Sitzfähigkeit und Rumpfstabilität testet. Während des TTT wird der Teilnehmer auf einer stabilen Platte mit Stützkissen unter den Knien und Füßen festgeschnallt. Der Teilnehmer wird aufgefordert, 4 Aufgaben zu erfüllen: Bewegungen von 45° Flexion, 45° Rückwärtsneigung, Heben eines Balls über den Kopf und maximale Rumpfrotation sind erforderlich. Der Score reicht von 0 bis 3, wobei 0 = „keine Funktion", 1 = „schwache Funktion", 2 = „faire Funktion" und 3 = „normale Funktion" bedeuten. Tab. 21 gibt einen Überblick über die Autoren und Sprachen der Beiträge und Tab. 22 zeigt die Qualität der Studien.

3.20 Sitting Balance Measure (SBM)

Im Jahr 2015 entwickelten Wadhwa et al. den SBM, um die Sitzbalance von Probanden mit SCI in Indien zu beurteilen [57]. SBM ist eine leistungsorientierte Skala, die 16 Items umfasst, die vom Prüfer auf einer Ordinalskala von 0–3 bewertet werden. Ein Score von „0" zeigt eine minimale Balancefähigkeit an, und „3" zeigt eine maximale Balancefähigkeit an. Die für die Durchführung des SBM benötigte

Ausrüstung besteht aus einem Krankenhausbett/Plinthe, einem Stuhl ohne Armlehnen, einem Maßband, einer Stoppuhr und einem Fußhocker. SBM misst eine Reihe von Komponenten, die als wesentlich angesehen werden, wenn die Sitzbalance gemessen wird. Dazu gehören die Fähigkeit, die Sitzbalance statisch während des ruhigen Sitzens (Steady-State-Kontrolle) zu kontrollieren, sich im Sitzen zu bewegen und dabei die Kontrolle über die Körperhaltung im Sitzen aufrechtzuerhalten (proaktive Kontrolle) und die Kontrolle über die Körperhaltung im Sitzen während externer Störungen aufrechtzuerhalten (reaktive Kontrolle). Daher wurden die SBM-Items so konzipiert, dass sie maximale Komponenten in Bezug auf verschiedene Aspekte der Sitzbalance bewerten. Der SBM bietet Rehabilitationsexperten und anderen Klinikern ein Messinstrument, um die Sitzbalance der Probanden mit SCI objektiv und umfassend zu dokumentieren. Tab. 21 gibt einen Überblick über die Autoren und Sprachen der Beiträge und Tab. 22 zeigt die Qualität der Studien.

3.21 Functional Reach (FR)

Im Jahr 2006 arbeiteten Sprigle et al. in Georgia und in Pennsylvania daran, einfache Tests zur posturalen Stabilität zu entwickeln, die sich auf die Durchführung von Aktivitäten des täglichen Lebens (ADL) beziehen [58]. Bei der FR-Messung geht es um die einseitige Reichweite nach vorn. Ein verschiebbarer Stift wurde auf einer horizontalen Stange montiert, die auf einem Stativ befestigt war. Die Ausgangsposition des Stiftes wurde am Ende der gebeugten Hand platziert, während ein Untersucher passiv die dominante obere Extremität („upper extremity", UE) des Probanden verlängerte, während der Rücken des Probanden gegen die Rückenlehne des Rollstuhls gelehnt war. Der Proband wurde angewiesen, so weit wie möglich nach vorn zu greifen, ohne das Gleichgewicht zu verlieren. Diese Entfernung wurde als funktionale Reichweite (FR) aufgezeichnet. Die kontralaterale Hand wurde auf den Bauchnabel gelegt, um eine UE-Kompensationsstabilisierung auszuschließen. Tab. 21 gibt einen Überblick über die Autoren und Sprachen der Beiträge und Tab. 22 zeigt die Qualität der Studien.

3.22   Reach Area (RA)

Im Jahr 2006 arbeiteten Sprigle et al. in Georgia und in Pennsylvania daran, einfache Tests zur posturalen Stabilität zu entwickeln, die sich auf die Durchführung von Aktivitäten des täglichen Lebens (ADL) beziehen [58]. RA ist eine einseitige Aufgabe, bei der die Gesamtfläche gemessen wird, die beim Greifen in seitlicher, vorderer und kontralateraler Richtung erfasst wird. Ein digitales Maßband, das an einem Stativ vor dem Probanden befestigt war, wurde so platziert, dass es bei der Vorwärtsreichweite nicht störte. Ein Maßband wurde am Handgelenk der dominanten oberen Extremität (UE) befestigt und auf Null gestellt, während der Proband aufrecht im Rollstuhl saß, seinen Rücken gegen die Rückenlehne des Rollstuhls drückte und den ausgestreckten Arm um 90° nach vorne beugte. Der Proband wurden angewiesen, in zufälliger Reihenfolge so weit wie möglich in 4 Richtungen zu greifen, ohne das Gleichgewicht zu verlieren: seitlich (0°), diagonal zur ipsilateralen Seite (45°), vorwärts (90°) und über seinen Körper (135°), und die maximal erreichte Entfernung wurde aufgezeichnet. Der von diesen Reichweiten umfasste Bereich wurde mit einem trigonometrischen Algorithmus berechnet, und dieser Bereich wurde normalisiert, indem er an den Bereich angepasst wurde, der durch das Schwenken des Arms über einen Bereich von 135° ohne Rumpfdrehung oder -beugung definiert wurde. Während der Reichweite legten die Probanden die kontralaterale Hand auf den Bauchnabel, um eine UE-Kompensationsstabilisierung auszuschließen. Drei Versuche wurden aufgezeichnet, wobei der Median in die Analyse eingebracht wurde. Die Reliabilität von RA von einem Teststuhl wurde zuvor als 0,902 berichtet. Tab. 21 gibt einen Überblick über die Autoren und Sprachen der Beiträge und Tab. 22 zeigt die Qualität der Studien.

3.23   Bilateral Reach (BR)

Im Jahr 2006 arbeiteten Sprigle et al. in Georgia und in Pennsylvania an der Entwicklung einfacher Tests zur posturalen Stabilität, die mit der Leistung von Aktivitäten des täglichen Lebens (ADL) in Zusammenhang stehen [58]. Die bilaterale Reichweite (BR) misst die maximale Vorwärtsdistanz, die der Proband während einer bilateralen Aufgabe ohne Gleichgewichtsverlust ausführen kann. Die Probanden wurden gebeten, Schalter zu betätigen, die vor jedem Arm positioniert waren, wobei ihre Entfernungen auf die Armlänge normalisiert wurden (gemessen vom Akromioklavikulargelenk bis zum Processus styloideus). Die Ziele wurden auf eine minimale Vorwärtsdistanz von 70 % der Armlänge gesetzt und dann schrittweise um 10 % nach außen verschoben. Die Aufgabe bestand darin, jeden der Schalter für 5 sec nacheinander zu betätigen und innerhalb von 1 sec von einem Schalter zum nächsten zu wechseln. Dieses 1-Sekunden-Zeitlimit zwischen den Schaltern stellte sicher, dass die Aktion keine Sequenz von einseitigen Aufgaben war, die es dem Probanden erlaubt hätte, durch übermäßigen Armschwung den Gleichgewichtsverlust zu verhindern. Die Ergebnisse waren die endgültige normalisierte Distanz, bei der eine erfolgreiche Durchführung ohne Gleichgewichtsverlust erreicht wurde. Von einem Teststuhl aus durchgeführt, hatte die BR eine Test-Retest-Reliabilität von 0,905. Tab. 21 gibt einen Überblick über die Autoren und Sprachen der Beiträge und Tab. 22 zeigt die Qualität der Studien.

3.24   Upper Body Sway

Der Test wurde in englischer Sprache validiert [59]. Er maß die Fähigkeiten der Teilnehmer, ohne Unterstützung zu sitzen und 30 sec lang so still wie möglich zu bleiben. Der Lord-Schwankungsmesser, der ursprünglich dazu konzipiert wurde, die gesamte Körperschwankung zu messen, während man versucht, still zu stehen, wurde verwendet, um die Oberkörperschwankung zu messen. Er bestand aus einer 40 cm langen Gelenkstange, die mit einem festen Gürtel auf Höhe der Achselhöhle an der Brust der Teilnehmer befestigt wurde und in einer horizontalen Ebene vom Körper weg zeigte. Für diesen Test wurde die Stange so positioniert, dass sie in die hintere Richtung zeigte. Ein Kugelschreiber, der senkrecht am Ende der Stange montiert war, zeichnete die Bewegungen des Oberkörpers auf einem Blatt Millimeterpapier auf, das auf der Oberseite eines höhenverstellbaren Tisches befestigt war. Die Spitze des Stiftes wurde auf das Millimeterpapier gesetzt, wenn die Teilnehmer mit dem ungestützten Sitzen begonnen hatten. Die resultierende Spur wurde in 3 Komponenten gemessen: maximale seitliche Verschiebung, maximale a.p.-Verschiebung und die Gesamtlänge des Schwankungsweges (Anzahl der Quadratmillimeter, die vom Stift durchquert wurden). Eine nur kleine Verschiebung und kurze Länge deuteten auf eine bessere Leistung hin. Der Test wurde 3-mal durchgeführt und der Durchschnitt wurde ermittelt. Tab. 21 gibt einen Überblick über die Autoren und Sprachen der Beiträge und Tab. 22 zeigt die Qualität der Studien.

3.25 Maximal Balance Range

Der Test wurde in englischer Sprache validiert [59]. Er wurde von einem Test zum Stehen adaptiert. Die Teilnehmer wurden gebeten, sich so weit wie möglich nach vorne zu lehnen, ohne zu fallen, und dann in ihre Ausgangsposition zurückzukehren. Dann wurden sie gebeten, sich so weit wie möglich nach hinten zu lehnen, ohne zu fallen und dann in ihre Ausgangsposition zurückzukehren. Die maximale a.p.-Distanz, die durchquert wurde, wurde mit dem zuvor beschriebenen Schwankungsmesser gemessen. Allerdings wurde die Stange so positioniert, dass sie für ein visuelles Feedback nach vorne zeigte. Der an das Ende der Stange angebrachte Stift zeichnete die vorderen und hinteren Bewegungen der Teilnehmer auf einem Blatt Millimeterpapier auf, das auf der Oberseite eines höhenverstellbaren Tisches befestigt

war. Die Teilnehmer hatten 2 Versuche bei dem Test, wobei die längere Distanz als Testergebnis genommen wurde. Der aufgezeichnete Score war die maximal zurückgelegte a.p.-Distanz. Eine lange Distanz wurde als bessere Leistung angesehen, wurde aber korrigiert für die Körpergröße (Score % Durchschnittsgröße/ Teilnehmergröße), gemessen vom Zentrum des Schwankungsmesserriemens bis zur Oberseite des Sitzes. Tab. 21 gibt einen Überblick über die Autoren und Sprachen der Beiträge und Tab. 22 zeigt die Qualität der Studien.

3.26 Coordinated Stability

Dieser Test wurde in englischer Sprache validiert [59]. Er wurde ebenfalls von einem Stehtest adaptiert. Er misst die Fähigkeiten der Teilnehmer, ihre Sitzhaltung auf eine stetige und koordinierte Weise anzupassen, wenn sie nahe oder an den Grenzen ihres posturalen Gleichgewichts sind. Der Schwankungsmesser wurde wieder an den Teilnehmern so befestigt, dass er für ein visuelles Feedback nach vorne zeigte. Die Teilnehmer wurden gebeten, ihre Haltung durch Biegen oder Drehen des Oberkörpers so anzupassen, dass die Spitze des Schwankungsmesserstiftes einer verschlungenen Bahn folgte und innerhalb dieser blieb. Zwei Bahnen wurden getestet: die ursprüngliche Version aus dem Stehtest (Test A) und eine einfachere Version (Test B). Jede Bahn war auf einem Stück Papier markiert, das auf der Oberseite eines höhenverstellbaren Tisches befestigt war. Um Test A ohne Fehler zu absolvieren, musste der Schwankungsmesserstift innerhalb der Bahn bleiben, die 1,5 cm breit war, und der Teilnehmer musste in der Lage sein, die Position des Stiftes 25 cm seitlich und 18 cm in der a.p.-Ebene anzupassen. Test B bestand aus einer weniger verschlungenen Bahn und erforderte kleinere Verschiebungen des Stiftes (14 cm seitlich und 12 cm anteroposterior). In beiden Testversionen wurde ein Gesamtfehlerscore berechnet, indem (1) die Anzahl der Male, bei denen der Stift es nicht schaffte, innerhalb der Bahn zu bleiben (1 Fehlerpunkt), (2) die Anzahl der abgeschnittenen Ecken der Bahn

(3 Fehlerpunkte) und (3) die Anzahl der Male, bei denen die Teilnehmer ihre Hände zur Unterstützung benutzten (5 Punkte), addiert wurden. Die Teilnehmer versuchten jeden Test 2-mal, wobei der geringere Score (bessere Leistung) als Testergebnis genommen wurde. Tab. 21 gibt einen Überblick über die Autoren und Sprachen der Beiträge und Tab. 22 zeigt die Qualität der Studien.

3.27 Alternating Reach Test

Validiert in der englischen Sprache [59], misst der Alternating Reach Test die Fähigkeiten der Teilnehmer, einen Tisch 8-mal so schnell wie möglich anzutippen und bei jeder Wiederholung den Arm zu wechseln. Der Test ähnelt Item 12 der Berg Balance Scale. Ein Tisch wurde auf Höhe der Achselhöhle der Teilnehmer positioniert, wobei die nächste Tischkante eine Armlänge entfernt war. Die Teilnehmer wurden unter 2 Bedingungen getestet: unterstützt, wobei ihre unbewegte Hand ihren Oberschenkel umfasste, und nicht unterstützt, wobei ihre unbewegte Hand neben ihrem Körper war (Schulter bei 0° und Ellenbogen bei 90° Flexion). Die benötigte Zeit für die Durchführung der Tests wurde mit einer Stoppuhr festgehalten. Eine kurze Zeit deutete auf eine bessere Leistung hin. Tab. 21 gibt einen Überblick über die Autoren und Sprachen der Beiträge und Tab. 22 zeigt die Qualität der Studien.

3.28 Seated Reach Distance

Der Test wurde in englischer Sprache validiert [59]. Er misst die Fähigkeiten der Teilnehmer, in verschiedene Richtungen so weit wie möglich zu reichen, ohne zu fallen. Er ähnelt dem Test, der in der Schlaganfallpopulation verwendet wurde. Ein großer Tisch wurde so positioniert, dass seine nächste Kante in einer Linie mit dem großen Trochanter der Teilnehmer und auf Höhe ihres Beckenkamms lag. Aus dem Tisch wurde ein Halbkreis ausgeschnitten, um den Bauch der Teilnehmer unterzubringen. Der

Tisch war mit einem großen Papierbogen bedeckt, auf dem 5 vorgezeichnete Linien waren. Die Richtungen der Linien waren (1) seitlich rechts (3 Uhr), (2) seitlich links (9 Uhr), (3) 45° rechts (1,30 Uhr), (4) 45° links (10,30 Uhr) und (5) nach vorn (12 Uhr). Ein Markerstift wurde in den Daumenbeugebereich beider Hände der Teilnehmer geklebt. Die Teilnehmer wurden gebeten, die rechte Hand, ohne sich festzuhalten, seitlich so weit wie möglich hinauszustrecken, um eine leichte Markierung über die seitliche rechte Linie zu machen, bevor sie zur Ausgangsposition zurückkehren. Die Übung wurde dann mit der linken Hand auf der seitlichen linken Linie durchgeführt. Dies wurde für jede Richtung wiederholt – die auf der rechten Seite des Körpers mit der rechten Hand und die auf der linken Seite des Körpers mit der linken Hand. Die größte Reichweite für jede Richtung wurde vom Punkt des Zusammentreffens der Linien gemessen. Die Armlänge wurde vom Akromion bis zur Position des Stifts im Daumenbeugebereich gemessen. Die Reichweite im Sitzen („seated reach distance") wurde proportional zur Länge der Arme der Teilnehmer berechnet (größte Reichweite/Armlänge); ein hoher Prozentsatz deutete auf eine bessere Leistung hin. Ein senkrechtes Maß von der Oberseite des Sitzes zum Akromion wurde verwendet, um den Score für die Körpergröße zu korrigieren (Score % Durchschnittsgröße/Teilnehmergröße). Tab. 21 gibt einen Überblick über die Autoren und Sprachen der Beiträge und Tab. 22 zeigt die Qualität der Studien.

3.29 T-Shirt-Test

Der T-Shirt-Test misst die Zeit, die die Teilnehmer benötigen, um ein T-Shirt an- und auszuziehen [59]. Der Test wurde so konzipiert, dass er dem Test von Chen et al. ähnelt, außer dass er in einem kurzen Sitzen durchgeführt wird, wie zuvor beschrieben. Ein Tisch wurde so positioniert, dass seine nächste Kante an den Knien der Teilnehmer ausgerichtet war und auf Höhe ihres Beckenkamms lag. Ein Pullover-T-Shirt wurde flach auf dem Tisch mit der

Vorderseite nach unten ausgebreitet. Standardisierte T-Shirts wurden geliefert und waren eine Größe größer als die Teilnehmer normalerweise tragen würden. Während dieses Tests wurde kein Anschnallgurt getragen, aber ein Forschungsassistent war bereit, die Teilnehmer zu unterstützen, wenn sie Gefahr liefen zu fallen. Die Teilnehmer mussten das T-Shirt an- und ausziehen, wobei sie zwischen jeder Bewegung eine Pause einlegten. Der Test wurde 2-mal wiederholt, wobei die Durchschnittszeiten für jede Komponente (an, aus und Gesamtzeit) berechnet wurden. Kurze Zeiten deuteten auf eine bessere Leistung hin. Tab. 21 gibt einen Überblick über die Autoren und Sprachen der Beiträge und Tab. 22 zeigt die Qualität der Studien.

3.30 Gleichgewichtstests LOS und SWS

Gao et al. arbeiteten zusammen, um ein reliables und valides Werkzeug zur Messung des dynamischen Sitzgleichgewichts von Rollstuhlfahrern mit SC zu entwickeln. Sie arbeiteten 2014 in Hongkong an der Entwicklung von Limits of Stability (LOS) und Sequential Weight Shifting (SWS) [60]. Die Gleichgewichtstests messen die freiwillige Gewichtsverlagerung der Teilnehmer in mehrere Richtungen innerhalb ihrer Stützbasis. Ihre Mobilitätsscores auf der Spinal Cord Independence Measure III (SCIM III) korrelierten mit den Ergebnissen des Gleichgewichtstests. Die LOS-Ergebnisse zeigten eine moderate bis ausgezeichnete Test-Retest-Reliabilität sowohl für den Rollstuhl als auch für das ungestützte Sitzen. Die SWS-Ergebnisse zeigten eine moderate bis ausgezeichnete Reliabilität. Die Tests umfassen zeitliche und räumliche Bereiche und beinhalten sowohl diagonale als auch orthogonale Verschiebungen. Schnelle Reaktion, maximale Gewichtsverlagerung und genaue Bewegungskontrolle sind für die funktionalen Aspekte des täglichen Lebens erforderlich. Tab. 21 gibt einen Überblick über die Autoren und Sprachen der Beiträge und Tab. 22 zeigt die Qualität der Studien.

3.31 Sequential Weight Shifting (SWS)

Die Sitzpositionen sind die gleichen wie bei dem von Gao et al. in Hongkong entwickelten LOS-Test (s. u.) [60]. Sobald ein Ziel erschien, wurden die Teilnehmer gebeten, ihren COP zu verschieben, um die Bildschirmspur so schnell wie möglich zum Ziel zu bewegen, ohne das Gleichgewicht zu verlieren. Zwölf Ziele erschienen nacheinander. Wenn jedes Ziel getroffen wurde, verschwand es und ein anderes erschien. Die 12 Ziele erschienen oben, links, unten und rechts vom Zentrum. Der Abstand vom Zentrum zu jedem Ziel betrug 75 % der maximalen Ausdehnung des jeweiligen Patienten, wie im LOS-Test bestimmt. Die Teilnehmer hatten kontinuierliches visuelles Feedback zu ihrer COP-Position über den Bildschirm, während sie die Gewichtsverlagerungen durchführten. Die Gesamtzeit und die Richtungskontrolle für die Teilnehmer, um die 12 Ziele nacheinander zu treffen, wurden berechnet. Tab. 21 gibt einen Überblick über die Autoren und Sprachen der Beiträge und Tab. 22 zeigt die Qualität der Studien.

3.32 Limits of Stability (LOS)

Für den LOS-Test in sitzender Position wurde das traditionelle Stehprotokoll übernommen, das sowohl in Forschungs- als auch in klinischen Studien weit verbreitet ist [60]. Der Test misst die absichtliche Gewichtsverlagerungsfähigkeit in mehrere Richtungen innerhalb der Stützbasis des Teilnehmers. Der anfängliche COP wurde in der Mitte des Bildschirms angezeigt, zusammen mit 8 Zielpositionen: vorne, rechts vorne, rechts, rechts hinten, hinten, links hinten, links und links vorne. Die Teilnehmer wurden aufgefordert, die COP-Spur auf dem Bildschirm durch Gewichtsverlagerung innerhalb ihrer Stabilitätsgrenzen (LOS) so schnell und so glatt wie möglich in Richtung einer der ausgewählten Zielpositionen zu bewegen, wenn eines der visuellen Ziele erschien. Zwischen den Versuchen gab es eine 20-sekündige Ruhepause, um eine Ermüdung zu minimieren, die die Leistung beeinträchtigen könnte. Die Teilnehmer trugen während der ungestützten Sitztests einen Sicherheitsgurt, der an einem Überkopf-Aufhängungsrahmen befestigt war. Der Untersucher befand sich aus Sicherheitsgründen neben dem Teilnehmer. Vor dem Erscheinen des visuellen Ziels gab es eine 2-sekündige Basismessung der COP-Schwankung. Jede Richtung wurde 3-mal wiederholt und die Ergebnisse wurden gemittelt. Ein Computerprogramm wurde entwickelt, um die folgenden Parameter zu erfassen: (1) Reaktionszeit – die Zeit vom Erscheinen eines Ziels bis zum Beginn der freiwilligen Verschiebung des COP; (2) maximale Ausdehnung – die maximale Verschiebung des COP in die Zielrichtung; (3) richtungsgesteuerter Vergleich des Bewegungsausmaßes des COP in Zielrichtung mit dem Ausmaß der Verschiebung außerhalb des Ziels. In den unterstützten Versuchen wurden die Daten sowohl aus den 8 Richtungen als auch aus der „kombinierten Vorwärtsrichtung", die nur Daten von vorwärts, rechts vorwärts und links vorwärts Zielen enthielt, für die Datenanalyse erfasst. Die „kombinierte Vorwärtsrichtung" wurde analysiert, weil die anderen 5 Richtungen in gewissem Maße durch die Armlehnen und die Rückenstütze des Rollstuhls beeinflusst werden könnten. Tab. 21 gibt einen Überblick über die Autoren und Sprachen der Beiträge und Tab. 22 zeigt die Qualität der Studien.

3.33   Motor Assessment Scale (MAS)

Die MAS besteht aus 6 verschiedenen Items. Es handelt sich um eine 6-stufige Ordinalskala, bei der die Punkte jedes Items in Reihenfolge der Schwierigkeit eingestuft werden. Der Patient wird nach dem besten von 3 Versuchen bewertet. Die Skala bewertet die statische und proaktive Sitzbalancekontrolle und dauert weniger als 10 min, weniger, wenn der Patient nicht alle Aufgaben ausführen kann. Für SCI-Patienten wurde Item 3 modifiziert [61]. Tab. 21 gibt

einen Überblick über die Autoren und Sprachen der Beiträge und Tab. 22 zeigt die Qualität der Studien.

3.34   Sitting Balance Score (SBS)

Der SBS ist eine 4-stufige Ordinalskala zur Prüfung der statischen und reaktiven Balancekontrolle und wurde ursprünglich für die Prognose der Schlaganfallrehabilitation konstruiert. Der Test dauert 2 min. Für SCI-Patienten wurde Item 3 modifiziert [61]. Tab. 21 gibt einen Überblick über die Autoren und Sprachen der Beiträge und Tab. 22 zeigt die Qualität der Studien.

3.35   Trunk Impairment Classification System (TIC)

Das TIC umfasst alle 5 neuromuskuloskeletalen Beeinträchtigungsarten, die den Rumpf betreffen können und die auch als geeignete Beeinträchtigungen für den paralympischen Sport gelten: eingeschränkte Muskelkraft, ROM („impaired passive range of movement"), eingeschränkte Koordination (definiert als die Fähigkeit, freiwillige Bewegungen zu kontrollieren), Einschränkungen in Bein- oder Rumpflänge und Gliedmaßendefizit [62]. Tab. 21 gibt einen Überblick über die Autoren und Sprachen der Beiträge und Tab. 22 zeigt die Qualität der Studien.

3.36   Standing and Walking Assessment Tool (SWAT)

Die Verwendung des SWAT erfolgt in 2 Schritten. Zuerst wird die Gehfähigkeit einer Person auf einer Ordinalskala eingestuft. Die Stufen 1, 2 und 3 werden weiter unterteilt, basierend auf dem benötigten Unterstützungsgrad und/oder der maximal erreichbaren Gehstrecke. Zweitens werden die mit der zugewiesenen SWAT-Stufe verbundenen Geh- und Gleichgewichtsmessungen durchgeführt. Das Core-Set der Messungen umfasst: (1) BBS = Berg Balance Scale, (2) mTUG = der modifizierte Timed Up and Go, (3) ABC-Skala = Activities-specific Balance Confidence Scale, (4) 10MWT = 10-m-Geh-Test, (5) 6MWT = 6-min-Geh-Test. Das Tool wurde in englischer Sprache validiert [63]. Tab. 21 gibt einen Überblick über die Autoren und Sprachen der Beiträge und Tab. 22 zeigt die Qualität der Studien.

3.37 Standing Balance Assessment for Spinal Cord Injury (SBASCI)

Die entwickelte SBASCI-Skala ist eine leistungsbezogene Ordinalskala, die 22 Items umfasst. Jedes Item hat eine Punktzahl von 0–4, wobei 0 das niedrigste Funktionsniveau und 4 das höchste Funktionsniveau anzeigt. Jedes Item hat einen maximalen Score von 4, der die Fähigkeit des Probanden anzeigt, die Aktivität selbstständig auszuführen (basierend auf Zeitbeschränkungen, benötigter physischer Hilfe oder erforderlicher Entfernung/Reichweite), und einen Mindestscore von 0, der die Unfähigkeit anzeigt, die Aktivität auszuführen. Die Mindest- und Höchstscores von SBASCI betragen 0 bzw. 88,2. Die Skala wurde 2020 in Hindi validiert [64]. Tab. 21 gibt einen Überblick über die Autoren und Sprachen der Beiträge und Tab. 22 zeigt die Qualität der Studien.

4 Schlussfolgerungen

Dieses Kapitel berichtet über alle in der Literatur beschriebenen Assessmentinstrumente zur Beurteilung von Geh- und Balanceaspekten bei Personen mit SCI. Die Ergebnisse unter den 38 in diesem Kapitel enthaltenen Instrumenten zeigen, dass die meisten Skalen Hilfe und Entfernung bewerten und hauptsächlich Leistungstests sind. Die gebräuchlichsten Assessmentinstrumente sind der Walking Index for Spinal Cord Injury (WISCI) zur funktionalen Kapazität – mit ihm werden Verbesserungen beim Gehen gemessen, indem die Menge an physischer

Hilfe, Gehhilfen oder Geräten bewertet wird, die zum Gehen auf 10 m benötigt werden; der 6-min-Geh-Test (6MWT), um die Entfernung zu messen und die maximale in 6 min zurückgelegte Strecke darzustellen; die Neuromuscolar Recovery Scale (NRS) mit 11 Items, die Sitzen, Stehen, Gehen und Transfers im Vergleich zur typischen Leistung vergleicht; und die Berg Balance Scale (BBS), die aus einem Test besteht, der 15–20 min dauert und eine Reihe von 14 einfachen Aufgaben im Zusammenhang mit der Balance umfasst, die von Aufstehen aus einer sitzenden Position bis zum Stehen auf einem Fuß reichen.

Literatur

1. Scivoletto G, Tamburella F, Laurenza L, Foti C, Ditunno JF, Molinari M. Validity and reliability of the 10-m walk test and the 6-min walk test in spinal cord injury patients. Spinal Cord 2011. https://doi.org/10.1038/sc.2010.180.
2. Pastre CB, Lobo AM, Oberg TD, Pithon KR, Yoneyama SM, Lima NMFV. Validation of the Brazilian version in Portuguese of the thoracic-lumbar control scale for spinal cord injury. Spinal Cord 2011. https://doi.org/10.1038/sc.2011.86.
3. Shah G, Oates AR, Arora T, Lanovaz JL, Musselman KE. Measuring balance confidence after spinal cord injury: the reliability and validity of the activities-specific balance confidence scale. J Spinal Cord Med 2017. https://doi.org/10.1080/10790268.2017.1369212.
4. Abou L, Sung JH, Sosnoff JJ, Rice LA. Reliability and validity of the function in sitting test among non-ambulatory individuals with spinal cord injury. J Spinal Cord Med 2019. https://doi.org/10.1080/10790268.2019.1605749.
5. Castelnuovo G, Giusti EM, Manzoni GM, et al. What is the role of the placebo effect for pain relief in neurorehabilitation? Clinical implications from the Italian consensus conference on pain in neurorehabilitation. Front Neurol 2018. https://doi.org/10.3389/fneur.2018.00310.
6. Marquez MA, De Santis R, Ammendola V, et al. Cross-cultural adaptation and validation of the „spinal cord injury-falls concern scale" in the Italian population. Spinal Cord. 2018;56(7):712–8. https://doi.org/10.1038/s41393-018-0070-6.
7. Berardi A, De Santis R, Tofani M, et al. The Wheelchair Use Confidence Scale: Italian translation, adaptation, and validation of the short form. Disabil Rehabil Assist Technol. 2018;13(4):i. https://doi.org/10.1080/17483107.2017.1357053.

8. Anna B, Giovanni G, Marco T, et al. The validity of rasterstereography as a technological tool for the objectification of postural assessment in the clinical and educational fields: pilot study. In: Advances in intelligent systems and computing. 2020. https://doi.org/10.1007/978-3-030-23884-1_8.

9. Panuccio F, Berardi A, Marquez MA, et al. Development of the pregnancy and motherhood evaluation questionnaire (PMEQ) for evaluating and measuring the impact of physical disability on pregnancy and the management of motherhood: a pilot study. Disabil Rehabil. 2020;2020:1–7. https://doi.org/10.1080/09638288.2020.1802520.

10. Amedoro A, Berardi A, Conte A, et al. The effect of aquatic physical therapy on patients with multiple sclerosis: a systematic review and meta-analysis. Mult Scler Relat Disord. 2020. https://doi.org/10.1016/j.msard.2020.102022.

11. Dattoli S, Colucci M, Soave MG, et al. Evaluation of pelvis postural systems in spinal cord injury patients: outcome research. J Spinal Cord Med. 2018;43:185–92.

12. Berardi A, Galeoto G, Guarino D, et al. Construct validity, test-retest reliability, and the ability to detect change of the Canadian occupational performance measure in a spinal cord injury population. Spinal Cord Ser Cases 2019. https://doi.org/10.1038/s41394-019-0196-6.

13. Ponti A, Berardi A, Galeoto G, Marchegiani L, Spandonaro C, Marquez MA. Quality of life, concern of falling and satisfaction of the sit-ski aid in sit-skiers with spinal cord injury: observational study. Spinal Cord Ser Cases 2020. https://doi.org/10.1038/s41394-020-0257-x.

14. Panuccio F, Galeoto G, Marquez MA, et al. General sleep disturbance scale (GSDS-IT) in people with spinal cord injury: a psychometric study. Spinal Cord 2020. https://doi.org/10.1038/s41393-020-0500-0.

15. Monti M, Marquez MA, Berardi A, Tofani M, Valente D, Galeoto G. The multiple sclerosis intimacy and sexuality questionnaire (MSISQ-15): validation of the Italian version for individuals with spinal cord injury. Spinal Cord 2020. https://doi.org/10.1038/s41393-020-0469-8.

16. Galeoto G, Colucci M, Guarino D, et al. Exploring validity, reliability, and factor analysis of the Quebec user evaluation of satisfaction with assistive Technology in an Italian Population: a cross-sectional study. Occup Ther Heal Care 2018. https://doi.org/10.1080/07380577.2018.1522682.

17. Colucci M, Tofani M, Trioschi D, Guarino D, Berardi A, Galeoto G. Reliability and validity of the Italian version of Quebec user evaluation of satisfaction with assistive technology 2.0 (QUEST-IT 2.0) with users of mobility assistive device. Disabil Rehabil Assist Technol 2019. https://doi.org/10.1080/17483107.2019.1668975.

18. Berardi A, Galeoto G, Lucibello L, Panuccio F, Valente D, Tofani M. Athletes with disability' satisfaction with sport wheelchairs: an Italian cross sectional study. Disabil Rehabil Assist Technol 2020. https://doi.org/10.1080/17483107.2020.1800114.

19. Moher D, Shamseer L, Clarke M, et al. Preferred reporting items for systematic review and meta-analysis protocols (PRISMA-P) 2015 statement. Rev Esp Nutr Human Diet. 2016. https://doi.org/10.1186/2046-4053-4-1.

20. Mokkink LB, Terwee CB, Patrick DL, et al. The COSMIN study reached international consensus on taxonomy, terminology, and definitions of measurement properties for health-related patient-reported outcomes. J Clin Epidemiol 2010. https://doi.org/10.1016/j.jclinepi.2010.02.006.

21. Terwee CB, Prinsen CAC, Chiarotto A, et al. COSMIN methodology for evaluating the content validity of patient-reported outcome measures: a Delphi study. Qual Life Res 2018. https://doi.org/10.1007/s11136-018-1829-0.

22. Mokkink LB, de Vet HCW, Prinsen CAC, et al. COSMIN risk of bias checklist for systematic reviews of patient-reported outcome measures. Qual Life Res 2018. https://doi.org/10.1007/s11136-017-1765-4.

23. Ditunno JF, Ditunno PL, Graziani V, et al. Walking index for spinal cord injury (WISCI): an international multicenter validity and reliability study. Spinal Cord 2000. https://doi.org/10.1038/sj.sc.3100993.

24. Ditunno JF, Barbeau H, Dobkin BH, et al. Validity of the walking scale for spinal cord injury and other domains of function in a multicenter clinical trial. Neurorehabil Neural Repair 2007. https://doi.org/10.1177/1545968307301880.

25. Morganti B, Scivoletto G, Ditunno P, Ditunno JF, Molinari M. Walking index for spinal cord injury (WISCI): criterion validation. Spinal Cord 2005. https://doi.org/10.1038/sj.sc.3101658.

26. Ditunno JF, Scivoletto G, Patrick M, Biering-Sorensen F, Abel R, Marino R. Validation of the walking index for spinal cord injury in a US and European clinical population. Spinal Cord 2008. https://doi.org/10.1038/sj.sc.3102071.

27. Marino RJ, Scivoletto G, Patrick M, et al. Walking index for spinal cord injury version 2 (WISCI-II) with repeatability of the 10-m walk time: inter- and intrarater reliabilities. Am J Phys Med Rehabil 2010. https://doi.org/10.1097/PHM.0b013e3181c560eb.

28. Burns AS, Delparte JJ, Patrick M, Marino RJ, Ditunno JF. The reproducibility and convergent validity of the walking index for spinal cord injury (WISCI) in chronic spinal cord injury. Neurorehabil Neural Repair 2011. https://doi.org/10.1177/1545968310376756.

29. Van Hedel HJA, Wirz M, Curt A. Improving walking assessment in subjects with an incomplete spinal cord injury: responsiveness. Spinal Cord 2006. https://doi.org/10.1038/sj.sc.3101853.

30. Scivoletto G, Tamburella F, Laurenza L, Torre M, Molinari M, Ditunno JF. Walking index for spinal cord injury version II in acute spinal cord injury: reliability and reproducibility. Spinal Cord 2014. https://doi.org/10.1038/sc.2013.127.

31. Poncumhak P, Saengsuwan J, Kamruecha W, Amatachaya S. Reliability and validity of three functional tests in ambulatory patients with spinal cord injury. Spinal Cord 2013. https://doi.org/10.1038/sc.2012.126.

32. Poncumhak P, Saengsuwan J, Amatachaya S. Ability of walking without a walking device in patients with spinal cord injury as determined using data from functional tests. J Spinal Cord Med 2014. https://doi.org/10.1179/2045772313Y.0000000160.

33. Amatachaya S, Naewla S, Srisim K, Arrayawichanon P, Siritaratiwat W. Concurrent validity of the 10-meter walk test as compared with the 6-minute walk test in patients with spinal cord injury at various levels of ability. Spinal Cord 2014. https://doi.org/10.1038/sc.2013.171.

34. Rini D, Senthilvelkumar T, Noble K, Magimairaj H. Test–retest reliability of the 10-meter walk test in ambulatory adults with motor-complete spinal cord injury. Int J Ther Rehabil 2018. https://doi.org/10.12968/ijtr.2018.25.7.335.

35. Van Hedel HJ, Wirz M, Dietz V. Assessing walking ability in subjects with spinal cord injury: validity and reliability of 3 walking tests. Arch Phys Med Rehabil 2005. https://doi.org/10.1016/j.apmr.2004.02.010.

36. Velozo C, Moorhouse M, Ardolino E, et al. Validity of the neuromuscular recovery scale: a measurement model approach. Arch Phys Med Rehabil 2015. https://doi.org/10.1016/j.apmr.2015.04.004.

37. Behrman AL, Ardolino E, Vanhiel LR, et al. Assessment of functional improvement without compensation reduces variability of outcome measures after human spinal cord injury. Arch Phys Med Rehabil 2012. https://doi.org/10.1016/j.apmr.2011.04.027.

38. Basso DM, Velozo C, Lorenz D, Suter S, Behrman AL. Interrater reliability of the neuromuscular recovery scale for spinal cord injury. Arch Phys Med Rehabil 2015. https://doi.org/10.1016/j.apmr.2014.11.026.

39. Behrman AL, Velozo C, Suter S, Lorenz D, Basso DM. Test-retest reliability of the neuromuscular recovery scale. Arch Phys Med Rehabil 2015. https://doi.org/10.1016/j.apmr.2015.03.022.

40. Quinzaños-Fresnedo J, Villa AR, Flores AA, Pérez R. Proposal and validation of a clinical trunk control test in individuals with spinal cord injury. Spinal Cord 2014. https://doi.org/10.1038/sc.2014.34.

41. Quinzaños-Fresnedo J, Fratini-Escobar PC, Almaguer-Benavides KM, et al. Prognostic validity of a clinical trunk control test for independence and walking in individuals with spinal cord injury. J Spinal Cord Med 2020. https://doi.org/10.1080/10790268.2018.1518124.

42. Wirz M, Müller R, Bastiaenen C. Falls in persons with spinal cord injury: validity and reliability of the berg balance scale. Neurorehabil Neural Repair 2010. https://doi.org/10.1177/1545968309341059.

43. Lemay JF, Nadeau S. Standing balance assessment in ASIA D paraplegic and tetraplegic participants: concurrent validity of the Berg balance scale. Spinal Cord 2010. https://doi.org/10.1038/sc.2009.119.

44. Jørgensen V, Opheim A, Halvarsson A, Franzén E, Roaldsen KS. Comparison of the berg balance scale and the mini-BESTest for assessing balance in ambulatory people with spinal cord injury: validation study. Phys Ther 2017. https://doi.org/10.1093/ptj/pzx030.

45. Chan K, Unger J, Lee JW, et al. Quantifying balance control after spinal cord injury: reliability and validity of the mini-BESTest. J Spinal Cord Med 2019. https://doi.org/10.1080/10790268.2019.1647930.

46. Field-Fote EC, Fluet GG, Schafer SD, et al. The spinal cord injury functional ambulation inventory (SCI-FAI). J Rehabil Med 2001. https://doi.org/10.1080/165019701750300645.

47. Musselman K, Brunton K, Lam T, Yang J. Spinal cord injury functional ambulation profile: a new measure of walking ability. Neurorehabil Neural Repair 2011. https://doi.org/10.1177/1545968310381250.

48. Musselman KE, Yang JF. Spinal cord injury functional ambulation profile: a preliminary look at responsiveness. Phys Ther 2014. https://doi.org/10.2522/ptj.20130071.

49. Khuna L, Thaweewannakij T, Wattanapan P, Amatachaya P, Amatachaya S. Five times sit-to-stand test for ambulatory individuals with spinal cord injury: a psychometric study on the effects of arm placements. Spinal Cord 2020. https://doi.org/10.1038/s41393-019-0372-3.

50. Khuna L, Phadungkit S, Thaweewannakij T, Amatachaya P, Amatachaya S. Outcomes of the five times sit-to-stand test could determine lower limb functions of ambulatory people with spinal cord injury only when assessed without hands. J Spinal Cord Med August. 2020;2020:1–8. https://doi.org/10.1080/10790268.2020.1803658.

51. Maurer-Burkhard B, Smoor I, Von Reumont A, et al. Validity and reliability of a locomotor stage-based functional rating scale in spinal cord injury. Spinal Cord 2016. https://doi.org/10.1038/sc.2015.223.

52. Cowan RE, Callahan MK, Nash MS. The 6-min push test is reliable and predicts low fitness in spinal cord injury. Med Sci Sports Exerc 2012. https://doi.org/10.1249/MSS.0b013e31825cb3b6.

53. Ardolino EM, Hutchinson KJ, Zipp GP, Clark MA, Harkema SJ. The ABLE scale: the development and psychometric properties of an outcome measure for the spinal cord injury population. Phys Ther 2012. https://doi.org/10.2522/ptj.20110257.

54. Chan K, Guy K, Shah G, et al. Retrospective assessment of the validity and use of the community ba-

lance and mobility scale among individuals with subacute spinal cord injury. Spinal Cord 2017. https://doi.org/10.1038/sc.2016.140.

55. Palermo AE, Cahalin LP, Garcia KL, Nash MS. Psychometric testing and clinical utility of a modified version of the function in sitting test for individuals with chronic spinal cord injury. In: Arch Phys Med Rehabil 2020. https://doi.org/10.1016/j.apmr.2020.06.014.

56. Pernot HFM, Lannem AM, Geers RPJ, Ruijters EFG, Bloemendal M, Seelen HAM. Validity of the test-table-test for Nordic skiing for classification of paralympic sit-ski sports participants. Spinal Cord 2011. https://doi.org/10.1038/sc.2011.30.

57. Wadhwa G, Aikat R. Development, validity and reliability of the „sitting balance measure" (SBM) in spinal cord injury. Spinal Cord 2016. https://doi.org/10.1038/sc.2015.148

58. Sprigle S, Maurer C, Holowka M. Development of valid and reliable measures of postural stability. J Spinal Cord Med 2007. https://doi.org/10.1080/10790268.2007.11753913.

59. Boswell-Ruys CL, Sturnieks DL, Harvey LA, Sherrington C, Middleton JW, Lord SR. Validity and reliability of assessment tools for measuring unsupported sitting in people with a spinal cord injury. Arch Phys Med Rehabil 2009. https://doi.org/10.1016/j.apmr.2009.02.016.

60. Gao KL, Chan KM, Purves S, Tsang WWN. Reliability of dynamic sitting balance tests and their correlations with functional mobility for wheelchair users with chronic spinal cord injury. J Orthop Transl 2015. https://doi.org/10.1016/j.jot.2014.07.003.

61. Jørgensen V, Elfving B, Opheim A. Assessment of unsupported sitting in patients with spinal cord injury. Spinal Cord 2011. https://doi.org/10.1038/sc.2011.9.

62. Altmann VC, Groen BE, Groenen KH, Vanlandewijck YC, Van Limbeek J, Keijsers NL. Construct validity of the trunk impairment classification system in relation to objective measures of trunk impairment. Arch Phys Med Rehabil 2016. https://doi.org/10.1016/j.apmr.2015.10.096.

63. Musselman KE, Lemay JF, Walden K, Harris A, Gagnon DH, Verrier MC. The standing and walking assessment tool for individuals with spinal cord injury: a qualitative study of validity and clinical use. J Spinal Cord Med 2019. https://doi.org/10.1080/10790268.2019.1616148.

64. Singh M, Sarkar A, Kataria C. Development and validation of the standing balance assessment for individuals with spinal cord injury (SBASCI) – a new outcome measure. NeuroRehabilitation. 2020;47(2):161–9. https://doi.org/10.3233/NRE-203148.

Messung von pädiatrischen Rückenmarkverletzungen

Donatella Valente, Maurizio Sabbadini, Enrico Castelli und Marco Tofani

1   Einführung

Eine Rückenmarkverletzung (SCI) ist ein verheerendes Ereignis mit langfristigen Auswirkungen auf Kinder und Familien. Die physische und psychosoziale Gesundheit wird herausgefordert, was eine Reihe von Bedarfen für Interventionen von Rehabilitationsdiensten schafft. Da diese Bedarfe dynamisch sind und aus der Wechselwirkung von SCI mit Wachstum und Entwicklung resultieren, müssen die Rehabilitation und Habilitation von Kindern und Jugendlichen mit einer SCI entwicklungsorientiert sein und auf die sich ändernden Bedürfnisse der Einzelnen während ihres Wachstums reagieren. Rehabilitationsprogramme sollten bei kindlichem SCI Erkenntnisse über Ergebnisse bei Erwachsenen berücksichtigen. Daher müssen Rehabilitationsprogramme darauf abzielen, medizinische Komplikationen zu redu-

D. Valente
Department of Human Neurosciences, Sapienza University of Rome, Rome, Italien

M. Sabbadini · E. Castelli
Department of Neurorehabilitation and Robotics, Bambino Gesù Paediatric Hospital University, Vatican City, Italien

M. Tofani (✉)
Department of Neurorehabilitation and Robotics, Bambino Gesù Paediatric Hospital, Rome, Italien
E-Mail: marco.tofani@uniroma1.it

zieren, funktionale Unabhängigkeit zu erreichen, den Zugang zur Bildung zu erleichtern, auf die Arbeit vorzubereiten, die Partizipation an der Gemeinschaft zu ermöglichen und zu fördern (in solchen produktiven Aktivitäten wie Hobbys, sozialen Aktivitäten und Reisen innerhalb der Gemeinschaft) und die Vorbereitung auf bedeutende persönliche Beziehungen, z. B. mit zukünftigen Ehepartnern oder Kindern, zu erleichtern [1].

Kinder im Alter von nur 6 Jahren lernen, ihre Blase zu kontrollieren, und beginnen, an ihrem Darmprogramm teilzunehmen. Kinder mit einer SCI werden Fertigkeiten für unabhängiges Anziehen, Körpertransfers und aufrechte und rollende Mobilität beigebracht [2].

Die Bewertung für Kinder und Jugendliche ist genauso wichtig wie die Bewertung für Erwachsene. Es gibt viele Skalen, um die verschiedenen Variablen des Erwachsenen mit SCI zu bewerten; ebenso sollten Assessmentinstrumente für SCI-Jugendliche existieren.

Das Ziel dieser Studie war es, die Skalen der Assessmentinstrumente bei pädiatrischem SCI durch ein systematisches Review von Querschnittstudien zu beschreiben und zu bewerten.

2   Materialien und Methoden

Diese Studie wurde von einer Forschungsgruppe durchgeführt, die aus Ärzten und Gesundheitsfachleuten der Universität „Sapienza" in Rom

G. Galeoto et al. (Hrsg.), *Messung von Rückenmarksverletzungen*, https://doi.org/10.1007/978-3-031-45860-6_12

und der Vereinigung „Rehabilitation & Outcome Measure Assessment" (R.O.M.A.) besteht.
In den letzten Jahren hat die R.O.M.A.-Verei-
nigung mehrere Studien durchgeführt und viele
Outcome-Messinstrumente in Italien für die
Personengruppe mit Rückenmarkverletzungen
validiert [3–16].

Dieses Kapitel beschreibt alle Assessmentinstrumente bezüglich pädiatrischem SCI, die
aus einem systematischen Review auf Pub-
Med, Scopus, CINAHL und Web of Science resultieren. Für spezifische Details zur Methodik
siehe Kapitel „Methodischer Ansatz zur Identifizierung von Outcome-Messinstrumenten bei
Rückenmarkverletzungen".

Die Eignungskriterien für die Berücksichtigung von Studien für dieses Kapitel waren
Validierungsstudien und Studien zur interkulturellen Anpassung, Studien zur Pädiatrie,
Studien zu Tests, Fragebogen sowie selbstberichtsbasierten und leistungsbasierten Outcome-
Messinstrumenten, Studien mit einer SCI-Population und Populationen <18 Jahre alt. Studienauswahl: Die Auswahl der Studien erfolgte in
Übereinstimmung mit dem „27-item PRISMA
Statement for Reporting Systematic Reviews" [17]. Für die Datenerhebung folgten die
Autoren den Empfehlungen der Initiative COnsensus-based Standards for the selection of
health Measurement Instruments (COSMIN)
[18]. Die Studienqualität und das Biasrisiko
wurden mit der COSMIN-Checkliste bewertet
[19, 20].

3   Ergebnisse

Für dieses Kapitel wurden 20 Arbeiten berücksichtigt. Die Autoren fanden 15 Assessmentinstrumente, die Kinder und Jugendliche mit
SCI bewerten. In Abb. 1 ist ein Flussdiagramm
der eingeschlossenen Studien dargestellt.

3.1   Walking Index for Spinal Cord Injury II (WISCI II)

Der Walking Index for Spinal Cord Injury II
(WISCI II) ist eine Ordinalskala (0–20), die aus
21 Items besteht, die verschiedene Gehfähig-
keitsstufen widerspiegeln und dabei die Verwendung von Hilfsmitteln, orthopädischen Geräten und physischer Hilfe berücksichtigen.
Die bewertete Person geht 10 m, eine Strecke, die oft mit dem Gehen im Haushalt kor-
reliert ist. Die WISCI-II-Skala ist ein Messinstrument für die Gehfähigkeit und wurde für
den Einsatz in klinischen Studien entwickelt,
um eine Veränderung der funktionellen Kapazität als Ergebnis einer Intervention zu dokumentieren [21]. Im Jahr 2012 bewerteten Calhoun
und Mulcahey die Reliabilität von WISCI II bei
Kindern und Jugendlichen mit Rückenmarkverletzungen in Philadelphia, PA, USA. Sie arbeiteten mit 10 Kindern mit SCI und 6 ausgebildeten
Physiotherapeuten. Auch im Jahr 2016 untersuchten Calhoun, Thielen et al. die Konstruktvalidität und stellten die Reliabilität des WISCI
II in Bezug auf ihre Verwendung bei Kindern
mit Rückenmarkverletzungen (SCI) in den USA
fest; sie demonstrierten und unterstützten die
Verwendung der WISCI-II bei Kindern mit SCI
[22]. Tab. 1 fasst die Autoren und Sprachen der
Papiere zusammen und Tab. 2 zeigt die Qualität
der Studien.

3.2   Spinal Cord Independence Measure (SCIM)

Das Spinal Cord Independence Measure (SCIM)
ist ein funktionales Ergebnistool, das speziell
für die Beurteilung von Personen mit SCI entwickelt wurde. Das SCIM bewertet Selbstpflege,
Atmungs- und Sphinktermanagement sowie
Mobilität. Es hat sich gezeigt, dass das SCIM

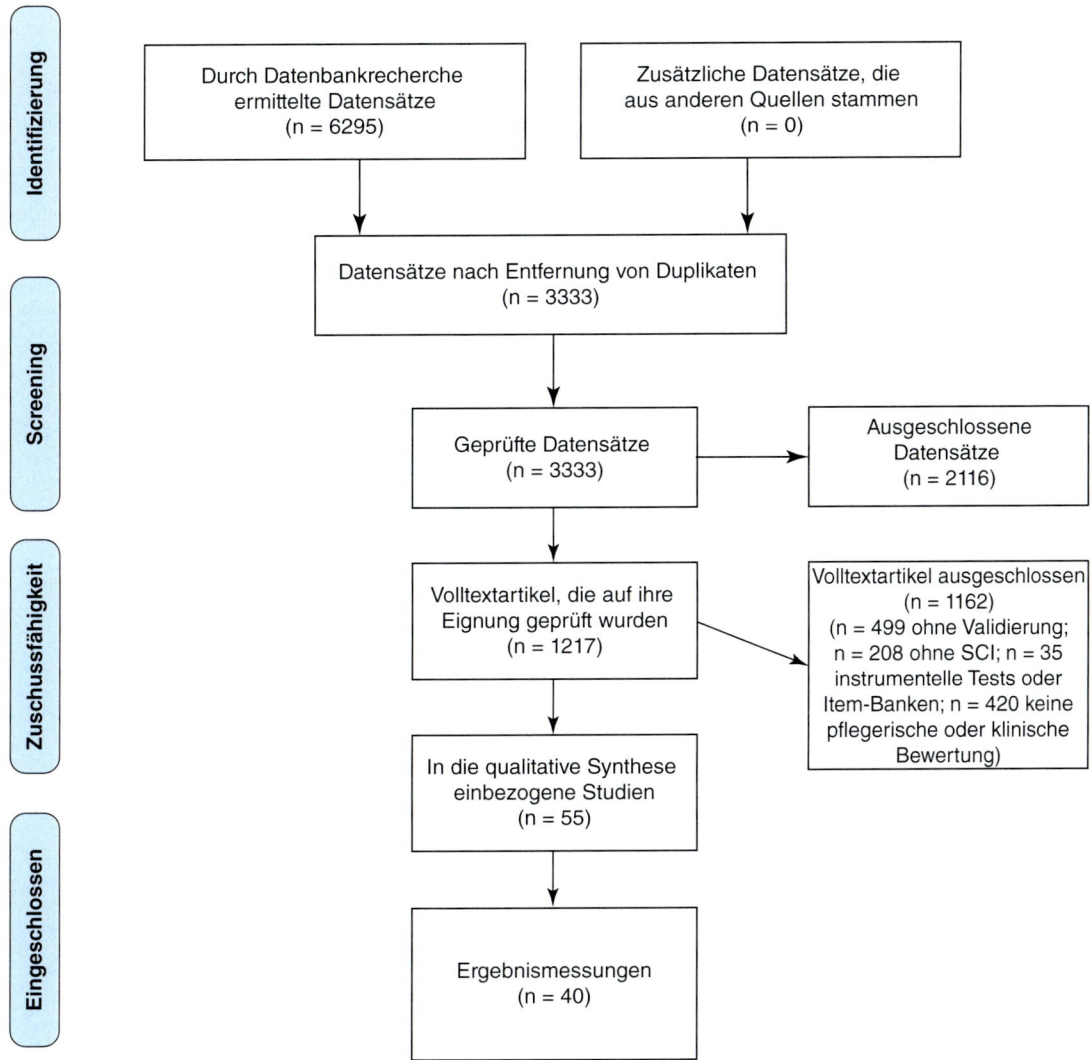

Abb. 1 Flussdiagramm der eingeschlossenen Studien

reliabel ist und eine empfindlichere Messung funktionaler Veränderungen bei Erwachsenen mit SCI darstellt. Im Jahr 2012 bewerteten Calhoun und Mulcahey den SCIM Indoor Mobility Item 12 bei Kindern und Jugendlichen mit Rückenmarkverletzungen in Philadelphia, PA, USA. Im Jahr 2016 bewerteten sie die Validität des SCIM-III Self-Report für die pädiatrische Nutzung in den Vereinigten Staaten [2, 21, 23]. Im Jahr 2018 validierten die gleichen Autoren

Tab. 1 Eigenschaften der Studien, die WISCI II validieren

Autoren	Sprache	n	Durchschnittsalter (SD, Bereich) Jahr	Geschlecht % weiblich
Calhoun und Mulcahey [21]	Englisch (Amerikanisch)	10	9, 2 (2, 8, 5–13)	2 (20)
Calhoun et al. [22]	Englisch (Amerikanisch)	52	n. v.	30 (57,7)

n Anzahl der Studienteilnehmer, *n. v.* nicht verfügbar

das SCIM III [2, 21, 23]. Tab. 3 gibt einen Überblick über die Autoren und Sprachen der Beiträge und Tab. 4 zeigt die Qualität der Studien.

3.3 Neuromuscular Recovery Scale (NRS)

Die Neuromuscular Recovery Scale (NRS) wurde entwickelt, um die neuromuskuläre Fähigkeit zur Durchführung spezifischer funktioneller Aufgaben ohne Kompensation bei Erwachsenen mit SCI zu bewerten. Die NRS bewertet die Fähigkeit, eine Reihe von funktionellen Aufgaben, Bewegungen und Wechseln (z. B.

Sitzen, vom Sitzen zum Stehen, Gehen) mit Bewegungsmustern aus der Zeit vor der Verletzung durchzuführen, und verbietet die Kompensation für geschwächte oder gelähmte Muskeln durch stärkere Muskeln, Substitutionen oder Geräte. Basierend auf der Leistung in 14 Items wird ein „Phasenscore" insgesamt berechnet, der von einem niedrigen bis zu einem hohen neuromuskulären Erholungslevel reicht. Im Jahr 2016 wurde die NRS in englischer Sprache für die pädiatrische SCI validiert [24, 25]. Tab. 5 gibt einen Überblick über die Autoren und Sprachen der Beiträge und Tab. 6 zeigt die Qualität der Studien.

Tab. 2 Bewertung von Qualität und Biasrisiko

Autoren	Punkt der COSMIN-Checkliste									
	1	2	3	4	5	6	7	8	9	10
Calhoun und Mulcahey [21]	?	?	−	−	+	+	−	+	+	−
Calhoun et al. [22]	?	?	−	−	+	+	−	−	−	−

Punkt 1 PROM-Entwicklung, *Punkt 2* Inhaltsvalidität, *Punkt 3* Strukturvalidität, *Punkt 4* interne Konsistenz, *Punkt 5* interkulturelle Validität/Messinvarianz, *Punkt 6* Reliabilität, *Punkt 7* Messfehler, *Punkt 8* Kriteriumsvalidität, *Punkt 9* Hypothesentest für Konstruktvalidität, *Punkt 10* Responsivität, + ausreichend, − unzureichend, ? unbestimmt

Tab. 3 Eigenschaften der Studien, die den SCIM Indoor Mobility Item 12 und SCIM-III Self-Report validieren

Skala, Test oder Fragebogen	Autoren	Sprache	*n*	Durchschnittsalter (SD, Bereich) Jahr	Geschlecht % weiblich
SCIM Indoor Mobility Item 12	Calhoun und Mulcahey [21]	Englisch	10	9, 2 (2, 8, 5–13)	2 (20)
SCIM III Self-Report	Mulcahey et al. [2]	Englisch	16	11, 3 (2, 7, 7–15)	7 (43,75)
	Mulcahey et al. [23]	Englisch	124	10,8 (2–18)	57 (46)

n Anzahl der Studienteilnehmer, *n. v.* nicht verfügbar

Tab. 4 Bewertung von Qualität und Biasrisiko

Autoren	Punkt der COSMIN-Checkliste									
	1	2	3	4	5	6	7	8	9	10
Calhoun und Mulcahey [21]	?	?	−	−	+	−	−	−	−	−
Mulcahey et al. [2]	?	+	−	−	+	+	−	+	+	−
Mulcahey et al. [23]	?	−	+	−	+	+	−	−	−	−

Punkt 1 PROM-Entwicklung, *Punkt 2* Inhaltsvalidität, *Punkt 3* Strukturvalidität, *Punkt 4* interne Konsistenz, *Punkt 5* interkulturelle Validität/Messinvarianz, *Punkt 6* Reliabilität, *Punkt 7* Messfehler, *Punkt 8* Kriteriumsvalidität, *Punkt 9* Hypothesentest für Konstruktvalidität, *Punkt 10* Responsivität, + ausreichend, − unzureichend, ? unbestimmt

Tab. 5 Eigenschaften der Studien, die NRS validieren

Autoren	Sprache	n	Durchschnittsalter (SD, Bereich) Jahr	Geschlecht % weiblich
Behrman et al. [25]	Englisch	32	6 (3, 2–12)	15 (46,9)
Ardolino et al. [24]	Englisch	5	n. v.	n. v.

n Anzahl der Studienteilnehmer, *n. v.* nicht verfügbar

3.4 Shriners Pediatric Instrument for Neuromuscular Scoliosis (SPINS)

Das Shriners Pediatric Instrument for Neuromuscular Scoliosis (SPINS) (ursprünglich als Paralytic Spine Deformity Outcomes Questionnaire [PSDOQ] bezeichnet) wurde mit dem letztendlichen Ziel entwickelt, die Auswirkungen von Korsetten und/oder Operationen auf die gesundheitsbezogene Lebensqualität (HRQoL) von Kindern mit SCI und neuromuskulärer Skoliose zu messen. Die Entwicklung des SPINS begann mit der Identifizierung der folgenden verwandten Bereiche durch einen Physiater mit mehrjähriger klinischer Erfahrung in der Arbeit mit Kindern mit neuromuskulären Erkrankungen: Sitzbalance, Aktivitäten des täglichen Lebens (ADL)/Selbstpflege, Darm- und Blasenmanagement, Mobilität, Sport/Erholung/ Freizeit, Schmerzen, Lungenfunktion, Selbstwertgefühl/Selbstkonzept, Kosmetik, Hautintegrität und chirurgischer Eingriff. Es wurde in englischer Sprache validiert [26]. Tab. 7 gibt

Tab. 6 Bewertung von Qualität und Biasrisiko

Autoren	Punkt der COSMIN-Checkliste									
	1	2	3	4	5	6	7	8	9	10
Behrman et al. [25]	?	?	n. v.	n. v.	n. v.	n. v.	n. v.	n. v.	n. v.	n. v.
Ardolino et al. [24]	+	+	–	–	+	–	–	–	–	–

Punkt 1 Entwicklung von PROM, *Punkt 2* Inhaltsvalidität, *Punkt 3* Strukturvalidität, *Punkt 4* interne Konsistenz, *Punkt 5* interkulturelle Validität/Messinvarianz, *Punkt 6* Reliabilität, *Punkt 7* Messfehler, *Punkt 8* Kriteriumsvalidität, *Punkt 9* Hypothesentest für Konstruktvalidität, *Punkt 10* Responsivität, + ausreichend, – unzureichend, ? unbestimmt, *n. v.* nicht verfügbar

Tab. 7 Merkmale der Studien zu Skalen, Tests oder Fragebogen mit weniger als zwei Validierungen

Skala, Test oder Fragebogen	Autoren	Sprache	n	Durchschnittsalter (SD, Bereich) Jahr	Geschlecht % weiblich
ChNAC	Webster und Kennedy [1]	Englisch	33	8,45 (4,27, 2–16)	13 (39)
STAMP	Wong et al. [33]	Englisch	62	(1–18)	24 (39,4)
GRASSP	Mulcahey et al. [23]	Schwedisch	35	13 (37)	
SPINS	Hunter et al. [26]	Englisch	14	(6–17)	4 (28,6)
CUE-T	Dent et al. [27]	Englisch	39	21,3 (3–17)	15 (39)
MSES	De Paula et al. [28]	Niederländisch	n. v.	n. v.	n. v.
ISNCSCI	Mulcahey et al. [29]	Englisch	181	14,5 (4,2)	72 (39,78)
PedsQL	Hwang et al. [30]	Englisch	22	n. v.	13 (59,1)
PEDI-SCI AM	Slavin et al. [31]	Englisch	381	15,5 (3,5)	171 (45)
SATCo	Argetsinger et al. [32]	Englisch	21	n. v.	n. v.
GRT	Mulcahey et al. [2]	Englisch	19	(7–20)	n. v.

n Anzahl der Studienteilnehmer, *n. v.* nicht verfügbar

Tab. 8 Bewertung von Qualität und Biasrisiko

Autoren	Punkt der COSMIN-Checkliste									
	1	2	3	4	5	6	7	8	9	10
Webster und Kennedy [1]	?	+	−	−	+	−	−	−	−	−
Wong et al. [33]	?	+	−	−	+	+	−	+	+	−
Mulcahey et al. [23]	?	−	+	−	+	+	−	−	−	−
Hunter et al. [26]	+	+	−	−	−	+	−	−	−	−
Dent et al. [27]	?	+	−	−	+	−	−	+	+	−
De Paula et al. [28]	+	+	−	−	−	−	−	−	−	−
Mulcahey et al. [29]	?	+	−	−	−	+	−	−	−	−
Hwang et al. [30]	+	+	−	−	+	−	−	−	−	−
Slavin et al. [31]	?	+	−	+	+	+	−	−	−	−
Argetsinger et al. [32]	?	+	−	−	+	−	−	−	−	+
Mulcahey et al. [2	?	+	−	−	+	+	−	+	+	+

einen Überblick über die Autoren und Sprachen der Beiträge und Tab. 8 zeigt die Qualität der Studien.

3.5 Capabilities of Upper Extremity Test (CUE-T)

Die CUE-T-Version 1.0 besteht aus 17 Items: 6 Arm-Items (pro Arm), 9 Handfunktion-Items (pro Hand) und 2 bilateralen Items. Die Rohscores für jedes Item basieren auf einem von 3 Aktionstypen: (1) wiederholte Aktionen – Anzahl der innerhalb eines bestimmten Zeitrahmens abgeschlossenen Wiederholungen; (2) progressive Aktionen – bewegtes Gewicht; (3) getimte Aktionen – benötigte Zeit für die Aufgabenerfüllung. Die Rohscores werden in eine 5-Punkte-Skala umgewandelt, die von 0 bis 4 reicht, wobei 0 „unfähig"/"vollständige Schwierigkeit" und 4 „keine Schwierigkeit" bedeuten. Der Test wurde 2018 bei Kindern mit SCI validiert [27]. Tab. 7 gibt einen Überblick über die Autoren und Sprachen der Beiträge und Tab. 8 zeigt die Qualität der Studien.

3.6 Moorong Self-Efficacy Scale (MSES)

Die Moorong Self-Efficacy Scale (MSES) wurde entwickelt, um die einzigartigen Auswirkungen der medizinischen und funktionalen Komplikationen von SCI zu messen. Die MSES enthält 16 Items in den Bereichen tägliche Aktivitäten und soziale Funktionen. Die Items werden auf einer 7-Punkte-Likert-Skala gemessen, die von 1 („sehr unsicher") bis 7 („sehr sicher") reicht. Höhere Bewertungen deuten auf höhere Level der wahrgenommenen Selbstwirksamkeit hin (5, 6). Die MSES wurde 2015 für pädiatrische Patienten in niederländischer Sprache validiert [28]. Tab. 7 gibt einen Überblick über die Autoren und Sprachen der Beiträge und Tab. 8 zeigt die Qualität der Studien.

3.7 International Standards for Neurological and Functional Classification of Spinal Cord Injury (ISNCSCI)

Die International Standards for Neurological and Functional Classification of Spinal Cord Injury (ISNCSCI) wurden 1982 von der American Spinal Injuries Association (ASIA) entwickelt. Die ISNCSCI-Untersuchung und -Klassifikation bieten eine gemeinsame Sprache zur Beschreibung des Ausmaßes motorischer und sensorischer Dysfunktionen aufgrund von SCI. ISNCSCI wurde 2011 für pädiatrische Patienten validiert [29]. Tab. 7 gibt einen Überblick über die Autoren und Sprachen der Beiträge und Tab. 8 zeigt die Qualität der Studien.

3.8 Pediatric Quality of Life Inventory (PedsQL)

Das Pediatric Quality of Life Inventory 4.0 (PedsQLTM 4.0) Generic Core Scales ist ein reliables und valides Messinstrument für die gesundheitsbezogene Lebensqualität (HRQoL), das die Kindheit und Jugend umspannt, mit Versionen für den Selbstbericht durch das junge Kind (Alter 5–7), das Kind (Alter 8–12) und den Teenager (Alter 13–18), sowie Eltern-Proxy-Versionen für die gleichen Altersgruppen und für Kleinkinder (Alter 2–4). Das PedsQL wurde 2020 in englischer Sprache validiert [30]. Tab. 7 gibt einen Überblick über die Autoren und Sprachen der Beiträge und Tab. 8 zeigt die Qualität der Studien.

3.9 Pediatric Spinal Cord Injury Activity Measure (PEDI-SCI AM)

Das Pediatric Spinal Cord Injury Activity Measure (PEDI-SCI AM) wurde entwickelt, um Aktivitäts-Outcomes bei Jugendlichen mit SCI zu bewerten, und bietet eine Alternative zu generischen pädiatrischen Outcome-Messungen. Das PEDI-SCI AM beinhaltet Aktivitäten, die für Jugendliche mit SCI wichtig sind, und die Items bewerten ein breites Spektrum an Fähigkeiten in den folgenden Bereichen: allgemeine Mobilität, tägliche Routinen, Rollstuhlmobilität und Gehfähigkeit. Das Tool wurde in Englisch validiert [31]. Tab. 7 gibt einen Überblick über die Autoren und Sprachen der Beiträge und Tab. 8 zeigt die Qualität der Studien.

3.10 Segmental Assessment of Trunk Control (SATCo)

Für die SATCo-Prüfung wurde der Patient in kurzer Sitzposition positioniert, wobei Hüften, Knie und Knöchel zu 90° gebeugt waren. Manuelle Unterstützung wurde angeboten, um das Becken neutral und vertikal zu halten, als Alternative zur Becken-/Beinfixierung, um

Hautschäden zu vermeiden. SATCo wurde 2018 für die SCI-Population validiert [32]. Tab. 7 gibt einen Überblick über die Autoren und Sprachen der Beiträge und Tab. 8 zeigt die Qualität der Studien.

3.11 Child Needs Assessment Checklist (ChNAC)

Die ChNAC wurde 2007 für den Einsatz bei Kindern und Jugendlichen unter 17 Jahren entwickelt. Die ChNAC ist ein praktisches Werkzeug zur Planung der Rehabilitation junger Menschen nach SCI und zur Beurteilung der Rehabilitationsergebnisse [1]. Sie bietet eine entwicklungssensible Möglichkeit, die Bedürfnisse junger Menschen im Kontext ihrer Familie und Gemeinschaft zu beurteilen und zu adressieren. Es handelt sich um eine Verhaltenscheckliste, die aus Schlüsselindikatoren in den folgenden Bereichen besteht: Aktivitäten des täglichen Lebens (17 spezifische Indikatoren), Hautmanagement (10 Indikatoren), Blasenmanagement (7 Indikatoren), Darmmanagement (11 Indikatoren), Kenntnisse der Wirbelsäule und Förderung gesunden Wachstums (15 Indikatoren), Mobilität (11 Indikatoren), Rollstuhl und Ausrüstung (36 Indikatoren), Gemeinschaft und Bildung (20 Indikatoren), Entlassungskoordination (28 Indikatoren) und psychologische Fragen (26 Indikatoren für die Altersgruppe 0–6 Jahre und 28 Indikatoren für die Altersgruppe 7–16 Jahre). Tab. 7 gibt einen Überblick über die Autoren und Sprachen der Beiträge und Tab. 8 zeigt die Qualität der Studien.

3.12 Screening Tool for the Assessment of Malnutrition in Pediatrics (STAMP)

Im Jahr 2013 validierten Wong et al. [33] das STAMP bei pädiatrischen Patienten mit Rückenmarkverletzung (SCI), die in einem tertiären SCI-Zentrum in Großbritannien aufgenommen

wurden. STAMP wurde in Großbritannien speziell für den Einsatz durch Mitglieder eines
multidisziplinären Teams entwickelt. Das
STAMP beinhaltet 3 Komponenten, die alle anerkannte Indizes oder Symptome von Unterernährung sind: Vorhandensein einer klinischen
Diagnose mit ernährungsrelevanten Implikatio-
nen, die geschätzte aktuelle Nährstoffaufnahme
sowie Unterschiede im Gewichts-/Höhenper-
centil-Diagramm. Jede Komponente trägt einen
Score von bis zu 3 bei, und der Gesamtscore
spiegelt das Risiko der Unterernährung wider.
Ein Score von 2 oder 3 weist auf ein mittleres
Risiko hin, und >4 weist auf ein hohes Risiko
hin [33]. Tab. 7 gibt einen Überblick über die
Autoren und Sprachen der Beiträge und Tab. 8
zeigt die Qualität der Studien.

3.13 Grasp and Release Test (GRT)

Der GRT (30) wurde entwickelt, um FES-Er-
gebnisse („functional electrical stimulation",
FES) auf die Handfunktion von Personen mit
Tetraplegie auf C5- und schwachem C6-Niveau
(ICSHT-Motorgruppen 0–2 [ICSHT motor
groups 0–2]) zu bewerten. Der GRT besteht aus
6 Objekten, die in Größe und Gewicht variieren.
Der Stift und der Block sind die leichtesten Objekte (0,1 Newtonmeter [N] bzw. 0,02 N) und
repräsentieren Fingerfood. Der Briefbeschwerer
(2,59 N), die Dose (2,1 N) und das Videoband
(3,49 N) repräsentieren mittelgroße Objekte wie
ein Buch oder eine Getränkedose. Das Gabel-
objekt simuliert das Aufspießen von Essen oder
das Schreiben und erfordert 4,4 N, um den Griff
bis zu einer Anzeigelinie zu drücken, was der
Kraft entspricht, die zum Aufspießen von Obst,
gekochtem Gemüse oder Fleisch benötigt wird.
GRT wurde 2004 in englischer Sprache validiert
[34]. Tab. 7 gibt einen Überblick über die Autoren und Sprachen der Beiträge und Tab. 8 zeigt
die Qualität der Studien.

4 Schlussfolgerungen

Dieses Kapitel berichtet über alle in der Literatur beschriebenen Assessmentinstrumente zur
Beurteilung von Kindern und Jugendlichen mit
SCI. Unter den 15 in diesem Kapitel enthaltenen
Instrumenten ergab sich, dass die meisten Skalen Aktivitäten des täglichen Lebens bewerten.
Die gebräuchlichsten Assessmentinstrumente
sind der Walking Index for Spinal Cord Injury (WISCI II), eine Ordinalskala bestehend
aus 21 Items, die verschiedene Stufen der Gehfähigkeit widerspiegeln, das Spinal Cord Independence Measure (SCIM) III Self-Report, das
Selbstpflege, Atmung, Sphinktermanagement
und Mobilität bewertet, und die Pediatric Neuromuscular Recovery Scale (NRS), die die
neuromuskuläre Fähigkeit eines Kindes bewertet, 13 alltägliche Aufgaben ohne Verhaltens-
kompensation, physische Hilfe oder Hilfsmittel/
Orthesen durchzuführen.

Literatur

1. Webster G, Kennedy P. Addressing children's needs
   and evaluating rehabilitation outcome after spinal
   cord injury: the child needs assessment checklist and
   goal-planning program. J Spinal Cord Med. 2007.
   https://doi.org/10.1080/10790268.2007.11754592.
2. Mulcahey MJ, Calhoun CL, Sinko R, Kelly EH, Vogel
   LC. The spinal cord independence measure (SCIM)-
   III self report for youth. Spinal Cord. 2016;54(3):204–
   12. https://doi.org/10.1038/sc.2015.103.
3. Castelnuovo G, Giusti EM, Manzoni GM, et al.
   What is the role of the placebo effect for pain relief in neurorehabilitation? Clinical implications
   from the Italian consensus conference on pain in
   neurorehabilitation. Front Neurol. 2018. https://doi.
   org/10.3389/fneur.2018.00310.
4. Marquez MA, De Santis R, Ammendola V, et al.
   Cross-cultural adaptation and validation of the „spinal cord injury-falls concern scale" in the Italian
   population. Spinal Cord. 2018;56(7):712–8. https://
   doi.org/10.1038/s41393-018-0070-6.
5. Berardi A, De Santis R, Tofani M, et al. The Wheelchair Use Confidence Scale: Italian translation, adaptation, and validation of the short form. Disabil

Rehabil Assist Technol. 2018;13(4):i. https://doi.org/10.1080/17483107.2017.1357053.

6. Anna B, Giovanni G, Marco T, et al. The validity of rasterstereography as a technological tool for the objectification of postural assessment in the clinical and educational fields: pilot study. In: Advances in intelligent systems and computing. 2020. https://doi.org/10.1007/978-3-030-23884-1_8.

7. Panuccio F, Berardi A, Marquez MA, et al. Development of the pregnancy and motherhood evaluation questionnaire (PMEQ) for evaluating and measuring the impact of physical disability on pregnancy and the management of motherhood: a pilot study. Disabil Rehabil. 2020:1–7. https://doi.org/10.1080/09638288.2020.1802520.

8. Amedoro A, Berardi A, Conte A, et al. The effect of aquatic physical therapy on patients with multiple sclerosis: a systematic review and meta-analysis. Mult Scler Relat Disord. 2020. https://doi.org/10.1016/j.msard.2020.102022.

9. Dattoli S, Colucci M, Soave MG, et al. Evaluation of pelvis postural systems in spinal cord injury patients: outcome research. J Spinal Cord Med. 2018;43:185–92.

10. Berardi A, Galeoto G, Guarino D, et al. Construct validity, test-retest reliability, and the ability to detect change of the Canadian occupational performance measure in a spinal cord injury population. Spinal Cord Ser Cases. 2019. https://doi.org/10.1038/s41394-019-0196-6.

11. Ponti A, Berardi A, Galeoto G, Marchegiani L, Spandonaro C, Marquez MA. Quality of life, concern of falling and satisfaction of the sit-ski aid in sit-skiers with spinal cord injury: observational study. Spinal Cord Ser Cases. 2020. https://doi.org/10.1038/s41394-020-0257-x.

12. Panuccio F, Galeoto G, Marquez MA, et al. General sleep disturbance scale (GSDS-IT) in people with spinal cord injury: a psychometric study. Spinal Cord. 2020. https://doi.org/10.1038/s41393-020-0500-0.

13. Monti M, Marquez MA, Berardi A, Tofani M, Valente D, Galeoto G. The multiple sclerosis intimacy and sexuality questionnaire (MSISQ-15): validation of the Italian version for individuals with spinal cord injury. Spinal Cord. 2020. https://doi.org/10.1038/s41393-020-0469-8.

14. Galeoto G, Colucci M, Guarino D, et al. Exploring validity, reliability, and factor analysis of the Quebec user evaluation of satisfaction with assistive Technology in an Italian Population: a cross-sectional study. Occup Ther Heal Care. 2018. https://doi.org/10.1080/07380577.2018.1522682.

15. Colucci M, Tofani M, Trioschi D, Guarino D, Berardi A, Galeoto G. Reliability and validity of the Italian version of Quebec user evaluation of satisfaction with assistive technology 2.0 (QUEST-IT 2.0) with users of mobility assistive device. Disabil Rehabil Assist Technol. 2019. https://doi.org/10.1080/17483107.2019.1668975.

16. Berardi A, Galeoto G, Lucibello L, Panuccio F, Valente D, Tofani M. Athletes with disability' satisfaction with sport wheelchairs: an Italian cross sectional study. Disabil Rehabil Assist Technol. 2020. https://doi.org/10.1080/17483107.2020.1800114.

17. Moher D, Shamseer L, Clarke M, et al. Preferred reporting items for systematic review and meta-analysis protocols (PRISMA-P) 2015 statement. Rev Esp Nutr Human Diet. 2016. https://doi.org/10.1186/2046-4053-4-1.

18. Mokkink LB, Terwee CB, Patrick DL, et al. The COSMIN study reached international consensus on taxonomy, terminology, and definitions of measurement properties for health-related patient-reported outcomes. J Clin Epidemiol. 2010. https://doi.org/10.1016/j.jclinepi.2010.02.006.

19. Terwee CB, Prinsen CAC, Chiarotto A, et al. COSMIN methodology for evaluating the content validity of patient-reported outcome measures: a Delphi study. Qual Life Res. 2018. https://doi.org/10.1007/s11136-018-1829-0.

20. Mokkink LB, de Vet HCW, Prinsen CAC, et al. COSMIN risk of bias checklist for systematic reviews of patient-reported outcome measures. Qual Life Res. 2018. https://doi.org/10.1007/s11136-017-1765-4.

21. Calhoun CL, Mulcahey MJ. Pilot study of reliability and validity of the walking index for spinal cord injury II (WISCI-II) in children and adolescents with spinal cord injury. J Pediatr Rehabil Med. 2012. https://doi.org/10.3233/PRM-2012-00224.

22. Calhoun Thielen C, Sadowsky C, Vogel LC, et al. Evaluation of the walking index for spinal cord injury II (WISCI-II) in children with spinal cord injury (SCI). Spinal Cord. 2017;55(5):478–82. https://doi.org/10.1038/sc.2016.142.

23. Mulcahey MJ, Thielen CC, Sadowsky C, et al. Despite limitations in content range, the SCIM-III is reproducible and a valid indicator of physical function in youths with spinal cord injury and dysfunction. Spinal Cord. 2018. https://doi.org/10.1038/s41393-017-0036-0.

24. Ardolino EM, Mulcahey MJ, Trimble S, et al. Development and initial validation of the pediatric neuromuscular recovery scale. Pediatr Phys Ther. 2016. https://doi.org/10.1097/PEP.0000000000000285.

25. Behrman AL, Trimble SA, Argetsinger LC, et al. Interrater reliability of the pediatric neuromuscular recovery scale for spinal cord injury. Top Spinal Cord Inj Rehabil. 2019. https://doi.org/10.1310/sci2502121.

26. Hunter L, Molitor F, Chafetz RS, et al. Development and pilot test of the Shriners pediatric instrument for

neuromuscular scoliosis (SPNS): a quality of life questionnaire for children with spinal cord injuries. J Spinal Cord Med. 2007. https://doi.org/10.1080/10790268.2007.11754594.

27. Dent K, Grampurohit N, Thielen CC, et al. Evaluation of the capabilities of upper extremity test (CUE-T) in children with tetraplegia. Top Spinal Cord Inj Rehabil. 2018. https://doi.org/10.1310/sci2403-239.

28. de Paula B, Friesen B, Chapman B, et al. Initial development and face validation of the Moorong Self-Efficacy Scale for adolescents (MSES-A). Int J Child Adolesc Health. 2017;10(1):43–7.

29. Mulcahey MJ, Gaughan JP, Chafetz RS, Vogel LC, Samdani AF, Betz RR. Interrater reliability of the international standards for neurological classification of spinal cord injury in youths with chronic spinal cord injury. Arch Phys Med Rehabil. 2011. https://doi.org/10.1016/j.apmr.2011.03.003.

30. Hwang M, Zebracki K, Vogel LC, Mulcahey MJ, Varni JW. Development of the Pediatric quality of life Inventory™ spinal cord injury (PedsQL™ SCI)

module: qualitative methods. Spinal Cord. 2020. https://doi.org/10.1038/s41393-020-0450-6.

31. Slavin MD, Mulcahey MJ, Calhoun Thielen C, et al. Measuring activity limitation outcomes in youth with spinal cord injury. Spinal Cord. 2016. https://doi.org/10.1038/sc.2015.194.

32. Argetsinger LC, Trimble SA, Roberts MT, Thompson JE, Ugiliweneza B, Behrman AL. Sensitivity to change and responsiveness of the segmental assessment of trunk control (SATCo) in children with spinal cord injury. Dev Neurorehabil. 2019. https://doi.org/10.1080/17518423.2018.1475429.

33. Wong S, Graham A, Hirani SP, Grimble G, Forbes A. Validation of the screening tool for the assessment of malnutrition in paediatrics (STAMP) in patients with spinal cord injuries (SCIs). Spinal Cord. 2013. https://doi.org/10.1038/sc.2012.166.

34. Mulcahey MJ, Smith BT, Betz RR. Psychometric rigor of the grasp and release test for measuring functional limitation of persons with tetraplegia: a preliminary analysis. J Spinal Cord Med. 2004. https://doi.org/10.1080/10790268.2004.11753729.

Messung der Pflegeperson bei Rückenmarkverletzungen

Marina D'Angelo, Giulia Grieco, Francescaroberta Panuccio und Anna Berardi

1   Einführung

Eine Pflege- bzw. Betreuungskraft ist eine Person, die formell oder informell, mit verschiedenen Mitteln und Aktivitäten Unterstützung und Hilfe leistet für Menschen mit Behinderungen und Langzeiterkrankungen oder für Ältere. Pflegende/Betreuungspersonen bieten verschiedene Arten von Unterstützung, einschließlich emotionaler, physischer, finanzieller und praktischer Hilfe bei verschiedenen täglichen Aktivitäten [1]. Trotz eines Mangels an formeller oder informeller Ausbildung wird die Pflegeperson dafür verantwortlich, professionelle Unterstützung wie die Verabreichung von Medikamenten, die Anleitung zur Rehabilitation oder die Versorgung bei medizinischen Notfällen zu leisten. In der Regel sind die Personen, die für die Pflege und Unterstützung von Personen mit Rückenmarkverletzungen (SCI) verantwortlich sind, nahe Familienmitglieder oder andere Verwandte [2].

Daher ist die Pflege eng mit dem Wohlbefinden der Person mit SCI verbunden, was aufgrund hoher physischer, emotionaler und sozialer Belastungen zu Depressionen, hohem Stress und verminderter Lebensqualität bei vielen Pflegenden führen kann. Umgekehrt kann das Verhalten einer Person, die Pflege erhält, ein Faktor sein, der den Stress und die Belastung der pflegenden Person erhöht [3]. Es gibt jedoch nur begrenzte Hinweise auf die Lebensqualität und ihre wirksamen Faktoren bei Pflegenden von Patienten mit SCI, was anscheinend auf das Fehlen eines geeigneten Assessmentinstruments zurückzuführen ist. Es ist entscheidend, Risiken für Burnout und andere Faktoren wie Belastung und Depression mit einem validen Assessmentinstrument zu identifizieren, um sie zu verhindern.

Die Belastungen der Pflegepersonen sind die emotionalen, physischen und finanziellen Anforderungen, zusätzlich zu anderen Verantwortlichkeiten, die Familienmitgliedern, Freunden oder anderen außerhalb des Gesundheitssystems auferlegt werden [1].

Dieses Kapitel zielt darauf ab, Assessmentinstrumente zur Pflege/Betreuung von Menschen mit SCI anhand eines systematischen Reviews zu beschreiben und zu bewerten.

M. D'Angelo · G. Grieco · F. Panuccio
R.O.M.A. Rehabilitation Outcome Measures Assessment, Non-Profit Organization, Rome, Italien

A. Berardi (✉)
Department of Human Neurosciences, Sapienza University of Rome, Rome, Italien
E-Mail: anna.berardi@uniroma1.it

2   Materialien und Methoden

Diese Studie wurde von einer Forschungsgruppe durchgeführt, die aus Ärzten und Gesundheitsfachleuten der Universität „Sapienza" in Rom

und der Vereinigung „Rehabilitation & Outcome Measure Assessment" (R.O.M.A.) besteht. Die R.O.M.A.-Vereinigung hat sich in
den letzten Jahren mit mehreren Studien befasst und mehrere Outcome-Messinstrumente für die Personengruppe mit Rückenmarkverletzungen in Italien validiert [4–17]. Dieses
Kapitel beschreibt alle Assessmentinstrumente
zur Pflege, die aus einem systematischen Review auf PubMed, Scopus und Web of Science
hervorgegangen sind. Für spezifische Details
zur Methodik siehe Kapitel „Methodischer Ansatz zur Identifizierung von Outcome-Messinstrumenten bei Rückenmarkverletzungen". Die
Eignungskriterien für die Berücksichtigung von
Studien für dieses Kapitel waren Validierungsstudien und Studien zur interkulturellen Anpassung, Studien über Pflegende, Studien zu
Tests, Fragebogen sowie selbstberichtsbasierten und leistungsbasierten Outcome-Messinstrumenten, Studien mit einer SCI-population und
einer Population ≥18 Jahre alt. Studienauswahl:
Die Auswahl der Studien erfolgte in Übereinstimmung mit dem „27-item PRISMA Statement for Reporting Systematic Reviews" [18].
Für die Datenerhebung folgten die Autoren den
Empfehlungen der Initiative COnsensus-based
Standards for the selection of health Measurement Instruments (COSMIN) [19]. Die Studienqualität und das Biasrisiko wurden mit der COS-
MIN-Checkliste bewertet [20, 21].

3   Ergebnisse

Für dieses Kapitel wurden 4 Arbeiten berücksichtigt. Die Autoren fanden 4 Assessmentinstrumente, die den Pflegebereich für Personen mit SCI bewerten. In Abb. 1 ist ein Flussdiagramm der eingeschlossenen Studien dargestellt.
Die Assessmentinstrumente werden im Folgenden beschrieben.

3.1   Caregiver Burden Scale (CBS)

Die CBS ist eine Modifikation der ursprünglichen Skala, die von Oremark entwickelt

wurde, um die Pflegenden chronischer Patienten zu bewerten. Sie wurde ins Persische übersetzt [1]. Die ursprüngliche Version enthielt 20
Items, jedoch wurden 2 weitere Items durch
explorative Faktorenanalyse von 150 Pflegenden hinzugefügt. Die Skala ist eine multi-
dimensionale Skala, die die subjektive Auswirkung der Belastung durch die Pflege von
Menschen mit chronischen Krankheiten bewertet. Sie umfasst 22 Items und ist in 5 Bereiche unterteilt: allgemeine Belastung (8
Items), Isolation (3 Items), Enttäuschung (5
Items), emotionale Beteiligung (3 Items) und
Umgebung (3 Items). Jedes Item wird auf einer
Skala von 1–4 bewertet (1 = „überhaupt nicht",
2 = „selten", 3 = „manchmal" und 4 = „oft"),
wobei ein höherer Wert eine größere wahrgenommene Belastung darstellt. Der individuelle Score wird entweder separat berechnet,
um den Bereichswert zu bestimmen, oder ge-
meinsam (der Gesamtwert der 22 Items), was
als Rohgesamtscore oder Durchschnittsscore
der Items angegeben werden kann. Der Gesamtscore wird durch Berechnung des arithmetischen Mittels der 22 Items ermittelt. Der Score
für jeden Bereich wird durch das arithmetische
Mittel des Werts jedes Items, das diesen Bereich
umfasst, ermittelt. Tab. 1 gibt einen Überblick
über die Autoren und Sprachen der Beiträge und
Tab. 2 zeigt die Qualität der Studien.

3.2   Zarit Caregiver Burden
         Interview Short Form (ZBI)

Zarit et al. validierten die 22-Item-Version des
ZBI im Jahr 1985. Es ist das Instrument, das am
konsequentesten in der Demenzpflegeforschung
verwendet wird. Diese Version entwickelte
sich aus der ursprünglichen 29-Item-Version,
die 1980 veröffentlicht wurde. Hébert et al.
schlugen eine kürzere Version vor, die auf 12
Items basiert. Sie wurde 2015 auf Persisch validiert [3]. Die Kurzversion des ZBI besteht aus
12 Items in 2 Bereichen: persönliche Belastung
und Rollenbelastung. Jede Frage wird auf einer
5-stufigen Likert-Skala von 0–4 („nie" bis „fast
immer") bewertet. Ein hoher Score repräsentiert

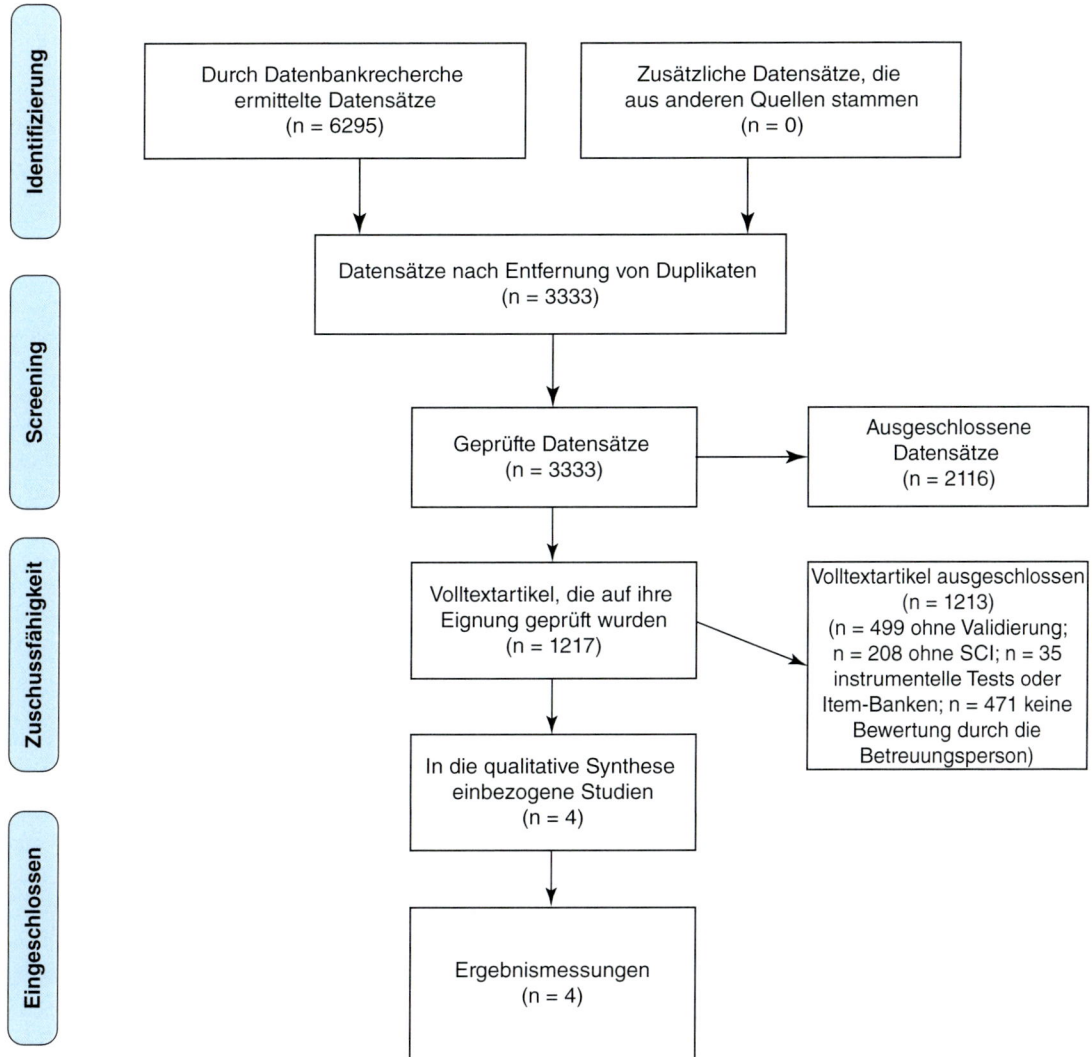

Abb. 1 Flussdiagramm der eingeschlossenen Studien

ein stärkeres Gefühl der Belastung. Die Spanne der addierten Scores beträgt 0–48. Tab. 1 gibt einen Überblick über die Autoren und Sprachen der Beiträge und Tab. 2 zeigt die Qualität der Studien.

3.3 Family Needs Questionnaire (FNQ)

Der FNQ ist ein 40-Item-Selbstberichtsfragebogen, der ursprünglich für den Einsatz bei Familien von Patienten mit Hirnverletzungen

entwickelt wurde, um ihre wahrgenommenen Bedürfnisse zu bewerten. Die Aussagen wurden entworfen, um verschiedene psychosoziale und pädagogische Bedürfnisse in der akuten und postakuten Phase nach der Verletzung anzusprechen. Familienmitglieder bewerten, inwieweit Bedürfnisse als wichtig wahrgenommen werden, auf einer Skala von 1–4, die von „nicht wichtig", „etwas wichtig", „wichtig" bis „sehr wichtig" reicht. Die Befragten bewerten auch den Grad, zu dem jedes Bedürfnis erfüllt wurde („nicht erfüllt", „teilweise erfüllt" oder „erfüllt") [22]. Tab. 1 gibt einen Überblick über die

Tab. 1 Eigenschaften der Studien, die die Pflegeskalen, -Tests oder -Fragebogen validieren

Skala, Test oder Fragebogen	Autoren	Sprache	n	Durchschnittsalter (SD, Bereich) Jahr	Geschlecht % weiblich
CBS	Farajzadeh et al. [1]	Persisch	110	37,61 (12,10)	50 (45,5)
CBI	Conti et al. [23]	Italienisch	176	56,2 (14,6)	146 (83)
ZBI	Rajabi-Mashhadi et al. [3]	Persisch	72	44,7 (6,5, 31–69)	72 (100)
FNQ	Meade et al. [22]	Englisch		36 (19–81)	

n Anzahl der Studienteilnehmer, *n. v.* nicht verfügbar

Tab. 2 Bewertung von Qualität und Biasrisiko

Autoren	Punkt der COSMIN-Checkliste									
	1	2	3	4	5	6	7	8	9	10
Farajzadeh et al. [1]	?	+	+	+	−	+	−	+	+	−
Conti et al. [23]	?	+	+	+	+	−	−	+	+	−
Rajabi-Mashhadi et al. [3]	-	+	+	+	−	+	−	+	+	−
Meade et al. [22]	?	+	−	−	−	−	−	−	−	−

Punkt 1 PROM-Entwicklung, *Punkt 2* Inhaltsvalidität, *Punkt 3* Strukturvalidität, *Punkt 4* interne Konsistenz, *Punkt 5* interkulturelle Validität/Messinvarianz, *Punkt 6* Reliabilität, *Punkt 7* Messfehler, *Punkt 8* Kriteriumsvalidität, *Punkt 9* Hypothesentest für Konstruktvalidität, *Punkt 10* Responsivität, + ausreichend, − unzureichend, *?* unbestimmt

Autoren und Sprachen der Beiträge und Tab. 2 zeigt die Qualität der Studien.

3.4 Caregiver Burden Inventory in Spinal Cord Injuries(CBI-SCI)

Dieser Selbstberichtsfragebogen wurde 1989 entwickelt und besteht aus 5 Subskalen, die die Auswirkungen der Belastung auf verschiedene Bereiche bewerten: zeitabhängige Belastung (T/dep-B) – bewertet die Belastung durch Einschränkung der individuellen persönlichen Zeit; Entwicklungsbelastung (Dev-B) – zeigt das Gefühl des Scheiterns in Bezug auf die eigenen Absichten und Hoffnungen an; körperliche Belastung (Phys-B) – bewertet den körperlichen Stress und körperliche Störungen; soziale Belastung (Soc-B) –, entstanden durch das Streben nach Erfüllung der mit der Pflege oder der Familie verbundenen Rollen; und emotionale Belastung (Emot-B) – weist auf jegliche Scham oder Demütigung durch die betreuten Personen hin. Alle Subskalen außer Phys-B enthalten 5 Items mit Scores von 0 („stimme stark nicht zu") bis 4 („stimme stark zu"), und einen Gesamtscore

von 0–20 für jeden Bereich. Da Phys-B 4 Items umfasst, wurde ein Korrekturfaktor von 1,25 angewendet, um Vergleiche mit den anderen Subskalen zu ermöglichen. Daher wurde der Gesamtscore des CBI ab einem Minimum von 0, was keine Belastung zeigt, bis zu einem Maximum von 100, was das höchstmögliche Belastungsniveau anzeigt, bewertet. Der CBI-SCI wurde für die SCI-Population in italienischer Sprache validiert [23]. Tab. 1 gibt einen Überblick über die Autoren und Sprachen der Beiträge und Tab. 2 zeigt die Qualität der Studien.

4 Schlussfolgerungen

Dieses Kapitel berichtet über alle in der Literatur beschriebenen Assessmentinstrumente zur Beurteilung der Pflege/Betreuung von Menschen mit SCI. Die 4 resultierenden Skalen bewerten die Pflegebelastung und die Familienbedürfnisse. Dies sind die Caregiver Burden Scale (CBS), das Caregiver Burden Inventory in Spinal Cord Injuries (CBI-SCI), das Zarit Caregiver Burden Interview Short Form (ZBI) und der Family Needs Questionnaire (FNQ).

Insbesondere bewertet die CBS den subjektiven Einfluss der Belastung durch die Pflege von Menschen mit chronischen Krankheiten. Das ZBI bewertet die von Pflegenden wahrgenommene Spannung.

Literatur

1. Farajzadeh A, Akbarfahimi M, Maroufizadeh S, Rostami HR, Kohan AH. Psychometric properties of Persian version of the caregiver burden scale in Iranian caregivers of patients with spinal cord injury. Disabil Rehabil. 2018. https://doi.org/10.1080/0963 8288.2016.1258738.

2. Gajraj-Singh P. Psychological impact and the burden of caregiving for persons with spinal cord injury (SCI) living in the community in Fiji. Spinal Cord. 2011. https://doi.org/10.1038/sc.2011.15.

3. Rajabi-Mashhadi MT, Mashhadinejad H, Ebrahimzadeh MH, Golhasani-Keshtan F, Ebrahimi H, Zarei Z. The Zarit caregiver burden Interview short form (ZBI-12) in spouses of veterans with chronic spinal cord injury, validity and reliability of the Persian version. Arch Bone Joint Surg. 2015. https://doi.org/10.22038/abjs.2015.3795.

4. Castelnuovo G, Giusti EM, Manzoni GM, et al. What is the role of the placebo effect for pain relief in neurorehabilitation? Clinical implications from the Italian consensus conference on pain in neurorehabilitation. Front Neurol. 2018. https://doi.org/10.3389/fneur.2018.00310

5. Marquez MA, De Santis R, Ammendola V, et al. Cross-cultural adaptation and validation of the „spinal cord injury-falls concern scale" in the Italian population. Spinal Cord. 2018;56(7):712–8. https://doi.org/10.1038/s41393-018-0070-6.

6. Berardi A, De Santis R, Tofani M, et al. The Wheelchair Use Confidence Scale: Italian translation, adaptation, and validation of the short form. Disabil Rehabil Assist Technol. 2018;13(4):i. https://doi.org/10.1080/17483107.2017.1357053.

7. Anna B, Giovanni G, Marco T, et al. The validity of rasterstereography as a technological tool for the objectification of postural assessment in the clinical and educational fields: pilot study. In: Advances in intelligent systems and computing. 2020. https://doi.org/10.1007/978-3-030-23884-1_8.

8. Panuccio F, Berardi A, Marquez MA, et al. Development of the pregnancy and motherhood evaluation questionnaire (PMEQ) for evaluating and measuring the impact of physical disability on pregnancy and the management of motherhood: a pilot study. Disabil Rehabil. 2020;2020:1–7. https://doi.org/10.1080/09638288.2020.1802520.

9. Amedoro A, Berardi A, Conte A, et al. The effect of aquatic physical therapy on patients with multiple sclerosis: a systematic review and meta-analysis. Mult Scler Relat Disord. 2020. https://doi.org/10.1016/j.msard.2020.102022.

10. Dattoli S, Colucci M, Soave MG, et al. Evaluation of pelvis postural systems in spinal cord injury patients: outcome research. J Spinal Cord Med. 2018;43:185–92.

11. Berardi A, Galeoto G, Guarino D, et al. Construct validity, test-retest reliability, and the ability to detect change of the Canadian occupational performance measure in a spinal cord injury population. Spinal Cord Ser Cases. 2019. https://doi.org/10.1038/s41394-019-0196-6.

12. Ponti A, Berardi A, Galeoto G, Marchegiani L, Spandonaro C, Marquez MA. Quality of life, concern of falling and satisfaction of the sit-ski aid in sit-skiers with spinal cord injury: observational study. Spinal Cord Ser Cases. 2020. https://doi.org/10.1038/s41394-020-0257-x.

13. Panuccio F, Galeoto G, Marquez MA, et al. General sleep disturbance scale (GSDS-IT) in people with spinal cord injury: a psychometric study. Spinal Cord. 2020. https://doi.org/10.1038/s41393-020-0500-0.

14. Monti M, Marquez MA, Berardi A, Tofani M, Valente D, Galeoto G. The multiple sclerosis intimacy and sexuality questionnaire (MSISQ-15): validation of the Italian version for individuals with spinal cord injury. Spinal Cord. 2020. https://doi.org/10.1038/s41393-020-0469-8.

15. Galeoto G, Colucci M, Guarino D, et al. Exploring validity, reliability, and factor analysis of the Quebec user evaluation of satisfaction with assistive Technology in an Italian Population: a cross-sectional study. Occup Ther Heal Care. 2018. https://doi.org/10.1080/07380577.2018.1522682.

16. Colucci M, Tofani M, Trioschi D, Guarino D, Berardi A, Galeoto G. Reliability and validity of the Italian version of Quebec user evaluation of satisfaction with assistive technology 2.0 (QUEST-IT 2.0) with users of mobility assistive device. Disabil Rehabil Assist Technol. 2019. https://doi.org/10.1080/17483107.2019.1668975.

17. Berardi A, Galeoto G, Lucibello L, Panuccio F, Valente D, Tofani M. Athletes with disability' satisfaction with sport wheelchairs: an Italian cross sectional study. Disabil Rehabil Assist Technol. 2020. https://doi.org/10.1080/17483107.2020.1800114.

18. Moher D, Shamseer L, Clarke M, et al. Preferred reporting items for systematic review and meta-analysis protocols (PRISMA-P) 2015 statement. Rev Esp Nutr Human Diet. 2016. https://doi.org/10.1186/2046-4053-4-1.

19. Mokkink LB, Terwee CB, Patrick DL, et al. The COSMIN study reached international consensus on taxonomy, terminology, and definitions of measurement

properties for health-related patient-reported outcomes. J Clin Epidemiol. 2010. https://doi.org/10.1016/j.jclinepi.2010.02.006.

20. Terwee CB, Prinsen CAC, Chiarotto A, et al. COSMIN methodology for evaluating the content validity of patient-reported outcome measures: a Delphi study. Qual Life Res. 2018. https://doi.org/10.1007/s11136-018-1829-0.

21. Mokkink LB, de Vet HCW, Prinsen CAC, et al. COSMIN risk of bias checklist for systematic reviews of patient-reported outcome measures. Qual Life Res. 2018. https://doi.org/10.1007/s11136-017-1765-4.

22. Meade MA, Taylor LA, Kreutzer JS, Marwitz JH, Thomas V. A preliminary study of acute family needs after spinal cord injury: analysis and implications. Rehabil Psychol. 2004. https://doi.org/10.1037/0090-5550.49.2.150.

23. Conti A, Clari M, Garrino L, et al. Adaptation and validation of the caregiver burden inventory in spinal cord injuries (CBI-SCI). Spinal Cord. 2019. https://doi.org/10.1038/s41393-018-0179-7.

Pflegerische und klinische Bewertung bei Rückenmarkverletzungen

Donatella Valente, Azzurra Massimi, Giulia Grieco,
Francescaroberta Panuccio, Marina D'Angelo,
Julita Sansoni und Giovanni Galeoto

1 Einführung

Eine Rückenmarkverletzung (SCI) ist eine komplizierte Erkrankung, die viele Aspekte des täglichen Lebens verändern kann. Aus diesem Grund sind krankenpflegerische und klinische Bewertungen bei diesen Personen unerlässlich. Diese Bewertung sollte eine Gesamtbewertung sein, die die Körperstruktur und -funktion sowie die Auswirkungen auf den Alltag, das soziale Leben, den Schlaf und die Lebensqualität beurteilt. Die Pflegekräfte und Kliniker müssen die Hautempfindlichkeit, die Organfunktion und den allgemeinen Gesundheitszustand kennen, um die Person mit SCI korrekt und professionell zu versorgen. In diesem Zusammenhang müssen viele Aspekte bei einer korrekten pflegerischen und klinischen Bewertung berücksichtigt werden. Zum Beispiel werden Personen mit SCI in präventive Hautpflegeverhaltensweisen ein-gewiesen, führen diese jedoch oft inkonsistent durch, insbesondere nach der Entlassung in die Gemeinschaft. Die Einhaltung eines Hautpflegeregimes erfordert die Integration neuer Gewohnheiten in den Lebensstil, was für Kliniker bei der Förderung von Verhaltensänderungen eine Herausforderung ist [1].

Auch die neurogene Darmdysfunktion („neurogenic bowel dysfunction", NBD) und Mangelernährung sind häufige Probleme bei den meisten Patienten mit SCI. Die Dickdarmtransitzeiten sind in der Regel verlängert, und die anorektale Sensibilität und die willkürliche Kontrolle des äußeren Analsphinkters sind reduziert oder verloren. Verstopfung, Stuhlinkontinenz und Bauchschmerzen oder -unbehagen sind die Symptome von NBD. Aktuelle Forschungen berichten, dass 50 % der Patienten mit SCI moderate bis schwere NBD-Symptome haben und dass NBD mit der gesundheitsbezogenen Lebensqualität verbunden ist [2]. Mangelernährung ist sowohl eine Ursache als auch eine Folge von Krankheiten, insbesondere bei gefährdeten Patientengruppen wie denen mit SCI. Sie führt zu schlechteren klinischen Ergebnissen wie Infektionen, verlängertem Krankenhausaufenthalt, verminderter Lebensqualität und erhöhten Gesundheitskosten [3].

Auch Müdigkeit („fatigue"), Schlaf und Schmerzen sollten während der klinischen Bewertung berücksichtigt werden, da diese Faktoren die Symptome verstärken können. Müdigkeit

D. Valente · G. Galeoto (✉)
Department of Human Neurosciences, Sapienza
University of Rome, Rome, Italien
E-Mail: giovanni.galeoto@uniroma1.it

A. Massimi · J. Sansoni
Department of Public Health and Infectious Disease,
Sapienza University of Rome, Rome, Italien

G. Grieco · F. Panuccio · M. D'Angelo
R.O.M.A. Rehabilitation Outcome Measures Assessment, Non-Profit Organization, Rome, Italien

© Der/die Autor(en), exklusiv lizenziert an Springer Nature Switzerland AG 2024
G. Galeoto et al. (Hrsg.), *Messung von Rückenmarksverletzungen*, https://doi.org/10.1007/978-3-031-45860-6_14

ist eine universelle menschliche Erfahrung, die die Teilnahme an täglichen Aufgaben, Freizeit und Arbeit negativ beeinflussen kann, und sie kann eine zusätzliche Barriere für die Wiedereingliederung in die Gemeinschaft darstellen [4]. Schließlich müssen Pflegekräfte und Kliniker die gängigsten Tests, Fragebogen oder Skalen kennen, die die vielen Aspekte von SCI-Personen bewerten, um diesen Personen zu helfen und sich um sie zu kümmern.

Das Ziel dieser Studie ist es, die Assessmentinstrumente zur pflegerischen und klinischen Bewertung von Personen mit SCI durch ein systematisches Review von Querschnittstudien zu beschreiben und zu bewerten.

2   Materialien und Methoden

Diese Studie wurde von einer Forschungsgruppe durchgeführt, die aus Ärzten und Gesundheitsfachleuten der Universität „Sapienza" in Rom und der Vereinigung „Rehabilitation & Outcome Measure Assessment" (R.O.M.A.) besteht. In den letzten Jahren hat die R.O.M.A.-Vereinigung mit mehreren Studien und Validierungen von Outcome-Messinstrumenten in Italien für die Personengruppe mit Rückenmarkverletzung gearbeitet [5–18].

Dieses Kapitel beschreibt alle Assessmentinstrumente zur pflegerischen und klinischen Bewertung, die aus einem systematischen Review auf PubMed, Scopus und Web of Science hervorgegangen sind. Für spezifische Details zur Methodik siehe Kapitel „Methodischer Ansatz zur Identifizierung von Outcome-Messinstrumenten bei   Rückenmarkverletzungen". Eignungskriterien für die Berücksichtigung von Studien für dieses Kapitel waren Validierungsstudien und Studien zur interkulturellen Anpassung, Studien zu Pflege und Klinik, Studien zu Tests, Fragebogen sowie zu selbstberichtsbasierten und leistungsbasierten Outcome-Messinstrumenten, Studien mit einer SCI-Population und einer Population ≥18 Jahre alt. Studienauswahl: Die Auswahl der Studien erfolgte in Übereinstimmung mit dem „27-item PRISMA Statement for Reporting Systematic Reviews" [19]. Für die Datenerhebung folgten die Autoren den Empfehlungen der Initiative COnsensus-based Standards for the selection of health Measurement Instruments (COSMIN) [20]. Die Studienqualität und das Biasrisiko wurden mit der COSMIN-Checkliste bewertet [21, 22].

3   Ergebnisse

Für dieses Kapitel wurden 55 Arbeiten berücksichtigt. Die Autoren fanden 40 Assessmentinstrumente, die pflegerische und klinische Aspekte für Personen mit SCI bewerten. In Abb. 1 ist ein Flussdiagramm der eingeschlossenen Studien dargestellt.

3.1   Skin Management Needs Assessment Checklist (SMnac)

Die Skin Management Needs Assessment Checklist (SMnac) ist ein selbstständig auszufüllender Fragebogen, der die Ziele von Personen mit SCI zur physikalischen Medizin und Rehabilitation (PM&R) auflistet. Der Fragebogen wurde 2003 für Personen mit SCI in Englisch [23] und 2011 in Französisch validiert [24]. SMnac entspricht dem Hautpflegebereich und zielt darauf ab, die von Personen mit SCI selbst angegebenen Präventionsmaßnahmen und ihr Wissen über SCI-bezogene Hauterkrankungen zu bewerten. Die SMnac ist von hoher Relevanz, da sie darauf ausgelegt und fokussiert ist, das Wissen eines Patienten und seine selbstberichteten Präventionsmaßnahmen in Bezug auf Hautläsionen zu bewerten. Sie enthält 12 Fragen, die in 3 verschiedene Kategorien unterteilt sind: Hautkontrollen, Vorbeugung von Druckgeschwüren (PUs) und Vorbeugung von Wunden. Die zwölfte Frage bezieht sich auf den Kauf eines Spiegels für Hautkontrollen, wird aber nicht in die Endbewertung einbezogen. Jedes Item wird von 0–3 bewertet (0 = „völlig abhängig, macht das nie"; 3 = „völlig

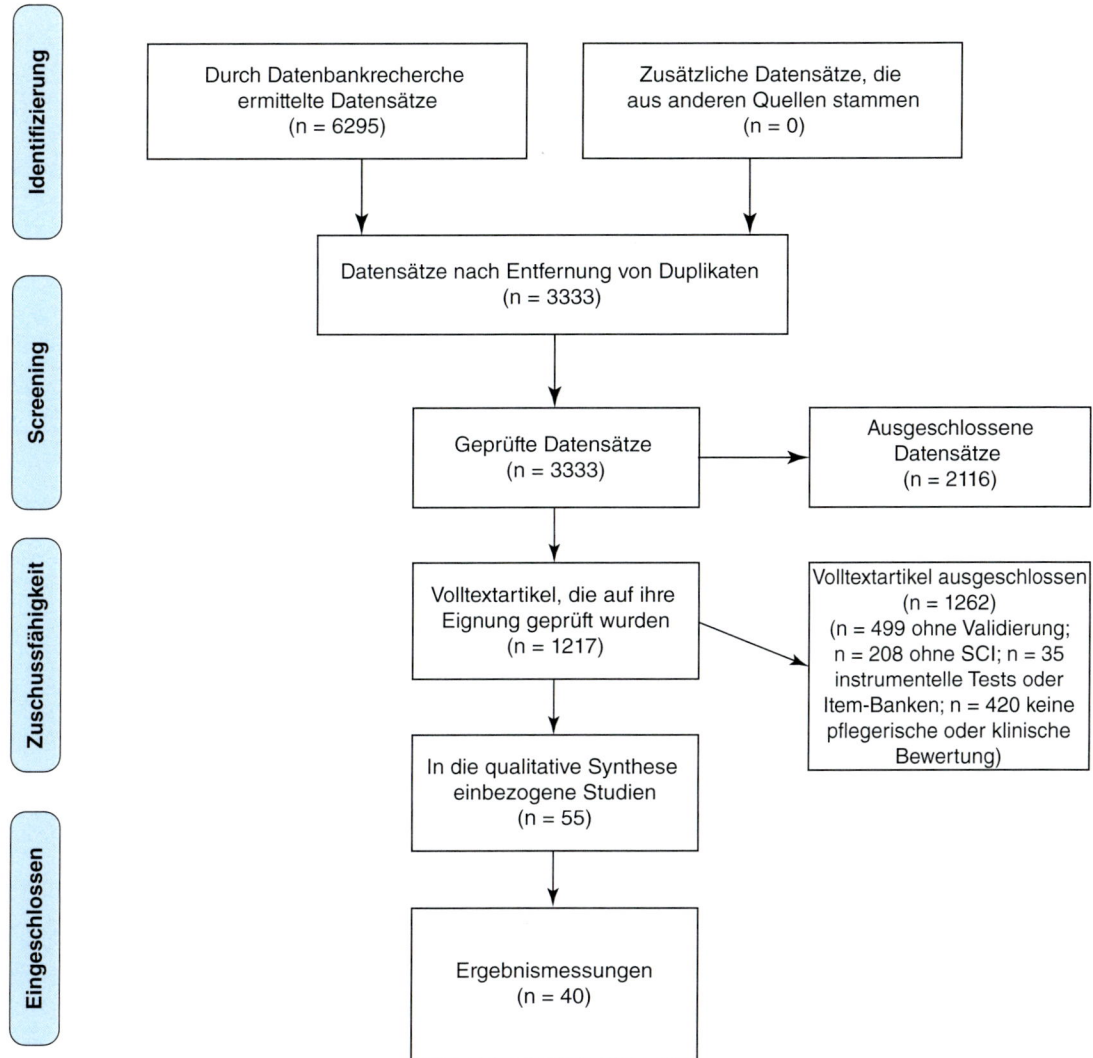

Abb. 1 Flussdiagramm der eingeschlossenen Studien

unabhängig, macht das immer oder weist jemanden dazu an"). Der Gesamtscore wird als Prozentsatz ausgedrückt. Die überarbeitete SMnac-Version wurde bei der Übersetzung und transkulturellen Anpassung in französischer Sprache ausgearbeitet. Für die überarbeitete Version wurden 6 neue Items hinzugefügt, die auf die Früherkennung abzielen [25]. Tab. 1 gibt einen Überblick über die Autoren und Sprachen der Beiträge und Tab. 2 zeigt die Qualität der Studien.

3.2 Spinal Cord Impairment Pressure Ulcer Monitoring Tool (SCI-PUMT)

Im Jahr 2014 arbeiteten Thomason et al. daran, die Validität und Reliabilität des SCI-PUMT zur Beurteilung der Heilung von Druckgeschwüren (PrU) bei Veteranen mit SCI in Tampa, FL, USA zu unterstützen [26]. Das SCI-PUMT enthält 7 Items. Die erste Gruppe von Items wird als „Geometrischer Faktor" bezeichnet, da

Tab. 1 Eigenschaften der Studien, die SMnac und die überarbeitete SMnac validieren

Skala, Test oder Fragebogen	Autoren	Sprache	n	Durchschnittsalter (SD, Bereich) Jahr	Geschlecht % weiblich
SMnac	Berry et al. [23]	Englisch	317	41 (17,4)	73 (23)
	Gélis et al. [24]	Französisch	138	45,9 (14,9, 19–82)	35 (25)
Überarbeitetes SMnac	Gélis et al. [25]	Französisch	132	45,9 (14,9)	35 (25)

n Anzahl der Studienteilnehmer, *n. v.* nicht verfügbar

Tab. 2 Bewertung von Qualität und Biasrisiko

Autoren	Punkt der COSMIN-Checkliste									
	1	2	3	4	5	6	7	8	9	10
Berry et al. [23]	?	?	−	+	+	−	−	−	−	+
Gélis et al. [24]	?	+	−	−	+	+	−	−	−	−
Gélis et al. [25]	+	+	−	+	−	−	−	+	+	−

Punkt 1 PROM-Entwicklung, *Punkt 2* Inhaltsvalidität, *Punkt 3* Strukturvalidität, *Punkt 4* interne Konsistenz, *Punkt 5* interkulturelle Validität/Messinvarianz, *Punkt 6* Reliabilität, *Punkt 7* Messfehler, *Punkt 8* Kriteriumsvalidität, *Punkt 9* Hypothesentest für Konstruktvalidität, *Punkt 10* Responsivität, + ausreichend, − unzureichend, *?* unbestimmt

diese Items die Form des Geschwürs charakterisieren. Diese Items umfassen die Oberfläche (Länge × Breite), Tiefe, Ränder, Tunnelbildung und Aushöhlungen. Die zweite Gruppe wird als „Substanzfaktor" bezeichnet, da sie den Inhalt des Geschwürs widerspiegeln (d. h. Exsudat-Typ und Menge an nekrotischem Gewebe). Der Gesamtscore des SCI-PUMT ist die Summe der 7 Itemscores mit einem Höchstscore von 26. Höhere Scores deuten auf schwerere PrU hin. Das SCI-PUMT wurde entwickelt, um wöchentlich für jedes PrU ausgefüllt zu werden, und der Gesamtscore kann verwendet werden, um die Heilung oder Degeneration des Geschwürs im Laufe der Zeit zu verfolgen. Das SCI-PUMT bietet eine gemeinsame Sprache und Definitionen für Teammitglieder, um das PrU (Lage, Körperseite, Ausrichtung) und die standardisierte Patientenpositionierung während der Be-

urteilung (Beugung des oberen Beins bei Drehung, abhängige Seite) zu beschreiben [27]. Tab. 3 gibt einen Überblick über die Autoren und Sprachen der Beiträge und Tab. 4 zeigt die Qualität der Studien.

3.3 Spinal Cord Injury Pressure Ulcer Scale (SCIPUS)

Die Salzberg-Skala oder SCIPUS ist ein 15-Item-Risikoassessment, das speziell erstellt wurde, um das Risiko für die Entwicklung von Druckgeschwüren in der SCI-Population zu bewerten. Sie wurde in den USA und Kanada validiert. Der Gesamtscore reicht von 0 (kein Risiko) bis 25. Sie wurde entwickelt, um das Risiko für die Entwicklung von Druckgeschwüren bei Menschen mit SCI zu messen,

Tab. 3 Eigenschaften der Studien, die SCI-PMUT validieren

Autoren	Sprache	n	Durchschnittsalter (SD, Bereich) Jahr	Geschlecht % weiblich
Thomason et al. [26]	Englisch	66	59,8 (9,8)	1 (2)
Thomason et al. [26]	Englisch	43	n. v.	n. v.

n Anzahl der Studienteilnehmer, *n. v.* nicht verfügbar

Tab. 4 Bewertung von Qualität und Biasrisiko

Autoren	Punkt der COSMIN-Checkliste									
	1	2	3	4	5	6	7	8	9	10
Thomason et al. [26]	+	+	+	−	−	+	−	+	+	−
Thomason et al. [26]	+	+	−	−	−	−	−	−	−	−

Punkt 1 PROM-Entwicklung, *Punkt 2* Inhaltsvalidität, *Punkt 3* Strukturvalidität, *Punkt 4* interne Konsistenz, *Punkt 5* interkulturelle Validität/Messinvarianz, *Punkt 6* Reliabilität, *Punkt 7* Messfehler, *Punkt 8* Kriteriumsvalidität, *Punkt 9* Hypothesentest für Konstruktvalidität, *Punkt 10* Responsivität, + ausreichend, − unzureichend, *?* unbestimmt

Tab. 5 Eigenschaften der Studien, die SCI-PMUT validieren

Autoren	Sprache	*n*	Durchschnittsalter (SD, Bereich) Jahr	Geschlecht % weiblich
Delparte et al. [28]	Englisch	759	53,9 (18,5)	247 (33)
Krishnan et al. [29]	Englisch	17	35,5 (14,9)	3 (17,6)
Higgins et al. [30]	Französisch (Kanada)	886	56 (28)	363 (41)

n Anzahl der Studienteilnehmer, *n. v.* nicht verfügbar

die sich in einem Rehabilitationszentrum befinden. Jeder Patient wird in 15 Bereichen bewertet: Aktivitätsniveau; Mobilität; vollständige SCI; Harninkontinenz oder ständige Feuchtigkeit; autonome Dysreflexie oder schwere Spastizität; Alter; Tabakkonsum/Rauchen; Lungenerkrankung; Herzerkrankung; Blutzuckerspiegel: >110 mg/dL; Nierenerkrankung; beeinträchtigte kognitive Funktion; Aufenthalt des Patienten in einem Pflegeheim oder Krankenhaus; Albumin <3,4 oder T-Protein <6,4; Hämatokrit <36,0 % [28–30]. Tab. 5 gibt einen Überblick über die Autoren und Sprachen der Beiträge und Tab. 6 zeigt die Qualität der Studien.

3.4 Neurogenic Bowel Dysfunction (NBD) Score

Der NBD-Score ist ein symptomorientierter Score, der von Krogh et al. entwickelt wurde zur klinischen Bewertung der Schwere von Darmfunktionsstörungen bei Patienten mit SCI [31]. Der NBD-Score ist ein Fragebogen, der aus 10 Items besteht, die mit einer beeinträchtigten Lebensqualität aufgrund von Darmsymptomen in Verbindung stehen, einschließlich der Häufigkeit des Stuhlgangs (0–6 Punkte), der Zeit für jeden Stuhlgang (0–7 Punkte), Unbehagen oder Kopfschmerzen oder Schwitzen während des

Tab. 6 Bewertung von Qualität und Biasrisiko

Autoren	Punkt der COSMIN-Checkliste									
	1	2	3	4	5	6	7	8	9	10
Delparte et al. [28]	?	?	−	−	+	−	−	+	+	−
Krishnan et al. [29]	?	?	−	−	−	−	−	+	+	−
Higgins et al. [30]	?	+	+	−	+	−	−	−	−	−

Punkt 1 PROM-Entwicklung, *Punkt 2* Inhaltsvalidität, *Punkt 3* Strukturvalidität, *Punkt 4* interne Konsistenz, *Punkt 5* interkulturelle Validität/Messinvarianz, *Punkt 6* Reliabilität, *Punkt 7* Messfehler, *Punkt 8* Kriteriumsvalidität, *Punkt 9* Hypothesentest für Konstruktvalidität, *Punkt 10* Responsivität, + ausreichend, − unzureichend, *?* unbestimmt

Stuhlgangs (0–2 Punkte), regelmäßiger Einnahme von Tabletten gegen Verstopfung (0–2 Punkte), regelmäßiger Einnahme von Tropfen gegen Verstopfung (0–2 Punkte), digitaler Stimulation oder Entleerung des Anorektums (0–6 Punkte), Häufigkeit von Stuhlinkontinenz (0–13 Punkte), Medikation gegen Stuhlinkontinenz (0–4 Punkte), Flatusinkontinenz (0–2 Punkte) und perianaler Hautprobleme (0–3 Punkte). Der Gesamt-NBD-Score liegt zwischen 0 und 47 Punkten. Ein höherer Score deutet auf schwerere Darmsymptome hin. Der Schweregrad des NBD wird in 4 Untergruppen aufgeteilt, basierend auf den Punkten: sehr geringer NBD (0–6); geringer NBD (7–9); mäßiger NBD (10–13); schwerer NBD (14 und mehr). Der NBD-Score wurde in das International SCI Bowel Function Basic Data Set (Version 2.0) aufgenommen, ein einfaches, standardisiertes Tool, das für die Erfassung und Mitteilung einer minimalen Menge an Informationen zur Darmfunktion in der täglichen Praxis und Forschung entwickelt wurde. Der NBD-Score wurde 2017 ins Türkische [2] und 2016 ins Arabische [32] übersetzt. Tab. 7 gibt einen Überblick über die Autoren und Sprachen der Beiträge und Tab. 8 zeigt die Qualität der Studien.

3.5 Spinal Cord Injury Secondary Conditions Scale (SCI-SCS)

Die SCI-SCS wurde erstmals 2007 veröffentlicht und passte den allgemeineren Seekins Secondary Condition Questionnaire für Menschen mit verletzungsbedingten Behinderungen an. Die SCI-SCS ist in den USA und Australien validiert. Es handelt sich um einen 16-Item-Fragebogen, der häufige gesundheitliche Probleme im Zusammenhang mit SCI abdeckt. Einige der Items konzentrieren sich auf die Haut, das Muskel-Skelett-System, Schmerzen, Darmfunktion, Blasenfunktion und das Herz-Kreislauf-System. Patienten bewerten jedes Item auf einer Skala von 0–3, wobei ein Score von 0 darauf hinweist, dass das jeweilige Problem nicht erlebt wurde oder in den letzten 3 Monaten kein signifikantes Problem war. Ein Score von 3 deutet darauf hin, dass das Problem chronisch ist und/oder ein ernstes Problem ist. Ein Gesamtscore wird ermittelt, indem die Scores für jedes Item zu einem möglichen Gesamtscore von 48 addiert werden. Ein höherer Score deutet auf schwerwiegendere sekundäre Probleme hin im Vergleich zu einem niedrigeren Score [33, 34]. Die Skala wurde 2020 in italienischer Sprache vali-

Tab. 7 Eigenschaften der Studien, die NBD validieren

Autoren	Sprache	n	Durchschnittsalter (SD, Bereich) Jahr	Geschlecht % weiblich
Krogh et al. [31]	Dänisch	424	41 (8–88)	124 (29)
Mallek et al. [32]	Arabisch	23	40,79 (9,16)	n. v.
Erdem et al. [2]	Türkisch	42	39 (16)	8 (19)

n Anzahl der Studienteilnehmer, *n. v.* nicht verfügbar

Tab. 8 Bewertung von Qualität und Biasrisiko

Autoren	Punkt der COSMIN-Checkliste									
	1	2	3	4	5	6	7	8	9	10
Krogh et al. [31]	+	+	−	−	+	−	−	+	+	−
Mallek et al. [32]	?	+	−	+	−	−	−	−	−	−
Erdem et al. [2]	?	+	−	+	+	+	+	+	+	−

Punkt 1 PROM-Entwicklung, *Punkt 2* Inhaltsvalidität, *Punkt 3* Strukturvalidität, *Punkt 4* interne Konsistenz, *Punkt 5* interkulturelle Validität/Messinvarianz, *Punkt 6* Reliabilität, *Punkt 7* Messfehler, *Punkt 8* Kriteriumsvalidität, *Punkt 9* Hypothesentest für Konstruktvalidität, *Punkt 10* Responsivität, + ausreichend, − unzureichend, ? unbestimmt

Tab. 9 Eigenschaften der Studien, die SCI-SCS validieren

Autoren	Sprache	n	Durchschnittsalter (SD, Bereich) Jahr	Geschlecht % weiblich
Kalpakjian et al. [33]	Englisch	65	43,8 (13,4)	19 (29,2)
Arora et al. [34]	Englisch	40	n. v.	8 (20)
Conti et al. [35]	Italienisch	156	50,17 (14,44)	30 (19,2)

n Anzahl der Studienteilnehmer, *n. v.* nicht verfügbar

Tab. 10 Bewertung von Qualität und Biasrisiko

Autoren	Punkt der COSMIN-Checkliste									
	1	2	3	4	5	6	7	8	9	10
Kalpakjian et al. [33]	+	+	−	+	+	+	−	+	+	−
Arora et al. [34]	?	+	−	−	−	−	+	−	−	−
Conti et al. [35]	?	+	+	+	−	+	−	+	+	−

Punkt 1 PROM-Entwicklung, *Punkt 2* Inhaltsvalidität, *Punkt 3* Strukturvalidität, *Punkt 4* interne Konsistenz, *Punkt 5* interkulturelle Validität/Messinvarianz, *Punkt 6* Reliabilität, *Punkt 7* Messfehler, *Punkt 8* Kriteriumsvalidität, *Punkt 9* Hypothesentest für Konstruktvalidität, *Punkt 10* Responsivität, + ausreichend, − unzureichend, *?* unbestimmt

diert [35]. Tab. 9 gibt einen Überblick über die Autoren und Sprachen der Beiträge und Tab. 10 zeigt die Qualität der Studien.

3.6 Brief Pain Inventory (BPI)

Das Brief Pain Inventory (BPI) ist ein gut validiertes Instrument zur Schmerzbewertung. Es misst sowohl die Schmerzintensität als auch die Beeinträchtigung durch Schmerzen in verschiedenen Lebensbereichen. Seine Einfachheit ermöglicht es den Patienten, es in kurzer Zeit auszufüllen. Cleeland et al. entwickelten es ursprünglich in Englisch zur Beurteilung von Krebsschmerzen. Es wurde anschließend in Englisch [36, 37] und Persisch [38] verwendet, um verschiedene Arten von chronischen Schmerzen bei neuropathischen Schmerzen in der Folge von SCI zu bewerten. Das BPI ist ein mehrdimensionales Messinstrument. Es enthält eine Grafik des Körpers, auf der Patienten ihre schmerzhaften Stellen markieren können. Das BPI bittet die Patienten, ihre Schmerzintensität in ihrer schlimmsten, geringsten und durchschnittlichen Form während der letzten 24 Stunden und auch zum Zeitpunkt des Interviews auf einer numerischen 11-Punkte-Ratingskala („numeric rating scale", NRS) zu bewerten. Der „0" entspricht „kein Schmerz" und der „10" der „schlimmste vorstellbare Schmerz". Es bewertet auch die Beeinträchtigung durch Schmerz in verschiedenen persönlichen Lebensbereichen, einschließlich allgemeiner Aktivität, Stimmung, Gehfähigkeit, Arbeit, Beziehungen zu anderen Menschen, Schlaf und Lebensfreude. Auch hier beantworten die Patienten diese Fragen auf einer 11-Punkte-NRS (0 = „keine Beeinträchtigung" und 10 = „vollständige Beeinträchtigung"). Zusätzlich werden die Patienten gebeten, ihre Schmerzstellen auf einem Körperdiagramm zu spezifizieren sowie ihre Schmerzbehandlungen und die daraus resultierende Schmerzlinderung anzugeben. Tab. 11 gibt einen Überblick über die Autoren und Sprachen der Beiträge und Tab. 12 zeigt die Qualität der Studien.

3.7 Multidimensional Pain Readiness to Change Questionnaire (MPRCQ und MPRCQ2)

Im Jahr 2008 entwickelten Nielson et al. eine überarbeitete Version des MPRCQ, den MPRCQ2. Sie arbeiteten mit dem Fibromyalgie-

Tab. 11 Eigenschaften der Studien, die das BPI validieren

Autoren	Sprache	*n*	Durchschnittsalter (SD, Bereich) Jahr	Geschlecht % weiblich
Raichle et al. [37]	Englisch	127	48,56 (12,99, 21–88)	35 (27,6)
Majedi et al. [38]	Persisch	201	n. v.	122 (60,6)
Hand et al. [36]	Englisch	876	50,1 (16,39)	244 (27,9)

n Anzahl der Studienteilnehmer, *n. v.* nicht verfügbar

Tab. 12 Bewertung von Qualität und Biasrisiko

Autoren	Punkt der COSMIN-Checkliste									
	1	2	3	4	5	6	7	8	9	10
Raichle et al. [37	?	+	−	+	−	−	−	+	+	−
Majedi et al. [38]	?	+	−	−	+	+	−	+	+	−
Hand et al. [36]	?	+	+	−	−	−	−	−	−	−

Punkt 1 PROM-Entwicklung, *Punkt 2* Inhaltsvalidität, *Punkt 3* Strukturvalidität, *Punkt 4* interne Konsistenz, *Punkt 5* interkulturelle Validität/Messinvarianz, *Punkt 6* Reliabilität, *Punkt 7* Messfehler, *Punkt 8* Kriteriumsvalidität, *Punkt 9* Hypothesentest für Konstruktvalidität, *Punkt 10* Responsivität, + ausreichend, − unzureichend, ? unbestimmt

syndrom, Arthritis, erworbenen Amputationen und Rückenmarkverletzungen in Kanada und den Vereinigten Staaten. Der Multidimensional Pain Readiness to Change Questionnaire (MPRCQ) [39] wurde speziell entwickelt, um den Grad der Veränderungsbereitschaft für eine breite Palette von Bewältigungsverhalten zu messen, die typischerweise in multidisziplinären Managementprogrammen für chronische Schmerzen angesprochen werden (z. B. Bewegung, Entspannungstechniken, Aktivitäts-Pacing). Dieses Messinstrument basiert auf der Idee, dass Patienten in ihrer Bereitschaft, jede dieser verschiedenen Schmerzmanagementstrategien anzunehmen, variieren können und dies auch tun. Es wurden mehrere Modifikationen der ursprünglichen Version des MPRCQ vorgenommen, um die Sensitivität des Instruments bei der Erfassung des Bereitschaftsgrades für die Annahme spezifischen Schmerzbewältigungsverhaltens zu erhöhen und die Klarheit des Iteminhalts sowie die Reliabilität und Diskriminanzvalidität der einzelnen Subskalen zu verbessern.

Ein überarbeiteter Multidimensional Pain Readiness to Change Questionnaire (MPRCQ2) [40] wurde aus einem anfänglichen Itempool von 81 Fragen entwickelt, von denen jede dazu

bestimmt war, einen der 10 Bereiche der Veränderungsbereitschaft zu messen. Dazu gehörten Items, die Bereitschaftsüberzeugungen bewerteten in Bezug auf Bewegung, Aufgabenausdauer, Entspannung, kognitive Kontrolle (mit Subskalen zu: Ablenkung der Aufmerksamkeit, Selbsterklärungen zur Bewältigung, Neuinterpretation von Empfindungen, Katastrophisieren vermeiden und Schmerzen ignorieren), Pacing, Vermeidung schmerzbedingter Ruhepausen, Vermeiden, um Hilfe zu bitten, durchsetzungsfähige Kommunikation, korrekte Körpermechanik und Vermeidung von Schutzverhalten. Die Befragten werden gebeten anzugeben, wie bereit sie sind, sich an jeder Aktivität auf einer Skala von 1–7 zu beteiligen. Der MPRCQ2 ist in 2 Abschnitte unterteilt, sie enthalten jeweils ein Item, das im einen Fall adaptives Bewältigungsverhalten beschreibt und im anderen maladaptives Bewältigungsverhalten. Tab. 13 gibt einen Überblick über die Autoren und Sprachen der Beiträge und Tab. 14 zeigt die Qualität der Studien.

3.8 SCI Pain Instrument (SCIPI)

Das SCIPI wurde 2014 von Bryce et al. entwickelt und 2017 in den USA, der Schweiz,

Tab. 13 Eigenschaften der Studien, die MPRCQ und MPRCQ2 validieren

Skala, Test oder Fragebogen	Autoren	Sprache	n	Durchschnittsalter (SD, Bereich) Jahr	Geschlecht % weiblich
MPRCQ	Nielson et al. [39]	Englisch	127	n. v.	n. v.
MPRCQ2	Nielson et al. [40]	Englisch	93	45,4 (20–72)	91 (98)

n Anzahl der Studienteilnehmer, *n. v.* nicht verfügbar

Tab. 14 Bewertung von Qualität und Biasrisiko

Autoren	Punkt der COSMIN-Checkliste									
	1	2	3	4	5	6	7	8	9	10
Nielson et al. [39]	+	+	+	+	+	−	−	+	+	−
Nielson et al. [40]	+	+	+	−	−	−	−	+	+	−

Punkt 1 PROM-Entwicklung, *Punkt 2* Inhaltsvalidität, *Punkt 3* Strukturvalidität, *Punkt 4* interne Konsistenz, *Punkt 5* interkulturelle Validität/Messinvarianz, *Punkt 6* Reliabilität, *Punkt 7* Messfehler, *Punkt 8* Kriteriumsvalidität, *Punkt 9* Hypothesentest für Konstruktvalidität, *Punkt 10* Responsivität, + ausreichend, − unzureichend, *?* unbestimmt

Deutschland und Malaysia validiert. Das SCIPI wurde als 7-Item-Fragebogen konzipiert, der hauptsächlich Items enthält, die häufig mit neuropathischen Schmerzen (NeuP) bei SCI in Verbindung gebracht werden. Das SCIPI enthält im Vergleich zu interviewbasierten oder selbstberichtsbasierten NeuP-Fragebogen spezifische Items, wie z. B. zum Vorhandensein von bewegungsbedingten Schmerzen (Item 5), zum permanenten Charakter von NeuP (Item 6) und zur Schmerzverteilung in Körperregionen mit eingeschränkter sensorischer Funktion (Item 7) [41]. 2017 validierten Franz et al. das SCIPI auf Deutsch, und in der vorläufigen Validierung wurde das SCIPI von 7 Items auf 4 Items reduziert (Items 1–3 und 7). Diese Items wurden als die relevantesten für das Vorhandensein von NeuP erachtet [42]. Tab. 15 gibt einen Überblick über die Autoren und Sprachen der Beiträge und Tab. 16 zeigt die Qualität der Studien.

Tab. 15 Eigenschaften der Studien, die SCIPI validieren

Autoren	Sprache	n	Durchschnittsalter (SD, Bereich) Jahr	Geschlecht % weiblich
Bryce et al. [41]	Englisch	36	41,9 (12,6)	10 (27,8)
Franz et al. [42]	Deutsch	88	53,9 (16,5, 18–97)	33 (37,5)

n Anzahl der Studienteilnehmer, *n. v.* nicht verfügbar

Tab. 16 Bewertung von Qualität und Biasrisiko

Autoren	Punkt der COSMIN-Checkliste									
	1	2	3	4	5	6	7	8	9	10
Bryce et al. [41]	+	+	−	−	+	−	−	+	+	−
Franz et al. [42]	−	+	−	−	−	−	−	+	+	−

Punkt 1 PROM-Entwicklung, *Punkt 2* Inhaltsvalidität, *Punkt 3* Strukturvalidität, *Punkt 4* interne Konsistenz, *Punkt 5* interkulturelle Validität/Messinvarianz, *Punkt 6* Reliabilität, *Punkt 7* Messfehler, *Punkt 8* Kriteriumsvalidität, *Punkt 9* Hypothesentest für Konstruktvalidität, *Punkt 10* Responsivität, + ausreichend, − unzureichend, *?* unbestimmt

3.9 PainDETECT-Questionnaire (PD-Q)

Der PD-Q wurde speziell entwickelt, um neuropathische Schmerzkomponenten bei erwachsenen Patienten mit Schmerzen im unteren Rücken zu erkennen. Er wurde für die SCI-Population von Franz et al. [42] in Deutsch und 2017 in Englisch [43] validiert. Der Fragebogen besteht aus 7 Fragen, die sich auf die Qualität der neuropathischen Schmerzsymptome beziehen; der Patient füllt ihn aus, es ist keine körperliche Untersuchung erforderlich. Tab. 17 gibt einen Überblick über die Autoren und Sprachen der Beiträge und Tab. 18 zeigt die Qualität der Studien.

3.10 International Spinal Cord Injury Pain Basic Data Set (Version 1.1, Version 2.0 and ISCIPEDS/ISCIPDS:B)

Der ISCIPEDSB/ISCIPDBS (Version 1.1) wurde 2008 von einer Arbeitsgruppe entwickelt, die aus Personen mit nachgewiesener Expertise in SCI-bezogenen Schmerzen hinsichtlich Taxonomie, Psychophysik, Psychologie, Epidemiologie und Bewertung besteht sowie einem Vertreter des Executive Committee of the International SCI Standards and Data Sets. Der ISCIPDS:B wurde in den Vereinigten Staaten, Dänemark, Australien und Italien validiert. Die Items im ISCIPBDS untersuchen den Schmerztyp, durchschnittliche Schmerzintensität und -beeinträchtigung sowie Ort, Häufigkeit, Dauer des Schmerzes und ihre Auswirkungen auf physische, soziale und emotionale Funktionen sowie den Schlaf. Das Instrument liefert Informationen über Schmerzintensität und die Auswirkungen von Schmerzen auf alltägliche Aktivitäten, Stimmung und Schlafstörungen [44, 45]. Der ISCIPDS:B bewertet jeglichen gegenwärtigen, chronischen und intermittierenden Schmerz und definiert die Anzahl der verschiedenen Schmerzprobleme, die eine Person nach ihrer Wahrnehmung in den letzten 7 Tagen erlebt hat. Der ISCIPDS:B fragt nach der Beschreibung der 3 schlimmsten Schmerzprobleme, nach den Schmerzorten, den Schmerzarten und der durchschnittlichen Schmerzintensität in der letzten Woche. Die Selbstberichtsversion wurde von Jensen et al. auf Englisch [46] und von Kim et al. auf Koreanisch [47] validiert.

Der ISCIPBDS (Version 2.0) [48] wurde in den Vereinigten Staaten und Australien im Jahr 2014 validiert. Im Jahr 2016 entwickelten Widerström-Noga et al. den ISCIPEDS (Version 1.0)

Tab. 17 Eigenschaften der Studien, die PD-Q validieren

Autoren	Sprache	*n*	Durchschnittsalter (SD, Bereich) Jahr	Geschlecht % weiblich
Franz et al. [42]	Deutsch	88	53,9 (16,5, 18–97)	33 (37,5)
Packham et al. [43]	Englisch	97	n. v.	n. v.

n Anzahl der Studienteilnehmer, *n. v.* nicht verfügbar

Tab. 18 Bewertung von Qualität und Biasrisiko

Autoren	Punkt der COSMIN-Checkliste									
	1	2	3	4	5	6	7	8	9	10
Franz et al. [42]	−	+	−	−	−	−	−	+	+	−
Packham et al. [43	?	+	+	−	−	−	−	+	+	−

Punkt 1 PROM-Entwicklung, *Punkt 2* Inhaltsvalidität, *Punkt 3* Strukturvalidität, *Punkt 4* interne Konsistenz, *Punkt 5* interkulturelle Validität/Messinvarianz, *Punkt 6* Reliabilität, *Punkt 7* Messfehler, *Punkt 8* Kriteriumsvalidität, *Punkt 9* Hypothesentest für Konstruktvalidität, *Punkt 10* Responsivität, + ausreichend, − unzureichend, *?* unbestimmt

Tab. 19 Eigenschaften der Studien, die ISCIBPDS:B, ISCIBPDS:B SR und ISCIBPDS:B 2.0 validieren

Skala, Test oder Fragebogen	Autoren	Sprache	n	Durchschnittsalter (SD, Bereich) Jahr	Geschlecht % weiblich
ISCIBPDS:B	Widerström-Noga et al. [44]	Englisch	n. v.	n. v.	n. v.
	Stampacchia et al. [45]	Italienisch	66	53,4 (16,0)	13 (19,7)
ISCIBPDS:B SR	Jensen et al. [46]	Englisch	184	54,4 (21–87)	46,9 (25,5)
	Kim et al. [47]	Koreanisch	115	48,4 (14,1)	28 (24,3)
ISCIBPDS:B 2.0	Widerström-Noga et al. [48]	Englisch	n. v.	n. v.	n. v.

n Anzahl der Studienteilnehmer, *n. v.* nicht verfügbar

Tab. 20 Bewertung von Qualität und Biasrisiko

Autoren	Punkt der COSMIN-Checkliste									
	1	2	3	4	5	6	7	8	9	10
Widerström-Noga et al. [44]	+	+	−	−	−	−	−	−	−	−
Stampacchia et al. [45]	?	+	−	−	−	+	−	−	−	−
Jensen et al. [46]	?	+	+	+	+	+	−	+	+	−
Kim et al. [47]	?	+	−	−	+	−	−	−	−
Widerström-Noga et al. [48]	+	+	−	−	−	−	−	−	−	−

Punkt 1 PROM-Entwicklung, *Punkt 2* Inhaltsvalidität, *Punkt 3* Strukturvalidität, *Punkt 4* interne Konsistenz, *Punkt 5* interkulturelle Validität/Messinvarianz, *Punkt 6* Reliabilität, *Punkt 7* Messfehler, *Punkt 8* Kriteriumsvalidität, *Punkt 9* Hypothesentest für Konstruktvalidität, *Punkt 10* Responsivität, + ausreichend, − unzureichend, ? unbestimmt

[49] in den Vereinigten Staaten und Australien. Tab. 19 gibt einen Überblick über die Autoren und Sprachen der Beiträge und Tab. 20 zeigt die Qualität der Studien.

3.11 Needs Assessment Checklist (NAC)

Die NAC besteht aus 9 spezifischen SCI-Rehabilitationsbereichen, jeder mit Schlüsselindikatoren für Unabhängigkeit und Zielerreichung: ADL (29 Indikatoren); Hautmanagement (14 Indikatoren); Blasenmanagement (10 Indikatoren); Darmmanagement (7 Indikatoren); Mobilität (17 Indikatoren); Rollstuhl und Ausrüstung (33 Indikatoren); Vorbereitung auf die Gemeinschaft (24 Indikatoren); Entlassungskoordination (32 Indikatoren); psychologische Probleme (19 Indikatoren). Die NAC wurde entwickelt, um Patientenwahrnehmungen einzubeziehen, und jeder Patient bewertet seinen Grad an Unabhängigkeit für jede Aufgabe/

jedes Item in einem Interview, das etwa 1 Stunde dauert. Jedes Item erhält einen Score von 0–3 (0 = „völlig abhängig"; 1 = „überwiegend abhängig", 2 = „mäßig abhängig", 3 = „völlig unabhängig" oder „nicht zutreffend"). Die Scores für jede Subskala werden addiert und ein Score zum „erreichten Prozentsatz" wird abgeleitet, der den Unabhängigkeitsgrad des Patienten in jedem Rehabilitationsbereich widerspiegelt. Daher liegen die Gesamtscores für jede NAC-Subskala zwischen 0 % und 100 %, wobei höhere NAC-Scores auf größere Unabhängigkeitsgrade hinweisen. Die NAC wurde in englischer Sprache validiert [50, 51]. Die Perceived Manageability Scale (PMnac) gehört zum psychologischen Bereich der NAC, zusammen mit einer Skala zur Beurteilung der Stimmung und Fragen zu sexuellen Themen. Die PMnac enthält 6 Items und zielt darauf ab, zu messen, wie gut die Person ihre Verletzung und die neue Situation zu bewältigen glaubt [52]. Tab. 21 gibt einen Überblick über die Autoren und Sprachen der Beiträge und Tab. 22 zeigt die Qualität der Studien.

Tab. 21 Eigenschaften der Studien, die NAC und PMnac validieren

	Autoren	Sprache	n	Durchschnittsalter (SD, Bereich) Jahr	Geschlecht % weiblich
NAC	Berry et al. [50]	Englisch	43	42,19 (14,6)	5 (11,6)
	Kennedy et al. [51]	Englisch	193	n. v.	n. v.
PMnac	Kennedy et al. [52]	Englisch	261	40,79 (17,49, 16–85)	57 (21)

n Anzahl der Studienteilnehmer, *n. v.* nicht verfügbar

Tab. 22 Bewertung von Qualität und Biasrisiko

Autoren	Punkt der COSMIN-Checkliste									
	1	2	3	4	5	6	7	8	9	10
Berry et al. [50]	?	?	−	+	+	+	−	+	+	−
Kennedy et al. [51]	?	?	−	+	−	−	−	+	+	−
Kennedy et al. [52]	+	+	−	+	+	−	−	−	−	+

Punkt 1 PROM-Entwicklung, *Punkt 2* Inhaltsvalidität, *Punkt 3* Strukturvalidität, *Punkt 4* interne Konsistenz, *Punkt 5* interkulturelle Validität/Messinvarianz, *Punkt 6* Reliabilität, *Punkt 7* Messfehler, *Punkt 8* Kriteriumsvalidität, *Punkt 9* Hypothesentest für Konstruktvalidität, *Punkt 10* Responsivität, + ausreichend, − unzureichend, ? unbestimmt

3.12 Barthel-Index (BI) und modifizierter Barthel-Index (MBI)

Der BI wurde 2004 für die SCI-Population in Englisch [53] und 1995 in Niederländisch [54] validiert. Der BI hat 10 Items. Die jedem Item zugewiesenen Werte basieren auf dem Grad der physischen Hilfe, die zur Durchführung der Aufgabe benötigt wird, und werden zu einem Gesamtscore von 0–100 addiert (0 = „vollständig abhängig"; 100 = „vollständig unabhängig"). In der Originalversion wird jedes Item in 3 Stufen bewertet. Ein modifizierter Barthel-Index (MBI) mit einem 5-Stufen-Bewertungssystem, entwickelt von Shah et al., zeigte eine höhere Sensitivität und verbesserte Reliabilität als die Originalversion. Er wurde für Menschen mit SCI in türkischer Sprache validiert [55]. Tab. 23 gibt einen Überblick über die Autoren und Sprachen der Beiträge und Tab. 24 zeigt die Qualität der Studien.

3.13 Northwick Park Dependency Score (NPDS)

Der NPDS wurde für die Anwendung in der neurologischen Rehabilitation entwickelt, und seine Validität wurde bei Patientengruppen mit schweren und komplexen Behinderungen aufgrund von Hirnverletzungen oder Schlaganfällen

Tab. 23 Eigenschaften der Studien, die BI und MBI validieren

Skala, Test oder Fragebogen	Autoren	Sprache	n	Durchschnittsalter (SD, Bereich) Jahr	Geschlecht % weiblich
BI	Post et al. [54]	Niederländisch	318	(18–65)	
	O'Connor et al. [53]	Englisch	254		
MBI	Küçükdeveci et al. [55]	Türkisch	50	31,5	28 (56)

n Anzahl der Studienteilnehmer, *n. v.* nicht verfügbar

Tab. 24 Bewertung von Qualität und Biasrisiko

Autoren	Punkt der COSMIN-Checkliste									
	1	2	3	4	5	6	7	8	9	10
Post et al. [54]	?	+	-	+	+	n. v.	n. v.	n. v.	n. v.	n. v.
O'Connor et al. [53]	?	+	−	−	+	−	−	−	−	+
Küçükdeveci et al. [55]	?	+	+	−	+	+	−	+	+	−

Punkt 1 PROM-Entwicklung, *Punkt 2* Inhaltsvalidität, *Punkt 3* Strukturvalidität, *Punkt 4* interne Konsistenz, *Punkt 5* interkulturelle Validität/Messinvarianz, *Punkt 6* Reliabilität, *Punkt 7* Messfehler, *Punkt 8* Kriteriumsvalidität, *Punkt 9* Hypothesentest für Konstruktvalidität, *Punkt 10* Responsivität, + ausreichend, − unzureichend, *?* unbestimmt, *n. v.* nicht verfügbar

und SCI getestet. Er wurde 2006 für die SCI-Population in niederländischer Sprache validiert [56]. Der NPDS besteht aus 2 Bedarfsbereichen, nämlich den „Grundpflegebedürfnissen" („basic care needs", BCN) und den „speziellen Krankenpflegebedürfnissen" („special nursing needs", SNN). Der BCN-Bereich spiegelt Informationen wider, die zur Vorhersage von Pflegebedürfnissen benötigt werden, und wird daher hauptsächlich anhand der Anzahl der benötigten Helfer (auf der Ebene der Aufsicht oder physischen Hilfe) und der Zeit, die zur Erledigung jeder Aufgabe benötigt wird, bestimmt. Der BCN besteht aus 16 Items. Die Skala jedes Items variiert zwischen 3 und 5, abhängig von der Anzahl der Möglichkeiten (z. B. können für

das Waschen und Pflegen zwei Helfer benötigt werden, während für das Trinken nur einer benötigt wird), was sich zu einem Maximum von 65 summiert. Der SNN-Bereich umfasst 7 Items, die den Krankenpflegebedarf in der spezifischen therapeutischen Umgebung widerspiegeln, und jedes Item ist mit einem erheblichen Arbeitsaufwand verbunden. Die Items werden als dichotome Variablen mit einem Score von entweder 0 oder 5 bewertet, mit einem maximalen Score von 35,6. Der gesamte zusammengesetzte NPDS-Score liegt zwischen 0 und 100. Er wurde 2013 in englischer Sprache validiert [57]. Tab. 25 gibt einen Überblick über die Autoren und Sprachen der Beiträge und Tab. 26 zeigt die Qualität der Studien.

Tab. 25 Eigenschaften der Studien, die NPDS validieren

Autoren	Sprache	*n*	Durchschnittsalter (SD, Bereich) Jahr	Geschlecht % weiblich
Plantinga et al. [56]	Niederländisch	17	n. v.	n. v.
Alexandrescu et al. [57]	Englisch	191	n. v.	n. v.

n Anzahl der Studienteilnehmer, *n. v.* nicht verfügbar

Tab. 26 Bewertung von Qualität und Biasrisiko

Autoren	Punkt der COSMIN-Checkliste									
	1	2	3	4	5	6	7	8	9	10
Plantinga et al. [56]	?	?	−	−	−	−	−	+	+	−
Alexandrescu et al. [57]	?	+	+	−	+	−	−	+	+	+

Punkt 1 PROM-Entwicklung, *Punkt 2* Inhaltsvalidität, *Punkt 3* Strukturvalidität, *Punkt 4* interne Konsistenz, *Punkt 5* interkulturelle Validität/Messinvarianz, *Punkt 6* Reliabilität, *Punkt 7* Messfehler, *Punkt 8* Kriteriumsvalidität, *Punkt 9* Hypothesentest für Konstruktvalidität, *Punkt 10* Responsivität, + ausreichend, − unzureichend, *?* unbestimmt

3.14 Multidimensional Pain Inventory (MPI)

Das MPI wurde in Spanien [58] und den Vereinigten Staaten [59] validiert. Es handelt sich um einen 60-Item-Fragebogen, der auf einer kognitiv-behavioralen Perspektive zu chronischen Schmerzen basiert und auf einer 7-Punkte-Likert-Skala beantwortet wird. Es umfasst Abschnitt 1 (Schmerzauswirkung), Abschnitt 2 (Reaktionen von wichtigen Angehörigen/Außenstehenden) und Abschnitt 3 (allgemeine Aktivitäten) mit Subskalen zur Bewertung der Schmerzschwere, der Beeinträchtigung durch Schmerz, der affektiven Belastung, der Kontrolle über das Leben, der Unterstützung durch wichtige Angehörige/ Außenstehende, der Reaktionen von wichtigen Angehörigen/Außenstehenden (negative, ablenkende und fürsorgliche Reaktionen) und der Durchführung von allgemeinen, alltäglichen Aktivitäten (Tab. 1). Der MPI-SCI2 ist eine modifizierte Version des MPI, die für Personen mit SCI entwickelt wurde und worin Abschnitt 3 nach schmerzspezifischer Beeinträchtigung fragt. Tab. 27 gibt einen Überblick über die Autoren und Sprachen der Beiträge und Tab. 28 zeigt die Qualität der Studien.

3.15 Modified Fatigue Impact Scale Spinal Cord Injury (MFIS-SCI)

Im Jahr 2012 validierten Imam et al. eine telefonisch durchgeführte Version der MFIS bei Personen mit einer traumatischen SCI 6 Monate nach Entlassung aus der Rehabilitation [60]. Die MFIS ist eine mehrdimensionale Skala, die Informationen über den Einfluss von Müdigkeit („fatigue") auf das Leben einer Person erfasst. Die MFIS-SCI zielt darauf ab, die physischen, kognitiven und psychosozialen Auswirkungen von Müdigkeit auf die tägliche Funktionsfähigkeit zu erfassen. Die MFIS-SCI ist ein Fragebogen mit 21 Items, bestehend aus einer kognitiven Subskala (11 Items), einer physischen Subskala (7 Items) und einer psychosozialen Subskala (3 Items). Die 3 Scores ergeben einen Gesamtscore für die MFIS-SCI. Tab. 29 gibt einen Überblick über die Autoren und Sprachen der Beiträge und Tab. 30 zeigt die Qualität der Studien.

3.16 Fatigue Severity Scale (FSS)

Im Jahr 2007 bewerteten Anton et al. die psychometrischen Eigenschaften der FSS bei

Tab. 27 Eigenschaften der Studien, die MPI validieren

Autoren	Sprache	n	Durchschnittsalter (SD, Bereich) Jahr	Geschlecht % weiblich
Soler et al. [58]	Spanisch	126	49 (13,8)	48 (38,1)
Widerström-Noga et al. [59]	Englisch	161	43,5 (13,4)	23 (14)

n Anzahl der Studienteilnehmer, *n. v.* nicht verfügbar

Tab. 28 Bewertung von Qualität und Biasrisiko

Autoren	Punkt der COSMIN-Checkliste									
	1	2	3	4	5	6	7	8	9	10
Soler et al. [58]	?	?	+	+	−	−	−	+	+	−
Widerström-Noga et al. [59]	?	?	+	+	+	+	−	+	+	−

Punkt 1 PROM-Entwicklung, *Punkt 2* Inhaltsvalidität, Punkt 3 Strukturvalidität, *Punkt 4* interne Konsistenz, *Punkt 5* interkulturelle Validität/Messinvarianz, *Punkt 6* Reliabilität, *Punkt 7* Messfehler, *Punkt 8* Kriteriumsvalidität, *Punkt 9* Hypothesentest für Konstruktvalidität, *Punkt 10* Responsivität, + ausreichend, − unzureichend, *?* unbestimmt

Tab. 29 Eigenschaften der Studien zu Skalen, Tests oder Fragebogen mit weniger als zwei Validierungen

Skala, Test oder Fragebogen	Autoren	Sprache	n	Durchschnittsalter (SD, Bereich) Jahr	Geschlecht % weiblich
MFIS-SCI	Imam et al. [60]	Englisch	42	48 (19)	10 (23,8)
FSS	Hubert et al. [4]	Englisch	48	40,4 (12,6)	17 (35)
FI	Palimaru et al. [61]	Englisch	464	45 (12)	242 (52)
Querschnittlähmung (SCI) sakrale Erhaltung Selbstbericht-Fragebogen	Liu et al. [62]	Chinesisch	102	46	19 (19)
SCBS	King et al. [1]	Englisch	406	n. a.	106 (26)
Internationale Querschnitt-lähmung Darmfunktion Basis- und erweiterte Datensätze	Juul et al. [63]	Englisch Italienisch Dänisch	73	20–81	17 (23)
SNST	Wong et al. [3]	Englisch	150	n. a.	46 (30,7)
NRS	Jensen et al. [64]	Englisch	10	46.1 (12,6, 22–66)	3 (30)
GCP Behinderungsskala	Raichle et al. [37]	Englisch	127	48.56 (12,99, 21–88)	35 (27,6)
PMQ	Hand et al. [65]	Englisch	971	50.5 (16,37)	209 (28,1)
ISCIPEDS (Version 1.0)	Widerström-Noga et al. [49]	Englisch	n. v.	n. v.	n. v.
ISCIP	Bryce et al. [41]	Englisch	n. v.	n. v.	n. v.
PMEQ	Panuccio et al. [9]	Italienisch	5	n. v.	n. v.
PPRQ	Lindberg et al. [66]	Deutsch	268	(18–80)	40 (28,4)
SCAT	Boss et al. [67]	Französisch (Kanadisch)	n. v.	n. v.	n. v.
NPCS	Siegert et al. [68]	Englisch	38	n. v.	n. v.
PCAT	Turner-Stokes et al. [69]	Englisch	486	n. v.	n. v.
NPSI	Wong et al. [70]	Englisch	72	n. v.	13 (18)
PrU	Liu et al. [71]	Englisch	48	n. v.	23 (48)
SCIPROBE	Burns et al. [72]	Englisch	138	n. v.	38 (53)

Personen mit SCI in Kanada [4]. Die Fatigue Severity Scale (FSS) ist ein ursprünglich für den Einsatz bei multipler Sklerose (MS) entwickeltes Messinstrument. Sie wurde in anderen Kontexten umfassend validiert und könnte das am häufigsten verwendete Messinstrument zur Erfassung von Fatigue bei neurologischen Störungen sein. Die FSS ist sowohl in der klinischen Praxis als auch in Forschungssettings einfach zu verwenden. Sie wurde entwickelt, um Fatigue und deren Auswirkungen auf die Funktionsfähigkeit zu messen, was ihren Einsatz in Rehabilitationskontexten besonders attraktiv macht. Die FSS ist ein 9-Item-Messinstrument für die Schwere der Fatigue. Sie verlangt vom Teilnehmer, den Zustimmungsgrad auf einer 7-Punkte-Ordinalskala von 1 („stimme stark nicht zu") bis 7 („stimme stark zu") zu wählen.

Die Scores werden durch Bildung eines arithmetischen Mittelwerts berechnet. Tab. 29 gibt einen Überblick über die Autoren und Sprachen der Beiträge und Tab. 30 zeigt die Qualität der Studien.

3.17 Fatigability Index (FI)

Der FI wurde für Menschen mit SCI in den Vereinigten Staaten validiert [61]. Der Index hebt die Ursachen von Fatigue und Bereiche, die sofortige Intervention erfordern, hervor. Der Index hat 82 Items, die physische und mentale Fatigue trennen, mit 4 Bereichen der Ermüdbarkeit: (1) Gesundheitsprobleme, (2) Probleme in der häuslichen Umgebung, (3) Aktivitäten im Haus und (4) Aktivitäten außerhalb des Hauses (die mög-

Tab. 30 Bewertung der Qualität und des Bias-Risikos

Autoren	Element der COSMIN-Checkliste									
	1	2	3	4	5	6	7	8	9	10
Imam et al. [60]	?	+	−	+	+	−	−	+	+	−
Hubert et al. [4]	?	+	−	+	−	+	−	+	+	−
Palimaru et al. [61]	+	+	+	−	+	−	−	+	+	−
Liu et al. [62]	?	+	−	−	+	−	−	+	+	−
King et al. [1]	+	+	+	+	+	−	−	+	+	−
Juul et al. [63]	?	+	−	−	+	+	−	−	−	−
Wong et al. [3]	?	+	−	−	+	+	−	+	+	−
Jensen et al. [64]	?	+	−	+	+	+	−	−	−	+
Raichle et al. [37]	?	+	−	+	−	−	−	+	+	−
Hand et al. [65]	?	+	+	−	−	+	−	−	−	−
Widerström-Noga et al. [49]	+	+	−	−	−	−	−	−	−	−
Bryce et al. [41]	+	+	−	−	−	−	−	−	−	−
Panuccio et al. [9]	+	+	−	+	−	−	−	−	−	−
Lindberg et al. [66]	+	+	−	+	+	−	−	+	+	−
Boss et al. [67]	+	+	−	−	−	−	−	−	−	−
Siegert et al. [68]	?	+	+	−	+	+	−	−	−	−
Turner-Stokes et al. [69]	?	+	+	−	+	−	−	+	+	−
Wong et al. [70]	?	?	−	−	+	+	−	+	+	−
Liu et al. [71]	+	+	+	+	−	+	−	+	+	−
Burns et al. [72]	+	+	−	−	+	−	−	−	−	−

Punkt 1 PROM-Entwicklung, *Punkt 2* Inhaltsvalidität, *Punkt 3* Strukturvalidität, *Punkt 4* interne Konsistenz, *Punkt 5* kulturübergreifende Validität/Messinvarianz, *Punkt 6* Zuverlässigkeit, *Punkt 7* Messfehler, *Punkt 8* Kriteriumsvalidität, *Punkt 9* Hypothesentest für Konstruktvalidität, *Punkt 10* Responsivität, + ausreichend, − unzureichend, *?* unbestimmt

licherweise anspruchsvoller sind, mit unterschiedlichen logistischen Herausforderungen und körperlicher Anstrengung). Der Index fragt getrennt nach dem Grad der physischen und mentalen Fatigue, verbunden mit 41 Aktivitäten, und verwendet die folgende Antwortskala: 0 = „keine Fatigue", 1 = „leichte Fatigue", 2 = „moderate Fatigue" und 3 = „extreme Fatigue". Tab. 29 gibt einen Überblick über die Autoren und Sprachen der Beiträge und Tab. 30 zeigt die Qualität der Studien.

3.18 Spinal Cord Injury (SCI) Sacral Sparing Self-Report Questionnaire

Im Jahr 2017 entwickelten Liu et al. ein selbst anzuwendendes Instrument zur Beurteilung der sakralen Schonung nach einer Rückenmarkverletzung (SCI) und testeten seine Validität bei Personen mit SCI in Peking, China [62]. Ein selbstberichtsbasierter Fragebogen zur sakralen Schonung bei SCI wurde auf der Grundlage von Ereignissen entwickelt, die die meisten Patienten während ihrer regulären Darmroutine erleben. Der Fragebogen bewertet die sensorische und motorische Funktion der Wirbel S4–S5. Die Fragen betreffen das Gefühl von leichter Berührung (LT), einem Nadelstich (PP), tiefem Analdruck (DAP) und willkürlicher Analkontraktion (VAC). Der Fragebogen besteht aus 5 Fragen: Q1 (Wahrnehmung des Gewebes) und Q2 (Identifizierung der Wassertemperatur als warm oder kalt) zur Bewertung der Sensation im S4/S5-Dermatom, Q3 (Wahrnehmung des eingeführten Fingers) und Q4 (Wahrnehmung des eingeführten Einlaufschlauchs) zur Prüfung des DAP und Q5 (Halten des Einlaufs für mehr als 1 min) zur Bewertung des VAC. Für jede Frage werden 3 Optionen angeboten: „ja", „nein" und „nicht zutreffend" („not applicable", „NA"), und nur eine von ihnen kann gewählt werden. Tab. 29 gibt einen Überblick über die Autoren und Sprachen der Beiträge und Tab. 30 zeigt die Qualität der Studien.

3.19 Skin Care Belief Scales (SCBS)

Im Jahr 2012 arbeiteten King et al. daran, ein Messinstrument für Hautpflegeüberzeugungen zu entwickeln und zu validieren und das Hautpflegeverhalten von Personen mit SCI in Chicago, IL, USA zu beschreiben [1]. Die SCBS hat 146 Items. Die Items umfassen allgemeine Überzeugungskonzepte (Schweregrad, Anfälligkeit und Selbstwirksamkeit) und verhaltensspezifische Items für die Barrieren und Vorteile. Selbstwirksamkeitsitems beinhalten das Konzept, dass Pflegekräfte für einige Pflegeverhaltensweisen verantwortlich sein können. Alle Punkte verwenden eine 5-Punkte-Likert-Antwortskala („stimme stark nicht zu", „stimme nicht zu", „neutral", „stimme zu", „stimme stark zu"). Höhere Werte deuten auf eine stärkere Übereinstimmung mit der Überzeugung hin. Die Gesundheitsüberzeugungskonzepte sind folgendermaßen definiert: (1) „Anfälligkeit" spiegelt das Risiko wider, ein Druckgeschwür zu entwickeln, wenn die Pflege nicht durchgeführt wird. (2) „Schweregrad" beinhaltet Überzeugungen über die physischen, sozialen und psychologischen Folgen, wenn ein Druckgeschwür nicht verhindert wird. (3) „Vorteile" ist die Überzeugung, dass Hautpflege Druckgeschwüre verhindern wird. (4) „Barrieren" beinhaltet die Wahrnehmung der Kosten oder der negativen Aspekte der Hautpflege. (5) „Selbstwirksamkeit" ist die Überzeugung, dass der Einzelne oder Pflegende in der Lage sind, präventive Aktivitäten durchzuführen. Tab. 29 gibt einen Überblick über die Autoren und Sprachen der Beiträge und Tab. 30 zeigt die Qualität der Studien.

3.20 International Spinal Cord Injury Bowel Function Basic and Extended Data Sets

Die International SCI Bowel Function Data Sets, entwickelt von einer Arbeitsgruppe von Experten, die von der American Spinal Injury Association und der International Spinal Cord Society (ISCoS) ernannt wurden, wurden 2009 veröffentlicht. Das International SCI Bowel Function Basic Data Set bestehen aus 12 Items und das International SCI Bowel Function Extended Data Set (erweiterter Datensatz) aus 26 Items. Die kombinierten Datensätze enthalten Informationen zur Berechnung des Cleveland Constipation Score, des Wexner Fecal Incontinence Score und des NBD Score (Unbehagen, Kopfschmerzen oder Schwitzen während der Defäkation). Detaillierte Richtlinien wurden entwickelt, um eine einheitliche Interpretation der Datensätze zu gewährleisten, ihre Reliabilität muss jedoch noch bewertet werden. Die Datensätze sind für den internationalen Gebrauch vorgesehen und dementsprechend sollte ihre Reliabilität in einem internationalen Umfeld getestet werden. Aus diesem Grund haben im Jahr 2011 drei europäische Zentren für Rückenmarkverletzungen in Bologna, Italien, Buckinghamshire, UK, sowie Viborg und Aarhus in Dänemark daran gearbeitet, die Interraterreliabilität der International Spinal Cord Injury Bowel Function Basic und Extended Data Sets zu bewerten und die ursprünglich englischen Datensätze ins Italienische und Dänische zu übersetzen [63]. Tab. 29 gibt einen Überblick über die Autoren und Sprachen der Beiträge und Tab. 30 zeigt die Qualität der Studien.

3.21 Spinal Nutrition Screening Tool (SNST)

Ein krankheitsspezifisches Ernährungsscreening-Tool (NST), das Spinal Nutrition Screening Tool (SNST), wurde von Ernährungsberatern in Zentren für Rückenmarkverletzungen (SCIC) entwickelt. Das SNST bewertet 8 Kriterien; die

Mehrheit sind anerkannte Prädiktoren oder Symptome von Unterernährung: eine Historie von kürzlichem Gewichtsverlust, BMI, Alter, Grad der Rückenmarkverletzung, Vorhandensein von Begleiterkrankungen, Hautzustand, Appetit und die Fähigkeit zu essen. Jeder Schritt des Screenings hat einen Score von bis zu 5, und der Gesamtscore spiegelt das Risikolevel des Patienten wider. Ein Score von 0–10 deutet auf ein geringes Risiko für Unterernährung hin, 11–15 auf ein mäßiges Risiko und >15 auf ein hohes Risiko [3]. Tab. 29 gibt einen Überblick über die Autoren und Sprachen der Beiträge und Tab. 30 zeigt die Qualität der Studien.

3.22   Numerische Ratingskalen (NRS)

Numerische Ratingskalen verfügen über ein hohes Maß an Evidenz, das ihre Reliabilität und Validität als Messinstrument für Schmerzintensität unterstützt. Sie werden aufgrund ihrer relativen Stärken und ihres relativen Mangels an Schwächen anderer bestehender Schmerzintensitätsskalen vorgezogen. Die Teilnehmer werden gebeten, 4 Schmerzintensitätsbereiche – aktuelle und 24-Stunden-Gedächtnisabruf der schlimmsten, geringsten und durchschnittlichen Schmerzen – mit numerischen Ratingskalen von 0–10 zu bewerten, wobei 0 = „keine Schmerzempfindung" und 10 = „intensivste vorstellbare Schmerzempfindung" bedeuten. Die NRS wurden 2015 in englischer Sprache validiert [64]. Tab. 29 gibt einen Überblick über die Autoren und Sprachen der Beiträge und Tab. 30 zeigt die Qualität der Studien.

3.23   Graded Chronic Pain (GCP) Disability Scale

Die GCP Disability Scale mit 7 Items wurde ursprünglich für Patienten in der Grundversorgung mit Rückenschmerzen, Kopfschmerzen und Schmerzen durch Kiefergelenkerkrankungen entwickelt, um die Schmerzintensität, Behinderung, Persistenz und den Beginn der Er-

krankung zu bewerten. Im Jahr 2006 validierten Raichle et al. die GCP bei Personen mit Rückenmarkverletzungen in Washington, USA. Sie konzentrierten sich auf die 3-Item-Behinderungsskala (Disability Scale) der GCP, die aus Items zu schmerzbedingten Beeinträchtigungen besteht. Mit dem ersten Item wurden die Teilnehmer gefragt, inwieweit ihre Schmerzen ihre täglichen Aktivitäten in der vorangegangenen Woche auf einer Skala von 0 = „keine Interferenz" bis 10 = „unfähig, Aktivitäten durchzuführen" beeinträchtigt haben. Die verbleibenden 2 Items fragten die Patienten, inwieweit die Schmerzen in der vergangenen Woche (1) ihre Fähigkeit zu Freizeit-, Sozial- und Familienaktivitäten und (2) ihre Fähigkeit zu arbeiten (einschließlich Hausarbeit), bewertet auf einer Skala von 0 = „keine Veränderung" bis 10 = „extreme Veränderung", verändert haben. GCP ist ein reliables und valides Messinstrument für schmerzbedingte Beeinträchtigungen bei Personen mit Rückenmarkverletzungen [37]. Tab. 29 gibt einen Überblick über die Autoren und Sprachen der Beiträge und Tab. 30 zeigt die Qualität der Studien.

3.24   Pain Medication Questionnaire (PMQ)

Im Jahr 2017 arbeiteten Hand et al. in Charleston, SC, USA, daran, zu bestimmen, wie gut der PMQ das Risiko des Missbrauchs von Schmerzmedikamenten misst, und ebenfalls seine Präzision bei der Einteilung von Personen mit Rückenmarkverletzungen in sinnvolle Klassifikationskategorien zu ermitteln. Der PMQ wird zur Identifizierung von Personen mit Rückenmarkverletzungen verwendet, die ein Risiko für den Missbrauch von Schmerzmedikamenten (PMM) haben. Der PMQ besteht aus 26 Items, die auf einer 5-stufigen Likert-Skala bewertet werden, mit Gesamtscores von 0–104. Höhere Scores deuten auf ein höheres Risiko für PMM hin [65]. Tab. 29 gibt einen Überblick über die Autoren und Sprachen der Beiträge und Tab. 30 zeigt die Qualität der Studien.

3.25 International Spinal Cord Injury Pain (ISCIP)

Im Jahr 2012 wurde die ISCIP-Klassifikation in den USA, Dänemark, Israel, Schweden und Deutschland validiert. Die ISCIP-Klassifikation ist darauf ausgelegt, umfassend zu sein und Schmerzen einzubeziehen, die direkt mit der Rückenmarkverletzung zusammenhängen, sowie Schmerzen, die nach einer Rückenmarkverletzung häufig auftreten, aber nicht notwendigerweise pathologisch sind und nur zufällig mit der Verletzung selbst zusammenhängen. Die ISCIP-Klassifikation ordnet Schmerzarten in eine 3-stufige Struktur. Stufe 1 umfasst nozizeptive, neuropathische, andere und unbekannte Schmerzen. Für die neuropathische und die nozizeptive Kategorie enthält Stufe 2 Subtypen von Schmerzen, die in vorherigen SCI-Schmerzklassifikationen identifiziert wurden. Im Gegensatz dazu wird Stufe 3 verwendet, um die primäre Schmerzquelle auf Organebene und die Pathologie zu spezifizieren, falls sie jeweils bekannt sind [41]. Tab. 29 gibt einen Überblick über die Autoren und Sprachen der Beiträge und Tab. 30 zeigt die Qualität der Studien.

3.26 Pregnancy and Motherhood Evaluation Questionnaire (PMEQ)

Der PMEQ ist ein Instrument zur Bewertung und Messung der Auswirkungen von körperlicher Behinderung auf das Schwangerschafts- und Mutterschaftsmanagement. Er wurde 2020 in Italien entwickelt [9]. Der PMEQ ist ein selbst anzuwendender Fragebogen, der aus einem Anfangsteil und 3 Subskalen besteht. Er enthält 31 retrospektive und Selbsteinschätzungsfragen, die auf einer 5-Punkte-Likert-Skala von 1 („überhaupt nicht") bis 5 („voll und ganz") bewertet werden. Drei Subskalen befassen sich mit Fragen des Verfahrensmanagements, psychologischen Aspekten und der Nutzung von Dienstleistungen und Unterstützung. Die Fragen zum Verfahrens-

management von Schwangerschaft und Mutterschaft (13 Items) werden verwendet, um den Grad der Unabhängigkeit der Teilnehmerin und den möglichen Bedarf an Unterstützung bei der Durchführung von Aktivitäten des täglichen Lebens vor und während der Schwangerschaft sowie bei Babybetreuung und -management zu untersuchen – insbesondere in den Bereichen Ernährung (Stillen, künstliche Ernährung und/oder Entwöhnung), Hygiene (Baden, Windelwechsel, An- und Ausziehen), Heben, Bewegen und Tragen und sofortige nächtliche Hilfe. Fragen zu psychologischen Aspekten (3 Items) befassen sich mit Ängsten oder Zweifeln hinsichtlich der Möglichkeit, eine Schwangerschaft auszutragen und ein Baby zu gebären und zu betreuen, in Relation zum eigenen Zustand oder der Behinderung. Die Fragen zur Nutzung von Dienstleistungen und Unterstützung (15 Items) beleuchten Aspekte im Zusammenhang mit den erhaltenen Gesundheitsdienstleistungen und der Ausbildung von Gesundheitsfachleuten, um den Grad der Zufriedenheit der Frauen mit dem Management ihrer Schwangerschaft und der postpartalen Periode zu untersuchen. Tab. 29 gibt einen Überblick über die Autoren und Sprachen der Beiträge und Tab. 30 zeigt die Qualität der Studien.

3.27 Patient Participation in Rehabilitation Questionnaire (PPRQ)

Der PPRQ wurde von Lindberg et al. im Jahr 2013 in der Schweiz für Patienten mit SCI entwickelt und validiert [66]. Der PPRQ besteht aus 5 Skalen: Respekt und Integrität (6 Items): Das Personal respektiert die Wünsche, die Persönlichkeit und die persönlichen Angelegenheiten der Patienten. Es behandelt jeden Patienten als einzigartige Person und lässt ihn allein, wenn er dies wünscht. Planung und Entscheidungsfindung (4 Items): Das Personal erkennt die Vorschläge und Meinungen der Patienten an und reagiert darauf. Es erkundigt sich nach den Erwartungen, Fähigkeiten und

Vorlieben der Patienten. Information und Wissen (4 Items): Das Personal erklärt jede Phase der Pflege und Rehabilitation und stellt sicher, dass die Patienten ausreichende Informationen erhalten. Die Informationen werden zum „richtigen" Zeitpunkt und so bereitgestellt, dass der Patient sie verstehen kann. Motivation und Ermutigung (5 Items): Das Personal ermutigt, gibt Hoffnung und motiviert den Patienten. Einbeziehung der Familie (4 Items): Das Personal ermöglicht es Verwandten oder wichtigen anderen Personen, an der Pflege- und Rehabilitationsplanung teilzunehmen, wenn der Patient dies wünscht. Tab. 29 gibt einen Überblick über die Autoren und Sprachen der Beiträge und Tab. 30 zeigt die Qualität der Studien.

3.28 Self-Care Assessment Tool (SCAT)

Das Self-Care Assessment Tool (SCAT) bewertet kognitive und funktionale Fähigkeiten in 8 Selbstpflegebereichen: Baden/Pflegen, Ernährungsmanagement, Medikamente, Mobilität/ Transfers/Sicherheit, Hautmanagement, Blasenmanagement, Darmmanagement und Ankleiden. Es wurde in Französisch (Kanada) validiert [67]. Tab. 29 gibt einen Überblick über die Autoren und Sprachen der Beiträge und Tab. 30 zeigt die Qualität der Studien.

3.29 Needs and Provision Complexity Scale (NPCS)

Die NPCS ist ein 15-Item-Messinstrument mit 5 Subskalen. Sie hat 2 Teile: Teil A (NPCS-Needs [Bedarfe]) wird von den behandelnden Klinikern ausgefüllt, um den Bedarf jedes Patienten an Gesundheits- und Sozialversorgung in einem bestimmten Zeitraum zu bewerten. Teil B (NPCS-Gets [Gaben]) wird anschließend vom Patienten (oder von Pflegenden in seinem Namen) selbst ausgefüllt, um diese Versorgungsbedarfe über denselben Zeitraum zu bewerten. Der Gesamtscore reicht von 0 bis 50 und deckt „niedrige"

bis „hohe" Bedarfsniveaus ab [68]. Die NPCS wurde 2014 in englischer Sprache validiert. Tab. 29 gibt einen Überblick über die Autoren und Sprachen der Beiträge und Tab. 30 zeigt die Qualität der Studien.

3.30 Patient Categorization Tool (PCAT)

Das PCAT wurde als strukturiertes Tool entwickelt, um eine stärker standardisierte Bewertung der Rehabilitationsbedürfnisse zum Zwecke des Vergleichs zu ermöglichen. Es besteht aus 18 Items, die jeweils auf einer Skala von 1–3 bewertet werden. Im Allgemeinen werden Patienten, die eine Rehabilitation benötigen (insbesondere nach erworbenen Hirnverletzungen), unterteilt in körperlich abhängige Personen und solche, die bereits mobil sind und kognitive/verhaltensbezogene Bedürfnisse haben – aber einige haben natürlich beide Arten von Bedürfnissen. Das PCAT wurde 2019 in Englisch (UK) validiert [69]. Tab. 29 gibt einen Überblick über die Autoren und Sprachen der Beiträge und Tab. 30 zeigt die Qualität der Studien.

3.31 Neuropathic Pain Symptom Inventory (NPSI)

Das Neuropathic Pain Symptom Inventory (NPSI) ist eines der am häufigsten verwendeten Tools zur Charakterisierung der Schwere von neuropathischen Schmerzsymptomen und wurde in über 50 verschiedenen Sprachen validiert. Das NPSI besteht aus 5 Subskalen, die jeweils verschiedene Dimensionen von neuropathischen Schmerzen repräsentieren: brennender spontaner Schmerz (Brennen), drückender spontaner Schmerz (Drücken), paroxysmaler Schmerz (Paroxysmal), evozierter Schmerz (Evoziert) und Parästhesie/Dysästhesie [70]. Tab. 29 gibt einen Überblick über die Autoren und Sprachen der Beiträge und Tab. 30 zeigt die Qualität der Studien.

3.32 Performing Pressure-Relief for Pressure Ulcer (PrU)

Der PrU 26-Item-Fragebogen misst die übereinstimmende Haltung zur Durchführung von „Druckentlastungsaktivitäten" zur Druckgeschwürprävention bei Personen mit SCI. Er wurde 2020 in englischer Sprache erstellt und validiert [71]. Tab. 29 gibt einen Überblick über die Autoren und Sprachen der Beiträge und Tab. 30 zeigt die Qualität der Studien.

3.33 Spinal Cord Injury Patient-Reported Outcome Measure of Bowel Function and Evacuation (SCI-PROBE)

Das SCI-PROBE besteht aus 35 Items und bietet eine repräsentative Abdeckung der 5 ICF-Domänen – (1) Aktivität, (2) Körperfunktion und -strukturen, (3) Umweltfaktoren, (4) Teilhabe und (5) persönliche Faktoren sowie zuvor identifizierte Herausforderungen im Zusammenhang mit dem Leben mit NBD nach SCI. Die SCI-PROBE-Items verwenden eine 5-stufige Likert-Skala (0–4), wobei höhere Bewertungen einen höheren Einfluss darstellen. Zwei „Zufriedenheits"-Fragen werden umgekehrt bewertet, da höhere Bewertungen geringere Auswirkungen darstellen. Fünf Items, die sich auf intime Beziehungen, Beruf und Pflegehilfe beziehen, beinhalten die Option „nicht zutreffend", bewertet mit 0 (kein Einfluss). Das SCI-PROBE hat einen Mindestscore von 0 und einen Höchstscore von 140. Subskalen für jede ICF-Domäne wurden ebenfalls berechnet [72]. Tab. 29 gibt einen Überblick über die Autoren und Sprachen der Beiträge und Tab. 30 zeigt die Qualität der Studien.

4 Schlussfolgerungen

In diesem Kapitel werden alle in der Literatur beschriebenen Assessmentinstrumente vorgestellt, die zur Beurteilung von pflegerischen und klinischen Aspekten in der Versorgung von Menschen mit SCI dienen. Unter den 40 in diesem Kapitel enthaltenen Tools bewerten die meisten Fatigue, Hautmanagement, Darmdysfunktion und Schmerz. Die gebräuchlichsten Assessmentinstrumente sind das 15-Item-Risikoassessment Spinal Cord Injury Pressure Ulcers Scale (SCIPUS), das speziell zur Bewertung des Risikos der Entwicklung von Druckgeschwüren erstellt wurde, der Neurogenic Bowel Dysfunction (NBD) Score, ein symptomorientierter Score zur Schwere der klinischen kolorektalen Dysfunktion, und das Brief Pain Inventory (BPI), das sowohl die Schmerzintensität als auch die Schmerzbeeinträchtigung in verschiedenen Lebensbereichen misst.

Literatur

1. King RB, Champion VL, Chen D, et al. Development of a measure of skin care belief scales for persons with spinal cord injury. Arch Phys Med Rehabil. 2012. https://doi.org/10.1016/j.apmr.2012.03.030.
2. Erdem D, Hava D, Keskinoğlu P, et al. Reliability, validity and sensitivity to change of neurogenic bowel dysfunction score in patients with spinal cord injury. Spinal Cord. 2017. https://doi.org/10.1038/sc.2017.82.
3. Wong S, Derry F, Jamous A, Hirani SP, Grimble G, Forbes A. Validation of the spinal nutrition screening tool (SNST) in patients with spinal cord injuries (SCI): result from a multicentre study. Eur J Clin Nutr. 2012. https://doi.org/10.1038/ejcn.2011.209.
4. Anton HA, Miller WC, Townson AF. Measuring fatigue in persons with spinal cord injury. Arch Phys Med Rehabil. 2008. https://doi.org/10.1016/j.apmr.2007.11.009.
5. Castelnuovo G, Giusti EM, Manzoni GM, et al. What is the role of the placebo effect for pain relief in neurorehabilitation? Clinical implications from the Italian consensus conference on pain in neurorehabilitation. Front Neurol. 2018. https://doi.org/10.3389/fneur.2018.00310.
6. Marquez MA, De Santis R, Ammendola V, et al. Cross-cultural adaptation and validation of the „spinal cord injury-falls concern scale" in the Italian population. Spinal Cord. 2018;56(7):712–8. https://doi.org/10.1038/s41393-018-0070-6.
7. Berardi A, De Santis R, Tofani M, et al. The Wheelchair Use Confidence Scale: Italian translation, adaptation, and validation of the short form. Disabil

Rehabil Assist Technol. 2018;13(4):i. https://doi.org/10.1080/17483107.2017.1357053.

8. Anna B, Giovanni G, Marco T, et al. The validity of rasterstereography as a technological tool for the objectification of postural assessment in the clinical and educational fields: pilot study. In: Advances in intelligent systems and computing. 2020. https://doi.org/10.1007/978-3-030-23884-1_8

9. Panuccio F, Berardi A, Marquez MA, et al. Development of the pregnancy and motherhood evaluation questionnaire (PMEQ) for evaluating and measuring the impact of physical disability on pregnancy and the management of motherhood: a pilot study. Disabil Rehabil. August 2020:1–7. https://doi.org/10.1080/09638288.2020.1802520.

10. Amedoro A, Berardi A, Conte A, et al. The effect of aquatic physical therapy on patients with multiple sclerosis: a systematic review and meta-analysis. In: Mult Scler Relat Disord; 2020. https://doi.org/10.1016/j.msard.2020.102022.

11. Dattoli S, Colucci M, Soave MG, et al. Evaluation of pelvis postural systems in spinal cord injury patients: outcome research. J Spinal Cord Med. 2018;43:185–92.

12. Berardi A, Galeoto G, Guarino D, et al. Construct validity, test-retest reliability, and the ability to detect change of the Canadian occupational performance measure in a spinal cord injury population. Spinal Cord Ser Cases. 2019. https://doi.org/10.1038/s41394-019-0196-6.

13. Ponti A, Berardi A, Galeoto G, Marchegiani L, Spandonaro C, Marquez MA. Quality of life, concern of falling and satisfaction of the sit-ski aid in sit-skiers with spinal cord injury: observational study. Spinal Cord Ser Cases. 2020. https://doi.org/10.1038/s41394-020-0257-x.

14. Panuccio F, Galeoto G, Marquez MA, et al. General sleep disturbance scale (GSDS-IT) in people with spinal cord injury: a psychometric study. Spinal Cord. 2020. https://doi.org/10.1038/s41393-020-0500-0.

15. Monti M, Marquez MA, Berardi A, Tofani M, Valente D, Galeoto G. The multiple sclerosis intimacy and sexuality questionnaire (MSISQ-15): validation of the Italian version for individuals with spinal cord injury. Spinal Cord. 2020. https://doi.org/10.1038/s41393-020-0469-8.

16. Galeoto G, Colucci M, Guarino D, et al. Exploring validity, reliability, and factor analysis of the Quebec user evaluation of satisfaction with assistive technology in an Italian population: a cross-sectional study. Occup Ther Heal Care. 2018. https://doi.org/10.1080/07380577.2018.1522682.

17. Colucci M, Tofani M, Trioschi D, Guarino D, Berardi A, Galeoto G. Reliability and validity of the Italian version of Quebec user evaluation of satisfaction with assistive technology 2.0 (QUEST-IT 2.0) with users of mobility assistive device. Disabil Rehabil Assist Technol. 2019. https://doi.org/10.1080/17483107.2019.1668975.

18. Berardi A, Galeoto G, Lucibello L, Panuccio F, Valente D, Tofani M. Athletes with disability' satisfaction with sport wheelchairs: an Italian cross sectional study. Disabil Rehabil Assist Technol. 2020. https://doi.org/10.1080/17483107.2020.1800114.

19. Moher D, Shamseer L, Clarke M, et al. Preferred reporting items for systematic review and meta-analysis protocols (PRISMA-P) 2015 statement. Rev Esp Nutr Human Diet. 2016. https://doi.org/10.1186/2046-4053-4-1.

20. Mokkink LB, Terwee CB, Patrick DL, et al. The COSMIN study reached international consensus on taxonomy, terminology, and definitions of measurement properties for health-related patient-reported outcomes. J Clin Epidemiol. 2010. https://doi.org/10.1016/j.jclinepi.2010.02.006.

21. Terwee CB, Prinsen CAC, Chiarotto A, et al. COSMIN methodology for evaluating the content validity of patient-reported outcome measures: a Delphi study. Qual Life Res. 2018. https://doi.org/10.1007/s11136-018-1829-0.

22. Mokkink LB, de Vet HCW, Prinsen CAC, et al. COSMIN risk of bias checklist for systematic reviews of patient-reported outcome measures. Qual Life Res. 2018. https://doi.org/10.1007/s11136-017-1765-4.

23. Berry C, Kennedy P, Hindson LM. Internal consistency and responsiveness of the skin management needs assessment checklist post-spinal cord injury. J Spinal Cord Med. 2004. https://doi.org/10.1080/10790268.2004.11753732.

24. Gélis A, Daures JP, Benaim C, et al. Evaluating self-reported pressure ulcer prevention measures in persons with spinal cord injury using the revised skin management needs assessment checklist: reliability study. Spinal Cord. 2011. https://doi.org/10.1038/sc.2010.177.

25. Gélis A, Dupeyron A, Daures JP, et al. Validity and internal consistency of the French version of the revised skin management needs assessment checklist in people with spinal cord injury. Spinal Cord. 2018. https://doi.org/10.1038/s41393-018-0156-1.

26. Thomason SS, Luther SL, Powell-Cope GM, Harrow JJ, Palacios P. Validity and reliability of a pressure ulcer monitoring tool for persons with spinal cord impairment. J Spinal Cord Med. 2014. https://doi.org/10.1179/2045772313Y.0000000163.

27. Thomason SS, Powell-Cope G, Peterson MJ, et al. A multisite quality improvement project to standardize the assessment of pressure ulcer healing in veterans with spinal cord injuries/disorders. Adv Ski Wound Care. 2016. https://doi.org/10.1097/01.ASW.0000482283.85306.8f.

28. Delparte JJ, Scovil CY, Flett HM, Higgins J, Laramée MT, Burns AS. Psychometric properties of the spinal cord injury pressure ulcer scale (SCIPUS) for pressure ulcer risk assessment during inpatient rehabilitation. Arch Phys Med Rehabil. 2015. https://doi.org/10.1016/j.apmr.2015.06.020.

29. Krishnan S, Brick RS, Karg PE, et al. Predictive validity of the spinal cord injury pressure ulcer scale (SCIPUS) in acute care and inpatient rehabilitation in individuals with traumatic spinal cord injury. NeuroRehabilitation. 2016. https://doi.org/10.3233/NRE-161331.

30. Higgins J, Laramée MT, Harrison KR, et al. The spinal cord injury pressure ulcer scale (SCIPUS): an assessment of validity using Rasch analysis. Spinal Cord. 2019. https://doi.org/10.1038/s41393-019-0287-z.

31. Krogh K, Christensen P, Sabroe S, Laurberg S. Neurogenic bowel dysfunction score. Spinal Cord. 2006. https://doi.org/10.1038/sj.sc.3101887.

32. Mallek A, Elleuch MH, Ghroubi S. Neurogenic bowel dysfunction (NBD) translation and linguistic validation to classical Arabic. Prog Urol. 2016. https://doi.org/10.1016/j.purol.2016.06.008.

33. Kalpakjian CZ, Scelza WM, Forchheimer MB, Toussaint LL. Preliminary reliability and validity of a spinal cord injury secondary conditions scale. J Spinal Cord Med. 2007. https://doi.org/10.1080/10790268.2007.11753924.

34. Arora M, Harvey LA, Lavrencic L, et al. A telephone-based version of the spinal cord injury-secondary conditions scale: a reliability and validity study. Spinal Cord. 2016. https://doi.org/10.1038/sc.2015.119.

35. Conti A, Clari M, Arese S, et al. Validation and psychometric evaluation of the Italian version of the spinal cord injury secondary conditions scale. Spinal Cord. 2020. https://doi.org/10.1038/s41393-019-0384-z.

36. Hand BN, Velozo CA, Krause JS. Measuring the interference of pain on daily life in persons with spinal cord injury: a Rasch-validated subset of items from the brief pain inventory interference scale. Aust Occup Ther J. 2018. https://doi.org/10.1111/1440-1630.12493.

37. Raichle KA, Osborne TL, Jensen MP, Cardenas D. The reliability and validity of pain interference measures in persons with spinal cord injury. J Pain. 2006. https://doi.org/10.1016/j.jpain.2005.10.007.

38. Majedi H, Dehghani SS, Soleyman-Jahi S, et al. Validation of the Persian version of the brief pain inventory (BPI-P) in chronic pain patients. J Pain Symptom Manag. 2017. https://doi.org/10.1016/j.jpainsymman.2017.02.017.

39. Nielson WR, Jensen MP, Kerns RD. Initial development and validation of a multidimensional pain readiness to change questionnaire. J Pain. 2003. https://doi.org/10.1054/jpai.2003.436.

40. Nielson WR, Jensen MP, Ehde DM, Kerns RD, Molton IR. Further development of the multidimensional pain readiness to change questionnaire: the MPRCQ2. J Pain. 2008. https://doi.org/10.1016/j.jpain.2008.01.327.

41. Bryce TN, Richards JS, Bombardier CH, et al. Screening for neuropathic pain after spinal cord injury with the spinal cord injury pain instrument (SCIPI): a preliminary validation study. Spinal Cord. 2014. https://doi.org/10.1038/sc.2014.21.

42. Franz S, Schuld C, Wilder-Smith EP, et al. Spinal cord injury pain instrument and painDETECT questionnaire: convergent construct validity in individuals with spinal cord injury. Eur J Pain (United Kingdom). 2017. https://doi.org/10.1002/ejp.1069.

43. Packham TL, Cappelleri JC, Sadosky A, MacDermid JC, Brunner F. Measurement properties of painDETECT: Rasch analysis of responses from community-dwelling adults with neuropathic pain. BMC Neurol. 2017. https://doi.org/10.1186/s12883-017-0825-2.

44. Widerström-Noga E, Biering-Sørensen F, Bryce T, et al. The international spinal cord injury pain basic data set. Spinal Cord. 2008 https://doi.org/10.1038/sc.2008.64.

45. Stampacchia G, Massone A, Gerini A, Battini E, Mazzoleni S. Reliability of the Italian version of the international spinal cord injury pain basic data set. Spinal Cord. 2019. https://doi.org/10.1038/s41393-018-0171-2.

46. Jensen MP, Widerström-Noga E, Richards JS, Finnerup NB, Biering-Sørensen F, Cardenas DD. Reliability and validity of the international spinal cord injury basic pain data set items as self-report measures. Spinal Cord. 2010. https://doi.org/10.1038/sc.2009.112.

47. Kim HR, Kim HB, Lee BS, Ko HY, Shin HI. Interrater reliability of the Korean version of the international spinal cord injury basic pain data set. Spinal Cord. 2014. https://doi.org/10.1038/sc.2014.105.

48. Widerström-Noga E, Biering-Sørensen F, Bryce TN, et al. The international spinal cord injury pain basic data set (version 2.0). Spinal Cord. 2014. https://doi.org/10.1038/sc.2014.4.

49. Widerström-Noga E, Biering-Sørensen F, Bryce TN, et al. The international spinal cord injury pain extended data set (version 1.0). Spinal Cord. 2016. https://doi.org/10.1038/sc.2016.51.

50. Berry C, Kennedy P. A psychometric analysis of the needs assessment checklist (NAC). Spinal Cord. 2003. https://doi.org/10.1038/sj.sc.3101460.

51. Kennedy P, Smithson EF, Blakey LC. Planning and structuring spinal cord injury rehabilitation: the needs assessment checklist. Top Spinal Cord Inj Rehabil. 2012;18(2):135–37. https://doi.org/10.1310/sci1802-135.

52. Kennedy P, Scott-Wilson U, Sandhu N. The psychometric analysis of a brief and sensitive measure of perceived manageability. Psychol Heal Med. 2009. https://doi.org/10.1080/13548500903012848.

53. O'Connor RJ, Cano SJ, Thompson AJ, Hobart JC. Exploring rating scale responsiveness: does the total score reflect the sum of its parts? Neurology. 2004. https://doi.org/10.1212/01.WNL.0000116136.22922.D6.

54. Post MW, van Asbeck FW, van Dijk AJ, Schrijvers AJ. Dutch interview version of the Barthel index

evaluated in patients with spinal cord injuries. Ned Tijdschr Geneeskd. 1995;139:1376–80.

55. Küçükdeveci AA, Yavuzer G, Tennant A, Süldür N, Sonel B, Arasil T. Adaptation of the modified BAR-THEL index for use in physical medicine and rehabilitation in Turkey. Scand J Rehab Med. 2000. https://doi.org/10.1080/003655000750045604.

56. Plantinga E, Tiesinga LJ, Van Der Schans CP, Middel B. The criterion-related validity of the Northwick Park dependency score as a generic nursing dependency instrument for different rehabilitation patient groups. Clin Rehabil. 2006. https://doi.org/10.1177/0269215506072187.

57. Alexandrescu R, Siegert RJ, Turner-Stokes L. The Northwick Park therapy dependency assessment scale: a psychometric analysis from a large multicentre neurorehabilitation dataset. Disabil Rehabil. 2015. https://doi.org/10.3109/09638288.2014.998779.

58. Soler MD, Cruz-Almeida Y, Saurí J, Widerström-Noga EG. Psychometric evaluation of the Spanish version of the MPI-SCI. Spinal Cord. 2013. https://doi.org/10.1038/sc.2013.21.

59. Widerström-Noga EG, Cruz-Almeida Y, Martinez-Arizala A, Turk DC. Internal consistency, stability, and validity of the spinal cord injury version of the multidimensional pain inventory. Arch Phys Med Rehabil. 2006. https://doi.org/10.1016/j.apmr.2005.12.036.

60. Imam B, Anton HA, Miller WC. Measurement properties of a telephone version of the modified fatigue impact scale among individuals with a traumatic spinal cord injury. Spinal Cord. 2012. https://doi.org/10.1038/sc.2012.79.

61. Palimaru AI, Cunningham WE, Dillistone M, Vargas-Bustamante A, Liu H, Hays RD. Development and psychometric evaluation of a fatigability index for full-time wheelchair users with spinal cord injury. Arch Phys Med Rehabil. 2018. https://doi.org/10.1016/j.apmr.2018.04.003.

62. Liu N, Xing H, Zhou MW, Biering-Sørensen F. Development and validation of a bowel-routine-based self-report questionnaire for sacral sparing after spinal cord injury. Spinal Cord. 2017. https://doi.org/10.1038/sc.2017.77.

63. Juul T, Bazzocchi G, Coggrave M, et al. Reliability of the international spinal cord injury bowel function basic and extended data sets. Spinal Cord. 2011. https://doi.org/10.1038/sc.2011.23.

64. Jensen MP, Tomé-Pires C, Solé E, et al. Assessment of pain intensity in clinical trials: individual ratings vs composite scores. Pain Med (United States). 2015. https://doi.org/10.1111/pme.12588.

65. Hand BN, Velozo CA, Krause JS. Rasch measurement properties of the pain medication questionnaire in persons with spinal cord injury. Spinal Cord. 2017. https://doi.org/10.1038/sc.2017.89.

66. Lindberg J, Kreuter M, Person LO, Taft C. Patient participation in rehabilitation questionnaire (PPRQ) – development and psychometric evaluation. Spinal Cord. 2013. https://doi.org/10.1038/sc.2013.98.

67. Boss BJ, Barlow D, McFarland SM, Sasser L. A self-care assessment tool (SCAT) for persons with a spinal cord injury: an expanded abstract. Axone. 1996;17:66–7.

68. Siegert RJ, Jackson DM, Turner-Stokes L. The needs and provision complexity scale: a first psychometric analysis using multicentre data. Clin Rehabil. 2014. https://doi.org/10.1177/0269215513513601.

69. Turner-Stokes L, Krägeloh CU, Siegert RJ. The patient categorisation tool: psychometric evaluation of a tool to measure complexity of needs for rehabilitation in a large multicentre dataset from the United Kingdom. Disabil Rehabil. 2019. https://doi.org/10.1080/09638288.2017.1422033.

70. Wong ML, Fleming L, Robayo LE, Widerström-Noga E. Utility of the neuropathic pain symptom inventory in people with spinal cord injury. Spinal Cord. 2020. https://doi.org/10.1038/s41393-019-0338-5.

71. Liu LQ, Chapman S, Deegan R, et al. Development and preliminary validation of a tool measuring concordance and belief about performing pressure-relieving activities for pressure ulcer prevention in spinal cord injury. J Tissue Viability. 2020. https://doi.org/10.1016/j.jtv.2020.05.002.

72. Burns AS, Delparte JJ, Hitzig SL, Shephard J, Craven BC. Development of a novel neurogenic bowel patient reported outcome measure: the spinal cord injury patient reported outcome measure of Bowel Function & Evacuation (SCI-PROBE). Spinal Cord. 2020. https://doi.org/10.1038/s41393-020-0467-x.

Forschungsperspektiven und Überlegungen zur Beurteilung von Personen mit Rückenmarkverletzungen

Giovanni Galeoto, Maria Auxiliadora Marquez, Marco Tofani und Anna Berardi

1   Einführung

Die Messung des Gesundheitszustands von Menschen ist von entscheidender Bedeutung für Gesundheitsfachleute. Die Gesundheit wird durch mehrere Faktoren beeinflusst: die physische Umgebung, in der Menschen leben; die soziale Umgebung, d. h. das Maß an sozialer und emotionaler Unterstützung, die Menschen von Freunden und/oder der Familie erhalten; Verhalten und Lebensstil; familiäre Genetik und individuelle Biologie [1].

Das Leben mit einer SCI erfordert Strategien zur Bewältigung einer Vielzahl von gesundheitsbezogenen Problemen. Abgesehen von der Lähmung können diese Probleme verschiedene Körperfunktionen betreffen wie die Blasen- und Darmfunktion, die sexuelle Funktion, die autonome Funktion und Schmerzen. Funktionelle Probleme können zu Einschränkungen bei Aktivitäten und Partizipation führen, die typischerweise mit Mobilität, Selbstpflegeaktivitäten, Schwierigkeiten bei der Wiederaufnahme der Arbeit, mit der Aufrechterhaltung sozialer Beziehungen, der Teilnahme an Freizeitaktivitäten und mit der aktiven Teilhabe in der Gemeinschaft zusammenhängen [2, 3]. Die Partizipationsbeschränkungen sind stark abhängig von Umweltfaktoren, wie Mobilitätshilfen und Transport [4]

Daher ist es notwendig, die besten Behandlungsmethoden und -routinen zu identifizieren, um Patienten dabei zu helfen, zu ihrem früheren Leben zurückzukehren. Der erste Schritt besteht darin, das richtige Assessmentinstrument zu identifizieren, um die Wirksamkeit von Interventionen sowohl auf der Ebene der klinischen Behandlung als auch im Kontext klinischer Studien robust zu bewerten. Die klassische klinische Studie ist darauf ausgelegt, die Wirksamkeit einer bestimmten Intervention im Vergleich zu einer anderen Intervention oder einer Kontrollgruppe zu testen. Um einen Vergleich zwischen Gruppen zu erleichtern, ist ein standardisiertes Outcome-Messinstrument erforderlich, das relevant und geeignet für die klinische Fragestellung, valide für die untersuchte Population und aussagekräftig für das Forschungsteam ist [5].

Also wurde beschlossen, dieses systematische Review durchzuführen, weil Kliniker und Forscher die zuverlässigsten, gültigsten und allgemein akzeptierten Messinstrumente kennen

G. Galeoto · A. Berardi
Department of Human Neurosciences, Sapienza University of Rome, Rome, Italy

M. Auxiliadora Marquez
Universidad Fernando Pessoa-Canarias, Las Palmas, Spain

M. Tofani (✉)
Department of Neurorehabilitation and Robotics, Bambino Gesù Paediatric Hospital, Rome, Italy
E-Mail: marco.tofani@uniroma1.it

G. Galeoto et al. (Hrsg.), *Messung von Rückenmarksverletzungen,* https://doi.org/10.1007/978-3-031-45860-6_15

müssen, die derzeit zur Bewertung von Menschen mit SCI zur Verfügung stehen, und um Vergleiche zwischen verschiedenen Behandlungen zu ermöglichen.

Ziel dieser Studie war es daher, Klinikern und Forschern Informationen über die vorhandenen Outcome-Messinstrumente zur Bewertung von Menschen mit SCI zu liefern, basierend auf der Überprüfung, Analyse, dem Vergleich und der kritischen Bewertung der verfügbaren Outcome-Messinstrumente und ihrer Verteilung in der internationalen Literatur.

Das vorliegende Kapitel beschreibt verschiedene Outcome-Messinstrumente, die mit Hilfe des systematischen Reviews gefunden wurden. Eine kritische Bewertung der Ergebnisse und weitere Perspektiven werden diskutiert.

2   Materialien und Methoden

Diese Studie wurde von einer Forschungsgruppe durchgeführt, die aus Ärzten und Gesundheitsfachleuten der Universität „Sapienza" in Rom und der Vereinigung „Rehabilitation & Outcome Measure Assessment" (R.O.M.A.) besteht. In den letzten Jahren hat die R.O.M.A.-Vereinigung mit mehreren Studien und Validierungen von Outcome-Messinstrumenten in Italien für die Personengruppe mit Rückenmarkverletzungen gearbeitet [6–19]. Für weitere Details über den methodischen Ansatz siehe bitte die vorherigen Kapitel, insbesondere Kap. 3 „Methodischer Ansatz zur Identifizierung von Outcome-Messinstrumenten bei Rückenmarkverletzungen".

3   Ergebnisse

Insgesamt wurden 6256 Datensätze identifiziert und durch die anfängliche Suchstrategie durchsucht. Nach Entfernung von Duplikaten wurden 3333 Arbeiten durchsucht. Davon wurden 476 in dieses systematische Review aufgenommen. Die Ergebnisse zeigen 298 Assessmentinstrumente, die Menschen mit SCI bewerten. Alle Artikel

wurden nach verschiedenen Bereichen kategorisiert.

Für den neurologischen Status ergaben sich 19 Instrumente; die meisten Skalen bewerten den Aspekt Spastizität und Spasmen. Die am häufigsten verwendeten Instrumente sind die Modified Ashworth Scale (MAS) und das Spinal Cord Injury Spasticity Evaluation Tool (SCI-SET).

Für die psychologische Bewertung ergaben sich 46 Instrumente; die meisten Skalen bewerten die Aspekte Angst und Depression, Selbstwirksamkeit und Bewältigungsstrategien. Die gebräuchlichsten Assessmentinstrumente sind der Patient Health Questionnaire-9 (PHQ-9), der Spinal Cord Lesion Related Coping Strategies Questionnaire (SCL-CSQ) und die Spinal Cord Injury – Falls Concern Scale (SCI-FCS).

Für die Bewertung der Lebensqualität (QoL) ergaben sich 29 Instrumente; die meisten Skalen bewerten die gesundheitsbezogene QoL, die Integration in die Gemeinschaft und sensomotorische und Greiffunktionen. Die gebräuchlichsten Assessmentinstrumente sind die World Health Organization Quality Of Life (WHO-QOLBREF) und der Community Integration Questionnaire (CIQ), der 3 zentrale Faktoren der Integration anspricht: häusliche Kompetenz, soziale Integration und produktive Aktivität.

Für die Bewertung der Aktivitäten des täglichen Lebens ergaben sich 48 Instrumente; die meisten Skalen bewerten die Aspekte Unabhängigkeit, Partizipation und Umweltfaktoren. Die gebräuchlichsten Assessmentinstrumente sind das Functional Independence Measure (FIM) und das Spinal Cord Independence Measure III (SCIM-III).

Für die Bewertung der oberen Gliedmaßen ergaben sich 17 Instrumente; die meisten Skalen bewerten die Leistung der Arm/Hand-Fähigkeiten sowie sensorimotorische und Greiffunktionen. Die gebräuchlichsten Assessmentinstrumente sind der Van Lieshout Test (VLT) und die Graded Redefined Assessment Of Strength, Sensibility And Prehension (GRASSP).

Für die urologische Bewertung ergaben sich 20 Instrumente; die meisten Skalen bewerten die Aspekte der intermittierenden Selbstkatheterisierung, der neurogenen Blase und der Sexualität. Die gebräuchlichsten Assessmentinstrumente sind der Qualiveen, der Intermittent Self-Catheterization Questionnaire (ISC-Q), der Neurogenic Bladder Symptom Score (NBSS) und der Multiple Sclerosis Intimacy And Sexuality Questionnaire (MSISQ).

Für die Bewertung der Hilfsmittelanwendung ergaben sich 22 Instrumente; die meisten Skalen bewerten die Aspekte der Selbstwirksamkeit, Mobilität und Fertigkeiten („skills") und sind hauptsächlich Leistungstests. Die gebräuchlichsten Assessmentinstrumente sind der Wheelchair Circuit, der Wheelchair Skills Test (WST) und die Wheelchair Use Confidence Scale (WheelCon).

Für die Bewertung von Gehen und Balance ergaben sich 38 Instrumente; die meisten Skalen bewerten den Aspekt des Ausmaßes an Hilfe und zurückgelegter Distanz und sind hauptsächlich Leistungstests. Die gebräuchlichsten Assessmentinstrumente sind der Walking Index for Spinal Cord Injury (WISCI), der 6-min-Geh-Test (6MWT), die Neuromuscular Recovery Scale (NRS) und die Berg Balance Scale (BBS).

Für die pädiatrische Bewertung ergaben sich 15 Instrumente; die meisten Skalen bewerten Aktivitäten des täglichen Lebens. Die gebräuchlichsten Assessmentinstrumente sind der Walking Index for Spinal Cord Injury (WISCI II), das Spinal Cord Independence Measure (SCIM) III Self-Report und die Pediatric Neuromuscular Recovery Scale (NRS).

Für die Bewertung von Pflegepersonen ergaben sich 4 Instrumente. Die meisten Skalen bewerten die Belastung der Pflegepersonen und die Bedürfnisse der Familie; dies sind die Caregiver Burden Scale (CBS), der Caregiver Burden Index (CBI), das Zarit Caregiver Burden Interview Short Form (ZBI) und der Family Needs Questionnaire (FNQ).

Für die krankenpflegerische und klinische Bewertung ergaben sich 40 Instrumente; die meisten Skalen bewerten Fatigue, Hautmanagement, Darmdysfunktion und Schmerzen. Die gebräuchlichsten Assessmentinstrumente sind die Spinal Cord Injury Pressure Ulcers Scale (SCIPUS), der Neurogenic Bowel Dysfunction (NBD) Score und das Brief Pain Inventory (BPI).

Die Autoren haben die ausgeprägte Heterogenität bei der Verwendung von Assessmentinstrumenten beschrieben und bewusst Andeutungen vermieden, dass eine Skala besser sei als eine andere. Sie haben sich auf die am häufigsten verwendeten Skalen konzentriert.

4　Schlussfolgerungen

Outcome-Messinstrumente werden häufig verwendet, um zu bestimmen, ob Patienten bedeutende Veränderungen in ihrem Genesungsprozess gemacht haben, und sie können die Intensität und Dauer der Pflege beeinflussen. Forscher verwenden Outcome-Messinstrumente während der Untersuchung der Wirksamkeit und Effektivität einer bestimmten Behandlungsintervention. Daher zielte diese Studie darauf ab, Klinikern und Forschern evidenzbasierte Empfehlungen zu geben, welche Outcome-Messinstrumente zur Beurteilung von Menschen mit Rückenmarkverletzungen (SCI) verwendet werden sollten.

Die Forschung im Bereich der Outcome-Messinstrumente für Menschen mit SCI hat in den letzten Jahren dramatisch zugenommen. Viele Wissenschaftler haben verschiedene Systeme entwickelt, um die verfügbaren Beweise zu sammeln. Ein Beispiel ist die Rehab Measures Database (www.sralab.org/rehabilitation-measures), in der Outcome-Messinstrumente nach Pathologie systematisiert sind und Übersetzungssprachen und psychometrische Eigenschaften gemeldet werden. Ein weiteres konkretes Beispiel sind die von Spinal Cord Injury Research Evidence (SCIRE) geförderten Studien, in denen es einen speziellen Abschnitt für Outcome-Messinstrumente gibt, die auf die Personengruppe mit Rückenmarkverletzungen ausgerichtet sind. Darüber hinaus hat die Arbeitsgruppe auch ein *Outcome Measures Toolkit* verfasst: Implementierungsschritte, ein Leitfaden zur Implementierung von evidenzbasierten Outcome-Messungen in die klinische

Praxis. Die internationale Gemeinschaft arbeitet daher daran, Systeme für die Verbreitung und Überwachung von Outcome-Messinstrumenten zu schaffen.

Dieses systematische Review hat die starke Heterogenität der validierten Instrumente in den verschiedenen nationalen Kontexten hervorgehoben, die zu beobachten ist. Diese Heterogenität kann eine positive Bedeutung haben, wenn man an die vielfältigen Bedürfnisse des klinischen Kontexts denkt, führt aber sicherlich zu dem Bedürfnis, die Instrumente für verschiedene kulturelle Kontexte besser geeignet zu machen. Diese Ergebnisse legen nahe, dass Kliniker widersprüchliche oder unvollständige Informationen zur Verfügung haben, wenn sie Entscheidungen in der Patientenversorgung treffen; darüber hinaus hat das Fehlen von Konsistenz und der Mangel an Standardisierung bei der Ergebnisbewertung die vergleichende Forschung behindert. Eine weitere Untersuchung von Outcome-Messinstrumenten würde Patienten, Forschern und Klinikern zugutekommen. Universelle validierte Outcome-Messinstrumente sind notwendig, um Vergleiche praxisübergreifend zu ermöglichen; daher empfehlen wir, dass zukünftige Forscher ein standardisiertes Outcome-Assessmentset verwenden.

Der Aufbau eines internationalen Konsenses in diesem Bereich wird die Qualität der Pflege, Rehabilitation und Effizienz der Gesundheitssysteme verbessern.

Daher zielt die in diesem Band vorgestellte Arbeit darauf ab, zum Aufbau von Evidenz für die Messung verschiedener Aspekte von Menschen mit Rückenmarkverletzungen beizutragen. Wir hoffen, dass Forscher und Akademiker in diesem Band ein wertvolles Werkzeug für den Vergleich und die Herangehensweise finden. Wir hoffen auch, dass Studierende und Gesundheitsfachleute von den in diesem Band behandelten Themen profitieren, indem sie die am besten geeigneten Outcome-Messinstrumente für ihre Arbeit finden und auswählen. Das letztendliche Ziel ist unweigerlich, die Gesundheit und Lebensqualität von Menschen mit Rückenmarkverletzungen zu verbessern.

Literatur

1. World Health Organization (WHO). Community health needs assessment. An introductory guide for the family health nurse in Europe. Geneva: WHO; 2001.
2. Gerhart KA, Bergstrom E, Charlifue SW, Menter RR, Whiteneck GG. Long-term spinal cord injury: functional changes over time. Arch Phys Med Rehabil. 1993. https://doi.org/10.1016/0003-9993(93)90057-H.
3. Lidal IB, Huynh TK, Biering-Sørensen F. Return to work following spinal cord injury: a review. Disabil Rehabil. 2007. https://doi.org/10.1080/09638280701320839.
4. Whiteneck G, Meade MA, Dijkers M, Tate DG, Bushnik T, Forchheimer MB. Environmental factors and their role in participation and life satisfaction after spinal cord injury. Arch Phys Med Rehabil. 2004. https://doi.org/10.1016/j.apmr.2004.04.024.
5. Harrison JK, McArthur KS, Quinn TJ. Assessment scales in stroke: Clinimetric and clinical considerations. Clin Interv Aging. 2013. https://doi.org/10.2147/CIA.S32405.
6. Castelnuovo G, Giusti EM, Manzoni GM, et al. What is the role of the placebo effect for pain relief in neurorehabilitation? Clinical implications from the Italian consensus conference on pain in neurorehabilitation. Front Neurol. 2018. https://doi.org/10.3389/fneur.2018.00310.
7. Marquez MA, De Santis R, Ammendola V, et al. Cross-cultural adaptation and validation of the „spinal cord injury-falls concern scale" in the Italian population. Spinal Cord. 2018;56(7):712–8. https://doi.org/10.1038/s41393-018-0070-6.
8. Dattoli S, Colucci M, Soave MG, et al. Evaluation of pelvis postural systems in spinal cord injury patients: outcome research. J Spinal Cord Med. 2018;43:185–92.
9. Berardi A, Galeoto G, Guarino D, et al. Construct validity, test-retest reliability, and the ability to detect change of the Canadian occupational performance measure in a spinal cord injury population. Spinal Cord Ser Cases. 2019. https://doi.org/10.1038/s41394-019-0196-6.
10. Ponti A, Berardi A, Galeoto G, Marchegiani L, Spandonaro C, Marquez MA. Quality of life, concern of falling and satisfaction of the sit-ski aid in sit-skiers with spinal cord injury: observational study. Spinal Cord Ser Cases. 2020. https://doi.org/10.1038/s41394-020-0257-x.
11. Panuccio F, Galeoto G, Marquez MA, et al. General sleep disturbance scale (GSDS-IT) in people with spinal cord injury: a psychometric study. Spinal Cord. 2020. https://doi.org/10.1038/s41393-020-0500-0.
12. Monti M, Marquez MA, Berardi A, Tofani M, Valente D, Galeoto G. The multiple sclerosis intimacy and sexuality questionnaire (MSISQ-15): validation

of the Italian version for individuals with spinal cord injury. Spinal Cord. 2020. https://doi.org/10.1038/s41393-020-0469-8.

13. Galeoto G, Colucci M, Guarino D, et al. Exploring validity, reliability, and factor analysis of the Quebec user evaluation of satisfaction with assistive Technology in an Italian Population: a cross-sectional study. Occup Ther Heal Care. 2018. https://doi.org/10.1080/07380577.2018.1522682.

14. Colucci M, Tofani M, Trioschi D, Guarino D, Berardi A, Galeoto G. Reliability and validity of the Italian version of Quebec user evaluation of satisfaction with assistive technology 2.0 (QUEST-IT 2.0) with users of mobility assistive device. Disabil Rehabil Assist Technol. 2019. https://doi.org/10.1080/17483107.2019.1668975.

15. Berardi A, Galeoto G, Lucibello L, Panuccio F, Valente D, Tofani M. Athletes with disability' satisfaction with sport wheelchairs: an Italian cross sectional study. Disabil Rehabil Assist Technol. 2020. https://doi.org/10.1080/17483107.2020.1800114.

16. Berardi A, De Santis R, Tofani M, et al. The Wheelchair Use Confidence Scale: Italian translation, adaptation, and validation of the short form. Disabil Rehabil Assist Technol. 2018;13(4):i. https://doi.org/10.1080/17483107.2017.1357053.

17. Anna B, Giovanni G, Marco T, et al. The validity of rasterstereography as a technological tool for the objectification of postural assessment in the clinical and educational fields: pilot study. In: Advances in intelligent systems and computing; 2020. https://doi.org/10.1007/978-3-030-23884-1_8.

18. Panuccio F, Berardi A, Marquez MA, et al. Development of the pregnancy and motherhood evaluation questionnaire (PMEQ) for evaluating and measuring the impact of physical disability on pregnancy and the management of motherhood: a pilot study. Disabil Rehabil. 2020:1–7. https://doi.org/10.1080/09638288.2020.1802520.

19. Amedoro A, Berardi A, Conte A, et al. The effect of aquatic physical therapy on patients with multiple sclerosis: a systematic review and meta-analysis. Mult Scler Relat Disord. 2020. https://doi.org/10.1016/j.msard.2020.102022.

GPSR Compliance

The European Union's (EU) General Product Safety Regulation (GPSR) is a set of rules that requires consumer products to be safe and our obligations to ensure this.

If you have any concerns about our products, you can contact us on ProductSafety@springernature.com

In case Publisher is established outside the EU, the EU authorized representative is:

Springer Nature Customer Service Center GmbH
Europaplatz 3
69115 Heidelberg, Germany

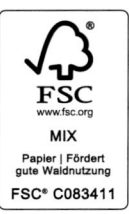

Zeitfracht Medien GmbH
Ferdinand-Jühlke-Straße 7
99095 Erfurt, Deutschland
produktsicherheit@kolibri360.de